Lena-Katharina Roy

Demenz in Theologie und Seelsorge

Praktische Theologie im Wissenschaftsdiskurs

Practical Theology in the Discourse of the Humanities

Herausgegeben von
Bernhard Dressler · Maureen Junker-Kenny
Thomas Klie · Martina Kumlehn · Ralph Kunz

Band 13

De Gruyter

Lena-Katharina Roy

Demenz in Theologie und Seelsorge

De Gruyter

ISBN 978-3-11-030297-4
e-ISBN 978-3-11-030303-2
ISSN 1865-1658

Library of Congress Cataloging-in-Publication Data

A CIP catalog record for this book has been applied for at the Library of Congress.

Bibliografische Information der Deutschen Nationalbibliothek

Die Deutsche Nationalbibliothek verzeichnet diese Publikation in der Deutschen Nationalbibliografie; detaillierte bibliografische Daten sind im Internet über http://dnb.dnb.de abrufbar.

Druck: Hubert & Co. GmbH und Co. KG, Göttingen
∞ Gedruckt auf säurefreiem Papier

Printed in Germany

www.degruyter.com

Meiner Familie

Vorwort

Die vorliegende Arbeit wurde im Sommersemester 2011 von der Theologischen Fakultät der Humboldt-Universität zu Berlin als Dissertation angenommen. Sie wurde für die Drucklegung geringfügig überarbeitet. Ihr ursprünglicher Titel lautet: „Demenz – eine praktisch-theologische Herausforderung. Perspektiven für die Konzeption eines theologischen Demenzparadigmas und poimenische Konsequenzen". Mein Dank gilt Herrn Prof. Dr. Rolf Schieder, der mir durch eine Stelle als wissenschaftliche Mitarbeiterin an seinem Lehrstuhl nicht nur das Schreiben dieser Arbeit ermöglichte, sondern auch große Freude an der Lehre und wissenschaftlichen Forschung vermittelte. Ich danke ihm für seine Unterstützung sowie auch für die Übernahme des Erstgutachtens. Herrn Prof. Dr. Wilhelm Gräb danke ich für das Zweitgutachten und Frau Prof. Dr. Olivia Dibelius für die externe Begutachtung der Arbeit aus pflegewissenschaftlicher und gerontologischer Perspektive.

Diese Arbeit wäre nicht geschrieben worden, wenn ich nicht auf meinem bisherigen Lebensweg von vielen verschiedenen wichtigen Menschen gefördert, unterrichtet und begleitet worden wäre. Unter ihnen möchte ich besonders Herrn Dr. Wolfgang Lange nennen, der durch seine begeisternde und grenzenerweiternde Gabe zu unterrichten bei mir schon zu Schulzeiten Faszination für philosophisch-theologische Fragen und für die Welt der alten Sprachen weckte. Ebenso verbunden bin ich Herrn Prof. Dr. Hartmut Rosenau, der mich für die Systematische Theologie begeisterte und meine theologische Entwicklung und Prägung neben seinen eigenen Seminaren und Vorlesungen vor allem durch die Möglichkeit der Teilnahme an den Kierkegaard-Seminaren zwischen Kiel und Kopenhagen und dem Graduiertenkolleg des Theologischen Arbeitskreises Pfullingen in großem Maße beeinflusst hat. Darüber hinaus gilt ein besonderer Dank all denen, die diese Arbeit auf ganz unterschiedliche Art und Weise unterstützt haben. Frau Prof. Dr. Uta Pohl-Patalong danke ich für ihre inhaltlichen Anregungen zum Bibliolog-Kapitel, Sabrina Heinsdorff für ihr Gesprächsangebot und Einblicke in ihre Arbeit im Evangelischen Altenhilfezentrum Bodelschwingh-Haus, allen Mitarbeiterinnen und Mitarbeitern des Lehrstuhls für Praktische Theologie von Herrn Prof. Dr. Rolf Schieder für ihre inhaltliche und persönliche Unterstützung und Hendrik Meyer,

Martin Scheiter, Jochen Kallenberger, Uta Groß, Gundula Meinert, Anne Brandes, Eva Katharina Ente, Dorothea Noordveld-Lorenz und vor allem Jens Haverland für das abschließende Korrekturlesen. Einen ganz besonderen Beitrag zum Entstehen dieser Arbeit hat das „Aktionsbündnis Dr." der vierten Etage der Theologischen Fakultät der Humboldt-Universität zu Berlin geleistet. Ohne die freundschaftliche, kritisch-konstruktive und stets motivierende Unterstützung von Lars Charbonnier, Dorothea Noordveld-Lorenz, Katja Guske und Matthias Mader wäre diese Arbeit so nicht entstanden.

Mein größter Dank für ihre persönliche Unterstützung gilt meinen Freundinnen und Freunden und ganz besonders meiner Familie. Mehr als ihnen bewusst ist, haben sie durch ihr einfaches Dasein zum Gelingen dieser Arbeit beigetragen. Bei kleineren und größeren Krisen haben sie mich gestärkt, erfolgreiche und glückliche Etappen mit mir geteilt und sie haben stets an mich geglaubt. Von Herzen und mit einem großen Dank für meine liebevolle und einzigartige Familie widme ich diese Arbeit meinen Eltern und Geschwistern.

Für den großzügigen Druckkostenzuschuss danke ich dem Verein der Pastorinnen und Pastoren in Nordelbien e. V. Darüber hinaus bin ich der Konrad-Adenauer-Stiftung zu Dank verpflichtet, da sie den Abschluss dieser Arbeit durch ein Promotionsstipendium gefördert hat. Frau Prof. Dr. Martina Kumlehn, Herrn Prof. Dr. Thomas Klie, Frau Prof. Dr. Maureen Junker-Kenny, Herrn Prof. Dr. Bernhard Dressler und Herrn Prof. Dr. Ralph Kunz danke ich für die freundliche Aufnahme der Arbeit in die Reihe „Praktische Theologie im Wissenschaftsdiskurs" und dem Verlag De Gruyter danke ich für den Druck.

Kiel im Januar 2013 Lena-Katharina Roy

Inhalt

1. Einleitung: Demenz – eine praktisch-theologische Herausforderung

Die Krankheit Demenz[1] stellt sowohl in Bezug auf die Seelsorge als auch im Hinblick auf die anthropologische Debatte um Personalität und Identität eine Herausforderung für die Theologie und für die kirchliche Praxis und ihre Reflexion dar.[2] Der Anstieg der Zahl von Menschen mit Demenzkrankheiten erfordert in besonderer Weise Handlungskonzeptionen und Begleitungsmöglichkeiten vonseiten der Seelsorgepraxis, die der veränderten Wahrnehmung sowie dem reduzierten Denk-, Sprech- und Ausdrucksvermögen von demenzkranken Personen gerecht werden, und fordert zur Reflexion der klassischen Seelsorgetheorie sowie des in der Theologie und Poimenik zugrunde gelegten Menschenbildes auf. Denn die Begegnung mit Menschen mit Demenz verändert die geprägten Beziehungs- und Kommunikationsformen und wirft Fragen hinsichtlich eines autonom begründeten Person- und Identitätsverständnisses auf, weil der Mensch sich mit dem Fortschreiten der Erkrankung von der Person zu entfremden scheint, die er einmal gewesen ist.

Die kirchlichen Angebote versuchen vor diesem Hintergrund gegenwärtig vermehrt, die Bedürfnisse von demenzkranken Frauen und Männern zu berücksichtigen. In Berlin wurde beispielsweise 2004 die „Haltestelle Diakonie – Perspektiven für Menschen mit Demenz" gegründet sowie ein „Geistliches Zentrum für Menschen mit Demenz und deren Angehörige" mit ökumenischen Seelsorgeangeboten sowie Fort- und Weiterbildungen für Angehörige, Seelsorgerinnen und Seelsorger, freiwillig Engagierte, Betreuerinnen und Betreuer und Pflegekräfte; außerdem

---

1 Der Begriff „Demenz" bezeichnet in dieser Arbeit pathologische Demenzerkrankungen. Vgl. Kapitel 3.1. Biomedizinisches Demenzparadigma. Der pathologisch-klinischen Betrachtung zufolge ist nicht zwischen einer Altersdemenz und einer Demenzerkrankung beispielsweise vom Alzheimer-Typ zu unterscheiden. Die Differenzierung zwischen seniler und präseniler Demenz wurde insbesondere in den 1970er Jahren durch Bernhard Tomilinson, Garry Blessed et al. aufgehoben. Vgl. Tomlinson, Blessed et al. 1979 – Observations on the brains. Vgl. Kapitel 2.1. Demenz in historischer Perspektive.

2 Vgl. zur Beurteilung der Demenzthematik als theologische und kirchliche Herausforderung auch Bolle (Hg.) 2006 – Komm mal mit.

werden von kirchlicher Seite vermehrt kontextgerechte Gottesdienstformen für Menschen mit Demenz und ihre Angehörigen angeboten. Längst setzt sich auch die EKD mit der Demenzthematik auseinander und diskutiert in diesem Zusammenhang medizinisch-pflegerische, theologisch-ethische und seelsorgerliche Aspekte.[3] In Bezug auf den praktischen Seelsorgevollzug wurde erkannt, dass Kirchengemeinden ebenso wie diakonische Einrichtungen mit der Seelsorge und Pflege von demenzerkrankten Menschen und deren Angehörigen in besondere Weise herausgefordert sind.[4] Demenzkranke Personen fühlen sich in der Gegenwart oft fremd und die Desorientierung wird zum vorherrschenden Lebensgefühl – Menschen mit Demenz leben in einer intensiven Vergangenheitsorientierung, wobei die lebensgeschichtlichen Erinnerungen selektiv und fragmentarisch sind und nicht mehr in einen größeren Zusammenhang gestellt werden können. Demenzkranke Personen sind aufgrund ihrer körperlichen und kognitiven Einschränkungen besonders auf andere Menschen und Beziehungen angewiesen. In diesen Beziehungen ist das sprachliche Kommunikationsvermögen zunehmend eingeschränkt und auch die Seelsorge entzieht sich weitgehend den klassischen Konzeptionen – die vorherrschenden biblischen, therapeutischen oder soziologischen Seelsorgeansätze werden der Situation von Menschen mit Demenz selten gerecht. Sie setzen einen Subjektbegriff voraus, der auf Autonomie, Sprachfähigkeit und Selbstreflexion ausgerichtet ist und beziehen sich daneben oft einseitig auf das Gespräch als Medium der Beziehungsgestaltung.[5] Demenz fordert demnach auch zur Reflexion der Seelsorgetheorie auf und zwar im Hinblick auf ihre Kontextualität und Pluralitätskompetenz, und fragt darüber hinaus nach dem Subjekt der Seelsorge.

Damit wird die Demenzthematik insbesondere auch zum Gegenstand theologisch-anthropologischer Reflexionen. Das Potential der Theologie liegt darin, einer reduktionistischen Sicht und an körperlichen Verfallsprozessen orientierten anthropologischen Beschreibung von demenzkranken Menschen andere Beurteilungsmodelle und Verständnismöglichkeiten gegenüberzustellen, zum Beispiel in Form eines Personkonzepts, das Personsein als In-Beziehung-Sein begreift. In Bezug auf anthropolo-

---

3 Vgl. Kirchenamt der EKD (Hg.) 2008 – Leben mit Demenz. Siehe dazu auch die knappen Ausführungen zu Menschen mit Demenzerkrankungen der EKD in ihrer Orientierungshilfe zum Thema Alter. Kirchenamt der EKD (Hg.) 2009 – Im Alter neu werden können.

4 Vgl. Huber 2008 – Einführung, 11.

5 Vgl. Drechsel 2005 – Das Schweigen der Hirten, 55–57.

gische und poimenische Fragen stellt die Demenzthematik damit durchaus einen praktisch-theologischen Gegenstand dar.

1.1. Das Phänomen Demenz – Perspektivverortungen

Die vorliegende Arbeit nimmt für die Erarbeitung einer praktisch-theologischen Demenzperspektive Bezug zu den gegenwärtigen Demenzdiskursen. Damit bewegt sich die Untersuchung im Kontext der gesellschaftlichen Wahrnehmung und Beurteilung von demenzkranken Menschen und deren gegenwärtigen Behandlungs-, Pflege- und Betreuungskonzeptionen. Darüber hinaus steht die Arbeit in Beziehung zu den vorherrschenden Demenzparadigmen der Medizin, der Sozialpsychologie und der Pflegewissenschaft sowie zu bereits vorliegenden kirchlichen und theologischen Untersuchungen zur Demenzthematik und zu poimenischen Konzeptionen für demenzkranke Menschen und ihre Angehörigen.

1.1.1. Demenz in gesellschaftlicher Verortung

Die steigende Anzahl von demenzkranken Personen macht das Phänomen Demenz zu einem gesellschaftlichen Thema. In Deutschland leben zurzeit circa eine Million Menschen mit Demenz,[6] weltweit wird die Anzahl auf 25 Millionen geschätzt und Prognosen gehen bis 2050 von einem Anstieg auf 114 Millionen Menschen aus.[7] Im Hinblick auf die gesellschaftliche Wahrnehmung von demenzkranken Menschen ist gegenwärtig zu beobachten, dass das Phänomen Demenz auf der einen Seite vermehrt in den Fokus differenzierter gesellschaftlicher Diskurse getreten ist. Auf der anderen Seite gilt die Bezeichnung „Demenz" vielfach ohne genauere Differenzierung als Sammelbezeichnung für jede Form von Vergessen und damit häufig als Projektionsfläche für reduktionistische Persontheorien.

Demenz stellt eine öffentlich-gesellschaftliche Herausforderung dar, die nicht nur einzelne Erkrankte und ihre Familien sowie die behandelnden Ärzte und Pflegeinstitutionen betrifft, sondern eine gesamtgesellschaftliche Beteiligung und einen interdisziplinären Diskurs erfordert.[8] Seit einigen Jahren werden demenzkranke Menschen vermehrt vom öffentlichen In-

6 Vgl. Bickel 2002 – Epidemiologie der Demenz, 36.
7 Vgl. Bickel 2005 – Epidemiologie und Gesundheitsökonomie, 1.
8 Vgl. Wetzstein 2006 – Alzheimer-Demenz, 37.

teresse wahrgenommen. Sie sind zum Gegenstand der medialen Öffentlichkeit geworden und die Demenzthematik hat eine umfangreiche Aufnahme in populärwissenschaftlicher Literatur[9], Film[10] und Kunst[11] gefunden. Mit Wilhelm Gräb und Lars Charbonnier kann festgehalten werden, dass diese medialen Wahrnehmungen vielschichtige und plurale Wirklichkeiten produzieren, konstruieren und kommunizieren.[12] Die mediale Wahrnehmung des Demenzphänomens konstruiert demnach einerseits die gegenwärtige öffentlich-gesellschaftliche Beurteilung von Demenz, andererseits setzt sie auch Anschlusskommunikationen und Aneignungsprozesse frei.[13] In Bezug auf das Demenzphänomen erfolgt die gegenwärtige mediale Darstellung überwiegend exemplarisch anhand der Lebenswelt einzelner erkrankter Personen und zunehmend differenziert, obgleich sie nicht unbeeinflusst von standardisierten Bewertungen ist. Literatur, Film und Kunst haben vermehrt dazu beigetragen, Demenzerkrankungen nicht einseitig als körperlichen und geistigen Verfall und Verlust der individuellen Würde zu bewerten. Dennoch hat diese Perspektive immer noch einen bedeutenden Einfluss auf die Beurteilung von demenzkrankten Menschen. Demenz widerspricht dem gesellschaftlich anerkannten Bild vom autonomen und selbstreflektierten Menschen. Dominik Becker qualifiziert die gesellschaftlichen Leitvorstellungen bezüglich der Demenzthematik im Ganzen als reduktionistisch: „Wert und Würde von Menschen werden gemeinhin nämlich an solchen kognitiven Fähigkeiten festgemacht, die Menschen mit Demenz mehr und mehr verlieren. Vor dem, was an diese Stelle zu treten vermag, fürchten sich viele Zeitgenossen und möchten ‚lieber tot als dement' sein. Niemandem ‚zur Last fallen' und im ‚Vollbesitz seiner geistigen Kräfte' zu sterben scheint immer noch gesellschaftliches Zerrbild eines Todes zu sein, den allerdings die wenigsten Menschen wirklich so sterben."[14] Exemplarisch dafür kann

9 Vgl. exemplarisch Jens 2009 – Demenz; Bayley, Rojahn-Deyk 2002 – Elegie für Iris; Braam 2008 – Ich habe Alzheimer; Funke 1998 – Mit einer Alzheimer-Kranken leben; Suter 1997 – Small world; Maurer, Maurer 1999 – Alzheimer.

10 In Auswahl sei hingewiesen auf „Ach Luise" (Deutschland 2007); „Mein Vater" (Deutschland 2002); „Away from her" (Kanada 2006); „Iris" (USA, Großbritannien 2001).

11 Bedeutende Künstler mit Demenz sind insbesondere Carolus Horn, Willem Kooning und William Utermohlen. Vgl dazu u. a. Ganß 2009 – Demenz-Kunst und Kunsttherapie.

12 Vgl. Gräb, Charbonnier 2009 – Medienwirklichkeit, 313.

13 Vgl. Gräb, Charbonnier 2009 – Medienwirklichkeit, 327.

14 Becker 2010 – Sein in der Begegnung, 14.

die Einsicht von Walter Jens stehen, der Zeit seines Lebens für einen selbstbestimmten Tod eintrat und bezüglich seines eigenen Lebens die Einstellung aller medizinischen Maßnahmen verlangte, sollte er geistig so verwirrt sein, dass er nicht mehr weiß, wer er ist, wo er ist und Familie und Freunde nicht mehr erkennt.[15] Jens selbst, mittlerweile auch an Demenz erkrankt, folgte seinen Thesen über ein selbstbestimmtes Sterben am Beginn der Erkrankung jedoch nicht und lebt mit seinem intellektuell reduzierten Geist.[16]

Insgesamt bleibt festzuhalten, dass die Demenzthematik für unsere gegenwärtige Gesellschaft ein zutiefst kulturelles Problem darstellt, wie Thomas Klie im Rahmen der vierten Jahrestagung des Nationalen Ethikrates 2005 treffend formulierte: „Altersdemenz stellt vieles von dem in Frage, was wir in unserem Leben erlernt haben an ‚zivilisierten' Formen des Umgangs, was uns kollektiv in unserem Miteinander stabilisiert und worauf wir in unserer Gesellschaft Wert legen als Grundlagen gedeihlichen Zusammenlebens."[17] Demenz ist deshalb gerade auch eine gesellschaftliche Herausforderung und fordert dazu auf, gängige gesellschaftlich-öffentliche Sichtweisen zu überdenken und neue Leitbilder zu entwickeln.[18] Peter Wißmann und Reiner Gronemeyer unternehmen diesbezüglich einen Versuch und fordern in Bezug auf die Herausforderung Demenz eine Kultur des Helfens, die neue soziale Quellen erschließt und neue soziale Milieus aufbaut.[19] Sie sind der Überzeugung, dass die Demenzthematik zukünftig vermehrt ein Gegenstand der Zivilgesellschaft werden wird und sehen hier die Notwendigkeit für wachsende bürgerschaftliche Tätigkeiten und die Verabschiedung von konventionellen Methoden der staatlichen Daseinsfürsorge.[20] Die Behandlung und Betreuung von demenzkranken Menschen wird gegenwärtig vorrangig durch den Medizin- und Pflegesektor übernommen, sowie im Hinblick auf die individuelle Fürsorge in besonderem Maße auch von den betroffenen Familien und Angehörigen. Das heißt, Demenzerkrankungen werden einerseits als Aufgabe der professionellen gesellschaftlichen Institutionen und andererseits der nichtprofessionellen familiären Bezugssysteme bewertet, weniger jedoch als

15 Vgl. Jens, Küng 2009 – Menschenwürdig sterben, 199.

16 Vgl. Jens, Küng 2009 – Menschenwürdig sterben, 201–203. Vgl. zur Charakterisierung Walter Jens' während seiner Demenzerkrankung die Darstellung von Tilman Jens. Jens 2009 – Demenz.

17 Klie 2006 – Altersdemenz als Herausforderung für die Gesellschaft, 66.

18 Vgl. Klie 2006 – Altersdemenz als Herausforderung für die Gesellschaft, 80.

19 Vgl. Wißmann, Gronemeyer 2008 – Demenz und Zivilgesellschaft, 124.

20 Vgl. Wißmann, Gronemeyer 2008 – Demenz und Zivilgesellschaft, 108.125.

gesamtgesellschaftlicher Auftrag. Der Vierte Altenbericht der Bundesregierung geht allerdings davon aus, dass der Anstieg der Demenzprävalenz[21] in Verbindung mit der zu erwartenden Verringerung des familiären Unterstützungspotentials aufgrund des Rückgangs der Pflegebereitschaft und der erhöhten Berufstätigkeit von Frauen nur dann aufgefangen werden kann, wenn es gelingt, die häusliche Pflege durch informelle Unterstützung, wie zum Beispiel ehrenamtliches und nachbarschaftliches Engagement, möglichst lange fortzusetzen.[22] Im Hinblick auf das bürgerschaftliche Engagement lassen sich hier die Alzheimer-Gesellschaften als ein wichtiges Fundament für die Betreuung von demenzkranken Menschen und ihren Angehörigen anführen, die einen bedeutenden zivilgesellschaftlichen Beitrag leisten. Eine flächendeckende bürgerschaftliche Beteiligung ist momentan dennoch nicht vorhanden. Darüber hinaus gilt es, die im Demenz-Prozess involvierten professionellen und zivilgesellschaftlichen Akteure zu vernetzen, um auf diese Weise neue Formen der Begleitung und Versorgung im Kontext von Demenz zu erschließen. An diese Diskussion um eine multidimensionale Demenzbetreuung und interdisziplinäre Betrachtung des Demenzphänomens schließt auch die vorliegende Arbeit an. Insgesamt fordert die steigende Demenzprävalenz individuelle und kollektive, pflegerische und medizinische, sozialpsychologische und seelsorgerliche, ethische und kulturelle Reflexionen und Handlungsperspektiven sowie eine Diskussion der gesellschaftlich vorherrschenden Menschenbilder und Identitätskonzepte.

1.1.2. Demenz in medizinischer, sozialpsychologischer und pflegewissenschaftlicher Verortung

Demenz ist nach wie vor hauptsächlich Thema der biomedizinischen Forschung und Praxis sowie verschiedener pflegewissenschaftlicher Betrachtungen und vereinzelter sozialpsychologischer und gerontologischer Untersuchungen. Den überwiegenden Anteil der Demenzforschung leisten in Deutschland die Bereiche Pathologie, Biochemie, Neurologie und

21 Die Prävalenz ist das am häufigsten benutzte Krankheitsmaß. Sie gibt die Gesamtrate aller Krankheitsfälle an, die in einer definierten Population zu einem bestimmten Zeitpunkt oder während einer Zeitperiode auftreten, wobei häufig ein Jahr gewählt wird. Vgl. Weyerer, Bickel 2007 – Epidemiologie psychischer Erkrankungen, 30.

22 Vgl. Bundesministerium für Soziales (Hg.) 2002 – Vierter Altenbericht, 189.

Psychiatrie; eine klare Mehrheit der Forscherinnen und Forscher arbeitet im Bereich der Grundlagenforschung.[23] Der Vierte Altenbericht der Bundesregierung stellt diesbezüglich fest, dass die Forschung mit demenzkranken Menschen hinter der Grundlagenforschung zurück steht, außerdem habe die gesellschaftliche Bedeutung der Demenz in den Forschungsinstitutionen bisher keinen adäquaten Niederschlag gefunden.[24]

Dies hat weitreichende Konsequenzen für die gesellschaftliche Sicht auf Demenz und die Betreuungs- und Pflegepraxis von demenzkranken Menschen. Die umfassende biomedizinische Grundlagenforschung sowie die Aufnahme der Demenz als Krankheit in die internationalen medizinischen Klassifikationsschemata haben dazu geführt, dass der gesellschaftliche Demenzdiskurs weitgehend von der medizinischen Demenzbetrachtung beherrscht ist. Die Problematik besteht darin, dass das für den medizinischen Bereich durchaus angebrachte und notwendige Demenzparadigma mit seiner Fokussierung auf den Krankheitsprozess sowie auf Ursachen und Therapiemöglichkeiten auf den außerklinischen Bereich übertragen wurde, womit unter anderem eine Pathologisierung von demenzkranken Menschen und eine Konzentration auf kognitive und körperliche Verluste korreliert.[25] In gegenwärtiger gesellschaftlicher Perspektive erscheint Demenz dann als ein Bruch mit den modernen Personkonzeptionen. Diese Vermutung gilt es in dieser Arbeit näher zu untersuchen und zu differenzieren und in Relation zu theologischen Personkonzeptionen zu setzen.

Gegenwärtig besteht in Deutschland ein Defizit in der anwendungsbezogenen Forschung bei Hochaltrigen, wie aus dem Vierten Altenbericht der Bundesregierung hervorgeht: „Es fehlt fundierte Interventionsforschung in allen Bereichen der Gerontologie des vierten Alters, z. B. zu Fragen der geriatrischen Rehabilitation von Hochaltrigen, zur Wirksamkeit psychosozialer Interventionen bei (institutionalisierten und nichtinstitutionalisierten) demenziell Erkrankten oder zur Evaluation von Interventionen mit pflegenden Angehörigen.“[26] Trotz dieser Einschätzung ist zu beobachten, dass seit einigen Jahren vermehrt pflegewissenschaftliche und sozialpsychologische Perspektiven auf Demenz entwickelt wurden. Eine anwendungsbezogene Forschung wurde zunächst insbesondere mit dem

23 Vgl. Bundesministerium für Soziales (Hg.) 2002 – Vierter Altenbericht, 40 f.
24 Vgl. Bundesministerium für Soziales (Hg.) 2002 – Vierter Altenbericht, 41.
25 Vgl. zu Implikationen und Konsequenzen des biomedizinischen Demenzkonzepts insbesondere Wetzstein 2005 – Diagnose Alzheimer, 95–175.
26 Bundesministerium für Soziales (Hg.) 2002 – Vierter Altenbericht, 42.

Konzept der Validation durch Naomi Feil geleistet, das sich ab 1990 in Europa verbreitete und dann durch Nicole Richard zum Ansatz der Integrativen Validation weiterentwickelt wurde, sowie seitens der Sozialpsychologie durch Tom Kitwood in Form seines in den Jahren 1987 – 1995 konzipierten person-zentrierten Demenzansatzes.[27] Beide Konzeptionen setzen einen Schwerpunkt auf die Selbstwahrnehmung der erkrankten Personen, die Analyse der individuellen Bedürfnisse sowie therapeutische Aktivitäten und person-orientierte Begleitungs- und Pflegekonzepte. Vor diesem Hintergrund stellen sie, wenn auch in unterschiedlicher Ausprägung, die einzelne Person in ihrer individuellen Ganzheit ins Zentrum und orientieren sich an einem empathischen Zugang zum Individuum. Die Pflege von Menschen mit Demenz hat im letzten Jahrhundert eine Entwicklung von einer nihilistischen über eine optimistische zu einer realistischen Sichtweise durchgemacht. Die gegenwärtige Einschätzung geht dabei davon aus, dass Demenzerkrankungen zwar nicht heilbar und mit zahlreichen Veränderungen verbunden sind, aber durch eine auf die Gefühle ausgerichtete Kommunikation dennoch Beziehungen gestaltet werden können.[28] Heutige pflegewissenschaftliche Konzeptionen weisen entgegen dem Verständnis von Demenz als Verlust der Persönlichkeit und der Kommunikations- und Beziehungsfähigkeit überwiegend eine positive Sicht auf demenzkranke Menschen auf und knüpfen an die Erfahrungen aus der Pflege- und Betreuungspraxis an.[29] Darüber hinaus haben sowohl das Konzept der Validation nach Feil als auch Kitwoods person-zentrierter Ansatz eigene Demenzparadigmen mit einem von der biomedizinischen Forschung abweichenden Krankheitsverständnis bereitgestellt, das Demenzen nicht einseitig auf pathologische Ursachen zurückführt. Sie gilt es neben der biomedizinischen Betrachtung in der vorliegenden Arbeit näher zu untersuchen und im Hinblick auf bestimmte Konzepte von Krankheit und Gesundheit, auf entwicklungstheoretische Grundannahmen sowie auf spezifische anthropologische Grundüberzeugungen und praktische Konsequenzen zu vergleichen. Von einem Paradigmenwechsel ist trotz der entstandenen pflegewissenschaftlichen und sozialpsychologischen Konzeptionen zur Pflege- und Begleitungspraxis und den neu entwickelten Theorieentwürfen dennoch bisher nicht zu sprechen. Die biomedizinische Sichtweise und Beurteilung von Demenz stellt gegenwärtig das dominante

27 Vgl. Feil, de Klerk-Rubin 2005 – Validation; Richard 2001 – Wertschätzende Begegnungen; Kitwood 2008 – Demenz.

28 Vgl. Eglin, Huber et al. 2008 – Das Leben heiligen, 21.

29 Vgl. Becker 2010 – Sein in der Begegnung, 27.29.

Demenzparadigma dar. Zudem fehlen für einen multidimensionalen Demenzdiskurs umfassende Modelle aus anderen Wissenschaftsbereichen, wie beispielsweise der Ethik, der Soziologie, der Gerontologie, der Theologie, der Philosophie und der Psychologie.[30] Darüber hinaus gilt es, die verschiedenen Demenzdiskurse miteinander zu vernetzen, um auf diese Weise eine interdisziplinäre Wahrnehmung der Demenzthematik zu fördern sowie eine fachübergreifende Versorgung und Begleitung von demenzkranken Menschen zu gestalten.[31] Vor diesem Hintergrund soll die Entwicklung von Perspektiven zur Konzeption eines theologischen Demenzparadigmas einen explizit theologischen Fokus auf die Demenzthematik legen und damit einerseits den kirchlichen und theologischen Diskurs prägen, andererseits auch einen Beitrag für die interdisziplinäre Demenzdebatte leisten.

1.1.3. Demenz in praktisch-theologischer Verortung

Die vorliegende Arbeit versteht sich als praktisch-theologischer Beitrag zur Demenzthematik mit einem anthropologischen und poimenischen Schwerpunkt. Daher ist sie vorrangig eingebunden in die poimenische Theoriebildung sowie in praktische Seelsorgekonzeptionen. In diesem Kontext spielen darüber hinaus auch systematisch-theologische Überlegungen eine Rolle sowohl im Hinblick auf die Kriterien von Personalität und die theologisch-anthropologischen Beschreibungsmöglichkeiten von demenzkranken Menschen als auch in Bezug auf die anthropologische Grundlegung der Poimenik.

Forschungsgeschichtlich ist festzustellen, dass das Thema Demenz über eine lange Zeit keinen Gegenstand in der poimenisch-theologischen Literatur bildete – in den letzten Jahren ist die Anzahl der Veröffentlichungen demgegenüber rapide gestiegen. Die seelsorgerliche und diakonische Begleitung von Menschen mit Demenz und ihren Angehörigen ist seitdem in wachsendem Maße in den Fokus der Poimenik getreten und darüber hinaus hat die Demenzthematik teilweise bereits auch homiletische, ky-

30 Vgl. Wißmann, Gronemeyer 2008 – Demenz und Zivilgesellschaft, 76.

31 Vgl. exemplarisch zum bereits begonnenen Diskurs von Medizin und Theologie für den Kontext von Krankheit und Sterben PrTh 1/2011 mit dem Thema „Medizin und Theologie im Gespräch" und hier insbesondere den Beitrag von Marina Kojer zu Verletzung und Heil-Werden am Beispiel der Demenz. Vgl. Kojer 2011 – Verletzung und Heil-Werden.

bernetische, liturgische und religionspädagogische Betrachtung gefunden.[32] Zunächst wurde das Phänomen Demenz in der Poimenik unter dem Stichwort der Altenseelsorge abgehandelt, womit eine unmittelbare Korrelation der Thematiken Alter und Demenz verbunden war. Wenn Demenz poimenisch behandelt wurde, dann vorwiegend innerhalb der Altersdiskurse – diese Diskursverortung überwiegt auch gegenwärtig.[33] Unberücksichtigt bleibt hierbei allerdings oftmals, dass es sich bei Demenz nicht um eine normale Erscheinung des Alters handelt, sondern um eine Krankheit. Sie kann auch in einem mittleren Lebensalter auftreten. Zwar besteht ein signifikanter Zusammenhang zwischen dem Lebensalter und der Häufigkeit einer Demenzerkrankung, doch ist Demenz eine Erkrankung mit einer pathologischen Ursache und keine natürliche, zwangsläufige Erscheinung des Alters, weshalb das Demenzphänomen meines Erachtens vorrangig im Kontext Krankheit zu verorten ist und nicht in den verschiedenen Altersdiskursen, wenngleich damit nicht negiert wird, dass es ein Phänomen des Alters darstellt.

Spezifische ausschließlich an der Demenzkrankheit ausgerichtete Entwürfe haben sich in Deutschland ab den 1990er Jahren entwickelt. Die seelsorgerliche Praxis im Kontext von Demenz war hier der praktisch-theologischen Reflexion vorgeordnet. Vorrangig seit den Veröffentlichungen von Ruben und Mirjam Zimmermann und den praxisorientierten Handreichungen Wolfgang Deppings werden Menschen mit Demenz in der Poimenik als eigenständige Zielgruppe wahrgenommen.[34] Ihr entscheidender Beitrag liegt in der Analyse und Bereitstellung von seelsor-

32 Vgl. exemplarisch Depping 2008 – Altersverwirrte Menschen seelsorgerlich begleiten; Zimmermann, Zimmermann 1999 – Multidimensionalität und Identität; Fröchtling 2008 – „Und dann habe ich auch noch den Kopf verloren…"; Schwier 2009 – Homiletik; Klie 2009 – Liturgik; Kumlehn 2009 – Religionspädagogik; Breitenwischer 2010 – Demenz.

33 Vgl. hierzu die Seelsorgemonographien insbesondere von Winkler 2000 – Seelsorge, 422–435; Ziemer 2008 – Seelsorgelehre, 264–267; Klessmann 2008 – Seelsorge, 426–267. Vgl. auch Fröchtling 2008 – „Und dann habe ich auch noch den Kopf verloren…". Darüber hinaus werden auch die meisten Aufsätze zur Demenzthematik in Sammelbänden mit dem Thema Altern veröffentlicht. Vgl. exemplarisch Aus der Au 2009 – Leiblichkeit; Depping 2009 – Demenz; Roser 2007 – «Ich habe mich selbst verloren!»; Kumlehn 2009 – Vom Vergessen erzählen; Ullrich 2005 – Sterbebegleitung. Im Kontext Krankheit wird Demenz dagegen u. a. verortet bei Roser 2007 – Spiritual care.

34 Vgl. Zimmermann, Zimmermann 1999 – Multidimensionalität und Identität; Zimmermann 1999 – Seelsorge bei altersverwirrten Menschen; Depping 1993 – Altersverwirrte Menschen seelsorgerlich begleiten.

gerlichen Kommunikations- und Begleitungsmöglichkeiten für den spezifischen Demenzkontext. Darüber hinaus tragen vor allem Mirjam und Ruben Zimmermann auch Grundelemente für einen neuen Poimenikansatz bei. Sie entwerfen eine multidimensionale Seelsorge und zeigen poimenische Leitlinien für den Demenzkontext auf, die verbal-kognitive, ganzheitlich-leibliche, relational-soziale, ethische, thanatologisch-eschatologische, gemeindliche, diakonisch-strukturelle und spirituell-liturgische Formen der Begleitung umfassen.[35] Verschiedene auf die Seelsorgepraxis ausgerichtete Entwürfe haben seitdem an der Frage angeknüpft, wie Seelsorge im Kontext von Demenz gestaltet werden kann, und haben vor diesem Hintergrund verschiedene Formen spiritueller Begleitung für demenzkranke Menschen konzipiert.[36] Wenig Berücksichtigung fanden in diesen vorrangig auf die Seelsorgepraxis ausgerichteten Ansätzen die Frage nach dem Subjekt der Seelsorge und die Einordnung in die poimenische Theoriebildung. Diese Fragen gilt es in der vorliegenden Arbeit deshalb schwerpunktmäßig zu berücksichtigen. Im Hinblick auf die poimenische Reflexion zeigt sich, dass die klassischen Seelsorgekonzepte im Kontext von Demenz aufgrund ihres spezifischen Menschenbildes, ihrer inhaltlichen Bestimmung oder methodischen Umsetzung überwiegend an ihre Grenzen kommen. Demenzerkrankungen stellen grundlegend kerygmatisch, therapeutisch oder soziologisch orientierte poimenische Konzeptionen infrage und fordern insbesondere auch eine Reflexion des jeweiligen Subjektverständnisses. Wolfgang Drechsel stellt in diesem Zusammenhang die Frage, ob der in der Seelsorge grundlegend auf Autonomie ausgerichtete Subjektbegriff für das Alter, besonders bei pflegebedürftigen oder demenzkranken Menschen, seine Geltung hat, und wenn nicht, welche Rückwirkungen dies auf das Selbstverständnis des Seelsorgers hat.[37] Die poimenische Reflexion im Kontext von Demenz führt demnach unmittelbar auch zu theologisch-anthropologischen Fragen, die es zunächst zu berücksichtigen gilt. Einen ersten Ansatz eines Seelsorgekonzepts für demenzkranke Menschen und ihre Angehörigen, dem eine differenzierte Auseinandersetzung mit dem Person- und Subjektbegriff in systematisch-

35 Vgl. Zimmermann, Zimmermann 1999 – Multidimensionalität und Identität, 412–419.

36 Vgl. exemplarisch Eglin, Huber et al. 2008 – Das Leben heiligen; Eglin, Huber et al. 2009 – Tragendes entdecken; Ullrich 2005 – Sterbebegleitung; Ludewig 2004 – Seelsorgerliche Begleitung demenziell erkrankter Menschen; Keetmann, Bejick 2005 – Verwirrte alte Menschen seelsorgerlich begleiten; Bolle 2006 – Gemeinsames Leben.

37 Vgl. Drechsel 2005 – Das Schweigen der Hirten, 56.

theologischer Perspektive zugrundeliegt, unternimmt Andrea Fröchtling. Ihre Arbeit bietet einen umfassenden Beitrag zur Demenzthematik im Hinblick auf Theologie, Seelsorge und Gottesdienst.[38] Fröchtling zeigt diesbezüglich unterschiedliche Konzeptionen von Person und Identität auf und diskutiert ihre Konsequenzen für demenzerkrankte Menschen. Grundsätzlich bezieht sie sich auf ein relational-korporales Imago-Dei-Verständnis, leitet daraus aber kein eigenständig theologisches Demenzparadigma ab, sondern knüpft vorrangig am psychosozialen Demenzparadigma Tom Kitwoods an.

Die vorliegende Arbeit schließt an diese aufgezeigten Diskurse um die poimenische Reflexion demenzgerechter Seelsorgeformen an sowie an das zugrunde gelegte Subjektverständnis im Hinblick auf die Betrachtung von Menschen mit Demenz. Im Unterschied zu rein praktisch ausgerichteten Entwürfen werden hier zunächst Perspektiven für die Konzeption eines theologischen Demenzparadigmas aufgezeigt und auf dieser Grundlage poimenische Konsequenzen für die Seelsorge im Kontext von Demenz formuliert. Diese Perspektiven zur Konzeption eines theologischen Demenzparadigmas ermöglichen ein hermeneutisches Grundmodell für eine multiperspektivische und methodisch mehrdimensionale Seelsorge im Kontext von Demenz. Dafür tritt die Arbeit zunächst in Bezug zu einzelnen philosophischen und theologischen Anthropologien und reflektiert sie im Hinblick auf die Frage nach der personalen Beschreibung und Beurteilung von demenzkranken Menschen. Es wird gefragt, inwiefern die jeweiligen Personalitätskriterien ihre Gültigkeit auch im Kontext von Demenz haben. Im Hintergrund dessen steht das Ziel, ein inklusives und nichtreduktionistisches Verständnismodell zur personalen Beschreibung von Menschen mit Demenz zu konzipieren. Im derzeitigen ethischen Diskurs zur Demenzthematik wird von verschiedenen Seiten teilweise bereits versucht, auf Grundlage einer christlichen Anthropologie ein mehrdimensionales Demenz-Modell zu generieren, um das vorherrschende an Vernunft und Autonomie ausgerichtete Menschenbild zu ergänzen.[39] Verena Wetzstein äußert diesbezüglich ihre Kritik an sogenannten reduktionistischen Persontheorien wie der von Peter Singer, nach der die Bedeutung der Begriffe

38 Vgl. Fröchtling 2008 – „Und dann habe ich auch noch den Kopf verloren…“. Auch bei Traugott Roser bildet die Auseinandersetzung mit dem Personstatus von Menschen mit Demenz den Hintergrund für die Seelsorgeausführungen. Vgl. Roser 2007 – Spiritual care; Roser 2007 – «Ich habe mich selbst verloren!».

39 Vgl. Wetzstein 2005 – Alzheimer-Demenz; Wetzstein 2005 – Diagnose Alzheimer; Rüegger 2009 – Altern als Herausforderung; Christen, Osman et al. (Hg.) 2010 – Herausforderung Demenz.

„Mensch“ und „Person“ nicht äquivalent sind, mit der Folge, dass nicht alle Menschen den Personenstatus innehaben.[40] Wetzstein kommt dagegen zu dem Schluss, dass Personsein und Menschsein nicht voneinander zu unterscheiden sind und argumentiert darüber hinaus, dass die Personalität die Würde jedes Menschen unabhängig von seinen kognitiven Fähigkeiten begründet.[41] Einen weiteren relevanten Beitrag für ein nicht-defizitäres Personverständnis leistet daneben jüngst die Veröffentlichung Dominik Beckers.[42] Er bezieht sich primär auf die relationale Konstruktion des Menschen bei Karl Barth und entwirft vor diesem Hintergrund eine theologische Anthropologie für den Demenzkontext sowie Implikationen für eine integrative Demenzethik. Auch die vorliegende Arbeit knüpft an die Frage nach einem integrativen Menschenbild an, das im Kontext von Demenz nicht an Gültigkeit verliert. Ein solches Subjektverständnis hat dann wiederum Konsequenzen für den praktischen Umgang mit Menschen mit Demenz. Diesbezüglich soll die Konzeption eines theologischen Demenzparadigmas anthropologische Perspektiven zur personalen Beschreibung von Menschen mit Demenz bereitstellen sowie einen hermeneutischen Schlüssel für die Seelsorgepraxis bilden. Dafür werden die bisherigen anthropologischen und poimenischen Diskurse in eine wechselseitige Relation gesetzt.

1.2. Fragestellung und Aufbau der Arbeit

Das Demenzphänomen erfordert, wie aus den vorhergehenden Verortungen hervorgeht, seitens der praktisch-theologischen Reflexion und der kirchlichen Praxis eine explizit theologische Perspektive auf die Krankheit Demenz. Menschen mit Demenz stellen sowohl hinsichtlich der anthropologischen Debatte um die Beschreibung von Personalität und Identität als auch im Hinblick auf die Seelsorgepraxis eine praktisch-theologische Herausforderung dar. In Bezug auf diese Herausforderungen entwickelt die vorliegende praktisch-theologische Untersuchung anthropologische und

40 Vgl. Wetzstein 2005 – Diagnose Alzheimer, 132–144.

41 Vgl. Wetzstein 2005 – Diagnose Alzheimer, 184.

42 Vgl. Becker 2010 – Sein in der Begegnung. Vgl. zur Subjektivitätsdeutung in theologischer Perspektive vor dem Hintergrund von Demenz beziehungsweise der Gerontologie exemplarisch auch Collaud 2003 – Le statut de la personne démente; Aus der Au 2009 – Leiblichkeit; Schmidt 2007 – Zum diakonischen und gerontologischen Menschenbild; Schwöbel 2005 – Menschenwürde als Leitfunktion der Altersseelsorge.

poimenische Dimensionen. Der Fokus der Arbeit liegt zunächst auf der Erarbeitung von Perspektiven für ein theologisches Demenzparadigma, das heißt eines theologischen Konzeptes zur Beschreibung von demenzkranken Personen. Auf dieser Grundlage werden dann in einem zweiten Schritt poimenische Konsequenzen für den Kontext von Demenz aufgezeigt, exemplarische Seelsorgemöglichkeiten konzipiert und die Relevanz und Grenzen klassischer Seelsorgekonzeptionen untersucht. Das Ziel ist, auf Grundlage dieser Erkenntnisse anthropologische und poimenische Wahrnehmungshorizonte zu verknüpfen und damit einen praktisch-theologischen Beitrag für die Demenzthematik zu leisten.

Aus dieser Zielsetzung ergibt sich ein dreigliedriger Aufbau der Arbeit. Ein erster Teil, Kapitel 2. und 3., bietet die Einordnung der Thematik in die verschiedenen Demenzdiskurse. Dabei benennt und exemplifiziert Kapitel 2. allgemeine Perspektiven auf Demenz, während Kapitel 3. spezifischer die gegenwärtigen Demenzparadigmen darstellt und diskutiert. In einem zweiten Teil erfolgt dann in Kapitel 4. eine Fokussierung auf die anthropologische Perspektive der Demenzthematik. In diesem Zusammenhang werden fünf verschiedene philosophische und theologische Anthropologien analysiert und im Hinblick auf ihre Relevanz und Grenzen für die Beschreibung von demenzkranken Menschen reflektiert. Diesbezüglich wird in dieser Arbeit grundsätzlich davon ausgegangen, dass anthropologische Grundüberzeugungen den Ausgangspunkt dafür bilden, wie wir Menschen mit Demenz wahrnehmen und beurteilen, mit der Folge, dass die Reflexion des Menschenbildes sich sowohl als notwendige Bedingung für die Beurteilung gegenwärtiger Demenzkonzepte erweist als auch den Hintergrund für die Entwicklung eines theologischen Demenzparadigmas und poimenischer Perspektiven für den Demenzkontext bildet. Kapitel 4. stellt damit das verbindende Element zwischen dem ersten und dem dritten Teil der Arbeit dar. Das Kernstück der vorliegenden Arbeit bilden die Kapitel 5. und 6., die dem Aufbau nach einen eigenständigen dritten Teil darstellen. In Kapitel 5. werden auf der Grundlage der biblischen Schriften und dogmatischen Lehrbildung Perspektiven für die Konzeption eines theologischen Demenzparadigmas entworfen. In Bezug auf die entwickelten Perspektiven eines theologischen Demenzparadigmas werden dann in Kapitel 6. exemplarische poimenische Handlungsfelder reflektiert. Hierbei wird deutlich, dass die gewählten theoretischen Perspektiven unmittelbare praktische Konsequenzen haben. Schließlich folgt eine Zuspitzung des Demenzphänomens auf die theologische und poimenische Selbstwahrnehmung und -beschreibung sowie auf die daraus resultierenden Theoriebildungen.

2. Perspektiven auf Demenz

Das Phänomen Demenz hat sich aufgrund der stetig steigenden Anzahl von demenzkranken Personen zu einem aktuellen gesellschaftlichen sowie wissenschaftlichen Thema entwickelt. Die Frage, wie Demenz angemessen wahrgenommen, beschrieben, beurteilt, behandelt und begleitet werden kann, ist Gegenstand verschiedener aktueller Diskurse, in denen die Frage nach dem angemessenen Demenzparadigma vor dem Hintergrund der überlieferten Demenzwahrnehmung, verschiedener empirischer und hermeneutischer Bezugspunkte, unterschiedlicher Kontexte und differenzierter Zielsetzungen diskutiert wird. Die zunehmende Aufmerksamkeit auf Demenzerkrankungen hat in wachsendem Maße differenzierte gesellschaftliche, demographische, medizinische, pflegerische und gesundheitsökonomische Betrachtungen bewirkt und verschiedene Behandlungs-, Pflege- und Betreuungskonzeptionen hervorgebracht. Auch die Kirche ist im Hinblick auf ihre Mitgliederstruktur in verstärkter Weise von der Demenzthematik betroffen.

Das Ziel dieses Kapitels ist es, einen Überblick über exemplarische Perspektiven auf das Demenzphänomen zu geben, denn auch eine explizit theologische Demenzbetrachtung muss zunächst diese Diskurse wahrnehmen, um sich anschließend in sie einzuordnen. In Kapitel 2.1. werden zunächst die Entstehungsgeschichte des Krankheitsbegriffs „Demenz" reflektiert und die aktuellen Diskurse historisch verortet. Die gegenwärtigen epidemiologischen Grundlagen werden in Kapitel 2.2. dargestellt. Kapitel 2.3. gibt einen kurzen Überblick über die medizinisch-pathologischen Grundlagen von Demenzerkrankungen unter Bezugnahme der gegenwärtig aktuellen medizinischen Klassifikationsschemata ICD-10 und DSM-IV.[43] Darüber hinaus werden in Kapitel 2.4. pflegerische Perspektiven auf Demenz aufgezeigt. Kapitel 2.5. widmet sich systemischen Perspektiven. Die gesundheitsökonomischen Dimensionen von Demenzerkrankungen und die Konsequenzen für die sozialen Sicherungssysteme werden in Kapitel 2.6. erörtert. Kapitel 2.7. setzt sich mit der binnenkirchlichen Epidemiologie von Demenzerkrankungen und den kyberne-

---

43 ICD = International Statistical Classification of Diseases and Related Health Problems; DSM = Diagnostical and Statistical Manual of Mental Disorders.

tischen Auswirkungen des Anstiegs der Zahl von demenzkranken Menschen auf die Kirche auseinander.

2.1. Demenz in historischer Perspektive

Nach verbreiteter Ansicht verwendeten die französischen Forscher Philippe Pinel (1745–1826) und sein Schüler Jean E. D. Esquirol (1772–1840) erstmals den Begriff „Demenz" zur Beschreibung von durch Gehirnschäden hervorgerufenen mentalen Beeinträchtigungen sowie als eigenständige Typisierung für eine bestimmte Form psychischer Störungen.[44] Um 1850 entwickelte sich Axel Karenberg und Hans Förstl zufolge das derzeit gültige Konzept demenzieller Erkrankungen.[45] Das Phänomen Demenz an sich ist allerdings älter und wurde phänomenologisch bereits früh beschrieben: „Es existieren auch frühere Textzeugnisse, die zurück reichen bis in die Anfänge der Schriftkultur und des wissenschaftlichen Denkens. In ganz verschiedenen Quellen finden sich vereinzelt Textbruchstücke, die ein Nachlassen intellektueller Fähigkeiten beschreiben und kommentieren und gelegentlich sogar verbunden sind mit Vermutungen zu möglichen Ursachen und Hinweisen auf geeignete therapeutische Maßnahmen."[46] Karenberg und Förstl verweisen in der Literatur der antiken Philosophie beispielsweise bei Platon, Cicero und Seneca auf verschiedene Textstellen, die sich mit unterschiedlichen Formen von Gedächtnisschwäche auseinandersetzen.[47] Insgesamt begegnet in der Antike allerdings noch keine differenzierte Beschreibung von Demenzerkrankungen. Erst im 18. und 19. Jahrhundert entstand eine Diskussion über den Begriff sowie die damit zusammenhängende Symptomatik und das zugrunde liegende Krankheitsbild.[48] Es entwickelte sich zunehmend die Einsicht, dass sich hinter dem Phänomen Demenz eine chronisch verlaufende Krankheit verbirgt. Bis zu diesem

44 Vgl. exemplarisch Heuft, Kruse et al. 2006 – Lehrbuch der Gerontopsychosomatik und Alterspsychotherapie, 179.

45 Vgl. Karenberg, Förstl 2003 – Geschichte der Demenzen, 5.

46 Karenberg, Förstl 2003 – Geschichte der Demenzen, 5.

47 Vgl. Karenberg, Förstl 2003 – Geschichte der Demenzen, 10 ff.

48 Ein grundlegender Überblick über den historischen Hintergrund der Demenz und die Entwicklung des Krankheitsbegriff findet sich u. a. bei Neundörfer, Hippius 2003 – Historischer Hintergrund der Alzheimer; Kötter, Hampel 2003 – Mythos Alzheimer-Demenz; Hoch, Zubin (Hg.) 1961 – Psychopathology of Aging; Stoppe 2006 – Demenz; Allen 2007 – Alzheimer's disease; Fröhlich, Pieschl et al. 1997 – Die historische Entwicklung des Krankheitskonzeptes.

Zeitpunkt wurden verschiedenste Krankheitserscheinungen wie beispielsweise chronische Erkrankungen, genetisch hervorgerufene Krankheiten, Stoffwechselkrankheiten, Infektionen oder Vergiftungen als Demenz bezeichnet.[49] In der Umgangssprache galt Demenz als Sammelbezeichnung für jede Form von geistiger Störung. Diese Annahme spiegelt sich bis heute in der Krankheitsbezeichnung wieder – das lateinische Wort „Demenz" bedeutet „weg vom Geist", „ohne Verstand" oder „Rücknahme des Geistes". Dieser Bezeichnung liegt in begriffsgeschichtlicher Verortung ein defizitäres Menschenbild zugrunde, das Menschen mit Demenz als geistlose Wesen betrachtet sowie in entstehungsgeschichtlicher Bestimmung eine undifferenzierte Symptomatik. Erst im Übergang vom 19. zum 20. Jahrhundert wurde der Begriff „Demenz" Grundlage diagnostischer Beschreibungen. Auf Alois Alzheimer (1864–1915) geht die Entdeckung des Zusammenhangs zwischen pathologischen Veränderungen im Gehirn und den Demenzsymptomen zurück.[50] In seinem berühmt gewordenen Aufsatz „Über einen eigenartigen, schweren Erkrankungsprozeß der Hirnrinde" (1906) beschreibt er das Krankheitsbild seiner Patientin Auguste D.[51] Nachdem die Patientin 1906 gestorben war, entdeckte Alzheimer bei der mikroskopischen Untersuchung des Gehirns erstmals bei einer Patientin mit präseniler Demenz neben einem Nervenzellverlust auch Neurofibrillen und Plaques, die bis heute als wichtiges Kennzeichen der Demenz vom Alzheimer-Typ gelten. Die Unterscheidung, nach der die Krankheit in Abhängigkeit vom Auftreten der Symptome entweder als senile Demenz (bei alten Menschen) oder als Dementia praecox (bei jüngeren Menschen) bezeichnet wurde, fand Aufnahme in Emil Kraepelins (1856–1926) einflussreiches Psychiatrie-Lehrbuch.[52] Auf Vorschlag Kraepelins, dem damaligen Leiter der Königlich-Psychiatrischen Universitätsklinik München, zu dessen Mitarbeitern Alzheimer zählte, wurde die ungewöhnliche präsenile Demenzform nach Alzheimer benannt und ist seitdem unter dem Begriff „Alzheimersche Krankheit" bekannt. In Alzheimers zweitem Aufsatz „Über eigenartige Krankheitsfälle des späten Alters" (1911) stellte er die Differenzierung in senile und präsenile Demenz allerdings wieder infrage.[53] Erst durch Bernhard Tomlinson, Garry Blessed

---

49 Vgl. Kötter, Hampel 2003 – Mythos Alzheimer-Demenz, 19.
50 Eine ausführliche Darstellung über das Leben und Werk Alois Alzheimers bieten u. a. Maurer, Maurer 1999 – Alzheimer.
51 Vgl. Alzheimer 1906 – Erkrankungsprozeß der Hirnrinde.
52 Vgl. Kraepelin 1919 – Psychiatrie.
53 Vgl. Alzheimer 1911 – Krankheitsfälle des späteren Alters.

et al. wurde diese Unterscheidung in den 1970er Jahren ganz aufgehoben. Mittels ihrer Forschungsergebnisse kamen sie zu dem Schluss, dass klinisch kein Unterschied zwischen präseniler und seniler Demenz besteht, und kehrten deshalb zu einem einheitlichen Demenzverständnis zurück, womit die Alzheimersche Krankheit die Gesamtgruppe der degenerativen Demenzen mit Plaques und Neurofibrillen bezeichnete.[54] Die Ausweitung des Krankheitskonzepts auf die senilen Demenzen führte zur Anerkennung der Alzheimer-Demenz insgesamt als Krankheit und damit zur Abgrenzung des Alzheimer-Phänomens vom normalen Alterungsprozess.[55] Die Aufnahme der Alzheimer-Demenz in das amerikanische Klassifikationsschema psychischer Störungen DSM-III Ende der 1970er Jahre verstärkte die medizinisch-pathologische Akzeptanz der Alzheimer-Demenz.[56] Gleichzeitig erfolgte die Entwicklung diagnostischer Kriterien einer spezifischen Alzheimer-Pathologie. Der Begriff „Alzheimer-Demenz" dient seitdem als Beschreibung für die häufigste primäre degenerative Demenzursache und wird pathologisch auf vermehrt auftretende Amyloid-Plaques und neurofibrilläre Bündel zurückgeführt.[57] Schon zuvor wurden von der Alzheimer-Demenz andere Demenzformen neuropathologisch differenziert wie die nach Arnold Pick (1851–1924) benannte sogenannte „Picksche Krankheit", als eine erste Form der frontotemporalen Demenzen, oder die von Otto Binswanger (1852–1929) beschriebene „Binswanger-Krankheit". Seit 1980 ist die Unterscheidung der Demenzformen, insbesondere die Demenz vom Alzheimer-Typ, klinisch-wissenschaftlich akzeptiert.[58] In Verbindung mit der kontinuierlichen Aufmerksamkeit auf Demenzerkrankungen seitens der klinisch-wissenschaftlichen Medizin und der zunehmend steigenden Demenzprävalenz erfolgte die Gründung erster Memory Clinics und Gedächtnissprechstunden als Spezialeinrichtungen zur Erforschung, Diagnose und Therapie von Demenzerkrankungen sowie der Aufbau von Alzheimer-Gesellschaften als Selbstorganisationseinrichtungen von demenzerkrankten Personen, Angehörigen und professionell Helfenden.[59] Seit 1990 erfolgten umfangreiche systematisch-klinische Studien, in deren Folge einheitliche ätiologische Kriterien formuliert und

---

54 Vgl. Tomlinson, Blessed et al. 1979 – Observations on the brains.
55 Vgl. Wetzstein 2005 – Diagnose Alzheimer, 38.
56 Vgl. American Psychiatric Association 1980 – Diagnostic and Statistical Manual.
57 Vgl. Kötter, Hampel 2003 – Mythos Alzheimer-Demenz, 21.
58 Eine Darstellung der aktuell akzeptierten Demenzformen mit ihren spezifischen Krankheitsbildern findet sich in Kapitel 3.1.2. Demenzformen.
59 Vgl. Kötter, Hampel 2003 – Mythos Alzheimer-Demenz, 22.

differenzierte therapeutische Interventionen entwickelt wurden.[60] Heute wird mit dem Begriff „Demenz“ keine Krankheitseinheit bezeichnet, sondern ein ätiologisch unspezifisches Syndrom, das von vielen verschiedenen Ursachen hervorgerufen werden kann und vom normalen Alterungsprozess abzugrenzen ist.[61]

2.2. Demenz in epidemiologischer Perspektive

In Deutschland leben zurzeit circa eine Million Menschen mit Demenz, weltweit wird die Anzahl auf 25 Millionen geschätzt und Prognosen gehen bis 2050 von einem Anstieg auf 114 Millionen Menschen aus.[62] Seit 1970 werden weltweit zahlreiche Studien über die Häufigkeit demenzieller Erkrankungen durchgeführt. Auf ihrer Grundlage können gegenwärtig relativ verlässliche Angaben über den Krankheitsbestand (Prävalenz) und die Zahl der Neuerkrankungen (Inzidenz) gemacht werden.

Prävalenz der Demenz
Die Prävalenz ist ein statistischer Kennwert, der darüber informiert, wie viele Personen in einer definierten Gruppe zu einem Zeitpunkt eine bestimmte Krankheit aufweisen. Die Schätzungen der Prävalenz resultieren aus Querschnittstudien an Bevölkerungsstichproben und dienen dazu, den Behandlungs- und Versorgungsbedarfs in der Bevölkerung zu erkennen.

Tabelle 1 zeigt die altersspezifischen Prävalenzraten verschiedener Metaanalysen. Die Angaben der mittleren Prävalenzrate für demenzielle Erkrankungen bei den über 65-Jährigen liegen zwischen 6,5 % und 7,3 %. Horst Bickel übertrug diese Raten verschiedener Studien auf die Altersstruktur der über 65-Jährigen in Deutschland im Jahr 1996 und gelangte zu einer mittleren Prävalenzrate von 7,1 %. In absoluten Zahlen bedeutet das, dass in Deutschland im Jahr 1996 ungefähr 0,8–1,1 Millionen Menschen über 65 Jahren an Demenz erkrankt waren.[63] Für das Jahr 2002 zeigt die Übertragung einen Anstieg auf 0,9–1,2 Millionen Erkrankte.[64] Die Häufigkeit der Demenzerkrankungen steigt mit dem Lebensalter. Bei den 65- bis 69-Järigen sind zunächst etwa 1,5 % an Demenz erkrankt, circa alle

60 Vgl. Kötter, Hampel 2003 – Mythos Alzheimer-Demenz, 22 f.
61 Vgl. Kapitel 3.1.1. Definition des Demenzsyndroms.
62 Vgl. Bickel 2005 – Epidemiologie und Gesundheitsökonomie, 1.36.
63 Vgl. Bickel 2002 – Epidemiologie, 11.
64 Vgl. Weyerer 2007 – Altersdemenz, 11.

Tabelle 1. Altersspezifische Prävalenz (in Prozent) von Demenzerkrankungen auf der Grundlage von Metaanalysen

Altersgruppe	**Jorm et al. (1987)**	**Hofman et al. (1991)**	**Ritchie & Kildea (1995)**	**Lobo et al. (2000)**	
				Männer	**Frauen**
65–69 Jahre	1,4	1,4	1,5	1,6	1,0
70–74 Jahre	2,8	4,1	3,5	2,9	3,1
75–79 Jahre	5,6	5,7	7,3	5,6	6,0
80–84 Jahre	10,5	13,0	13,4	11,0	12,6
85–89 Jahre	20,8	21,6	22,2	12,8	20,2
90–94 Jahre	38,6	32,2	33,0	22,1	30,8
95+ Jahre		34,7	44,8		
Gesamtrate[a]	6,5	6,9	7,3	4,5	7,3

[a] Gesamtrate für die über 65-Jährigen bei Standardisierung, bezogen auf die Altersstruktur der deutschen Altenbevölkerung zum Ende des Jahres 2002. [Quelle: Bickel 2005 – Epidemiologie und Gesundheitsökonomie, 2.]

fünf Jahre verdoppelt sich die Erkrankungsrate, so dass im Alter von 90 Jahren circa ein Drittel betroffen ist. Der Altersanstieg der Prävalenzraten ist bis zur Altersgruppe der 80- bis 84-Jährigen annähernd exponentiell und nimmt dann wieder leicht ab. Für die über 95-Jährigen kommen die Studien zu unterschiedlichen Ergebnissen, die zwischen 40 % und nahezu 100 % liegen.[65] Menschen, die schon vor dem 65. Lebensjahr an einer Demenz erkranken, werden in den meisten Studien nicht erfasst. Man geht davon aus, dass ihr Anteil unter 0,1 % liegt und demnach circa 20.000 Menschen zwischen 40 und 64 Jahren ein demenzielles Syndrom vorweisen.[66]

Bei Frauen ist die Gesamtprävalenz deutlich höher. Diese Tatsache ist in der insgesamt höheren Lebenserwartung von Frauen begründet, so dass ihr Bevölkerungsanteil mit zunehmendem Alter ansteigt. Aus Gründen der Überpräsentation entfallen circa 70 % aller Demenzerkrankungen auf Frauen, obwohl das altersspezifische Erkrankungsrisiko bei Männern und Frauen annähernd gleich ist.[67]

65 Vgl. u. a. Ebly, Parhad et al. 1994 – Prevalence and types of dementia; Fichter, Meller et al. 1995 – Dementia and cognitive impairment; Graves, Larson et al. 1996 – Prevalence of dementia; Helmchen, Baltes et al. 1996 – Psychische Erkrankungen im Alter.

66 Vgl. Hofman, Rocca et al. 1991 – The prevalence of dementia.

67 Vgl. Bickel 2002 – Epidemiologie, 12.

Abbildung 1. Geschlechtsspezifische Prävalenz von Demenzerkrankungen

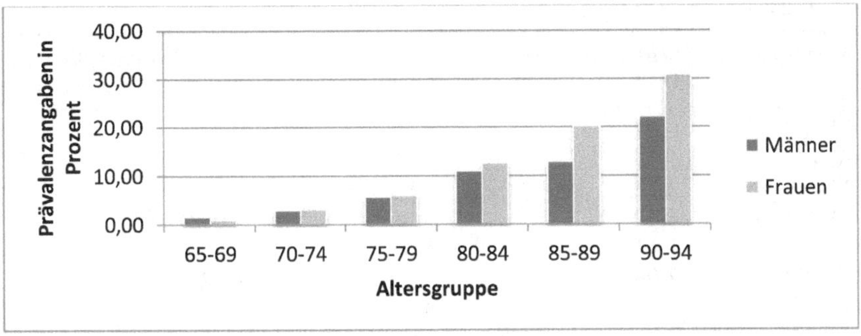

[Quelle: Darstellung anhand von Daten von Lobo, Launer et al. 2000 – Prevalence of dementia.]

Abbildung 1 lässt erkennen, dass die Erkrankungsraten bei Männern und Frauen bis zum Alter von 79 Jahren nur wenig voneinander abweichen. Erst in der Gruppe der Hochaltrigen treten die Unterschiede deutlich hervor. Die große Anzahl von betroffenen Frauen spiegelt sich auch im Bereich der stationären Demenzpflege wider. Der Anteil von Frauen, die an Demenz erkrankt sind, ist in Pflegeheimen höher als der von erkrankten Männern. Vor diesem Hintergrund ist zu fragen, inwiefern Betreuungs- und Begleitungsangebote genderspezifisch differieren müssen.

Wenn die Interventionsmöglichkeiten unverändert bleiben, werden die prognostizierten demographischen Veränderungen mit einer zu erwartenden Zunahme der älteren Bevölkerung auch zu einem Anstieg der Anzahl von demenzerkrankten Personen führen. Wenn man die 11. koordinierte Bevölkerungsvorausberechnung des Statistischen Bundesamtes zugrunde legt, kann angenommen werden, dass die Zahl von demenzerkrankten Personen in Deutschland auf 1,95 Millionen im Jahr 2030 und auf über 2,8 Millionen im Jahr 2050 ansteigen wird.[68]

Inzidenz

Die Inzidenz gibt an, wie viele Menschen eine Krankheit über einen bestimmten Zeitraum (meist ein Jahr) neu erwerben. Im Vergleich zur Prävalenz ist die Schätzung der Inzidenz aufwendiger und kostspieliger. Die Inzidenz ist im Vergleich zur Prävalenz nicht von der Krankheitsdauer

68 Vgl. Eisenmenger, Pötzsch et al. 2006 – Bevölkerung Deutschland bis 2050, 22 ff. Bei den Demenzzahlen folgt die Modellrechnung Hallauer 2002 – Epidemiologie für Deutschland, 16.

Tabelle 2. Altersspezifische Inzidenzraten von Demenzerkrankungen nach Meta-Analysen (Prozent pro Jahr)

Altersgruppe	**Jorm und Jolley (1998)**	**Gao et al. (1998)**	**Fratiglioni et al. (2000)**
65–69 Jahre	0,91	0,33	0,24
70–74 Jahre	1,76	0,84	0,55
75–79 Jahre	3,33	1,82	1,60
80–84 Jahre	5,99	3,36	3,05
85–89 Jahre	10,41	5,33	4,86
90–94 Jahre	17,98	7,29	7,02
95+ Jahre	–	8,68	–
Gesamtrate[a]	3,2	1,6	1,4

[a] Gesamtrate für die über 65-Jährigen bei Standardisierung, bezogen auf die Altersstruktur der deutschen Altenbevölkerung zum Ende des Jahres 2002. [Quelle: Bickel 2005 – Epidemiologie und Gesundheitsökonomie, 5.]

beeinflusst und kann deshalb ein unverfälschtes Bild von der Verteilung des Erkrankungsrisikos in der Bevölkerung aufzeigen.[69]

Tabelle 2 fasst die Inzidenzraten umfangreicher Studien aus westlichen Industrieländern zusammen. Die Demenzhäufigkeit in Deutschland und die Zahl der jährlichen Neuerkrankungen unterscheiden sich grundsätzlich nicht von anderen westlichen Industrieländern. 1,4–3,2 % der über 65-Jährigen erkranken jedes Jahr an einer Demenz. Die Unterschiede bei der Gesamtrate entstehen aufgrund der differierenden Demenzkriterien, infolge derer in der Studie von Anthony Jorm und Damien Jolley aus dem Jahr 1998 auch sehr leichte Demenzformen Berücksichtigung fanden. Legt man eine mittlere Prävalenzrate von 1,85 % zugrunde, sind in Deutschland mehr als 200.000 jährliche Demenzneuerkrankungen zu erwarten.[70] Die Inzidenzraten steigen mit zunehmendem Alter an und bis zum Alter von 85 Jahren nehmen die jährlichen Neuerkrankungen exponentiell zu. Auch bei den über 90-Jährigen erhöhen sich die Inzidenzraten weiter. Teilweise wird angenommen, dass der Anstieg der Inzidenz bis ins höchste Alter daraufhin deutet, dass vermutlich alle Menschen ein Demenzsyndrom entwickeln, wenn sie nur alt genug werden.[71] Aufgrund der Überrepräsentation der Frauen in der Altenbevölkerung entfällt absolut betrachtet der größte Teil der Neuerkrankungen auf Frauen. Die Inzidenzraten selbst weisen keine geschlechtsspezifischen Unterschiede auf. Insgesamt wird die Inzidenzrate

69 Vgl. Bickel 1999 – Epidemiologie der Demenzen, 13.
70 Vgl. Bickel 2002 – Epidemiologie, 12.
71 Vgl. u. a. Bickel 2002 – Epidemiologie, 13.

in den nächsten Jahren erheblich wachsen. Auch wenn neue Interventionsmöglichkeiten das Erkrankungsrisiko vermindern könnten, würde dies aufgrund der generellen Zunahme der Altenbevölkerung nicht zu einem Rückgang der Anzahl von Erkrankten führen.

2.3. Demenz in pathologischer Perspektive

Dieses Kapitel gibt einen kurzen Überblick über die klinisch-pathologischen Grundlagen von Demenzerkrankungen. Eine ausführliche Darstellung der verschiedenen Demenzformen, Diagnostik- und Testverfahren, Risikofaktoren, Demenzphasen und Therapieansätze erfolgt im Rahmen der Auseinandersetzung mit dem biomedizinischen Demenzparadigma in Kapitel 3.1.

Seitens der klinisch-wissenschaftlichen Medizin wird Demenz als eine Erkrankung mit einer pathologischen Ursache bewertet und die internationalen medizinischen Klassifikationsschemata erkennen Menschen mit einem demenziellen Syndrom einen offiziellen Krankheitsstatus zu. Unter dem demenziellen Syndrom wird ein Krankheitsbild verstanden, dem verschiedene medizinische Ursachen zugrunde liegen können. Symptomatisch ist eine Demenz gekennzeichnet durch eine Abnahme der Gedächtnisleistung und anderer kognitiver Fähigkeiten wie der Urteilkraft und des Denkvermögens sowie eine Verminderung der Affektkontrolle, des Antriebs oder des Sozialverhaltens. In medizinisch-pathologischer Perspektive wird unter dem Begriff „Demenz“ keine Krankheitseinheit, sondern ein ätiologisch unspezifisches Syndrom bezeichnet, das von vielen verschiedenen Ursachen hervorgerufen werden kann: „Im Prinzip können nahezu alle körperlichen Erkrankungen, die ausreichend lang anhaltend und schwer sind, primär oder sekundär schädigend auf das Gehirn einwirken und zu irreversiblen kognitiven Störungen führen, (...) und somit die klinischen Kriterien für eine Demenz nach den Kriterien der Weltgesundheitsorganisation (...) und der American Psychiatric Association (...) erfüllen.“[72]

Die Diagnose und Differentialdiagnose der Demenz folgt den Kriterien der beiden internationalen medizinischen Klassifikationssyteme – es existieren zwei weit verbreitete diagnostische Handbücher in gegenwärtig mehrfach überarbeiteter Auflage: das „Diagnostische und Statistische Handbuch psychischer Störungen“ (DSM-IV) der American Psychiatric

72 Heun, Kölsch 2005 – Neurobiologie und Molekulargenetik der Demenzen, 16.

Association und das „Handbuch der Klassifikationen von mentalen Erkrankungen und Verhaltensstörungen" (ICD-10), das von der Weltgesundheitsorganisation herausgegeben wird.[73] Der primäre Unterschied beider Klassifikationssysteme liegt darin, dass die ICD-10 ein symptomatisch einheitliches Demenzsyndrom definiert und dann in einem zweiten Schritt anhand zusätzlicher Merkmale eine spezifische Ätiologie darlegt, während in der DSM-IV psychopathologische Deskription und Ätiologiebestimmung in einem Schritt vollzogen werden.[74] Dennoch lässt sich aus beiden diagnostischen Klassifikationssystemen ein gemeinsames Demenzkernsyndrom beschreiben, das zunächst eine Störung der Gedächtnisfunktion beinhaltet.[75] Im System der ICD-10 wird unter dem klinischen Begriff einer Demenz eine Gedächtnisstörung verstanden, die insbesondere mit Einschränkungen des Denk-, Orientierungs-, Auffassungs- und Urteilsvermögens verbunden ist und als Folge einer meist chronischen oder fortschreitenden Krankheit des Gehirns auftritt.[76] Ein demenzielles Syndrom ist ein Erscheinungsbild, dem eine Reihe verschiedener demenzieller Erkrankungen zugrunde liegen können. Grundsätzlich lassen sich Demenzen hinsichtlich ihrer Grunderkrankung in Primäre Demenzen (circa 90 %) und Sekundäre Demenzen (circa 10 %) unterscheiden.[77] Eine Primäre Demenz ist eine eigenständige Erkrankung, deren Entstehung nicht durch eine andere Krankheit verursacht ist. Die Primären Demenzen werden wiederum differenziert in Degenerative Demenzen (Alzheimer-Demenz, Demenz mit Lewy-Körperchen, Frontotemporale Demenz) und Vaskuläre Demenzen.[78] Die genaue Krankheitsursache, die den verschiedenen Demenzformen zugrunde liegt, ist im Wesentlichen noch unbekannt. Das hohe Lebensalter, genetische Faktoren, Krankheiten wie beispielsweise Bluthochdruck, Adipositas, Diabetes mellitus oder Herz-Rhythmusstörungen sowie bestimmte soziale

73 Vgl. American Psychiatric Association 1994 – Diagnostic and Statistical Manual; Deutsches Institut für Medizinische Dokumentation und Information (DIMDI) 1999 – ICD-10-SGBV.

74 Vgl. Schraub, Freyberger 2005 – Diagnostik und Klassifikation von Demenzen, 59.

75 Vgl. Schraub, Freyberger 2005 – Diagnostik und Klassifikation von Demenzen, 60. Hier findet sich auch eine Gegenüberstellung der wichtigsten Merkmale des Demenzsyndroms nach DSM-IV und ICD-10.

76 Vgl. Deutsches Institut für Medizinische Dokumentation und Information (DIMDI) 1999 – ICD-10-SGBV, 149.

77 Vgl. Falk 2004 – Basiswissen Demenz, 39. Vgl. ausführlicher dazu Kapitel 3.1.2. Demenzformen.

78 Vgl. Riederer, Hoyer 2005 – Störungen der Neurotransmission bei Demenzen, 35.

Hintergründe gelten als Risiken.[79] Während die Primären Demenzen eine irreversible hirnorganische Erkrankung vorweisen, werden Sekundäre Demenzen auf pathologische Befunde oder physiologische Störungen zurückgeführt, die nicht im Gehirn selbst liegen. Die Demenzsymptome wie Verwirrtheitszustände oder Gedächtnisstörungen sind meist durch eine Mangel- oder Fehlversorgung des Gehirns verursacht.[80]

Die Demenz-Diagnose folgt den internationalen Klassifikationsschemata ICD-10 und DSM-IV und erfolgt auf psychopathologischer, körperlicher und neurologischer Ebene. Demnach liegt ein demenzielles Syndrom vor, wenn eine Gedächtnisstörung diagnostiziert wird und zusätzlich eines von folgenden Kriterien erfüllt ist: Aphasie (Sprachstörung), Apraxie (Störung der motorischen Fähigkeiten), Agnosie (Unfähigkeit, Objekte, die mit einem Sinnesorgan wahrgenommen werden, zu erkennen), Störungen der Exekutivfunktionen (Störungen bei Handlungsplanungen).[81] Die Diagnose eines Demenzsyndroms wird häufig erst relativ spät nach Auftreten der ersten Symptome gestellt. Im klinischen Verlauf der Erkrankung wird überwiegend zwischen leichter, mittlerer und schwerer Demenz unterschieden. Generell wird der Grad einer Demenz nach dem Ausmaß der Gedächtnisverminderung oder der anderen kognitiven Defizite ermittelt.

Die Erforschung von Therapiemöglichkeiten hat sich im Bereich der Demenzforschung stetig erhöht. Gegenwärtig stehen verschiedene medikamentöse und nichtmedikamentöse Interventionsmöglichkeiten zur Verfügung, die den degenerativen Prozess verzögern und Alltagskompetenzen stärken.[82] Es handelt sich dabei lediglich um eine symptomatische Behandlung, da Demenzerkrankungen zum gegenwärtigen Zeitpunkt als unheilbar gelten.

Das aktuell gültige Demenzkonzept mit der Definition der verschiedenen Demenzformen als Krankheit ist eine relativ junge Entwicklung, die jedoch im gegenwärtigen gesellschaftlichen Diskurs allgemeine Anerkennung gefunden hat. Die Aufnahme der Demenzen in die internationalen Klassifikationsschemata ICD-10 und DSM-IV und die gegenüber anderen Disziplinen überproportional hohe medizinisch ausgerichtete Demenz-

79 Vgl. u.a. Stoppe 2006 – Demenz, 17–18.33–34.; Förstl, Kurz et al. 2001 – Alzheimer-Demenz, 50–51; Förstl, Schweiger (Hg.) 2007 – Demenz, 15; Beyreuther 1999 – Erforschung und Behandlung der Alzheimer-Krankheit, 10.

80 Vgl. Falk 2004 – Basiswissen Demenz, 37.

81 Vgl. Förstl, Schweiger (Hg.) 2007 – Demenz, 17; Engel, Satzger 2003 – Psychometrische Untersuchungen, 134.

82 Vgl. Weyerer 2007 – Altersdemenz, 17.

forschung haben dazu geführt, dass der Medizin dabei eine weitgehend unangefochtene Deutungskompetenz zuerkannt wird. Das biomedizinische Demenzparadigma hat sich damit zum dominanten Paradigma des Demenzverständnisses entwickelt und die öffentliche Demenzdebatte in entscheidender Weise geprägt.[83]

2.4. Demenz in pflegerischer Perspektive

Demenz ist insbesondere bei fortgeschrittener Erkrankung mit einem hohen Pflege- und Betreuungsbedarf assoziiert. Am Anfang einer Demenz besteht weniger Unterstützungsbedarf im Bereich körperlich-pflegerischer Maßnahmen als im allgemeinen Betreuungsbereich. Demenzkranke Menschen benötigen regelmäßig Orientierungshilfen, Anleitung bei alltäglichen Verrichtungen, Hilfe bei der Struktur des Tages, Kommunikationsangebote und Unterstützung bei der Teilnahme am sozialen Leben. Während in der Anfangszeit die Versorgung und Betreuung einer an Demenz erkrankten Person vorrangig im häuslichen Kontext durch familiäre Angehörige oder andere Bezugspersonen übernommen wird, werden mit dem weiteren Voranschreiten der Krankheit in zunehmendem Maße Angebote der ambulanten, teilstationären und später auch der stationären Pflege angenommen. Die häusliche Pflege stößt vermehrt an ihre Grenzen, wenn Menschen mit Demenz rund um die Uhr betreut werden müssen und intensive Pflegemaßnahmen benötigen. Form und Intensität von Betreuung und Begleitung hängen im Kontext von Demenz entschieden von der Schwere der Demenzerkrankung ab. Die Pflegewissenschaft hat verschiede Modelle bereitgestellt, in der die Demenzsymptome in Bezug zum erwarteten Pflegebedarf dargestellt werden. Da die Pflegewissenschaft allerdings eine noch recht junge wissenschaftliche Disziplin ist, besteht gegenwärtig noch eine wahrnehmbare Diskrepanz zwischen den pflegewissenschaftlichen Demenzdiskursen und der alltagsorientierten Pflege demenzkranker Menschen. Charlotte Uzarewicz beschreibt die Pflegewissenschaft neben ihrer Funktion als eigenständige Wissenschaft unabhängig von jeglicher Praxis auch als eine Praxiswissenschaft: „Als Praxiswissenschaft bildet ihr konkreter Bezugspunkt die Praktiken (in) der Pflege. Hier hat sie den normativen Anspruch, für die Praxis geeignete

83 Vgl. Kapitel 1.1.2. Demenz in medizinischer, sozialpsychologischer und pflegewissenschaftlicher Verortung; Kapitel 3.1.7. Implikationen des biomedizinischen Demenzparadigmas.

Konzepte, Strategien, Strukturen zu entwickeln und diese auch zu implementieren."[84] Es gilt daher auch im Kontext von Demenz, die pflegewissenschaftlichen Untersuchungen stärker in die Pflegepraxis einzubinden. Für den pflegerischen Kontext eignen sich vorrangig pflegewissenschaftliche Stadieneinteilungen, die neben den kognitiven Fähigkeiten unter anderem auch folgende Punkte berücksichtigen: Orientierungsvermögen, verbale und nonverbale Ausdrucksfähigkeit, körperlicher Zustand sowie Grad der Angewiesenheit auf Unterstützung und Beziehungsmöglichkeiten. Allerdings bleibt grundsätzlich zu berücksichtigen, dass ein Modell notwendigerweise mit einer Komplexitätsreduktion verbunden ist und den Krankheitsprozess standardisiert, infolgedessen die individuelle Wahrnehmung des demenzerkrankten Menschen in den Hintergrund tritt.[85] Umfangreiche Anwendung und Verbreitung hat in der Pflege im Kontext von Demenz das Modell nach Erich Grond gefunden. Grond folgt der Einteilung der Demenz in Frühstadium, mittleres Stadium und Spät- oder Endstadium:[86]

1. **Früh- oder Vergessensstadium**
   Die Person vergisst, findet die passenden Worte nicht, ist in der Fremde verwirrt, es fällt ihr schwer, gewohnte Aktivitäten auszuführen, etwas Neues zu lernen, zu urteilen und zu schlussfolgern; sie reagiert auf das Nachlassen depressiv, inaktiv oder mit Ausreden.
2. **Mittleres oder Verwirrtheitsstadium**
   Die Selbstbestimmung schwindet. Die demenzkranke Person wird zeitlich, örtlich und situativ verwirrt, bleibt aber körperlich noch relativ fit. Sie braucht Hilfe, weil sie Namen vertrauter Personen vergisst, Alltagsfunktionen vernachlässigt, unruhig läuft, sich im Haus verirrt, ungeduldig oder aggressiv auf das Versagen reagiert, nicht rechnen kann, das Zeitgefühl verliert und sozial auffällig wird.
3. **Fortgeschrittenes Hilflosigkeits- oder Spätstadium**
   Die demenzkranke Person braucht fürsorgliche Führung und emotionale Zuwendung. Sie wird komplett abhängig von Anderen, weil sie einfache Anweisungen nicht ausführen kann, immer weniger spricht, halluziniert, Angehörige nicht erkennt, sie teilweise beschimpft,

84 Dibelius, Uzarewicz 2006 – Pflege von Menschen höherer Lebensalter, 77.

85 Vgl. zur kritischen Reflexion von Demenz-Phasenmodellen Kapitel 3.1.5. Demenzphasen.

86 Die folgende Darstellung folgt Grond 2009 – Pflege Demenzkranker, 46–47. Vgl. zu anderen Demenzphasenmodellen Kapitel 3.1.5. Demenzphasen; Kapitel 3.3.2. Phasen der Aufarbeitung.

Schwierigkeiten beim Essen und Schlucken hat, sich unbeholfen bewegt, leicht fällt, unter Inkontinenz leidet und selten auch Krampfanfälle bekommt. Desorientierung, Gedächtnisverlust und Konfabulation (spontane Einfälle überspielen Gedächtnislücken) treten häufig auf. Schließlich wird geschlussfolgert, dass die demenzkranke Person unfähig wird wahrzunehmen, zu denken, zu sprechen oder zu stehen, zu sitzen oder zuletzt den Kopf zu heben.

Tabelle 3. Differenzierung der Verlaufsstadien bei Demenz in Bezug auf die Veränderung der Symptome und Pflegebedürftigkeit

Verlauf	**1. Stadium**	**2. Stadium**	**3. Stadium**
Pflegestufe	I erheblich	II schwer pflegebedürftig	III schwerst bis IIIa Härtefall
Pflegeort	zu Hause	Sozialstation Tagespflege	Heim (zu 70 %)
Lebensführung	lebt selbstständig, vernachlässigt sich	eingeschränkt, braucht Hilfe in Aktivitäten des täglichen Lebens, Körperpflege, Ankleiden	hilflos, total abhängig bei Aufstehen, Essen
Entspricht einem	Erwachsenen	Schulkind handelt lückenhaft	Kleinkind bis Säugling
Gedächtnis	Merkstörung, vergisst	Biographisches Erinnern verblasst	Zerfall des Gedächtnisses
Denken	nicht komplex	plant/schlussfolgert nicht	keine Krankheitseinsicht
Sprache	Wortfindungsstörung	erzählt/fragt dasselbe	spricht wenig, Sprachzerfall
Desorientierung	verwirrt in Fremde	räumlich, zeitlich, situativ	auch persönlich
Verhalten	reizbar, depressiv	Angst, Unruhe/ Aggression/Wahn	schreit, schaukelt, apathisch
Körperlich	unauffällig	drang-inkontinent, verstopft	geht schlurfend, stürzt
Hilfen	Begleitung	Teilversorgung und Pflege	Palliativpflege, Hospizarbeit
Zugang	rational	teilweise kompensatorisch	Nonverbal, emotional

[Quelle: Grond 2009 – Pflege Demenzkranker, 47 (Tabelle 8).]

Die Entwicklung von Pflegebedarfskonstellationen von demenzerkrankten Menschen muss einerseits den Gesundheitszustand der Betroffenen berücksichtigen, sich andererseits an den Ressourcen und der Belastbarkeit der Hauptpflegepersonen orientieren.[87] Seit der Einführung der Pflegeversicherung 1995 wird die Angehörigen- und Nachbarschaftspflege anerkannt und finanziell durch das Pflegegeld gefördert.[88] Seitdem wurden die gesetzlichen Grundlagen des Sozialgesetzbuches (SGB XI) zunächst 2002 durch das „Gesetz zur Qualitätssicherung und zur Stärkung des Verbraucherschutzes in der Pflege" (Pflege-Qualitätssicherungsgesetz) reformiert sowie durch das „Gesetz zur Ergänzung der Leistungen bei häuslicher Pflege von Pflegebedürftigen mit erheblichem allgemeinen Betreuungsbedarf" (Pflegeleistungs-Ergänzungsgesetz), das erstmals einen erheblichen allgemeinen Betreuungsbedarf für altersverwirrte, aber auch für geistig behinderte und psychisch kranke Menschen anerkennt und zusätzliche Leistungen vorsieht. Die Gesetzesgrundlage für die Pflege im Kontext von Demenz wurde 2008 durch das „Gesetz zur strukturellen Weiterentwicklung der Pflegeversicherung" (Pflege-Weiterentwicklungsgesetz) erneut verändert. Zum ersten Mal werden auch Menschen mit einer demenziellen Erkrankung explizit berücksichtigt, die bisher noch nicht als pflegebedürftig nach einer der Pflegestufen I-III eingestuft wurden.[89] § 45a SGB XI definiert die neuen Leistungen für den ambulanten Bereich. Die zuvor beschlossene Demenzpauschale für den Betreuungsbedarf von Menschen mit Demenz im ambulanten Bereich wurde auf 100 € (Grundbetrag) beziehungsweise 200 € (erhöhter Betrag) monatlich erhöht und wird seitdem auch demenzkranken Menschen ohne Pflegestufe gewährt. Der Betrag ist zweckgebunden und dient nach § 45b der Erstattung

87 Vgl. Brucker 2007 – Pflegebedürftig mit Demenz, 44.

88 Die Vorschriften für die Pflegeversicherung in Deutschland sind im Elften Buch des Sozialgesetzbuchs (SGB XI) geregelt. Eine Textausgabe bietet Schulin (Hg.) 2010 – SGB XI. Im Folgenden sind alle Paragraphen ohne Gesetzesbezeichnung solche des Sozialgesetzbuchs.

89 Die Leistungen der Pflegekassen werden abhängig vom Grad der Pflegebedürftigkeit eines Menschen gewährt. Die Einteilung erfolgt nach § 15 in drei Pflegestufen: Pflegestufe I (erheblich Pflegebedürftige), Pflegestufe II (Schwerpflegebedürftige), Pflegestufe III (Schwerstpflegebedürftige). Die in § 14 vorgegebenen Pflegebedürftigkeits- oder Begutachtungskriterien für die Feststellung der Pflegebedürftigkeit berücksichtigten die Symptome von Demenz zuvor unzureichend, infolgedessen die Feststellung der Pflegebedürftigkeit zumindest bis zur mittleren Demenzphase problematisch war. Demenzerkrankte Personen sind lange Zeit noch in der Lage, die in § 14 Abs. 4 genannten Verrichtungen des täglichen Lebens entweder selbstständig oder nach Motivation und Anleitung durchzuführen. Vgl. Brucker 2007 – Pflegebedürftig mit Demenz, 49. Zusätzlich neigen sie dazu, tatsächliche Leistungseinbußen nicht einzugestehen, Beeinträchtigungen zu bagatellisieren und eine intakte Fassade aufrecht zu halten. Vgl. Stoppe 2006 – Demenz, 155.

von Aufwendungen 1. der Tages- oder Nachtpflege, 2. der Kurzzeitpflege, 3. der zugelassenen Pflegedienste, sofern es sich um besondere Angebote der allgemeinen Anleitung und Betreuung und nicht um Leistungen der Grundpflege und hauswirtschaftlichen Versorgung handelt, oder 4. der nach Landesrecht anerkannten niedrigschwelligen Betreuungsangebote, die nach § 45c förderungsfähig sind. Pflegende Angehörige von demenzkranken Menschen haben nach SGB XI Anspruch auf eine Pflegezeit von bis zu sechs Monaten, in der sie kein Gehalt erhalten, aber sozialversichert sind. Die neuen Gesetzesgrundlagen haben sich neben der Verbesserung der häuslichen Situation von demenziell Erkrankten auch den Aufbau von niedrigschwelligen Betreuungsangeboten und die Erprobung neuer Versorgungskonzepte und -strukturen zum Ziel gesetzt. Als grundsätzlich förderungsfähige Betreuungsangebote kommen nach § 45c Betreuungsgruppen für demenzkranke Menschen, Helferinnenkreise zur stundenweisen Entlastung pflegender Angehöriger im häuslichen Bereich, die Tagesbetreuung in Kleingruppen oder Einzelbetreuung durch anerkannte Helfer, Agenturen zur Vermittlung von Betreuungsleistungen sowie familienentlastende Dienste in Betracht. Daneben können nach § 45d die Mittel auch zur Förderung von ehrenamtlichem Engagement und Selbsthilfegruppen, -organisationen und -kontaktstellen verwendet werden. Die Anerkennung des besonderen Betreuungsbedarfs von demenzkranken Personen spiegelt sich neuerdings auch in den Leistungen der Pflegeversicherung für den stationären Bereich wider (§ 87b).

Die ambulante und stationäre Versorgung von demenziell erkrankten Frauen und Männern hat sich in der letzten Zeit erheblich verbessert. Die Gesundheitspolitik hat begonnen, den hohen alltäglichen Begleitungsbedarf von Menschen mit Demenz in der Sozialgesetzgebung zu berücksichtigen, mit der Folge, dass sie nicht erst dann Leistungen der Pflegeversicherung erhalten, wenn ihr körperlich-pflegerischer Hilfebedarf den Kriterien von § 14 entspricht.[90] Ein weiterer Schritt wird darin liegen müssen, zu einer generellen Neudefinition des Begriffes der Pflegebedürftigkeit in ganzheitlicher Perspektive zu gelangen, der neben den somatischen Erkrankungen umfangreicher auch psychische und soziale Einschränkungen berücksichtigt.[91] Darüber hinaus ist die häusliche Situation von demenzkranken Personen und die Unterstützung pflegender Angehöriger weiter zu verbessern. Auch die Tagespflege kann einen wichtigen Baustein bei der Versorgung von demenziell Erkrankten bilden,

90 Vgl. u. a. Haastert 2005 – Pflegeversicherung und Demenz, 542–548.
91 Vgl. auch Brucker 2007 – Pflegebedürftig mit Demenz, 59–62.

indem sie die häusliche Pflege unterstützt und es auf diese Weise Menschen mit Demenz ermöglicht, in ihrem privaten Lebenskontext zu verbleiben. In Zukunft muss es darum gehen, die professionellen und zivilgesellschaftlichen Akteure für die Begleitung und Pflege von demenzerkrankten Menschen weiter zu vernetzen und systemisch-gesellschaftliche Perspektiven stärker zu berücksichtigen.

2.5. Demenz in systemischer Perspektive

Eine Demenz ist nicht nur eine individuelle Erkrankung, sie hat immer auch systemische Konsequenzen und betrifft neben der betroffenen Familie auch unsere ganze Gesellschaft. Angehörige sind mit dieser Krankheit meist am stärksten konfrontiert sowohl emotional als auch im Hinblick auf den entstehenden Betreuungs- und Pflegebedarf. Es wird davon ausgegangen, dass etwa 80 % der Menschen mit Demenzerkrankungen zu Hause gepflegt werden.[92] Nach einer bundesweiten Studie von Martina Schäufele, Leonore Köhler et al. über demenzkranke Personen in Privathaushalten aus dem Jahr 2006 wurden 38,5 % der demenzerkrankten Menschen von der (Ehe-)Partnerin oder vom (Ehe-)Partner gepflegt, 39,2 % von der Tochter oder dem Sohn und 13,5 % von der Schwiegertochter beziehungsweise dem Schwiegersohn. Das Durchschnittsalter der Pflegepersonen liegt bei 61,3 Jahren. Dabei ist der Frauenanteil mit 73 % überdurchschnittlich hoch. Pflegende Ehefrauen, Schwiegertöchter und Töchter sind das bestimmende Bild bei der Betreuung und Pflege von demenzkranken Menschen. Der durchschnittliche Zeitaufwand von 43 Stunden pro Woche ist vergleichbar mit der Arbeitszeit einer normalen beruflichen Tätigkeit.[93] Oft sind die pflegenden Angehörigen parallel noch berufstätig. Die Betreuung eines an Demenz erkrankten Menschen bedeutet für alle Beteiligten eine große psychische und physische Belastung und wird von Angehörigen immer wieder mit der Metapher des 36-Stunden-Tages beschrieben.[94] Angehörige verzichten mit der Erhöhung des Pflegebedarfs vermehrt auf ihr eigenes Privatleben und vernachlässigen soziale Bezie-

92 Vgl. Schaade 2009 – Demenz, 3.

93 Alle genannten Angaben beziehen sich auf die Studie von Schäufele, Köhler et al. Vgl. Schäufele, Köhler et al. 2008 – Demenzielle Erkrankungen bei älteren Menschen, 118.

94 Vgl. u. a. Fröchtling 2008 – „Und dann habe ich auch noch den Kopf verloren…“, 128–133.

hungen. Auch wenn die erkrankten Angehörigen nicht selbst gepflegt werden, ist eine Demenzerkrankung für die Angehörigen und Bezugspersonen meist eine emotional belastende Krankheit. Angehörige von demenzkranken Menschen befinden sich in einem kontinuierlichen Abschiedsprozess von dem ihm vertrauten Menschen und seinen bisherigen Rollen. Mit dem Fortschreiten der Erkrankung erkennen Menschen mit Demenz oftmals nahestehende Angehörige nicht mehr oder identifizieren sie etwa als Personen, die in der Kindheit oder im frühen Erwachsenenalter eine wichtige Rolle in ihrem Leben gespielt haben. Demenz ist eine Erkrankung, die bisherige Beziehungsrollen und das ganze Familienleben radikal verändert. Vor diesem Hintergrund müssen Begleitungsangebote, aber auch gesundheitspolitische Entscheidungen neben der erkrankten Person in wachsendem Maße auch Familienangehörige und Bezugspersonen in den Blick nehmen. Olivia Dibelius kommt diesbezüglich zu folgendem Schluss: „Diese Personengruppe bedarf einer intensiven Beratung und eines umfassenden Unterstützungssettings durch professionelle Hilfen, und zwar nicht erst dann, wenn die Situation eskaliert ist, sondern schon frühzeitig bei einer sich anbahnenden Verschlechterung des Gesundheitszustandes der zu betreuenden Person.“[95]

Neben den Angehörigen gilt es auch die anderen professionellen und zivilgesellschaftlichen Akteure in den Blick zu nehmen, die in die Begleitung und Pflege demenzkranker Menschen involviert sind. Ebenso wie die Angehörigen sind auch Mitarbeiterinnen und Mitarbeiter ambulanter und stationärer Pflegeeinrichtungen durch demenzkranke Patienten physisch und psychisch besonders belastet. Sie bedürfen ebenso einer professionellen supervisorischen Begleitung wie die anderen involvierten Bezugspersonen. Dazu zählen auch ehrenamtliche und hauptamtliche Demenzbegleiterinnen und -begleiter, die seit kurzer Zeit insbesondere im häuslichen Bereich Angehörige bei der Betreuung demenzerkrankter Familienmitglieder unterstützen. Neben diesen primär betroffenen und in die Demenzbegleitung involvierten Gruppen der Angehörigen und in Pflege und Betreuung tätigen Menschen gilt es den systemischen Blick noch weiter zu öffnen. Sowohl der Vierte Altenbericht der Bundesregierung als auch die Untersuchung von Peter Wißmann und Reiner Gronemeyer weisen darauf hin, dass nicht nur einzelne Familien und der professionelle Pflege- und Medizinsektor von Menschen mit Demenzerkrankungen betroffen sind, sondern auch unsere Gesellschaft insgesamt. Ein umfassendes bürgerschaftliches Engagement und eine neue soziale Unterstüt-

95 Dibelius, Uzarewicz 2006 – Pflege von Menschen höherer Lebensalter, 22.

zungskultur sind deshalb dringend notwendig.[96] Es gilt den systemischen Kontext insgesamt stärker zu berücksichtigen und die verschiedenen Akteure in die Begleitung von demenzkranken Frauen und Männern einzubinden.

2.6. Demenz in gesundheitsökonomischer Perspektive

Die gegenwärtige Demenzprävalenz und der prognostizierte Anstieg stellen den bisherigen gesundheitspolitischen Status quo auf den Prüfstand und werden erhebliche Konsequenzen für die sozialen Sicherungssysteme haben. Im Folgenden ist darauf zu achten, dass die Daten ausschließlich im Hinblick auf gesundheitspolitische Entwicklungsmaßnahmen und zukünftige Versorgungsbedürfnisse ausgewertet werden und keine anthropologischen Schlussfolgerungen beinhalten.

Verschiedene Studien haben die ökonomischen Folgen demenzieller Erkrankungen untersucht. Generell ist zwischen direkten ausgabewirksamen Kosten für die professionelle Hilfe und indirekten Kosten aufgrund von Ressourcenverlusten zu unterscheiden. Direkte Kosten beschreiben den unmittelbaren monetären Ressourcenverbrauch im Gesundheitswesen für Diagnose und Behandlung sowie für ambulante und stationäre Versorgung, dagegen zählen zu den indirekten Kosten beispielsweise die entgangene Wertschöpfung durch Arbeitsunfähigkeit und vorzeitigen Tod, unentgeltliche Pflege von Angehörigen und die Folge der psychischen und körperlichen Belastung der Angehörigen. Die direkten Kosten für psychische Krankheiten und Verhaltensstörungen, unter welche auch die Demenzerkrankungen eingeordnet werden, machten nach den Angaben des Statistischen Bundesamtes im Jahr 2002 10 % aller Krankheitskosten in Deutschland aus.

Abbildung 2 dokumentiert den Anstieg der direkten Krankheitskosten für demenzkranke Personen in nur vier Jahren von 7.188 Millionen € im Jahr 2002 auf 8.623 Millionen € im Jahr 2006. Dabei nehmen die Ausgaben für den Bereich der stationären und teilstationären Pflege den größten Anteil ein, während die finanziellen Leistungen im Bereich der

96 Vgl. Wißmann, Gronemeyer 2008 – Demenz und Zivilgesellschaft, 73–129; Bundesministerium für Soziales (Hg.) 2002 – Vierter Altenbericht, 189. Vgl. Kapitel 1.1.1. Demenz in gesellschaftlicher Verortung, Kapitel 2.4. Demenz in pflegerischer Perspektive, Kapitel 2.6. Demenz in gesundheitsökonomischer Perspektive, Kapitel 2.7. Demenz in kybernetischer Perspektive.

Krankenhausversorgung im Vergleich zu anderen Krankheiten gering sind. Es ist zu vermuten, dass die ambulanten Kosten im Vergleich zur stationären und teilstationären Pflege neben den generell geringeren Kosten im ambulanten Bereich auch deshalb niedriger sind, weil sie sich ausschließlich auf professionelle Tätigkeiten beziehen und familiäre Leistungen unberücksichtigt lassen.

Abbildung 2. Direkte Kosten für Demenzerkrankungen (ICD 10: F00-F03) in Deutschland in Millionen €

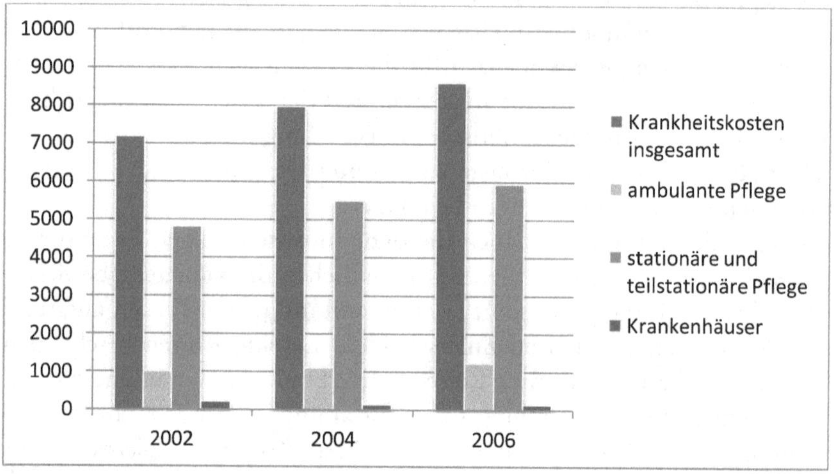

[Quelle: Darstellung anhand von Daten des Statistischen Bundesamtes. Statistisches Bundesamt 2008 – Gesundheit.]

Die indirekten Kosten wurden bisher unzureichend in die Berechnungen eingezogen. Johannes Hallauer, Karin Berger und Stephan Ruckdäschel haben in ihrer Untersuchung die direkten und indirekten Kosten eines Menschen mit einer Alzheimer-Demenz in Deutschland ermittelt. Die Versorgungskosten verteilen sich dabei auf die gesetzliche Krankenversicherung, die gesetzliche Pflegeversicherung und auf die Familien der erkrankten Personen. Die Kosten für Diagnose, medikamentöse Therapie und Krankenhausaufenthalte werden von den Krankenkassen getragen, während die ambulante und stationäre Langzeitpflege anteilig von der Pflegeversicherung, den Betroffenen und ihren Angehörigen beziehungsweise aus Leistungen der Sozialhilfe finanziert werden.

Abbildung 3. Verteilung der durchschnittlichen jährlichen Kosten pro Patient mit einer Alzheimer-Demenz

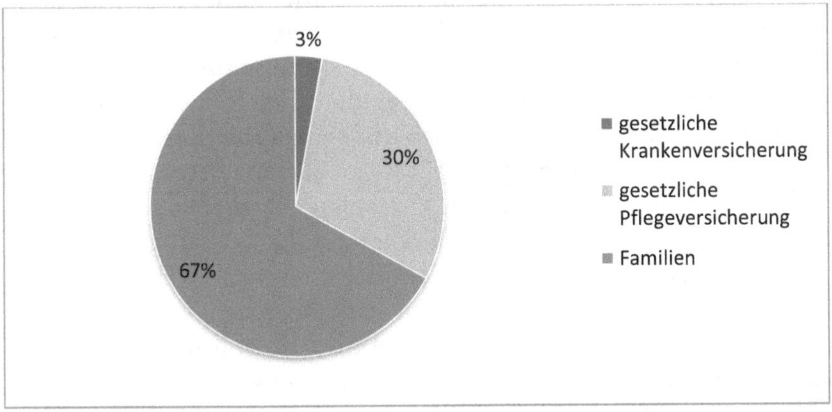

[Quelle: Hallauer, Berger et al. 2002 – Nationale und internationale Untersuchungsergebnisse, 21.]

Die Ergebnisse der Untersuchungen machen deutlich, dass mit 67 % der größte Teil der Kosten von den Familien selbst getragen wird, 30 % entfallen auf die gesetzliche Pflegeversicherung und ein vergleichbar geringer Anteil von 3 % auf die gesetzliche Krankenversicherung. Die absoluten Kosten sind vom Schweregrad der Demenz abhängig, wobei im fortgeschrittenen Stadium ein steiler Kostenanstieg festzustellen ist. Nach Hallauer, Berger und Ruckdäschel betragen die jährlichen Kosten eines Menschen mit einer Alzheimer-Demenz durchschnittlich 43.800 €, dabei umfassen die Ausgaben in der frühen Phase durchschnittlich 4.200 € und steigern sich im fortgeschrittenen Stadium auf circa 95.000 €.[97] Vergleichbare Kosten sind auch für andere Länder wie Kanada, Großbritannien und die USA belegt.[98] Der finanzielle Anteil der Erkrankten und ihrer Familien beträgt anfangs ungefähr 50 % und steigt später auf bis zu 75 %. Die Familien erbringen vor allem den größten Anteil des zeitlichen Betreuungsbedarfs, der bislang kaum in den Versorgungskosten berücksichtigt wurde. Siegfried Weyerer macht in diesem Zusammenhang darauf

97 Vgl. Hallauer, Berger et al. 2002 – Nationale und internationale Untersuchungsergebnisse, 21.

98 Vgl. Bickel 1999 – Epidemiologie der Demenzen; Holmes, Pugner et al. 1998 – Managing Alzheimer's Disease; Ernst, Hay et al. 1997 – Cognitive function and the costs of Alzheimer's Disease; Hux, O'Brien et al. 1998 – Relation between severity of Alzheimer's disease.

aufmerksam, dass mit zusätzlichen finanziellen Belastungen für die Gesellschaft zu rechnen ist, wenn beispielsweise das familiäre Pflegepotential aufgrund niedriger Geburtenraten, erhöhter Mobilität oder der Berufstätigkeit von Frauen abnimmt und die Bereitschaft, Familienmitglieder mit Demenz zu pflegen, zurückgeht.[99] Es ist dann anzunehmen, dass die vielfach geleistete ehrenamtliche Pflege durch professionelle Betreuung ersetzt werden muss. Die zukünftige demographische Entwicklung wird vermutlich zu einer Verringerung des familiären Pflegeanteils und zu Schwierigkeiten in der finanziellen Versorgung führen. Die gegenwärtigen sozialen Sicherungssysteme werden aufgrund der zukünftigen demographischen Entwicklung nicht mehr leistungsfähig sein. Während der Bevölkerungsanteil der über 60-Jährigen stark anwachsen wird, nimmt die Anzahl der Menschen im erwerbsfähigen Alter ab, so dass die finanziellen Leistungen dieser relativ kleinen Gruppe in Form von Renten-, Kranken- und Pflegeversicherung nicht für die große Zahl pflegebedürftiger Menschen ausreichen wird.[100] Selbst wenn die finanziellen Ressourcen für die Pflege und medizinische Versorgung vorhanden wären, wäre nach der Berechnung Hallauers, Bergers und Ruckdäschel die Zahl von Krankenpflegern und Altenpflegerinnen für die notwendige Betreuung vermutlich nicht ausreichend.[101]

Auch der Vierte Altenbericht der Bundesregierung thematisiert die finanziellen Konsequenzen von Demenzkrankheiten. Es wird davon ausgegangen, dass die Verringerung des familiären Unterstützungspotentials nur dann aufgefangen werden kann, wenn es gelingt, die häusliche Pflege durch informelle Unterstützung wie zum Beispiel ehrenamtliches und nachbarschaftliches Engagement möglichst lange fortzusetzen.[102] Hier könnten auch die Kirchen und einzelne Gemeinden durch den Aufbau von ehrenamtlichen Netzwerken, speziellen demenzgerechten Angeboten oder Supervisions- und Selbsthilfegruppen für Angehörige einen Beitrag leisten. Auch Peter Wißmann und Reimer Gronemeyer gehen davon aus, dass das Phänomen Demenz die Gesellschaft vor eine neue große Herausforderung stellt, die mit Mitteln des Sozialstaates nicht mehr zu lösen ist und fordern diesbezüglich eine Kultur des Helfens, die neue soziale Quellen erschließt und neue soziale Milieus aufbaut.[103] Gemeinsam mit Thomas Klie ent-

---

99 Vgl. Weyerer 2007 – Altersdemenz, 25.
100 Vgl. Hallauer 2002 – Epidemiologie für Deutschland, 16.
101 Vgl. Hallauer 2002 – Epidemiologie für Deutschland, 17.
102 Vgl. Bundesministerium für Soziales (Hg.) 2002 – Vierter Altenbericht, 189.
103 Vgl. Wißmann, Gronemeyer 2008 – Demenz und Zivilgesellschaft, 124.

wickeln sie das sogenannte Konzept der „Koproduktion“, in dem die verschiedenen Akteure in den neuen Problemfeldern nicht nur kooperieren, sondern durch ihre gemeinsame Tätigkeit einen sozialen Mehrwert hervorbringen: „Es sollte möglich sein, künftig neue Formen der Zusammenarbeit zu erproben und zu stärken, in denen verschiedene Akteure mit dem Ziel der Verbesserung der Betreuung, der Wohnsituation, der Alltagskommunikation etc. zusammenwirken; und wir bezeichnen dieses neue Sozialmodell – im Anschluss an Debatten in anderen Arbeitsfeldern – als Koproduktion.“[104] Nur eine umfassende gesamtgesellschaftliche Beteiligung und ein bürgerschaftliches Verantwortungsbewusstsein wird den zukünftigen Bedürfnissen der rapide wachsenden Zahl von demenzkranken Frauen und Männern gerecht werden können. Insgesamt gilt es, die Pflege und Begleitung demenzkranker Personen in die Gesellschaft zu integrieren und sie allgemein anzuerkennen. Gegen den Trend einer immer stärkeren Professionalisierung der Pflege sollten die professionellen Angebote der ambulanten und stationären Versorgung primär den Bereich der familiären und ehrenamtlichen Pflege unterstützen ohne ihn ganz abzulösen.

Letztlich bleibt festzuhalten, dass die Versorgung und Betreuung von Menschen mit Demenz nicht ausschließlich nach gesundheitsökonomischen Maßstäben bewertet werden darf. Es ist ethisch unangebracht, demenzkranke Personen ausschließlich unter dem Aspekt der Kosten und gesundheitsökonomischen Konsequenzen zu betrachten und es ist fatal, einen Menschen auf seine finanzielle Belastung zu reduzieren oder Interventionsmöglichkeiten aus Kostengründen einzuschränken. Die Würde eines Menschen hängt nicht an seiner Belastung für die Gesellschaft.

2.7. Demenz in kybernetischer Perspektive

Die steigende Demenzprävalenz betrifft in zunehmendem Maße auch die Kirchen. Statistischen Betrachtungen zufolge machen demenzerkrankte Personen einen wachsenden Teil der Kirchenmitglieder aus, faktisch gesehen kommen sie im Gemeindeleben jedoch selten vor. Spezielle Gemeindeveranstaltungen, Netzwerke und Infrastrukturen für demenzkranke Menschen und ihre Angehörigen stehen noch am Anfang. Teilweise werden bereits überregionale Angebote geschaffen wie geistliche Zentren für Menschen mit Demenz, sogenannte „Demenz-Haltestellen“ der Diakonie

104 Wißmann, Gronemeyer 2008 – Demenz und Zivilgesellschaft, 124.

oder spezielle Gottesdienstformen für Menschen mit Demenz und ihre Angehörigen. Die Untersuchung der Datenlage macht den weiteren Handlungsbedarf der Kirchen deutlich.

In Deutschland gehörten 2007 63,4 % der Bevölkerung einer christlichen Konfession an.[105] Zählt man die Mitglieder der römisch-katholischen und der evangelischen Kirche zusammen, sind nach dem Datenreport der Bundesregierung von 2008 ungefähr drei Viertel der Westdeutschen und ein Viertel der Ostdeutschen kirchlich integriert.[106] Dabei weist die Kirchenbindung einen deutlichen Generationenunterschied auf. Die Zugehörigkeit zu einer Konfession ist bei den über 65-Jährigen deutlich höher als bei den Jüngeren. Zudem nehmen sie öfter an Gottesdiensten und kirchlichen Angeboten teil als jüngere Gemeindeglieder.

Abbildung 4. Evangelische Kirchenmitgliedschaft in Deutschland (in Prozent) und Altersverteilung ab 18 Jahren im Jahr 2000

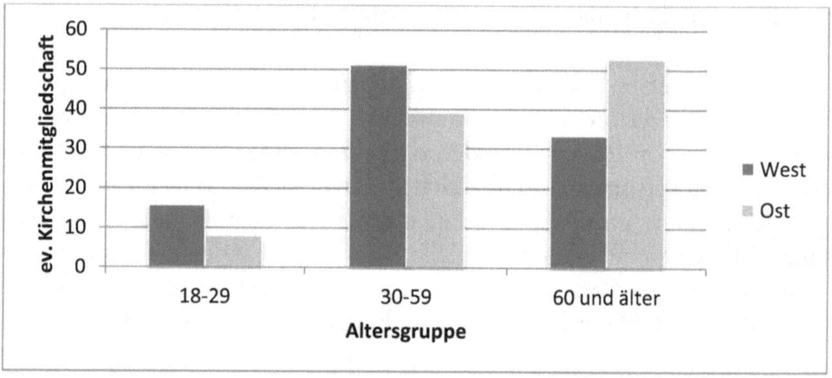

[Quelle: Darstellung anhand von Daten der Forschungsgruppe für Weltanschauungen in Deutschland. Forschungsgruppe Weltanschauungen in Deutschland (fowid) 2005 – Evangelische Kirchenmitglieder, 3.]

Bei der Betrachtung der Altersverteilung innerhalb der evangelischen Kirche wird deutlich, dass in den jüngeren Jahrgängen ein vergleichbar kleiner Teil der evangelischen Konfession angehört. Der größere Teil der Gemeindeglieder befindet sich im mittleren und höheren Alter. Aufgrund der demographischen Veränderungen wird die Anzahl der älteren Men-

105 Vgl. Kirchenamt der EKD (Hg.) 2009 – Zahlen und Fakten zum kirchlichen Leben, 4.

106 Vgl. Scheuer 2008 – Gesellschaftliche Integration und Partizipation, 380.

schen in den Gemeinden weiter steigen, dabei ist ihr Anteil in den Neuen Bundesländer mit 52,8 % schon jetzt überdurchschnittlich hoch (vgl. Abb. 2). In den alten Bundesländern bildet die Gruppe der 30–59-Jährigen mit 51,2 % zahlenmäßig den größten Teil, gefolgt von den über 60-Jährigen mit 33,2 %. Die Entwicklung lässt vermuten, dass alte Menschen in Zukunft vermehrt in den Vordergrund des Gemeindealltags treten werden. Die evangelische Kirche ist von den Veränderungen in der Bevölkerungsstruktur aus zwei Gründen stärker betroffen als die Gesellschaft insgesamt. Erstens sinkt die Anzahl der Taufen stärker als die Zahl der Geburten. Zweitens hat die Zuwanderung kaum Einfluss auf die Zahl der Kirchenmitglieder, da die Immigranten und Immigrantinnen selten der evangelischen Konfession zugehören.[107]

Insgesamt machen die über 60-Jährigen ungefähr 36 % der evangelischen Kirchenmitglieder in Deutschland aus. Wenn davon ausgegangen wird, dass die mittlere Prävalenzrate für Demenzerkrankungen der über 60-Jährigen circa der spezifischen mittleren Prävalenzrate der über 65-Jährigen entspricht, das heißt bei 7,1 % liegt,[108] sind bei einer Kirchengemeinde von 3.000 Gemeindegliedern mit einem 36 %-igen Anteil der über 60-Jährigen durchschnittlich 76 Gemeindeglieder an einer Demenz erkrankt. Diese statistischen Angaben stellen sich in der Realität freilich differenzierter dar und sind in Abhängigkeit der jeweiligen Region und tatsächlichen Gemeindestruktur verschieden. Insbesondere in Gemeinden mit einem hohen Anteil alter und sehr alter Menschen wird die Zahl von demenzerkrankten Personen weit höher sein. Im Ganzen lässt sich jedoch erkennen, dass der Anteil von demenzerkrankten Mitgliedern aufgrund des hohen Anteils alter Menschen in Kirchengemeinden überproportional hoch ist. Er wird weiter wachsen und die Gemeinden sind aufgefordert, sich stärker auf diese Gruppe von Menschen einzustellen. Dabei müssen nicht nur Einzelpersonen aus Privathaushalten und deren Angehörige in den Blick genommen werden, sondern auch Menschen in stationären Pflegeeinrichtungen. Auch die Bewohnerinnen und Bewohner von Alten- und Pflegeheimen sind Teil der örtlichen Kirchengemeinde und sollten als solche im Gemeindeleben Berücksichtigung finden.[109] Die Beteiligung am gesellschaftlichen Leben wird für Menschen im Verlauf einer Demenz immer schwieriger, infolgedessen spielen die Kirchen unter dem Aspekt

107 Vgl. Forschungsgruppe Weltanschauungen in Deutschland (fowid) 2005 – Evangelische Kirchenmitglieder, 2.

108 Vgl. Bickel 2002 – Epidemiologie, 11.

109 Vgl. Kapitel 6.1.1. Perspektive der Gottebenbildlichkeit – Gottesdienst feiern.

ihrer lebensbegleitenden und integrativen Funktion eine leitende Rolle bei der Begleitung von Menschen mit Demenz und ihren Angehörigen. Generell ist die Gruppe der alten Menschen weniger stark in die Gesellschaft eingebunden als die jüngere Generation. Der Vierte Altenbericht weist darauf hin, dass besonders im Alter ein Rückzug aus Vereinen und Organisationen stattfindet,[110] dagegen bleibt die Bindung an die Kirche meist bis ins hohe Alter bestehen. Das Phänomen Demenz fordert das kirchliche Engagement in verschiedenen Bereichen wie etwa individuelle Hilfeleistungen für Menschen mit Demenz, seelsorgerliche und gottesdienstliche Angebote, Unterstützung, Begleitung und Entlastung der Angehörigen und Pflegenden als auch Aufklärung und Information über Versorgungs- und Begleitungsmöglichkeiten im Kontext von Demenz.[111] Die Unterstützung von demenziell erkrankten Frauen und Männern und ihrer Angehörigen ist als eine gemeinschaftliche Aufgabe zu verstehen, denn die Demenzthematik ist nicht nur Angelegenheit einzelner Familien. Es geht um die Übernahme von Solidaritätsaufgaben, den Aufbau von Netzwerken und demenzgerechten Infrastrukturen.

2.8. Zusammenfassung

Dieses Kapitel bot einen thematischen Einblick in verschiedene gegenwärtig relevante Demenzdiskurse. In Kapitel 2.1. wurde das Demenzphänomen in seinem historischen Kontext verortet. Wurde der Demenzbegriff zunächst undifferenziert für jede Form der geistigen Verwirrung verwendet sowie für verschiedene chronische oder genetische Erkrankungen, wurde im Übergang vom 19. zum 20. Jahrhundert der Begriff „Demenz“ Grundlage diagnostischer Beschreibung und es erfolgten vermehrt neuropathologische Differenzierungen sowie die Aufnahme des demenziellen Syndroms als Krankheit in die internationalen medizinischen Klassifikationsschemata. Kapitel 2.2. hatte die gegenwärtige epidemiologische Perspektive von Demenz zum Gegenstand. Die aktuelle Zahl der demenzerkrankten Menschen in Deutschland liegt zwischen 0,8 und 1,1 Millionen Menschen mit einem prognostizierten zukünftigen Anstieg. Die Wahrscheinlichkeit an einer Demenz zu erkranken, steigt mit zunehmendem Lebensalter – bis zur Altersgruppe der 80–84-Jährigen verläuft der Anstieg der Prävalenzrate annähernd exponentiell, demzufolge bis

110 Vgl. Bundesministerium für Soziales (Hg.) 2002 – Vierter Altenbericht, 183.
111 Vgl. Kapitel 6.1. Grundperspektiven der Seelsorge im Kontext von Demenz.

zum Alter von 90 Jahren circa ein Drittel der Personen in diesem Lebensalter betroffen ist. Aus Gründen der Überrepräsentation der Frauen im höheren Lebensalter entfallen auf sie circa 70 % aller Demenzerkrankungen. Kapitel 2.3. bot eine Zusammenfassung der klinisch-pathologischen Grundlagen des demenziellen Syndroms. Unter dem klinischen Begriff einer Demenz wird eine Gedächtnisstörung mit verschiedenen möglichen pathologischen Ursachen verstanden wie bestimmte irreversible hirnorganische Erkrankungen, die zu Einschränkungen des Denk-, Orientierungs-, Auffassungs- und Urteilsvermögen führen. Die pflegerische Sicht auf Demenz in den verschiedenen Verlaufsstadien sowie die Beurteilung der Pflegebedürftigkeit und Pflegeleistungen im Rahmen der Pflegeversicherung wurde in Kapitel 2.4. aufgezeigt. Kapitel 2.5. nahm die systemische Perspektive von Demenzerkrankungen in den Blick. Eine Demenz ist nicht nur eine individuelle Erkrankung, sie hat immer auch systemische Konsequenzen und betrifft neben der betroffenen Familie auch unsere ganze Gesellschaft. Der alltägliche Betreuungsbedarf von demenzkranken Menschen und die Unterstützung der Angehörigen werden in der sozialen Gesetzgebung zunehmend berücksichtigt, allerdings fordert die hohe Zahl der Menschen mit Demenzerkrankungen mit prognostiziertem Anstieg eine neue Kultur des Helfens auch im Hinblick auf gesundheitsökonomische Erwägungen. Diese gesundheitsökonomischen Betrachtungen von Demenzerkrankungen wurden in Kapitel 2.6. dargestellt. Allein die direkten Krankheitskosten für Diagnose, Behandlung sowie ambulante und stationäre Versorgung betrugen in Deutschland im Jahr 2006 insgesamt 8.623 Millionen Euro. Kaum berücksichtigt wurde bisher der große Anteil der indirekten Kosten in Form von finanzieller und zeitlicher Aufwendung durch die betroffenen Familien. In Kapitel 2.7. wurde deutlich gemacht, dass die steigende Demenzprävalenz in zunehmendem Maße auch die Kirchengemeinden betrifft. Insbesondere Gemeinden mit einem überdurchschnittlich hohen Anteil älterer Menschen weisen eine nicht mehr zu vernachlässigende Zahl von Gemeindegliedern mit Demenz auf mit der Folge, dass demenzgerechte Infrastrukturen, Netzwerke und seelsorgerliche und gottesdienstliche Angebote für Menschen mit Demenz und ihre Angehörigen weiter ausgebaut werden müssen.

Insgesamt wurde in diesem Kapitel die Vielfalt der Demenzdiskurse deutlich und zugleich ihre fehlende Verknüpfung. Jedoch führt erst die wechselseitige Wahrnehmung und umfassende Vernetzung der Diskurse zu einer multidimensionalen Wahrnehmung des Demenzphänomens und dann zu demenzgerechten Betreuungs- und Behandlungsformen und neuen Infrastrukturen. Letztlich ist die Wahrnehmung und Begleitung demenzkranker Frauen und Männern und ihrer Angehörigen als eine gesamtgesellschaftliche Aufgabe zu verstehen mit dem Ziel, demenzgerechte Versorgungsstrukturen zu schaffen, Solidaritätsaufgaben zu übernehmen und Netzwerke aufzubauen. Erst dann sind die unterschiedlichen Demenzdiskurse auch über ihre individuellen Kontexte hinaus von gesamtgesellschaftlicher Relevanz.

3. Gegenwärtige Demenzparadigmen

Die Sichtweise auf das Phänomen Demenz und die Beurteilung der an Demenz erkrankten Menschen ist an spezifische Grundüberzeugungen gebunden, durch unterschiedliche Kontexte geprägt und ist in der Gegenwart in verschiedenen Diskursen verortet. Die Demenzthematik ist bisher in umfassendem Maße vor allem Gegenstand der biomedizinischen Forschung und Praxis gewesen sowie teilweise der pflegewissenschaftlichen und sozialpsychologischen Betrachtung.[112]

Grundlegend kann von drei gegenwärtig bestehenden und gesellschaftlich relevanten Demenzparadigmen ausgegangen werden: 1. biomedizinisches Paradigma, 2. psychosoziales Paradigma, 3. Demenzparadigma der Validation.[113] Diese Demenzparadigmen basieren auf bestimmten Konzepten von Krankheit und Gesundheit, auf entwicklungstheoretischen Grundannahmen sowie auf spezifischen anthropologischen Grundüberzeugungen und haben vor diesem Hintergrund verschiedene Konzeptionen für die Praxis hervorgebracht. Diese drei Konzeptionen bezeichnen sich in erster Linie nicht selbst als Demenzparadigmen – zum Beispiel versteht sich die Validation vorrangig als eine spezifische Methode im Umgang mit Menschen mit Demenz – dennoch weisen diese Ansätze ein spezifisches und voneinander verschiedenes Demenzverständnis auf und beziehen sich auf implizite oder explizite anthropologische Grundüberzeugungen. Vor diesem Hintergrund sind sie durchaus als spezifische Demenzparadigmen zu beurteilen. Neben diesen drei genannten Paradigmen existieren gegenwärtig eine Vielzahl verschiedener Demenzkonzeptionen, wie beispielsweise Basale Stimulation,

---

112 Vgl. Kapitel 1.1.2. Demenz in medizinischer, sozialpsychologischer und pflegewissenschaftlicher Verortung.

113 Neben diesen drei gegenwärtig existierenden Paradigmen bietet auch der sogenannte „quality of life"-Ansatz von Powell Lawton und Ruut Veenhoven eine relevante und insbesondere pflegewissenschaftlich rezipierte Perspektive auf das Demenzphänomen. Er wird in Pflegeassessments angewendet u. a. Becker, Kaspar et al. 2010 – H.I.L.D.E. Der „quality of life"-Ansatz hat m. E. jedoch keine umfassenden und eigenständigen Kriterien beschrieben, die ihn als weiteres Demenzparadigma qualifizieren. Er weist insgesamt eine große Nähe zum psychosozialen Paradigma auf.

Mäeutik, Realitätsorientierungstraining (ROT), Reminiszenztherapie, Milieutherapie oder Kunst- und Musiktherapie.[114] Diese Entwürfe sind im Umgang mit Menschen mit Demenz zwar von besonderer Bedeutung, dennoch werden sie im Zusammenhang mit der vorliegenden Untersuchung nicht weiter thematisiert, da ihnen kein eigenständiges Demenzparadigma zugrunde liegt und sie lediglich unterschiedliche Dimensionen aufzeigen, mit dem Phänomen Demenz umzugehen und demenzkranke Menschen zu begleiten.

In diesem Kapitel gilt es ausschließlich die drei gegenwärtig existierenden Demenzparadigmen der Medizin, der Sozialpsychologie und der Validation vergleichend darzustellen und auf ihre Personkonzeption hin und Implikationen zu analysieren.

In Kapitel 3.1. erfolgt zunächst die Darlegung des biomedizinischen Demenzparadigmas als gegenwärtig dominantes Paradigma, denn die Aufnahme der verschiedenen Demenzformen in die internationalen Klassifikationsschemata (gegenwärtig ICD-10 und DSM-IV) hat der Medizin in Bezug auf die Demenzthematik eine weitgehend unangefochtene Deutungskompetenz zuerkannt. Das Kapitel 3.2. setzt sich mit dem von Tom Kitwood entwickelten psychosozialen Demenzparadigma auseinander, das als Gegenmodell zum biomedizinischen Paradigma konzipiert wurde und vermehrt Ansätze der Sozialpsychologie in die Demenzwahrnehmung und Pflege integriert. Ein therapeutischer und kommunikationspraktischer Ansatz liegt dem Demenzparadigma der Validation nach Naomi Feil zugrunde, das in Kapitel 3.3. behandelt wird.

3.1. Biomedizinisches Demenzparadigma

Dieses Kapitel gibt einen Überblick über die biomedizinischen Grundlagen von Demenzerkrankungen und reflektiert Implikationen des biomedizinischen Demenzparadigmas. Dieses Paradigma geht im Gegensatz zum psychosozialen Demenzparadigma und dem Paradigma der Validation nicht auf einen Verfasser beziehungsweise eine Verfasserin zurück und ist keine einheitliche Konzeption, die sich selbst als eigenständiges Demenzparadigma versteht. Insbesondere in Abgrenzung zu den anderen Demenzparadigmen ist es aber sinnvoll, die unterschiedlichen medizinischen Ansätze, Forschungsergebnisse und Deutungen zu einem biomedi-

114 Einen guten Überblick über verschiedene Konzeptionen bietet u.a. Fröchtling 2008 – „Und dann habe ich auch noch den Kopf verloren…", 102–125.

zinischen Paradigma zusammenzufassen. Einheitlich wird in den medizinischen Ansätzen Demenz als eine Erkrankung mit einer pathologischen Ursache bewertet.[115] Die Problematik des vorherrschenden medizinischen Demenzparadigmas liegt darin, dass es sich nicht auf eine pathologisch eindeutige Krankheit bezieht. Unter dem demenziellen Syndrom wird ein Krankheitsbild verstanden, dem verschiedene medizinische Ursachen zugrunde liegen können.

3.1.1. Definition des Demenzsyndroms

Dem Phänomen Demenz liegt aus biomedizinischer Sicht kein einheitliches Krankheitsbild zugrunde; vielmehr können verschiedene medizinische Ursachen ein Demenzsyndrom hervorrufen. Unter einem demenziellen Syndrom ist ein Erscheinungsbild zu verstehen, das durch eine Reihe verschiedener demenzieller Erkrankungen verursacht werden kann.[116] Als standardisierte Diagnoseinstrumente gelten zurzeit vor allem das „Diagnostic and Statistical Manual of Mental Disorders" („Diagnostisches und Statistisches Handbuch Psychischer Störungen") in seiner letzten Fassung (DSM-IV)[117] und die „Internationale statistische Klassifikation der Krankheiten und verwandter Gesundheitsprobleme" („International Statistical Classification of Diseases and Related Health Problems") in ihrer 10. Revision (ICD-10)[118]. Im Prinzip kann eine große Zahl von körperlichen Erkrankungen, die ausreichend lang anhaltend und schwer sind, primär oder sekundär schädigend auf das Gehirn einwirken und zu irreversiblen kognitiven Störungen führen und somit die klinischen

115 Vgl. zur historischen Entwicklung des biomedizinischen Demenzparadigmas Kapitel 2.1. Demenz in historischer Perspektive.

116 Vgl. Gutzmann, Zank 2005 – Dementielle Erkrankungen, 29.

117 American Psychiatric Association 1994 – Diagnostic and Statistical Manual.

118 Deutsches Institut für Medizinische Dokumentation und Information (DIMDI) 1999 – ICD-10-SGBV. Die ICD-10 ist ein internationales Klassifikationssystem der Weltgesundheitsorganisation und das wichtigste, weltweit anerkannte Diagnoseklassifikationssystem der Medizin. Das DSM-IV ist demgegenüber ein nationales Klassifikationssystem der Vereinigten Staaten von Amerika, das sich als Ersatz beziehungsweise Ergänzung für die jeweiligen Passagen im ICD-10 versteht. Teilweise beinhaltet es speziellere und genauere diagnostische Kriterien, da es die Kompromisse und Ergänzungen der ICD-10 nicht berücksichtigen muss.

Kriterien für eine Demenz nach den Kriterien der ICD-10 und DSM-IV erfüllen.[119]

Im System der ICD-10 wird unter dem klinischen Begriff einer Demenz eine Gedächtnisstörung verstanden, die insbesondere mit Einschränkungen in den Bereichen Denken, Orientierung, Auffassung, Rechnen, Lernfähigkeit, Sprache und Urteilsvermögen einhergeht und als Folge einer meist chronischen oder fortschreitenden Krankheit des Gehirns auftritt. Dabei werden die kognitiven Beeinträchtigungen gewöhnlich von Veränderungen der emotionalen Kontrolle, des Sozialverhaltens oder der Motivation begleitet.[120] Voraussetzung ist, dass die Symptome nicht auf andere psychische Erkrankungen (insbesondere sogenannte endogene Psychosen wie Schizophrenie oder Major Depression) oder akute Verwirrtheitszustände (Delir) zurückzuführen sind.

Tabelle 4. Demenzsymptome nach ICD-10

- Eine Abnahme des Gedächtnisses, die am deutlichsten beim Lernen neuerer Informationen und im fortgeschrittenen Stadium auch bei der Erinnerung früher erlernter Informationen auffällt.
- Eine Abnahme anderer kognitiver Fähigkeiten, charakterisiert durch eine Verminderung der Urteilskraft und des Denkvermögens, wie zum Beispiel der Fähigkeit zu planen und zu organisieren und der Informationsverarbeitung.
- Für eine klinische Diagnose sollen die intellektuellen Defizite mindestens sechs Monate vorliegen (Ausschluss des Delirs/Verwirrtheitszustandes).
- Hinzu kommt eine Verminderung der Affektkontrolle, des Antriebs oder des Sozialverhaltens, die sich in mindestens einem der folgenden Merkmale manifestiert: emotionale Labilität/Reizbarkeit, Apathie/Vergröberung des Sozialverhaltens.
- Dabei soll die Wahrnehmung der Umgebung ausreichend erhalten sein, also keine Bewusstseinstrübung vorliegen (Ausschluss des Delirs/Verwirrtheitszustandes).

[Quelle: Förstl, Schweiger (Hg.) 2007 – Demenz, 13.]

Eine Demenzerkrankung hat bei jedem Menschen eine sehr individuelle Gestalt, dennoch zeigen Menschen mit Demenz ähnliche Auffälligkeiten, wie beispielsweise fortschreitende Verschlechterung des Gedächtnis- und Denkvermögens sowie der zeitlichen und örtlichen Orientierung, Unruhezustände, zielloses Umherwandern, Veränderung des

119 Vgl. Heun, Kölsch 2005 – Neurobiologie und Molekulargenetik der Demenzen, 16.

120 Deutsches Institut für Medizinische Dokumentation und Information (DIMDI) 1999 – ICD-10-SGBV, 149.

Schlaf-Wach-Rhythmus', Wiederholungen von Worten oder Handlungen, depressive Grundstimmung und das Gefühl der inneren Einengung. Dabei beeinträchtigt eine Demenz sowohl kognitive als auch nichtkognitive Funktionen des Gehirns, das heißt neben den geistigen Fähigkeiten sind auch Wahrnehmung, Affektivität, Willen und Persönlichkeitsmerkmale betroffen.

Demenz ist bis heute unheilbar. Grundsätzlich ist noch nicht geklärt, ob die demenziellen Veränderungen selbst als Todesursache zu bewerten sind oder allein die begleitenden Erkrankungen.[121]

3.1.2. Demenzformen

Die Definition eines Demenz-Syndroms nach ICD-10 lässt zunächst offen, welche psychologischen und pathologischen Faktoren zum Entstehen einer Demenz beitragen. Ein demenzielles Syndrom kann durch verschiedene Ursachen ausgelöst werden. Grundsätzlich lassen sich Demenzen hinsichtlich ihrer Grunderkrankung in Primäre Demenzen und Sekundäre Demenzen unterscheiden.

Abbildung 5. Verteilung der Primären und Sekundären Demenzformen

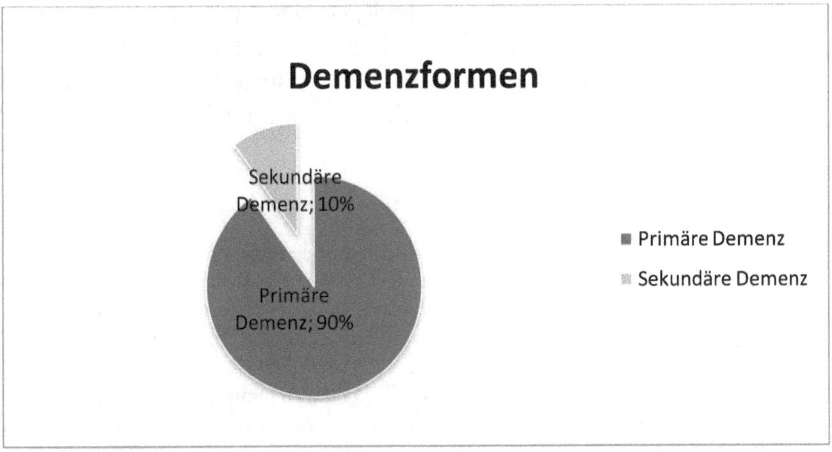

[Quelle: Falk 2004 – Basiswissen Demenz, 39.]

121 Vgl. Förstl, Schweiger (Hg.) 2007 – Demenz, 28.

- **Primäre Demenzen** weisen eine hirnorganische Erkrankung auf, das heißt, die Krankheitsursache ist im Gehirn zu lokalisieren. Eine Primäre Demenz ist eine eigenständige Erkrankung, deren Entstehung nicht an eine andere Krankheit gebunden ist. Es liegen neurodegenerative oder vaskuläre Veränderungen vor. Diese Demenzform ist irreversibel, da sie mit einer Schädigung des Hirngewebes in Zusammenhang steht.
- **Sekundäre Demenzen** weisen entweder pathologische Befunde auf oder physiologische Störungen, die nicht im Gehirn selbst liegen. Wie bei den Primären Demenzen kommt es zu Verwirrtheitszuständen, Gedächtnisstörungen und anderen kognitiven Einbußen, deren Ursache jedoch meist in der Fehl- oder Mangelversorgung des Gehirns liegt.[122] Eine Behandlung der organischen Grunderkrankung führt meist zum Verschwinden des demenziellen Syndroms.[123]

Bei Primären Demenzen werden **Degenerative Demenzen** und **Vaskuläre Demenzen** unterschieden.

- Die **Degenerativen Demenzen** machen den größten Teil der Primären Demenzen aus, zu ihnen zählen insbesondere Alzheimer-Demenz, Demenz mit Lewy-Körperchen und Frontotemporale Demenz. Seltene andere neurodegenerative Krankheiten sind Chorea Huntington, Morbus Wilson und die Creutzfeld-Jakob-Krankheit. Eine Degenerative Demenz zeichnet sich durch den Abbau (Degeneration) der Nervenzellen im Gehirn aus. Bei den Degenerativen Demenzerkrankungen schrumpfen die Nervenzellen bestimmter Hirnregionen oder sterben ganz ab.[124]

---

122 Ursachen einer Sekundären Demenz sind beispielsweise: chronische Intoxikationen oder Infektionen, Vitaminmangel (B1, B12), Elektrolytveränderungen, Anämie, Sauerstoffmangel, Stoffwechselstörungen, Nierenfunktionsstörungen, Mangelernährung, Herz-Kreislauf-Insuffizienz, Tumore. Vgl. zur Klinik der Sekundären Demenzen u. a. Stoppe 2006 – Demenz, 49.

123 Vgl. Falk 2004 – Basiswissen Demenz, 37. Da das demenzielle Syndrom bei einer Sekundären Demenz nur temporär auftritt, erfolgt im weiteren Verlauf dieses Kapitels die Konzentration auf die verschiedenen Formen der Primären Demenzen.

124 Die verschiedenen Formen der degenerativen Demenzen weisen jeweils eine spezifische Pathologie auf. Vgl. ausführlicher zur Alzheimer-Demenz, Demenz mit Lewy-Körperchen und Frontotemporal-Demenz u. a. Gutzmann, Zank 2005 – Dementielle Erkrankungen; Förstl, Kurz et al. 2001 – Alzheimer-Demenz; McKeith, Galasko et al. 1996 – Consensus guidelines for the clinical and pa-

Abbildung 6. Verteilung pathologischer Typen der Primären Demenzen

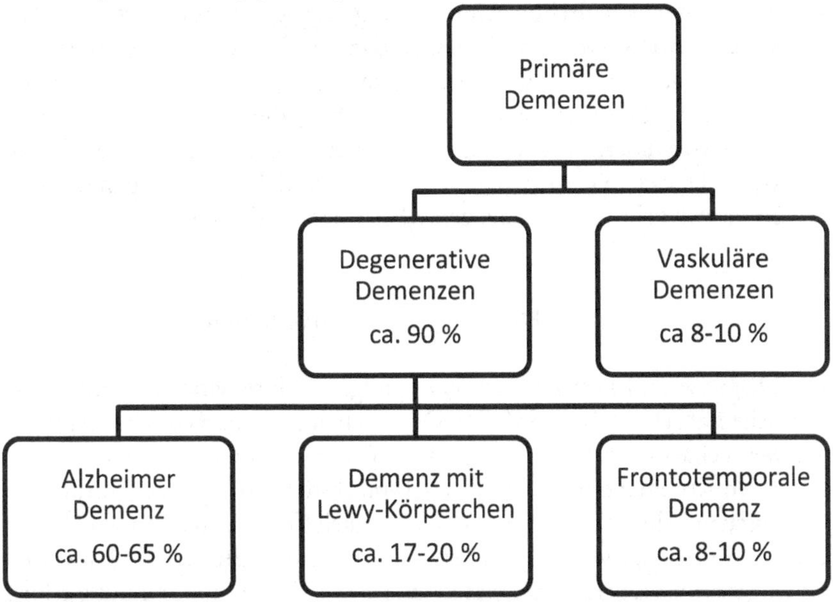

[Quelle: Riederer, Hoyer 2005 – Störungen der Neurotransmission bei Demenzen, 35.][a]

[a] Die statistischen Angaben differieren in der Forschung. Leicht abweichende Zahlen finden sich u. a. in Gutzmann, Zank 2005 – Dementielle Erkrankungen, 36; Weyerer, Bickel 2007 – Epidemiologie psychischer Erkrankungen, 58; Stoppe 2006 – Demenz, 12–16; Kitwood 2008 – Demenz, 47. Die Ergebnisse schwanken vor allem bei der Vaskulären Demenz aufgrund uneinheitlicher Diagnosekriterien und der hohen Zahl an Mischformen. In Europa und den Vereinigten Staaten von Amerika scheint sie entgegen Riederer, Hoyer die zweithäufigste Form der Demenz zu sein. Frühere Studien aus Asien, insbesondere aus Japan, bewerteten die Vaskuläre Demenz mit einem Anteil bis zu 50 % als häufigste Demenzform im asiatischen Raum. Neuere Studien weisen dagegen darauf hin, dass die Alzheimer-Demenz auch hier die Mehrzahl der Demenzen ausmacht. Vgl. Bickel 1999 – Epidemiologie der Demenzen, 13.

- Als **Vaskuläre Demenz** werden alle demenziellen Syndrome bezeichnet, denen eine Erkrankung der Hirngefäße zugrunde liegt. Das heißt, die Schädigungen liegen vorrangig im Gefäßsystem, während sie bei

thologic diagnosis; Stoppe 2006 – Demenz; Kertesz, Davidson et al. 1999 – Clinical and pathological overlap; Kurz 2002 – Demenzerkrankungen.

einer Degenerativen Demenz wie beispielsweise der Alzheimer-Demenz im Hirngewebe, primär im Großhirn, auftreten.[125]

- Neben der klassischen Unterteilung begegnen auch immer öfter **Mischformen** zwischen Degenerativer und Vaskulärer Demenz, so dass die geläufige Differenzierung zeitweise problematisch erscheint. Bei einer größeren Gruppe von Menschen, die ein demenzielles Syndrom vorweisen, lassen sich sowohl neurodegenerative als auch vaskuläre Ursachen identifizieren. Teilweise wird davon ausgegangen, dass 25 % der Primären Demenzen Mischformen darstellen.[126]

3.1.3. Diagnostik und Testverfahren

Die Diagnose und Differentialdiagnose folgt den internationalen Klassifikationsschemata (ICD-10/DSM-IV). Demnach liegt ein demenzielles Syndrom vor, wenn eine Gedächtnisstörung diagnostiziert wird und zusätzlich eines von folgenden Kriterien erfüllt ist: Aphasie (Sprachstörung), Apraxie (Störung der motorischen Fähigkeiten), Agnosie (Unfähigkeit Objekte zu erkennen, die mit einem Sinnesorgan wahrgenommen werden), Störungen der Exekutivfunktionen (Störungen bei Handlungsplanungen).[127] Die Diagnosefindung erfolgt auf psychopathologischer, körperlicher und neurologischer Ebene. Im Bereich der neuropsychologischen Beurteilung spielen psychometrische Tests als Ergänzung der neuropsychologischen Untersuchungen eine große Rolle. Die Diagnosefindung umfasst nach Hans Förstl und Hans-Dieter Schweiger folgende Untersuchungen:[128]

- Anamnese
- Fremdanamnese

---

125 Für die Diagnose einer Vaskulären Demenz werden neben den ICD-10 und DSM-IV-Kriterien häufig die NINDS-AIREN-Kriterien herangezogen. Vgl. Román, Tatemichi et al. 1993 – Vascular dementia. Innerhalb der Gruppe der Vaskulären Demenzen sind bisher drei verschiedene Typen bekannt: Multi-Infarkt-Demenz, Status Lacunaris und Mobus Binswanger. Vgl. zur umfangreicheren Darstellung der Pathologie der Vaskulären Demenz u. a. Haberl, Schreiber 2001 – Binswanger und andere vaskuläre Demenzen; Wohlschläger, Weis 1997 – Epidemiologischer Überblick; Gutzmann, Zank 2005 – Dementielle Erkrankungen.

126 Vgl. Falk 2004 – Basiswissen Demenz, 39.

127 Vgl. Kapitel 3.1.1. Definition des Demenzsyndroms.

128 Vgl. Förstl, Schweiger (Hg.) 2007 – Demenz, 17.

- Kurze Testung, zum Beispiel Mini-Mental-Status-Test (MMST), Demenz-Detection (DemTect), Uhrenzeichentest[129]
- Körperliche Untersuchung
- Routinelabor inklusive Blutbild, Kalzium, Blutkörperchen-Senkungsgeschwindigkeit, TSH (Schilddrüse stimulierendes Hormon), Vitamin B12, Lues-Serologie
- Zerebrale Bildgebung mit kranialer Magnetresonanz- oder Computertomographie

Die Diagnose eines Demenzsyndroms wird häufig erst relativ spät nach Auftreten der ersten Symptome gestellt. Als Gründe hierfür werden einerseits mangelnde fachliche Kompetenzen der Allgemeinärzte angeführt sowie die fehlende Bereitschaft, Neurologen oder Psychiater zur Diagnosefindung hinzuzuziehen. Gabriela Stoppe kritisiert, dass bei den niedergelassenen Ärzten und Ärztinnen keine systematische Aus- und Weiterbildung im Bereich Demenz beziehungsweise Gerontopsychiatrie vorliegt.[130] Der Vierte Bericht zur Lage der älteren Generation geht davon aus, dass ein Großteil der Demenzerkrankungen nicht erkannt wird.[131] Dies zieht zahlreiche schwerwiegende Konsequenzen nach sich, die sich insbesondere in einer defizitären Behandlung und Therapie von demenzkranken Menschen niederschlägt. Wirksame Therapien, die den Krankheitsverlauf verzögern und das Wohlbefinden steigern, können nicht rechtzeitig eingesetzt werden.[132] Außerdem kann der betroffene Mensch am Beginn seiner Demenzerkrankung seine zukünftige Behandlung und Art und Weise der Pflege und Betreuung noch in einem großen Maße mitbestimmen. Vorsorge- und Betreuungsvereinbarungen können zeitnah mit der Diagnosestellung getroffen werden und gemeinsam mit den Angehörigen kann frühzeitig nach Unterstützungsmöglichkeiten gesucht werden.

3.1.4. Risikofaktoren

Im Wesentlichen sind die Krankheitsursachen der verschiedenen Demenzformen noch unbekannt, abgesehen von einigen klar genetisch de-

129 Vgl. ausführlicher zu den Testverfahren u. a. Folstein, Folstein et al. 1975 – „Mini-mental-state"; Sunderland, Alterman et al. 1988 – A new scale for the assessment of depressed mood; Thalmann, Spiegel et al. 2002 – Dementia screening in general practice.

130 Vgl. Stoppe 2006 – Demenz, 156.

131 Vgl. Bundesministerium für Soziales (Hg.) 2002 – Vierter Altenbericht; 138.

132 Vgl. Brucker 2007 – Pflegebedürftig mit Demenz, 45.

terminierten Formen.[133] Während klassische epidemiologische Studien besonders die Risikofaktoren der Alzheimer-Demenz, teilweise auch der Vaskulären Demenz, untersuchen, befinden sich die anderen Formen der Demenz bisher weniger im Fokus der Forschung. Nach Gabriela Stoppe gilt bei Erkrankungen im höheren Lebensalter grundsätzlich, dass mehrere Risikofaktoren zusammentreten und miteinander interagieren. Faktoren wie die genetische Ausstattung, die körperliche Aktivität, die Ernährung, die Umwelteinflüsse wie auch die Bildung beeinflussen Stoppe zufolge die Entstehung einer Demenz.[134]

- **Alter:** Das Alter ist der Hauptrisikofaktor für das Demenzsyndrom und der Alzheimer-Demenz im Besonderen.[135]
- **Genetik:** Das Krankheitsrisiko wird durch eine vorbelastete Familienanamnese erhöht.[136] Konrad Beyreuther vermutet sogar, dass bis zu 100 % der Alzheimer-Patienten eine Genproblematik haben. Er unterscheidet drei Krankheits- beziehungsweise Risikogene: das Amyloid-Vorläufer-Protein auf dem Chromosom 21 (alle Menschen mit Trisonomie 21 müssten demnach irgendwann an einem demenziellen Syndrom leiden), das Apo-Epsilon4-Risikogen und das Präselin-I-Gen.[137] Daneben wird erwartet, dass weitere Risikogene vorhanden sind.
- **Medizin:** Hoher Blutdruck, Rauchen, Adipositas, Diabetes mellitus, Herzrhythmusstörungen und ein erhöhter Cholesterinspiegel (Hypercholesterinämie) gelten als Risiko, später an einem Demenzsyndrom zu erkranken.[138] Häufig werden hierzu auch Depressionen gezählt. Sie sind nach Stopp eher als ein vorausgehendes Zeichen zu bewerten als ein eigener Risikofaktor.[139]
- **Soziale Herkunft:** Verschiedene epidemiologische Studien ermittelten eine niedere Schulbildung als Risikofaktor.[140] Dieser Zusammenhang ist fragwürdig. Hans Förstl, Alexander Kurz et al. machen darauf

133 Vgl. Gutzmann, Zank 2005 – Dementielle Erkrankungen, 46.

134 Vgl. Stoppe 2006 – Demenz, 17 f.

135 Vgl. Förstl, Kurz et al. 2001 – Alzheimer-Demenz, 50; Lindsay, Laurin et al. 2002 – Risc factors for Alzheimer‘s disease, Bickel 2002 – Epidemiologie.

136 Vgl. Förstl, Kurz et al. 2001 – Alzheimer-Demenz, 51.

137 Vgl. Beyreuther 1999 – Erforschung und Behandlung der Alzheimer-Krankheit, 10.

138 Vgl. Förstl, Schweiger (Hg.) 2007 – Demenz, 15.

139 Vgl. Stoppe 2006 – Demenz, 33 f.

140 Vgl. u. a. Letenneur, Gilleron et al. 1999 – Are sex and educational level independent predictors of dementia; Ott, Breteler et al. 1995 – Prevalence of Alzheimer's disease.

aufmerksam, dass diese Eigenschaften auch mit einer bestimmten genetischen Ausstattung assoziiert sein können.[141] Ebenso betont Stoppe, dass Bildung mit einem anderen Lebensstil und auch einer anderen Bearbeitung zum Beispiel neuropsychologischer Tests verbunden ist. Demnach zeigt sich, dass höher gebildete Menschen zu einem späteren Zeitpunkt an einem demenziellen Syndrom erkranken, aber neurobiologisch fortgeschrittene Befunde aufweisen.[142]

3.1.5. Demenzphasen

In der Medizin dienen Phasenmodelle der Beschreibung des klinischen Verlaufes einer Krankheit. In den meisten Fällen wird zwischen leichter, mittlerer und schwerer Demenz unterschieden. Teilweise findet man auch eine Einteilung in vier, fünf oder sieben Stadien. Generell wird der Grad einer Demenz nach dem Ausmaß der Gedächtnisverminderung oder der anderen kognitiven Defizite ermittelt. Im medizinisch-klinischen Bereich ist die Stadieneinteilung nach der Global Deterioration Scale (GDS) verbreitet, die von Barry Reisberg, Steven Ferries et al. entwickelt wurde. Sie ist eine Fremdbeurteilungsskala und bezieht sich ausschließlich auf den Krankheitsverlauf der Alzheimer-Demenz. In sieben Stufen wird der Schweregrad kognitiver Ausfälle bei Menschen mit Demenz dargestellt:

Tabelle 5. Global Deterioration Scale (GDS)

1.	Keine kognitiven Leistungseinbußen
2.	Zweifelhafte kognitive Leistungseinbußen
3.	Geringe kognitive Leistungseinbußen
4.	Mäßige kognitive Leistungseinbußen
5.	Mittelschwere kognitive Leistungseinbußen
6.	Schwere kognitive Leistungseinbußen
7.	Sehr schwere kognitive Leistungseinbußen

[Quelle: Vgl. Reisberg, Ferris et al. 1982 – The Global Deterioration Scale.][a]
[a] Vgl. zu anderen Demenzphasenmodellen Kapitel 2.4. Demenz in pflegerischer Perspektive; Kapitel 3.3.2. Phasen der Aufarbeitung.

Während sich im ersten Stadium keine subjektiven Hinweise auf ein Gedächtnisdefizit zeigen, werden ab dem sechsten Stadium die kognitiven Defizite so schwerwiegend, dass sich ein Mensch zu diesem Zeitpunkt nur noch

141 Vgl. Förstl, Kurz et al. 2001 – Alzheimer-Demenz, 51.
142 Vgl. Stoppe 2006 – Demenz, 18 f.

fragmentarisch erinnern kann und zeitlich desorientiert ist (Datum, Wochentag, Jahreszeit etc.). Die Global Deterioration Scale wurde zu einem späteren Zeitpunkt von Barry Reisberg, Michael Schneck et al. zur Brief Cognitive Rating Scale (BCRS) weiterentwickelt.[143] Sie besteht aus fünf Haupt- und fünf Nebenskalen und soll auf diese Weise eine differenziertere Diagnostik ermöglichen. Die Beurteilungskriterien sind stärker am Typ der Vaskulären Demenz orientiert.

Insgesamt wird am Beispiel der Global Deterioration Scale deutlich, dass die medizinische Demenz-Stadieneinteilung grundsätzlich mit einer Komplexitätsreduktion verbunden ist, da sie auf diagnostische Verfahrensweisen und auf medizinische Interventionsmaßnahmen ausgerichtet ist. Phasenmodelle universalisieren und standardisieren Krankheitsprozesse, die faktisch bei jedem Menschen individuell ablaufen. Sie bieten eine Grundform beziehungsweise einen Normalprozess eines Krankheitsverlaufes und damit lediglich einen Überblick über die mögliche Entwicklung einer Demenzerkrankung. In der Regel verläuft der Übergang zwischen den einzelnen Demenzphasen fließend und die Phasenabfolge zeigt sich nicht immer streng chronologisch.

Es ist durchaus problematisch, diese Phasenmodelle auf den außerklinischen Bereich zu übertragen. Medizinische Phasenmodelle beschreiben häufig das Menschsein als Abbau- und Verlustprozess. Verena Wetzstein betont vor diesem Hintergrund, dass im öffentlichen Bereich „im Anschluss an die Konzeption gradueller reduktionistischer Personenkonzeptionen mit den Stadien moralisch relevante Grenzen verbunden“[144] werden. Dagegen ist beispielsweise vor dem Hintergrund eines christlichen Menschenbildes jeder demenzkranke Mensch auch in der letzten Phase der ganze Mensch und als eine individuelle und vollwertige Person zu betrachten.[145] Eine weitere Schwierigkeit einer Einteilung des Demenzverlaufs in Stadien liegt darin, dass der fortschreitende Krankheitsprozess oft als Retrogenese zu kindlichen und vorkindlichen Lebensweisen bezeichnet wird. Dementsprechend wird vertreten, dass der Verlauf eines Demenzprozesses spiegelbildlich zu den von Jean Piaget beschriebenen Phasen des kindlichen Funktionserwerbs verlaufe.[146] Teilweise diente dieses

143 Vgl. Reisberg, Schneck et al. 1983 – The Brief Cognitive Rating Scale.

144 Wetzstein 2005 – Diagnose Alzheimer, 163. Vgl. dazu ausführlicher Kapitel 3.1.7. Implikationen des biomedizinischen Demenzparadigmas.

145 Vgl. Kapitel 4. Demenz in anthropologischer Perspektive.

146 So z. B. bei Grond 2009 – Pflege Demenzkranker; Reisberg, Ferris et al. 1982 – The Global Deterioration Scale; Feil, de Klerk-Rubin 2005 – Validation.

Modell als Grundlage für die Entwicklung der Demenzstadien.[147] In Bezug auf die beschriebenen Verhaltensweisen und Fähigkeiten ist dem nicht zu widersprechen. Nicht gerechtfertigt ist dieser Vergleich jedoch meines Erachtens im Hinblick auf die Bezeichnung und das zugrunde liegende Menschenbild sowie möglicherweise kleinkindliche Kommunikations- und Umgangsformen von Begleitpersonen, die aus solchen reduktionistischen Ansätzen folgen. Auch in der letzten Phase der Demenzerkrankung handelt es sich um einen erwachsenen Menschen. Ein Mensch entwickelt sich nicht ab dem bestimmten Zeitpunkt seines Lebens zurück, vielmehr ist dem Menschen vor dem Hintergrund seiner bisherigen Biographie und Entwicklung als die Person zu begegnen, die er geworden ist, unabhängig von dem, wie er gerade erscheint, und das bedeutet, dass ich ihm als erwachsener Person gegenübertrete.

Grundsätzlich sind die medizinischen Demenzstadien-Einteilungen in den klinischen Diagnose- und Therapiekontext zu verorten und hier haben sie durchaus eine Relevanz. Eine Einteilung in Phasen ist für den außerklinischen Bereich nur dann sinnvoll, das gilt insbesondere für die Seelsorge, wenn daraus Möglichkeiten der Begleitung und Beziehungsdimensionen entwickelt werden können und nicht, um Krankheitsprozesse und das menschliche Leben generell zu normieren. Wichtig dabei ist, dass das Modell beschreibend und nicht vorschreibend ist, da sich Menschen mit Demenz tatsächlich sehr unterschiedlich verhalten. Vor diesem Hintergrund dienen Stadienmodelle vor allem dem professionellen Bereich. Therapeutische Interventionsmöglichkeiten können auf ihrer Grundlage entwickelt werden. Mögliche Bedürfnisse und Herausforderungen können frühzeitig erkannt und Versorgungs- und Unterstützungsformen rechtzeitig entwickelt werden. Das betrifft auch die gesellschaftlichen Folgen und gesundheitspolitische Entscheidungen, wie etwa Pflegeleistungen oder den Ausbau gerontologischer Versorgungseinrichtungen.

3.1.6. Therapieansätze

Die Forschung nach Therapiemöglichkeiten von Demenzerkrankungen wurde in den letzten Jahren erheblich intensiviert, jedoch sind die Interventionsmöglichkeiten zurzeit noch beschränkt. Die Therapien zielen neben einer symptomatischen Behandlung darauf ab, den degenerativen Prozess zu verlangsamen, da Demenzerkrankungen weiterhin als unheilbar gelten. Es stehen heute verschiedene medikamentöse und nicht-medikamentöse Behand-

147 Vgl. z. B. Cole, Dastoor 1987 – A new hierarchic approach.

lungsformen zur Verfügung, die das Fortschreiten kognitiver Störungen verzögern und Alltagskompetenzen stärken.[148] Bei der Behandlung eines an Demenz erkrankten Menschen spielen verschiedene Bereiche eine Rolle:

- Medizische Begleitung
- Seelsorgerliche und psychotherapeutische Begleitung
- Diakonisch-soziale Begleitung

Bei der medikamentösen Behandlung lassen sich die Therapie mit Antidementiva sowie die Therapie mit anderen Psychopharmaka (Antidepressiva, Neuroleptika, Anxiolytika, Benzodiazepine) unterscheiden.[149] Sie bezeichnen zentralnervös wirkende Arzneimittel, die sich positiv auf Gedächtnis, Lernen, Auffassungs-, Denk- und Konzentrationsfähigkeit auswirken sollen. Antidementiva gehören zu pharmakologisch unterschiedlichen Stoffgruppen mit differenzierter chemischer Struktur. Ein spezifischer, einheitlicher Wirkmechanismus ist jedoch noch nicht bekannt.[150] Hans Förstl, Alexander Kurz et al. machen darauf aufmerksam, dass eine zeitweise Stabilisierung des Krankheitsverlaufes möglich ist, eindeutig günstige Effekte allerdings selten zu beobachten sind.[151] Es ist nachgewiesen, dass eine medikamentöse Therapie auch nichtkognitive Störungen wie Depressivität, Wahnsymptome und psychomotorische Unruhe beeinflusst.[152]

Neben der medikamentösen Behandlung haben seelsorgerliche und psychotherapeutische Interventionen einen großen Einfluss auf die Lebensqualität, das Wohlgefühl und den Verlauf des Demenzprozesses. Sie werden im Verlauf dieser Arbeit noch eingehend thematisiert. Eine wichtige Aufgabe wird zukünftig darin liegen, diese unterschiedlichen Dimensionen der Therapie und Begleitung weiter miteinander zu vernetzen, um auf diese Weise zu einer umfassenden Versorgung der erkrankten Menschen zu gelangen. Psychologie, Theologie sowie Sozial- und Pflegewissenschaften können einen wichtigen Beitrag für die Begleitung von Menschen mit Demenz liefern und damit die Medizin aus ihrer Alleinverantwortlichkeit entlassen.

---

148 Vgl. Weyerer 2007 – Altersdemenz, 17.
149 Vgl. Möller 2003 – Therapie, 319.
150 Vgl. Förstl, Schweiger (Hg.) 2007 – Demenz, 36.
151 Förstl, Kurz et al. 2001 – Alzheimer-Demenz, 59.
152 Vgl. Weyerer 2007 – Altersdemenz, 17. Einen weiteren Überblick über die medikamentösen Therapiemöglichkeiten des Demenzsyndroms sowie spezifischer Demenztypen bieten u. a. Stoppe 2006 – Demenz; Möller 2003 – Therapie; Padberg, Hampel 2003 – Therapie; Padberg, Karger et al. 2003 – Therapie; Förstl, Schweiger (Hg.) 2007 – Demenz.

3.1.7. Implikationen des biomedizinischen Demenzparadigmas

Das biomedizinische Demenzparadigma hat sich zum Kernparadigma des Demenzverständnisses entwickelt und die öffentliche Demenzdebatte in entscheidender Weise geprägt. Zwar ist die Definition der verschiedenen Demenzformen als Krankheit eine relativ junge Entwicklung, die erst im letzten Jahrhundert erfolgte, doch gelten Demenzen im gegenwärtigen gesellschaftlichen Diskurs nahezu unangefochten als Krankheiten. Die Aufnahme der Demenzen in die internationalen Klassifikationsschemata ICD-10 und DSM-IV hat dazu geführt, dass der Medizin eine weitgehend unangefochtene Deutungskompetenz zuerkannt wurde. Ohne Zweifel ist es relevant und notwendig, die verschiedenen Demenzformen als Krankheit anzuerkennen. Es ist eine wichtige medizinische und gesamtgesellschaftliche Errungenschaft, Demenz als eine Krankheit mit pathologischer Ursache zu beschreiben. Menschen mit Demenz haben dadurch einen gesellschaftlich anerkannten Krankheitsstatus und einen Anspruch auf Leistungen der Kranken- und Pflegekassen.[153] Zudem werden Demenzerkrankungen dadurch vom normalen Alterungsprozess abgegrenzt. Die Problematik liegt vielmehr darin, dass das medizinische Demenzparadigma unreflektiert und ohne weitere Ergänzungen in den öffentlichen Bereich übertragen wurde und wird.[154] Insbesondere die anthropologischen Grundannahmen der biomedizinischen Demenzbetrachtung erscheinen dann defizitär. Der kranke Mensch wird in der Medizin auf seinen Krankheitsstatus reduziert, das heißt, dem medizinisch-naturwissenschaftlichen Ansatz liegt primär eine funktionale Anthropologie zugrunde. Dieser im Binnendiskurs der Medizin durchaus methodisch notwendige und der Diagnostik und Therapie dienliche Reduktionismus birgt die Gefahr einer generell ontologisch reduzierten Anthropologie. „Indem ein methodisch bedingt reduziertes Menschenbild der Medizin unangepasst und ohne Ergänzungen in den öffentlichen Bereich übernommen wird, folgt daraus ein ontologisch reduziertes Menschenbild. In ihm sind die Konsequenzen angelegt, die einem humanen Umgang mit dementen Menschen nicht entsprechen und einer weiteren Dämonisierung der Demenz Vorschub leisten“[155], schlussfolgert Verena Wetzstein. Hält die me-

153 Vgl. Becker 2010 – Sein in der Begegnung, 57.

154 Vgl. dazu Wetzstein 2005 – Diagnose Alzheimer, 16. Zur zunehmenden Pathologisierung von menschlichen Zuständen in der modernen Medizin vgl. Körtner 2001 – Freiheit und Verantwortung, 165.

155 Wetzstein 2005 – Diagnose Alzheimer, 207.

dizinische Sicht Einzug in die öffentliche Debatte, kann sie im Zusammenhang mit bereits vorhandenen philosophischen oder theologischen reduktionistischen Personenkonzeptionen diese anthropologischen Sichtweisen verstärken.[156] Das kann zu schwerwiegenden ethischen und moralischen Konsequenzen führen, wie unter anderem die Sterbehilfedebatte im Zusammenhang mit Demenz zeigt.[157] Dabei bleibt festzuhalten, dass eine anthropologisch-reduktionistische Sicht auf Menschen mit Demenz zwar in Zusammenhang mit dem medizinischen Demenzparadigma steht, aber die Medizin selbst nicht deren Verursacher ist.

Um dem Auftrag von Diagnostik und Therapie gerecht zu werden, muss dem medizinischen Paradigma notwendigerweise ein methodisch begründetes reduziertes Menschenbild zugrunde liegen.[158] Die prinzipiell auf Heilung ausgerichtete biomedizinische Forschung kommt bei Demenz allerdings an ihre Grenzen. Die daraus resultierende Konsequenz ist aber weniger eine Orientierung an nicht-kurativen Interventionen als eine konsequente Forschung an diagnostischen Maßnahmen.[159] Letztlich erweist sich das diagnostische Denken in Relation zu den gegebenen Möglichkeiten in der medizinischen Praxis insgesamt als reduktionistisch.[160] Ungenügende Betrachtung findet hier die Deutung der Demenz für die Individualität des Menschen und die Auswirkungen auf seine Lebenswirklichkeit und Alltagswelt. Die Betrachtung der Demenz in ihrer Be-

---

156 Vgl. zu dieser These auch Wetzstein 2005 – Diagnose Alzheimer, 130.154. Vgl. zur anthropologischen Auseinandersetzung mit dem Personstatus von Menschen mit Demenz Kapitel 4. Demenz in anthropologischer Perspektive.

157 Vgl. exemplarisch Kapitel 4.1.3. Hoersters ethische Konsequenzen.

158 Vgl. zum medizinischen Paradigma allgemein sowie zu den Menschenbildern der Medizin u.a. Unger 2007 – Paradigma der Medizin.

159 Es werden aber bereits auch nichtmedikamentöse Behandlungsmöglichkeiten diskutiert, wenn auch vorrangig als Ergänzungen zur medikamentösen Therapie. Vgl. Müller, Förstl 1999 – Pharmakologische und nichtmedikamentöse Behandlungsansätze.

160 Vgl. Fischer 2005 – Diagnostisches Denken in der Medizin, 38: „Indem die Medizin bis heute überwiegend dem nosologischen und kausal orientierten diagnostischen Denken anhängt, wurden Entwicklungschancen verpaßt und Probleme heraufbeschworen, die heute unter anderem als ökonomisches Dilemma wahrgenommen werden. […] Das diagnostische Denken in der Medizin wird de facto weit überwiegend geprägt durch die Gesetze der Naturwissenschaften, weit weniger durch andere hier ebenfalls relevante Humanwissenschaften wie Psychologie, Anthropologie oder Sozialwissenschaften. Die Diagnostik nimmt bis heute im Denken besonders klinisch tätiger Ärzte, sowie niedergelassener Spezialisten als auch in der Ausbildung der Mediziner, einen weitaus größeren Umfang ein als die Therapie."

deutung für das persönliche Leben fehlt. Das subjektive Erleben eines demenzkranken Menschen muss neben der medizinisch-schematischen Klassifizierung in den Vordergrund rücken. „Dabei geht es nicht darum, den Status ‚Krankheit' oder die Zuständigkeit der Medizin abzulehnen oder deren zweifelsohne große Verdienste für die Betroffenen zu schmälern, sondern um eine Öffnung des Krankheitsbegriffes weg von einem systemimmanenten medizinischen Reduktionismus; eine solche Öffnung birgt für den Betroffenen Vorteile und ermöglicht eine Öffnung der Medizin – etwa hinsichtlich soteriologischer Ansprüche oder ihrer alleinigen Zuständigkeit"[161], formuliert Dominik Becker.

In Verbindung mit dem hervorgerufenen ontologischen Reduktionismus impliziert das medizinische Demenzparadigma auch eine generelle Überbewertung kognitiver Fähigkeiten. Kognitive Symptomatiken bilden die Grundlage des medizinischen Demenzparadigmas, und selbst wenn in der gegenwärtigen Forschung auch nicht-kognitive Krankheitszeichen eingebunden werden, prägt das medizinische Demenzparadigma die gesellschaftliche Wahrnehmung von Demenz als Phänomen zunehmenden Gedächtnisverlustes. Wiederum wird das dann problematisch, wenn bestimmte kognitive Leistungen zur gesellschaftlich erreichbaren Norm stilisiert und andere Kriterien des Mensch- und Personsein ausgeblendet werden mit der Folge, dass bestimmte Gruppen aus den gesellschaftlichen Personkonzepten ausgegrenzt werden. Deutlich weist auch die medizinische Stadieneinteilung in diese Richtung, da die Einteilungskriterien der jeweiligen Demenzstadien vorrangig an kognitiven Verlusten orientiert sind. Die medizinisch orientierten Demenzstadien dienen diagnostischen Verfahrensweisen und medizinisch-therapeutischen Interventionsmöglichkeiten, jedoch nicht der Bewertung eines Menschen im außerklinischen Bereich. Medizinische Phasenmodelle dürfen nicht als Begründung für reduktionis-tische Personkonzeptionen im öffentlich-gesellschaftlichen Diskurs dienen.

Eine umfangreiche Untersuchung über die Implikationen und Konsequenzen des medizinischen Demenzparadigmas liegt von Verena Wetzstein vor.[162] Neben den bereits erwähnten Kernkriterien Pathologisierung und kognitives Paradigma benennt sie die Vernachlässigung der zweiten Hälfte des Demenz-Prozesses als drittes strukturelles Merkmal des gegenwärtig vorherrschenden Demenz-Paradigmas. Wetzstein betont, dass

161 Becker 2010 – Sein in der Begegnung, 57.

162 Wetzstein 2005 – Alzheimer-Demenz; Wetzstein 2005 – Diagnose Alzheimer; Wetzstein 2006 – Alzheimer-Demenz.

mit der Pathologisierung der Demenz eine Fokussierung auf die für die Medizin bedeutsamen ersten Demenzphasen einhergeht.[163] Die Diagnosekriterien, wie sie in den Diagnosemanualen ICD-10 und DSM-IV beschrieben werden, beziehen sich vorrangig auf den Beginn des Demenzsyndroms. Das führt dazu, dass die späteren Phasen, die mit einem höheren Betreuungs- und Pflegeaufwand verbunden sind, eine unzureichende Berücksichtigung finden. Die medizinischen Klassifikationsschemata sind zudem immer auch mit einer Komplexitätsreduktion verbunden.[164] Eine auf eine eindeutige Diagnose ausgerichtete Klassifikation reduziert das Phänomen Demenz auf den medizinischen Fokus und vernachlässigt andere für den gesamtgesellschaftlichen Diskurs wesentliche Aspekte der Demenz. Im öffentlichen Kontext greift eine medizinische Definition der Demenz zu kurz,[165] da Bereiche außerhalb der Medizin wie sozialwissenschaftliche oder pflegerische Beurteilungen, aber auch anthropologische Reflexionen unberücksichtigt bleiben. „Die große Bedeutung des kognitiven Paradigmas im Demenz-Konzept und die Symptomatik zunehmender Verluste in der Kognitionsleistung dementer Menschen ermöglichen es gleichzeitig, dass reduktionistische Personphilosophien an das gegenwärtige Demenz-Konzept anschließen und die Lücke füllen, die die vernachlässigte zweite Hälfte der Demenz innerhalb des Konzepts gelassen hat."[166] Auffällig ist, dass der öffentliche Diskurs die medizinischen Demenzkriterien in ihren Grundsätzen übernimmt. Dennoch dürfen diese nicht intendierten gesellschaftlichen Konsequenzen des biomedizinischen Demenzparadigmas meines Erachtens nicht zu einer generellen Ablehnung dieser Demenzwahrnehmung führen. Vielmehr gilt es, den Geltungsbereich des medizinischen Demenzparadigmas für den medizinisch-naturwissenschaftlichen Kontext anzuerkennen und hier die Relevanz der biomedizinischen Demenzforschung hervorzuheben sowie auf die Kompetenz und Zuständigkeit von Ärzten und Demenzforschern für Menschen mit Demenzerkrankungen zu verweisen. Die biomedizinische Perspektive bietet eine entscheidende Grundlage für die professionelle medizinische Diagnostik und Behandlung von demenzkranken Menschen.

---

163 Vgl. Wetzstein 2005 – Diagnose Alzheimer, 161. Demgegenüber ist allerdings deutlich, dass die gesellschaftliche Wahrnehmung von Demenz sich meistens auf fortgeschrittene Formen der Krankheit bezieht und auch erst dann der Krankheitsbegriff Verwendung findet.

164 Vgl. Wetzstein 2005 – Diagnose Alzheimer, 170.

165 Vgl. Castillo 1997 – Culture and Mental Illness, 3.

166 Wetzstein 2005 – Diagnose Alzheimer, 173.

3.2. Psychosoziales Demenzparadigma

Initiiert durch den britischen Psychogerontologen und Sozialpsychologen Tom Marris Kitwood ist das biomedizinische Demenzparadigma zunehmend in die Kritik geraten. Als Gegenmodell entwickelt er ein eigenständiges Paradigma, das im Folgenden als psychosoziales Paradigma bezeichnet wird. Kitwood zufolge sind Demenzen nicht allein Ursache neuropathologischer Veränderungen, sondern auch sozialer und psychischer Bedingungen. Er vertritt die These, dass es bei Demenz um das Personsein des Menschen gehe und entwickelt vor diesem Hintergrund einen person-orientierten Pflegeansatz. Die Aufgabe in der Pflege und Begleitung von Menschen mit Demenz liegt nach Kitwood grundsätzlich darin, einen demenzerkrankten Menschen dabei zu unterstützen, sich selbst als Person zu erfahren. Ihm geht es vorrangig darum, Menschen mit Demenz vermehrt als Subjekt wahrzunehmen und nicht zum Objekt der Pflege und Forschung zu machen. 1992 gründete Kitwood die Bradford Dementia Group, die eine Reihe von Seminarkursen im person-orientierten Umgang mit Menschen mit Demenz konzipierte sowie eine Methode zur Evaluation des Wohlbefindens von demenzerkrankten Menschen im Rahmen des Pflegeprozesses, das sogenannte „Dementia Care Mapping", entwickelte. Sein Buch „Dementia Reconsidered: the person comes first" (1997)[167] fasst die Beobachtungen und Ergebnisse aus seiner Praxis- und Forschungstätigkeit zusammen. Vor allem in Großbritannien gilt es als grundlegende Darstellung der person-zentrierten Demenzpflege. Pflegewissenschaftliche Konzepte knüpfen teilweise an Kitwoods Konzeption an. Im deutschsprachigen Raum ist Erich Grond zu nennen, der ebenfalls einen personalen Ansatz in der Pflege von Menschen mit Demenz vertritt.[168]

Kitwoods psychosoziales Paradigma und sein person-zentrierter Ansatz werden in diesem Kapitel in folgenden drei Schritten dargestellt und untersucht. In Kapitel 3.2.1. wird zunächst Kitwoods Kritik am Standardparadigma erörtert und in Gegenüberstellung dazu die Entwicklung des psychosozialen Paradigmas aufgezeigt. In Kapitel 3.2.2. soll Kitwoods Personverständnis im Zentrum stehen, das die Grundlage von Kitwoods person-zentriertem Pflegeansatz bildet. Dieses wird abschließend in Kapitel 3.2.3. zusammenfassend dargelegt.

---

167 Vgl. die deutsche Übersetzung Kitwood 2008 – Demenz.

168 Vgl. Grond 1997 – Altenpflege als Beziehungspflege; Grond 2003 – Die Pflege verwirrter alter Menschen; Grond 2009 – Pflege Demenzkranker.

3.2.1. Kitwoods Kritik am Standardparadigma

Kitwoods Kritik am biomedizinischen Demenzparadigma bezieht sich vorrangig auf das Verständnis von Demenz als einer konsequenten Folge neuropathologischer Vorgänge im menschlichen Gehirn, nach dem ein oder mehrere Faktoren bestimmte neuropathologische Veränderungen hervorrufen, die wiederum zur Demenz führen gemäß dem Schema:[169]

Faktor oder Faktoren X → neuropathologische Veränderung → Demenz

Kitwood wendet sich gegen eine lineare medizinische Erklärung wie beispielsweise die Definition der Alzheimer's Disease Society, insofern sie die Alzheimer-Krankheit als ein direktes Ergebnis einer Reihe katastrophaler Veränderungen im Gehirn beschreibt, die zum Absterben von Hirnzellen führen.[170] Daneben kritisiert Kitwood, dass soziale und psychische Faktoren bei der Entstehung von Demenz eine unzureichende Berücksichtigung fänden und zu bloßen Äußerlichkeiten gemacht würden.[171] Aus drei Gründen sei dieses Standardparadigma zur Erklärung von Demenz unzureichend: [172]

1. Die biomedizinische Argumentation, nach der neuropathologische Veränderungen eine Demenz verursachen, ist nicht eindeutig falsifizierbar, da eine Demenz auch auftreten kann, ohne dass signifikante neuropathologische Veränderungen nachweisbar sind, aber keine Demenzerkrankung aufgetreten ist. Das Standardparadigma vernachlässigt Kitwood zufolge den Zusammenhang von Gehirnfunktionen, Nervenaufbau und individuellen Erfahrungs- und Abwehrmechanismen.
2. Kitwood kritisiert die Vorstellung, dass eine genetische Grundursache auf linearem Wege eine Demenzerkrankung verursacht.[173]
3. Kitwood zufolge ist die neuropathologische Erklärung unzureichend, will man den schnell fortschreitenden Verlauf von Demenz und der

169 Vgl. Kitwood 2008 – Demenz, 60.
170 Vgl. Alzheimer's Disease Society 1996 – Opening the Mind.
171 Vgl. Kitwood 2008 – Demenz, 102.
172 Die folgende Auflistung bezieht sich auf Kitwood 2008 – Demenz, 60–62.
173 Dagegen bleibt festzuhalten, dass nach dem biomedizinischen Paradigma nicht einheitlich ausschließlich genetische Ursachen die Entstehung der Demenz beeinflussen, sondern auch Faktoren wie medizinische Vorerkrankungen, sozioökonomischer Status, Ernährung oder Umwelteinflüsse. Vgl. Kapitel 3.1.4. Risikofaktoren.

damit verbundenden Symptome erklären gegenüber sonst relativ langsam fortschreitenden neuropathologischen Prozessen.

Kitwood geht davon aus, dass das Auftreten von Demenz nicht alleine aus neuropathologischen Veränderungen des Gehirns erklärt werden kann, sondern auch die emotionale und soziale Biographie des Menschen sowie das Verhalten der Mitmenschen einen Einfluss auf die Entstehung einer Demenz haben.[174] Während Kitwood trotz umfassender Kritik am biomedizinischen Paradigma auch weiterhin pathologische Ursachen für eine Demenzerkrankung annimmt, negieren beispielsweise Vertreter der sogenannten „Validation" pathologische Gründe als Erklärung der Demenz bei sehr alten Menschen. Naomi Feil, die Begründerin der validierenden Pflege, führt Demenzen auf nicht verarbeitete lebensgeschichtliche Ereignisse zurück.[175] Positiv im Hinblick auf Kitwoods Konzeption ist sein Versuch hervorzuheben, das Leben mit Demenz nicht allein defizitorientiert zu bewerten und den einzelnen an Demenz erkrankten Menschen wieder ins Zentrum der Wahrnehmung zu rücken. Zu Recht weist Kitwood darauf hin, dass die einzelnen erkrankten Menschen mit ihrer individuellen Persönlichkeit im biomedizinischen Paradigma weitgehend ausgeblendet werden.[176] Gegenüber den medizinischen Stadienmodellen, die sich an den Beeinträchtigungen und dem Verfall der Menschen orientieren, stellt das psychosoziale Paradigma die individuellen Fähigkeiten, Möglichkeiten und Wertvorstellungen in den Vordergrund.[177] Kitwoods Beobachtung zufolge tritt mit fortgeschrittener Demenz das einzelne Subjekt immer stärker hinter die Krankheit zurück und wird nur noch als Objekt wahrgenommen, so dass die Identität nach und nach zerstört wird. Demgegenüber fordert das psychosoziale Paradigma die zu Demenz führenden Erkrankungen primär als Formen der Behinderung zu verstehen. In welchem Grad ein Mensch dadurch beeinträchtigt wird, hängt nach Kitwood in entscheidendem Maße von der Qualität der Pflege ab.[178] Kitwood kritisiert in diesem Zusammenhang die unzureichende Auseinandersetzung mit geeigneten Pflegekonzepten für Menschen mit Demenz.[179]

174 Vgl. Kitwood 1987 – Explaning senile dementia; Kitwood 1990 – Understanding senile dementia.
175 Vgl. zur Methode der Validation Kapitel 3.3. Demenzparadigma der Validation.
176 Vgl. Kitwood 1994 – Discover the person.
177 Vgl. Kitwood 2008 – Demenz, 194.
178 Vgl. Kitwood 2008 – Demenz, 194.
179 Vgl. Kitwood 2008 – Demenz, 63.

Gegenüber dem als defizitär bewerteten biomedizinischen Denkmuster fordert Kitwood die Integration der Sozialpsychologie in das Demenzparadigma und damit verbunden die Entwicklung eines person-zentrierten Pflegekonzepts: „In einem optimalen Kontext von Pflege und Fürsorge wird jedes Fortschreiten der neurologischen Beeinträchtigung (NB), das bei einer nichtunterstützenden Sozialpsychologie potentiell extrem schädigend sein kann, durch positive Arbeit an der Person (PAP) kompensiert."[180] Insofern werden gegenüber dem biomedizinischen Paradigma nicht mehr Ärzte und Hirnforscher als die zentralen Personen in Bezug auf Demenz gewertet, sondern der Wissensschatz von Pflegepraktikerinnen und -praktikern.[181] Insgesamt basiert der Ansatz Kitwoods auf der These, dass eine individuelle und demenzgerechte Begleitung und Pflege das Personsein des Menschen erhalten kann und Menschen nicht zu Objekten degradiert werden. Im Hintergrund steht ein spezifisches Personverständnis.

3.2.2. Das psychosoziale Personverständnis

Das Hauptziel des psychosozialen Paradigmas besteht darin, die Person ins Zentrum zu stellen und auf dieser Grundlage eine person-zentrierte Begleitung von Menschen mit Demenz zu entwickeln. Dieser Ansatz wurde von pflegewissenschaftlicher sowie teilweise von theologisch-poimenischer Seite vielfach positiv rezipiert. Im theologischen Kontext ist hier vor allem die Arbeit von Andrea Fröchtling zu nennen, die sich bei der Konzeption verschiedener Seelsorgeentwürfe für Menschen mit Demenz stark an Kitwood orientiert.[182] Problematisch ist meines Erachtens hierbei, dass der bei Kitwood zugrunde liegende Personbegriff unzureichend reflektiert wird, so dass die Grenzen dieses Demenzkonzepts unerkannt bleiben und Widersprüche zu einer theologischen Anthropologie übergangen werden.[183] Somit werden bei Fröchtling die praktischen Konsequenzen des psychosozialen Demenzparadigmas übernommen, ohne sich kritisch mit den anthropologischen Hypothesen auseinanderzusetzen.

Kitwood versteht Personalität als intersubjektive Zuschreibung und gelangt zu folgender Definition von Personsein: „Es ist ein Stand oder Status, der dem einzelnen Menschen im Kontext von Beziehungen und

180 Kitwood 2008 – Demenz, 103.
181 Vgl. Kitwood 2008 – Demenz, 194.
182 Vgl. Fröchtling 2008 – „Und dann habe ich auch noch den Kopf verloren...".
183 Vgl. Kapitel 4. Demenz in anthropologischer Perspektive.

sozialem Sein von anderen verliehen wird."[184] Das bedeutet, dass Personsein ausschließlich ein zwischenmenschliches Zuschreibungsprodukt ist und folglich einem Menschen zu- oder aberkannt werden kann. Die unbedachte Folge ist, dass ein Mensch nicht immer eine Person sein muss. Kitwood meint, dass der Begriff „Personsein" hauptsächlich in drei Auslegungsformen vorkomme und benennt neben der Sozialpsychologie die Transzendenz und die Ethik. Während transzendente Auslegungen das Sein an sich als heilig erfassten, würden die ethischen Auslegungen der westlichen Philosophie davon ausgehen, dass jede Person einen absoluten Wert besitze und deshalb mit Respekt behandelt werden sollte. Die Problematik dieser ethischen Auslegung bestehe allerdings darin, dass die Person als separates Individuum und nicht als interdependentes Wesen verstanden werde. Der sozialpsychologische Personbegriff bleibt dagegen unpräzise. Unter Bezugnahme auf Sheldon Tobin sowie Peter Barham und Robert Hayward verbindet Tom Kitwood den Begriff „Person" flexibel mit Assoziationen wie Selbstachtung, den Platz eines Individuums in einer sozialen Gruppe, in der Wahrnehmung gegebener Rollen und Integrität, Kontinuität sowie Stabilität des Selbstwertgefühls.[185] Eindeutige Kriterien des Personseins benennt er nicht. Personalität werde dem Menschen durch soziale Beziehungen zugeschrieben und impliziert Anerkennung, Respekt und Vertrauen. Mit dieser Auffassung von Personalität liegt das Personsein ausschließlich im Bereich der menschlichen Verantwortung.

Kitwood liegt allerdings gerade daran, Menschen mit Demenz als Personen zu sehen und ihnen diesen Status nicht abzusprechen – deshalb kann seines Erachtens nur ein intersubjektives Personkonzept zutreffen: „Wenn wir Demenz verstehen wollen, ist es meiner Ansicht nach entscheidend, Personsein im Sinne von Beziehung zu sehen. Selbst bei sehr schwerer kognitiver Beeinträchtigung ist oft eine Ich-Du-Form der Begegnung und des In-Beziehung-Tretens möglich."[186] Ihm geht es darum, Menschen mit seelischer oder körperlicher Behinderung nicht zu entpersonalisieren. Kitwood argumentiert, dass gängige Kriterien von Personalität wie Bewusstsein, Rationalität, Macht zu Handeln, Moralität und

184 Kitwood 2008 – Demenz, 27.

185 Vgl. Kitwood 2008 – Demenz, 26. Vgl. dazu Tobin 1991 – Personhood in Advanced Old Age; Barham, Hayward 1995 – Relocating Madness.

186 Kitwood 2008 – Demenz, 32. Vgl. dazu außerdem Kitwood 1993 – The interpersonal process; Kitwood, Brendin 1992 – Towards a theory of dementia care.

Beziehungsfähigkeit Menschen den Personstatus entziehen können.[187] Diese Charakteristiken schließen bestimmte Menschen vom Personsein aus. Dagegen versucht Tom Kitwood Personalität mit Stephen Post und Martin Buber als Beziehungsgeschehen aufzufassen. Stephen Post vertritt in seiner Schrift „The Moral Challenge of Alzheimer's Disease" (2000) exemplarisch in Bezug auf Alzheimer erkrankte Menschen die These, dass Personsein verstanden werden soll als Fähigkeit, Gefühle und Emotionen zu haben und in Beziehungen zu leben.[188] Entgegen der Kriterien Rationalität und Autonomie wären seines Erachtens dann auch Menschen mit Demenz Personen. Post entwirft das Prinzip der moralischen Solidarität, nach dem die essenzielle Einheit aller Menschen unabhängig von ihren Unterschieden anerkannt wird. Neben Post bezieht sich Kitwood auf die Theorie des Personalismus von Martin Buber.

Die These vom Dialog als anthropologisches Prinzip entfaltet Buber in seiner Schrift „Ich und Du" (1923). Vor dem Hintergrund des Ersten Weltkriegs und der Frage, woher der Mensch Verlässlichkeit bekommt, antwortet Buber mit dem Personalismus und steht damit zwischen Individualismus und Kollektivismus. Martin Buber geht davon aus, dass das Sein durch die Grundworte Ich-Du und Ich-Es geprägt ist. Grundworte sind immer Wortpaare und sie beschreiben nicht nur Sachverhalte, sondern sie konstruieren sie, das heißt sie begründen die Wirklichkeit. Das Wort ist dabei nichts Anfängliches, sondern es hat nur in einer Beziehung Wirklichkeit. Während das Grundwort Ich-Du Gegenwart und Begegnung ausdrückt, verbindet sich das Grundwort Ich-Es mit Vergangenheit und Erfahrung: „Die Welt als Erfahrung gehört dem Grundwort Ich-Es zu. Das Grundwort Ich-Du stiftet die Welt der Beziehung."[189] Menschsein bedeutet in Relationen leben, das meint, der Mensch kann sich nur in Beziehungen zu anderen definieren. In Begegnung mit dem Du wird das Ich zum Ich. Von einer Ich-Du Beziehung ist immer eine transparente Beziehung zu Gott möglich, demnach ist Gott nicht für sich erfahrbar, sondern nur in Beziehung.[190] Kitwood greift auf Bubers Behauptung zu-

187 Kitwood bezieht sich dabei auf Anthony Quinton, reduziert jedoch seine Personalitätskriterien im Kern auf die Kennzeichen Autonomie und Rationalität. Vgl. Quinton 1973 – The Nature of Things.

188 Vgl. Post 2000 – The Moral Challenge of Alzheimer Disease.

189 Buber 2004 – Ich und Du, 6.

190 Vgl. Buber 2004 – Ich und Du, 7: „In jeder Sphäre, durch jedes uns gegenwärtig Werdende blicken wir an den Saum des ewigen Du hin, aus jedem vernehmen wir ein Wehen von ihm, in jedem Du reden wir das Ewige an, in jeder Sphäre nach ihrer Weise."

rück, dass die Beziehung grundlegend ist; eine Person zu sein, bedeutet, mit dem Du angesprochen zu werden.[191] Er nimmt Bubers These auf, dass alles wirkliche Leben Begegnung ist. „Die Beziehung zum Du ist unmittelbar. [...] Zwischen Ich und Du steht kein Zweck, keine Gier und keine Vorwegnahme [...]. Nur wo alles Mittel zerfallen ist, geschieht die Begegnung."[192] Daraus leitet Kitwood für den zwischenmenschlichen Umgang Eigenschaften wie Offenheit, Zärtlichkeit und Präsenz ab.[193] Bubers Personalismus führt seiner Ansicht nach zur transzendentalen Interpretation von Beziehungen, aus der sich der Wert jedes Menschen ableitet. Kitwood zufolge kann Demenz nur verstanden werden, wenn Personsein im Sinne von Beziehung erfasst wird: „Selbst bei sehr schwerer kognitiver Beeinträchtigung ist oft eine Ich-Du-Form der Begegnung und des In-Beziehung-Tretens möglich. Es gibt indessen einen sehr dunklen Punkt, der in Bezug auf die aktuelle medizinische Praxis zu berücksichtigen ist. Es ist der, dass bei einem Mann oder einer Frau mit der größten Genauigkeit eine Diagnose gestellt, dass er bzw. sie mit höchster Gründlichkeit einem Assessment unterzogen, mit einem hochdetaillierten Pflegeplan versorgt werden und einen Platz in angenehmster Umgebung erhalten kann – ohne dass es jemals zu einer Ich-Du-Beziehung gekommen ist."[194]

Die besondere Relevanz liegt hier durchaus in der positiven Neubewertung der Personalität von demenzerkrankten Menschen und der Abkehr vom defizitorientierten Menschenbild des biomedizinischen Demenzparadigmas. Problematisch bleibt beim psychosozialen Paradigma, dass Personsein als ein intersubjektives Zuschreibungsprodukt beschrieben wird, das der menschlichen Verantwortung unterliegt. Person ist der Mensch ausschließlich in seiner Bezogenheit auf andere Personen. Die Konsequenz daraus ist jedoch, dass der sozialen Gemeinschaft von Personen eine konstitutive Bedeutung zukommt. Die Identität und Personalität eines Menschen bleibt erhalten, wenn andere an ihr festhalten. Dagegen wird in dieser Arbeit die These vertreten, dass jeder Mensch unabhängig von seinem körperlichen oder geistigen Zustand und auch abgesehen davon, ob ihm der Personzustand von Anderen zuerkannt wird, immer auch eine Person ist.[195]

---

191 Vgl. Kitwood 2008 – Demenz, 29 f.
192 Buber 2004 – Ich und Du, 12.
193 Vgl. Kitwood 2008 – Demenz, 30.
194 Kitwood 2008 – Demenz, 32.
195 Vgl. Kapitel 4.4. Der Mensch als Ebenbild Gottes – Wilfried Härles schöpfungstheologisch begründete Anthropologie.

Kitwood zielt mit seinem psychosozialen Paradigma auf einen neuen Umgang mit Menschen mit Demenz und versucht durch eine positive, konstruktive Arbeit ihr Personsein zu erhalten und zu bewahren. Er wendet sich mit seinem Personverständnis dagegen, Menschen mit schwerer körperlicher oder geistiger Behinderung zu entpersonalisieren. In Bezug auf Demenzerkrankungen wird in Kitwoods Konzeption dagegen die These vertreten, dass Demenz an sich noch keinen Verlust der Persönlichkeit nach sich zieht. Es ist demnach die Aufgabe von Menschen ohne Demenz, den Personstatus von Menschen mit Demenz zu erhalten. Damit hängt die Personalität von demenzkranken Menschen von einer positiven Sicht auf Demenz ab und der Selbstverantwortung von nicht demenzkranken Menschen; sie bleibt folglich ungesichert. Nach Kitwoods und Bubers Personverständnis können Menschen anderen Menschen den Personstatus entziehen, wenn diesen Beziehungen verweigert werden. Eine größtmögliche Gewissheit in Bezug auf einen sicheren Personstatus kann es meines Erachtens nur geben, wenn Personalität neben der notwendigen intersubjektiven Zuschreibung auch auf eine dritte, nicht menschliche, sondern transzendente Größe bezogen wird. Wichtig ist, dass Gott die Zwischenbestimmung der personalen Zuschreibung zwischen Menschen bleibt. In Bezug auf das psychosoziale Paradigma muss hierbei allerdings berücksichtigt werden, dass dieser Einwand über Kitwoods Intention hinausgeht. Es ist nicht das Ziel des psychosozialen Paradigmas, Menschen mit Demenz an sich den Personstatus zu garantieren, vielmehr sind Personsein und ein bestimmter zwischenmenschlicher Umgang unmittelbar miteinander verbunden.

3.2.3. Das person-zentrierte Pflegekonzept

Dem psychosozialen Ansatz zufolge kann eine konstruktive und positive Arbeit mit Menschen mit Demenz ihr Personsein erhalten. Tom Kitwood entwickelte das Konzept einer person-zentrierten Pflege, die den Menschen mit Demenz und sein unmittelbares Familiensystem in den Mittelpunkt der Betrachtung rückt. Ihm ging es vorrangig darum, Menschen mit Demenz vermehrt als Subjekt wahrzunehmen und nicht zum Objekt der Pflege und Forschung zu machen. 1992 gründete Kitwood die Bradford Dementia Group mit der Leitidee, Mitmenschen so zu behandeln, wie man selbst behandelt werden möchte. Seinen person-zentrierten Ansatz entwickelt Kitwood in kritischer Auseinandersetzung mit dem einseitig medizinisch ausgerichteten Standardparadigma und den negativen Folgen für die Pflege. Kitwood ist der Überzeugung, dass die Biographie eines Menschen mit Demenz, das heißt seine emotionale und soziale Vergangenheit, den Umgang zu ihm bestimmen sollte und nicht ausschließlich neurologische Ursachen zur Erklärung der Veränderungen Geltung haben sollten. In jüngerer Zeit erscheint dieser Ansatz teilweise evident, da längst seitens der Medizin eine Reflexion in Richtung auf einen würdevollen und individuellen Umgang mit Menschen mit Demenz wahrzunehmen ist. Dennoch besteht auch gegenwärtig noch eine Diskrepanz zwischen dem theoretisch anerkannten individuellen Wert von demenzkranken Frauen und Männern und der Art und Weise, wie ihnen faktisch begegnet wird. Die Missachtung des Personseins bezeichnet Kitwood mit dem Begriff „maligne, bösartige Sozialpsychologie“: „Das starke Wort ‚maligne‘ bedeutet etwas sehr Verletzendes und für ein pflegerisches Umfeld, das das Personsein tief schädigt und möglicherweise sogar das körperliche Wohlbefinden untergräbt, Typisches. […] Der Begriff ‚maligne‘ impliziert jedoch keine üblen Absichten seitens der Betreuenden; das meiste ihrer Arbeit wird auf freundliche Art und in guter Absicht getan. Die Malignität ist Teil ihres kulturellen Erbes.“[196]

Abbildung 7. Demenzinvolutionsspirale nach Kitwood

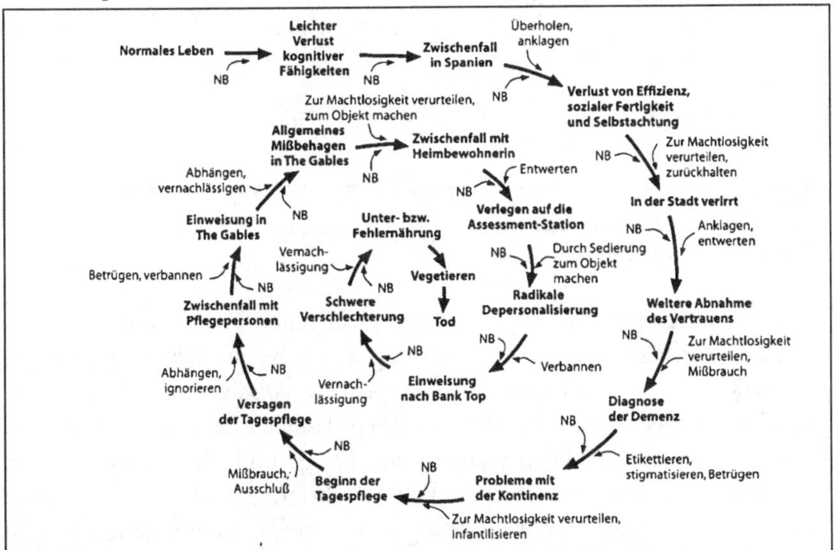

Abbildung 4-3: «Involutionsspirale» am Beispiel des Falls von Margaret (NB = neurologische Beeinträchtigung)

[Quelle: Kitwood 2008 – Demenz, 83.]

196 Kitwood 2008 – Demenz, 75.

Kitwoods Ansatz versucht deshalb die neuropathologischen und sozialpsychologischen Ursachen für das Entstehen der Demenz zusammenzuführen, wobei er die unmittelbare Ursache von Demenz in einem Mangel jenes gut funktionierenden Schaltkreisgefüges sieht, mittels dessen eine Person die jeweiligen Ereignisse in ihrem Leben verarbeitet.[197] Eine maligne bösartige, sozialpsychologische Umgebung könnte Kitwood zufolge den dialektischen Demenzprozess beschleunigen. Diesen klassischen dialektischen Prozess beschreibt er als „Involutionsspirale“, bei der das Personsein eines Menschen mit Demenz einerseits durch neurologische Beeinträchtigungen, andererseits durch einen entwürdigenden Umgang nach und nach untergraben wird.

Abbildung 8. Dialektischer Prozess einer person-zentrierten Pflege nach Kitwood

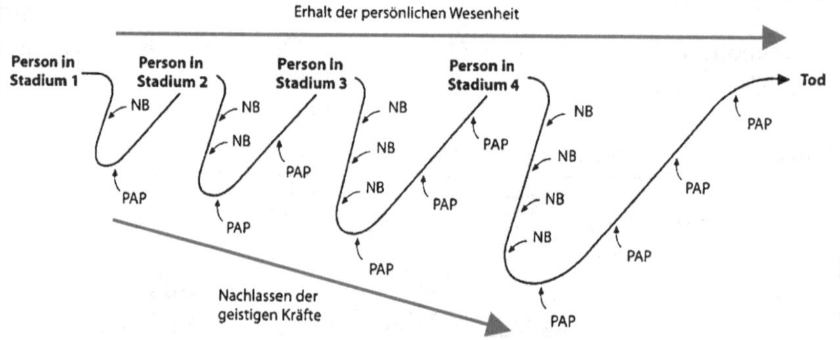

Abbildung 5-2: Dialektischer Prozeß einer person-zentrierten Pflege (NB = neurologische Beeinträchtigung; PAP = positive Arbeit an der Person)

[Quelle: Kitwood 2008 – Demenz, 104.]

Kitwood entwirft dagegen einen dialektischen Prozess einer personzentrierten Pflege, bei der die neurologischen Beeinträchtigungen eines demenzkranken Menschen durch eine positive Arbeit an der Person ausgeglichen werden, so dass die Persönlichkeit des Menschen erhalten werden kann: „In einem optimalen Kontext von Pflege und Fürsorge wird jedes Fortschreiten der neurologischen Beeinträchtigung (NB), das bei einer nichtunterstützenden Sozialpsychologie potentiell extrem schädigend sein kann, durch positive Arbeit an der Person (PAP) kompensiert.“[198] Kitwoods Schema zeigt, dass die positive Arbeit an der Person umso um-

197 Vgl. Kitwood 2008 – Demenz, 79.

198 Kitwood 2008 – Demenz, 103. Vgl. auch Kitwood, Brendin 1992 – Person to Person.

fangreicher sein muss, desto höher der Grad an neurologischer Beeinträchtigung ist, da seiner Theorie zufolge jede Interaktion, die die Person stärkt, auch neurochemische Begleiterscheinungen und Konsequenzen hat, wenn es sich auch um einen idealisierten Prozess handelt, der nicht in Vollkommenheit realisiert werden kann.

Die positive Auswirkung auf die Begleitung und Pflege von Menschen mit Demenz ist bei diesem Ansatz offensichtlich. Bewertet man diese These jedoch im Hinblick auf das zugrunde gelegte Menschenbild, bleibt die positive Bewertung von Interaktionsmechanismen sowie das Personverständnis kritisch zu hinterfragen. Wenn auch die positive Wirkung einer person-zentrierten Pflege auf die Lebensqualität von Menschen mit Demenz erwiesen ist, überschätzt Kitwood meines Erachtens die Reichweite dieses Ansatzes und negiert den progressiven Charakter von Demenzerkrankungen. Eine individuelle Begleitung wird die Persönlichkeit eines Menschen nicht vollständig erhalten können; dieses Ideal überfordert meiner Einschätzung nach sowohl die Begleiterinnen und Pfleger als auch die demenzerkrankten Menschen selbst. Zu den Demenzsymptomen zählt in einem späten Stadium auch der Rückgang von Kommunikation, Interaktion und körperlicher Aktivität. Hier muss unterschieden werden zwischen einer negativen Passivität, zu der ein Mensch durch Ausgrenzung und unzureichende seelsorgerliche, therapeutische und pflegerische Begleitung verurteilt ist, und einer positiven Passivität, durch die sich ein Mensch mit fortschreitender Demenz aus seiner sozialen Umwelt zurückzieht. Die entscheidende Schwierigkeit liegt meines Erachtens in der hohen Gewichtung von äußeren Faktoren auf den Demenzprozess gegenüber pathologischen Ursachen. Unzureichende Betrachtung findet in Kitwoods Verständnis von Menschen mit Demenz als Behinderte die Tatsache, dass der Demenzprozess auch bei guter Pflege weiter voranschreitet und eine Krankheit ist, die zum Tode führt, wogegen bei Menschen mit Behinderungen die Behinderung meist nicht zunimmt.

Der zweite Aspekt betrifft die Identität und Personalität von Menschen mit Demenz. Sie bleiben nach Kitwoods Theorie nur intakt, weil andere an ihr festhalten. Darüber hinaus vergleicht Kitwood, wenn auch nur am Rande und zurückhaltender als das Konzept der Validation von Naomi Feil, den Demenzprozess als Umkehr der frühkindlichen Entwicklung. Dieser Bewertung von Demenz als Retrogenese menschlicher Entwicklung widerspreche ich aus Sicht einer christlichen Anthropologie grundlegend.[199]

Der person-zentrierte Ansatz und das zugrunde liegende Menschenbild gehört wie die Methode der Validation nach Feil in die Familie der Humanistischen Psychologie, die von Carl R. Rogers begründet wurde. Das humanistische Menschenbild geht davon aus, dass der Hilfesuchende alles, was zu seiner Heilung notwendig ist, in sich trägt und nur dabei unterstützt werden muss, aus sich selbst Möglichkeiten der Problembewältigung hervorzubringen. Der Mensch befindet sich grundlegend in einem dialektischen Prozess zwischen autonomer Existenz und seinem relationalen, auf seine Mitmenschen bezogenes Sein. Im Gegensatz zu Carl R. Rogers bezieht sich Kitwood jedoch stärker auf die interpersonale Begegnung als Basis für die menschliche Personalität. Der zentrale Ansatz zum Verständnis des Personseins liegt seiner Auffassung nach in der Begegnung von Ich und Du. Kitwoods psychosoziales Paradigma mit dem Konzept einer person-zentrierten Pflege greift auch in der praktischen Gestaltung auf den klientenzentrierten Ansatz Carl R. Rogers zurück. Für die gelungene Beziehung zwischen Pflegendem und erkranktem Menschen, beziehungsweise bei Rogers Therapeuten und Klienten, sind Roger zufolge insbesondere folgende drei Grundhaltungen entscheidend: „1. die Echtheit oder Kongruenz des Therapeuten; 2. das vollständige und bedingungsfreie Akzeptieren des Klienten seitens des Therapeuten und 3. ein sensibles und präzises einfühlendes Verstehen des Klienten seitens des Therapeuten."[200] Daneben geht es darum, Gefühle der Klientin situativ zu verstehen, sie wahrzunehmen und sich in sie einzufühlen und nicht nur konkrete pflegerische Handlungen an ihr durchzuführen, sondern das Wohlbefinden des Menschen zu steigern.[201] Die person-zentrierte Pflege orientiert sich an den Bedürfnissen von Menschen mit Demenz. Dabei geht Kitwood davon aus, dass Menschen mit Demenz unabhängig von ganz individuellen Bedürfnissen fünf Grundbedürfnisse haben, ohne die ein Mensch nicht als Person existieren könnte. Diese sind Trost, primäre Bindungen, Einbeziehung, Beschäftigung und Identität, wobei die Sehnsucht nach Liebe alle anderen Bedürfnisse in sich vereint.[202] Ziel der person-orientierten Pflege ist es, durch ver-

199 Vgl. Kapitel 4.5.1. Der Mensch als fragmentarisches Subjekt.
200 Rogers 1977 – Therapeut und Klient, 19 f.
201 Vgl. Kitwood 2008 – Demenz, 232.
202 Vgl. Kitwood 2008 – Demenz, 121 ff.

schiedene Arten von Interaktion das Personsein eines an Demenz erkrankten Menschen zu stärken, indem sie ein positives Gefühl verstärkt, eine Fähigkeit festigt oder jemandem seelische Unterstützung widmet.[203] Dafür ist es wichtig, die individuelle Persönlichkeit eines Menschen, seine Interessen, Vorlieben, Fähigkeiten sowie Glaubens- und Wertvorstellungen kennenzulernen. Kitwood stellt in seinem Konzept zwölf verschiedene Arten von positiver Interaktion vor.

Tabelle 6. Positive Interaktionsformen in der Demenzpflege nach Kitwood

Pflegerisch ausgerichtete Interaktionsformen	Psychotherapeutisch ausgerichtete Interaktionsformen	Interaktionen, bei denen Menschen mit Demenz die Führungsrolle übernehmen
Anerkennen (recognition) Der Mensch mit Demenz wird durch anerkennendes verbales und nonverbales Verhalten als einzigartige Person gewürdigt.	**Validation (validation)** Die Gefühle und Emotionen einer Person werden anerkannt und ihnen wird auf einer empathischen emotionalen Ebene begegnet.	**Schöpferisch sein (creation)** Dabei bietet ein Mensch mit Demenz in einem sozialen Setting spontan etwas von seinen Fähigkeiten an zum Beispiel Singen oder Tanzen.
Verhandeln (negotiation) Die einzelnen alltäglichen Angelegenheiten werden mit dem Menschen mit Demenz verhandelt und nach seinen Bedürfnissen und Vorlieben gestaltet.	**Halten (holding)** Es wird ein sicherer psychologischer Raum geboten, so dass ein Trauma oder ein Konflikt nach außen gebracht werden kann.	**Geben (giving)** Die Person spürt eine bestimmte Stimmung und zeigt Zuneigung, Besorgnis oder Dankbarkeit oder bietet Hilfe an.
Zusammenarbeiten (collaboration) Es geht um einen Prozess, an dem die Fähigkeiten einer Person beteiligt sind.	**Erleichtern (facilitation)** Die Aufgabe des Erleichterns besteht darin, eine Interaktion in Gang zu bringen, indem die Teile der Handlung übernommen werden, die die Person nicht mehr von sich aus durchführen kann.	

203 Vgl. Kitwood 2008 – Demenz, 133.

Tabelle 6. Positive Interaktionsformen in der Demenzpflege nach Kitwood *(Fortsetzung)*

Pflegerisch ausgerichtete Interaktionsformen	Psychotherapeutisch ausgerichtete Interaktionsformen	Interaktionen, bei denen Menschen mit Demenz die Führungsrolle übernehmen
Spielen (play) Spielen ist eine Übung in Spontanität und Selbstausdruck, die ihren Wert in sich selbst hat.		
Timalation (timalation) Timalation meint sensorische oder sinnbezogene Interaktionsformen wie zum Beispiel eine Aromatherapie.		
Feiern (celebration) Beim Feiern verschwinden die gewöhnlichen Grenzen des Ich und die Trennung zwischen Betreutem und Betreuendem werden überwunden.		
Entspannen (relaxation) Entspannen ist diejenige Interaktion mit dem geringsten Tempo und niedrigsten Intensitätsgrad.		

[Quelle: Die folgende Tabelle ist aus Kitwoods Beschreibung möglicher Interaktionsformen zusammengestellt. Vgl. Kitwood 2008 – Demenz, 134–137.]

Zielgruppe des person-zentrierten Ansatzes sind keine Ärzte und Hirnforscherinnen, sondern in der Pflege tätige Personen, da sie nach Kitwoods Auffassung in Bezug auf Demenz über das zuverlässigste, am besten begründete und relevanteste Wissen verfügen.[204] Der Ansatz der person-zentrierten Pflege hat in der angelsächsischen Demenzbetreuung sowie durch zahlreiche Übersetzungen auch im deutschsprachigen Bereich eine große Resonanz gefunden.[205] Um die Pflegequalität zu evaluieren, hat Kitwood zusammen mit Kathleen Bredin das sogenannte „Dementia Care Mapping" konzipiert, das auf dem person-zentrierten Umgang mit Menschen mit Demenz basiert.[206] Dieses Verfahren versucht das Wohlbefinden von Menschen einzuschätzen, bei denen Zufriedenheitsbefragungen nur bedingt möglich sind. Dementia Care Mapping versucht den Pflegeprozess werteorientiert zu betrachten, um dadurch individuelle Begleitungs- und Förderungsmöglichkeiten für Menschen mit Demenz zu gestalten. Insgesamt bezweckt das psychosoziale Paradigma und der daraus entwickelte person-zentrierte Ansatz, die subjektive Welt des demenzerkrankten Menschen wahrzunehmen und sein Personsein zu erhalten.

3.3. Demenzparadigma der Validation

Validation ist eine Methode, um desorientierte, sehr alte Menschen zu verstehen und mit ihnen zu kommunizieren. Der Begriff „Validation", abgeleitet vom lateinischen Wort „valere" = wert sein, bedeutet Wertschätzung und ist von Naomi Feil urheberrechtlich geschützt. Die Ausbildung in Validation ist über autorisierte Institute geregelt. Das Konzept der Validation nach Feil („Validation", „The Feil Method") versteht sich als Kommunikationsform und Therapie im Umgang mit sehr alten desorientierten Menschen. Dieser Ansatz bemüht sich um einen wertschätzenden Zugang, der die Gefühle und die Lebenswelt der Betroffenen akzeptiert und annimmt. Die Gerontologin und Sozialarbeiterin Naomi Feil (geboren 1932) hat das Konzept der Validation in Anlehnung an die klientenzentrierte Psychotherapie nach Carl R. Rogers und vor dem Hintergrund ihrer eigenen praktischen Arbeit mit hochbetagten Bewohnern und Bewohnerinnen von Pflegeheimen entwickelt. Ab 1990 hat die Methode

204 Vgl. Kitwood 2008 – Demenz, 194.

205 Vgl. z.B. Brooker 2007 – Person-centred dementia care; May, Edwards 2009 – Enriched care planning for people with dementia; Müller-Hergl 1998 – De-mens und Re-mens; Müller-Hergl 2005 – Positive Personenarbeit und DCM.

206 Vgl. Kitwood (Hg.) 1997 – Evaluating Dementia Care; Kitwood, Brendin 1992 – A new approach to the evaluation of dementia care; Innes 2003 – Dementia care mapping; Bradford Dementia Group 2008 – Pflege von Menschen mit Demenz evaluieren.

über die USA hinaus auch in Europa eine große Verbreitung gefunden, so dass Validation in der Demenzbetreuung mittlerweile ein anerkanntes und vielfach angewendetes Konzept ist. Weitgehend unreflektiert sind bei der Übernahme in gegenwärtige Pflegekonzepte die theoretischen Grundannahmen der Validation geblieben. Im Gegensatz zum biomedizinischen Paradigma vertritt Naomi Feil die These, dass das Verhalten von Menschen mit Demenz nicht eindeutig auf organische Ursachen zurückzuführen ist, sondern dass sich diese Menschen unbewusst in die Vergangenheit zurückziehen, um unerledigte Probleme zu lösen. Insofern stellt Validation nicht nur eine Methode im Umgang mit Menschen mit Demenz dar, sondern auch ein eigenes Demenzparadigma. Als Weiterentwicklung der Validation nach Feil versteht sich die Integrative Validation nach Nicole Richard. Im Gegensatz zur ursprünglichen Konzeption erkennt dieser methodische Zugang dagegen Demenz als pathologische Krankheit an und definiert sich entgegen Feil nicht als Therapie zur Bewältigung ungelöster Lebensaufgaben, sondern ausschließlich als wertschätzende Kommunikations- und Umgangsform in der Dementenbetreuung.[207] In diesem Kapitel werden zunächst in Kapitel 3.3.1. die Grundprinzipien der Validation und das zugrunde liegende Demenzverständnis erörtert und kritisch reflektiert, danach wird in Kapitel 3.3.2. das Stadienmodell der validierenden Pflege dargestellt, um in Kapitel 3.3.3. die Anwendung und Umsetzung der verschiedenen Validationstechniken abzubilden.

3.3.1. Feils Grundprinzipien der Validation

Validation hat das Ziel, wertschätzend mit desorientierten Menschen umzugehen, ihre Gefühle und ihre Lebenswelt zu akzeptieren und anzunehmen. „Jemanden zu validieren bedeutet, seine Gefühle anzuerkennen, ihm zu sagen, dass seine Gefühle wahr sind. Das Ablehnen von Gefühlen verunsichert den anderen. In der Methode der Validation verwendet man Einfühlungsvermögen, um in die innere Erlebniswelt der alten, desorientierten Person vorzudringen."[208] Naomi Feil selbst beschreibt Validation als eine Kombination aus einer grundlegenden empathischen Haltung, einer Entwicklungstheorie für unglücklich orientierte und desorientierte alte Menschen, die versucht ihr Verhalten zu verstehen, und einer speziellen Methode, durch die diesen Menschen dabei Hilfestellung geleistet wird,

207 Vgl. u. a. Richard 2001 – Wertschätzende Begegnungen; Richard 2008 – Demenz.
208 Feil, de Klerk-Rubin 2005 – Validation, 15.

ihre Würde wiederzugewinnen. Feil bezieht sich bei ihren Validationsprinzipien auf verschiedene Annahmen der humanistischen, behavioristischen und analytischen Psychologie. Im Zentrum stehen einzelne Aussagen von Freud, Jung, Erikson, Zuckerman, Schettler, Boyd, Verwoerdt, Wells, Rogers und Piaget. Jedoch werden die einzelnen Ansätze weder in ihrem Kontext dargestellt noch kritisch reflektiert, so dass die Auswahl insgesamt beliebig erscheint, zumal in den genannten Ansätzen deutliche Unterschiede hinsichtlich des Menschenbildes und der Beschreibung von Krankheit bestehen. Insgesamt liegt Feils Konzeption kein einheitliches Menschenbild zugrunde.[209] Feil leitet aus den theoretischen Grundannahmen konkrete praktische Ausführungen ab und benennt folgende Validationsprinzipien:[210]

- Die Klienten sollten so, wie sie sind, akzeptiert werden.
- Alle Menschen sind wertvoll, auch die mangelhaft orientierten und desorientierten Menschen.
- Es gibt immer einen Grund für das Verhalten von desorientierten, sehr alten Menschen.
- Sehr alte, mangelhaft orientierte und desorientierte Menschen befinden sich in dem letzten Stadium des Aufarbeitens und versuchen, unerledigte Lebensaufgaben, Krisen und andere Angelegenheiten im letzten Stadium ihres Lebens zu lösen.
- Wenn das Kurzzeitgedächtnis versagt, versuchen ältere Erwachsene ihr Leben wieder ins Gleichgewicht zu bringen, indem sie auf frühere Erinnerungen zurückgreifen.
- Wenn das Augenlicht nachlässt, benutzen die Klienten das „innere Auge“, um zu sehen. Wenn das Gehör nachlässt, lauschen sie den Klängen der Vergangenheit.
- Wenn die gegenwärtige Realität zu schmerzlich wird, überleben manche Klienten, indem sie Erinnerungen aus der Vergangenheit heraufbeschwören und sich darin zurückziehen.
- Schmerzhafte Gefühle, die ausgedrückt und durch einen vertrauenswürdigen Zuhörer anerkannt und validiert werden, werden schwächer. Ignorierte und geleugnete schmerzliche Gefühle werden stärker.
- Mit Einfühlungsvermögen zuzuhören, baut Vertrauen auf, vermindert Ängste und gibt den Klienten ihre Würde zurück.

---

209 Vgl. Meyer 2008 – Philosophische Grundlagen in Konzepten zur Begleitung demenziell erkrankter Menschen, 71–75.

210 Die Auflistung folgt Feil, de Klerk-Rubin 2005 – Validation, 17 f.

- Menschen leben – zum Teil auch gleichzeitig – auf mehreren Ebenen des Bewusstseins.
- Momentane Gefühle können Erinnerungen an Gefühle aus der Vergangenheit hervorrufen.

Im Gegensatz zum biomedizinischen Paradigma geht Naomi Feil davon aus, dass das Verhalten von Menschen mit Demenz nicht eindeutig auf pathologische Ursachen zurückzuführen ist.[211] Demenz und Desorientierung werden dagegen in Relation zu physischen, psychischen und sozialen Verlusten im hohen Alter gesetzt sowie zu der Unfähigkeit, diese zu bewältigen.[212] Die medizinischen Krankheitsbilder der verschiedenen Demenzformen reichen ihres Erachtens zur Erklärung der Desorientierung nicht aus. Dagegen liegt der Validation nach Feil die These zugrunde, dass der Zustand des Gehirns nicht einzige Ursache für das Verhalten alter Menschen sein könne. Feil unterscheidet allerdings zwischen Menschen mit einer früh einsetzenden Alzheimer-Demenz und dem desorientierten Verhalten hochaltriger Menschen.[213] Grundannahme ist, dass die Desorientiertheit im hohen Alter nicht auf eine organische Ursache zurückzuführen ist, sondern dass sich diese Menschen unbewusst in die Vergangenheit zurückziehen: „Verwirrte, alte Menschen versuchen, unerledigte Probleme zu bewältigen, damit sie in Frieden sterben können. Sie befinden sich im Stadium der Aufarbeitung."[214] Eine misslungene Bewältigung lebensgeschichtlicher Ereignisse in den von Erik H. Erikson benannten einzelnen Entwicklungsphasen dient als Begründung für Demenzerkrankungen. Diejenigen, die an einer spät einsetzenden Demenz leiden, werden in der Validation als desorientierte, sehr alte Menschen bezeichnet. Festzuhalten bleibt, dass diese Theorie empirisch nicht bewiesen ist. Kritisch gegenüber der Validation äußert sich unter anderem auch Hans Gutzmann: „Die explizite Diagnoseblindheit und der von Feil formulierte Gedanke, dass es sich bei Demenzen nicht in erster Linie um organische Erkrankungen, sondern um Reaktionen des Individuums

---

211 Vgl. zur medizinischen Demenzdefinition Kapitel 3.1. Biomedizinisches Demenzparadigma.

212 Vgl. Feil, de Klerk-Rubin 2005 – Validation, 40 f.

213 Vgl. Feil, de Klerk-Rubin 2005 – Validation, 45–47. Im Gegensatz zu diesem Grundlagenwerk der Validation, indem sich Feil ausschließlich auf desorientierte, sehr alte Menschen bezieht, weist ihr zweites, vorrangig praxisorientiertes Werk auch ein Kapitel für die Anwendung von Validation für Personen auf, die an einer früh einsetzenden Alzheimer-Erkrankung leiden. Vgl. Feil 2004 – Validation in Anwendung und Beispielen, 109–115.

214 Feil, de Klerk-Rubin 2005 – Validation, 48.

handle, mit Konflikten aus früheren Lebensphasen fertig zu werden, macht allerdings ebenso vorsichtig wie das Bedienen unterschiedlicher Altersstereotype."[215]

Validation bezieht sich prinzipiell nur auf Menschen, bei denen die Desorientierung keine unmittelbare Folge einer körperlichen Erkrankung ist. Allerdings hat nach meiner Beobachtung diese Differenz bei der breiten Umsetzung der Methode der Validation in den gegenwärtigen pflegewissenschaftlichen Konzepten unzureichende Beachtung gefunden, so dass Validation für jede Erscheinung von Desorientiertheit, ob pathologisch begründet oder nicht, Anwendung findet. Hier zeigt sich die Problematik des Demenzparadigmas der Validation, dass in der Praxis nicht eindeutig zwischen pathologisch begründeter Demenz und einer Demenz ohne physische Ursachen unterschieden werden kann, so dass diese Differenzierung generell fragwürdig erscheint.[216] Diese Problematik fand erst in der Weiterentwicklung der Methode der Validation Berücksichtigung. Die sogenannte „Integrative Validation" nach Nicole Richard erkennt im Gegensatz zur Validation nach Feil an, dass dem desorientierten Verhalten alter Menschen pathologische Ursachen zugrunde liegen. Demnach verfolgt die Integrative Validation allein das Ziel, die Gefühle von Menschen mit Demenz anzuerkennen und ihre Lebenssituation durch eine wertschätzende Kommunikation und Begleitung zu verbessern, jedoch keine therapeutische Intervention zur Integration ungelöster Lebensaufgaben zu leisten.[217] Die psychoanalytischen und entwicklungspsychologisch geprägten Grundannahmen der Validation teilt Richard nicht.

Die Validation nach Naomi Feil zieht zur Demenzbegründung einerseits die Theorie der menschlichen Bedürfnisse Abraham Maslows heran, andererseits Erik H. Eriksons Hypothese der Lebensstadien und Aufgaben. Abraham Maslow entwickelte eine fünfstufige Pyramide der Bedürfnisse mit einer hierarchischen Anordnung, nach der die physiologischen Bedürfnisse wie beispielsweise Hunger und Durst zuerst befriedigt

215 Gutzmann 1998 – Nichtmedikamentöse Behandlung, 18.

216 Innerhalb des biomedizinischen Demenzdiskurses wurde die Differenzierung zwischen seniler und präseniler Demenz insbesondere in den 1970er Jahren durch Bernhard Tomilinson; Garry Blessed et al. aufgehoben. Vgl. Tomlinson, Blessed et al. 1979 – Observations on the brains. Vgl. Kapitel 2.1. Demenz in historischer Perspektive; Kapitel 3.1.1. Definition des Demenzsyndroms; 3.1.2. Demenzformen.

217 Vgl. zur Integrativen Validation u. a. Richard 2006 – Das Puzzle des Lebens; Richard 1994 – Validation; Richard 2001 – Wertschätzende Begegnungen; Richard 2008 – Demenz.

werden müssen, zweitens das Bedürfnis nach Sicherheit, und erst wenn diese menschlichen Grundanliegen Erfüllung finden, melden sich drittens soziale Bedürfnisse und viertens Individualbedürfnisse. An letzter Stelle steht das Bedürfnis nach Selbstverwirklichung.[218] Feil vertritt unter Bezugnahme auf Maslows Theorie die These, dass die Handlungen mangelhaft orientierter und desorientierter Menschen durch ein bestimmtes Bedürfnis motiviert sind und behauptet: „Es gibt einen Grund für das Verhalten der verwirrten, alten Menschen. Fast jede Art von Verhalten kann einem der oben genannten Bedürfnisse zugeschrieben werden."[219] Das Grundprinzip der Validation basiert auf der Erweiterung und Anwendung der von Maslow aufgestellten Pyramide der menschlichen Bedürfnisse auf Menschen mit Demenz.

Tabelle 7. Maslows Bedürfnispyramide und ihre Anwendung auf desorientierte Menschen nach Feil

Die Bedürfnisse	**Angewendet auf ältere, desorientierte Menschen**
Bedürfnis nach Selbstverwirklichung: das eigene Potential vollständig realisieren	Aufarbeitung unerledigter Angelegenheiten, um in Frieden sterben zu können
Ästhetische Bedürfnisse: Symmetrie, Ordnung, Schönheit	Bedürfnis, das Gleichgewicht wieder herzustellen, wenn Augenlicht, Gehör, Beweglichkeit und Gedächtnis nachlassen
Kognitive Bedürfnisse: verstehen und entdecken	Bedürfnis, der unerträglichen Realität einen Sinn abzugewinnen: einen Platz zu finden, der angenehm ist und an dem Beziehungen vertraut sind
Bedürfnis nach Wertschätzung: Zustimmung und Anerkennung erreichen	Bedürfnis nach Anerkennung, Status, Identität und Selbstwert. Bedürfnis, angehört und respektiert zu werden
Bedürfnis nach Zugehörigkeit und Liebe: mit anderen verbunden zu sein	Bedürfnis, geliebt zu werden und dazu zu gehören: Bedürfnis nach menschlicher Nähe
Sicherheitsbedürfnis: sich sicher und geborgen fühlen	Bedürfnis, sich sicher und geborgen zu fühlen statt sich unbeweglich und eingeschränkt zu fühlen

218 Vgl. Maslow 1943 – A Theory of Human Motivation; Maslow 2008 – Motivation und Persönlichkeit. Später hat Maslow seinen Ansatz um das Bedürfnis der Transzendenz als oberste Stufe erweitert, verstanden als Suche nach einer Dimension, die das individuelle Selbst überschreitet.

219 Feil, de Klerk-Rubin 2005 – Validation, 19.

Tabelle 7. Maslows Bedürfnispyramide und ihre Anwendung auf desorientierte Menschen nach Feil *(Fortsetzung)*

Die Bedürfnisse	**Angewendet auf ältere, desorientierte Menschen**
Physiologische Bedürfnisse: Hunger, Durst usw.	Bedürfnis nach Stimulation der Sinne: visuell, akustisch, geruchlich, geschmacklich, des Tastsinns sowie sexuelle Ausdrucksmöglichkeiten

[Quelle: Die Tabelle ist entnommen aus Feil, de Klerk-Rubin 2005 – Validation, 20.]

Die Validation geht davon aus, dass sich eine desorientierte Person verstanden und akzeptiert fühlt, wenn das Bedürfnis verstanden wird, das einem bestimmten Verhalten zugrunde liegt. Kritisch anzufragen ist in diesem Zusammenhang die lineare Beschreibung von Bedürfnissen, nach der erst das Bedürfnis auf der niederen Stufe erfüllt sein muss, bevor das Bedürfnis der nächsten Stufe auftritt. Nicht beachtet bleibt die Möglichkeit, dass sich höhere Bedürfnisse auch einstellen können, wenn die Grundbedürfnisse eines Menschen nicht dauerhaft befriedigt sind. Bei Maslows Pyramide handelt es sich primär um ein Motivationsmodell, das nicht vorrangig die Korrelation von Handlungen und Bedürfnissen begründen will, so dass Feils Übertragung auf das Verhalten desorientierter Menschen diskutierbar ist. In Auseinandersetzung mit dem biomedizinischen Paradigma ist es fraglich, ob das Verhalten von demenzkranken Menschen ausschließlich mit der Erfüllung von bestimmten Bedürfnissen zu erklären ist und nicht auch mit organischen Ursachen.[220]

Neben Abraham H. Maslows Theorie der menschlichen Bedürfnisse bezieht sich die Validation nach Naomi Feil auf Erik H. Eriksons Stufenmodell der psychosozialen Entwicklung. Erikson nimmt an, dass sich die menschliche Entwicklung in acht Phasen gliedert, in denen der Mensch seine Ich-Identität entwickelt. Jede Entwicklungsstufe ist durch eine entwicklungsspezifische Krise geprägt, deren Lösung entscheidend für die weitere individuelle Entwicklung ist.[221] In Anlehnung daran vertritt Naomi Feil die These, dass sich desorientierte Menschen emotional oft auf ein vergangenenes lebensgeschichtliches Ereignis zurückziehen, um bisher nicht integrierte Brüche und Spannungen zu bewältigen sowie unerledigte Aufgaben bestimmter Lebensphasen zu erledigen: „Jedes Lebensalter hat

220 Vgl. Kapitel 3.1.1. Definition des Demenzsyndroms.
221 Vgl. Erikson 1998 – Identität und Lebenszyklus; Erikson 2002 – Der vollständige Lebenszyklus.

seine ganz bestimmte Aufgabe. Wenn wir sie ignorieren, verschafft sie sich später einen zweiten Eintritt. Wir bekommen eine zweite und dritte Chance, unsere Lebensaufgaben zu erfüllen."[222] Das bedeutet, dass Demenz auf eine nicht integere lebensgeschichtliche Entwicklung zurückgeführt wird, denn die Ursache von Desorientiertheit im hohen Alter liegt nach Auffassung Naomi Feils in der mangelnden Integrität im Alter. Damit wird allerdings der Demenz alter Menschen ein Zweck unterstellt – Menschen werden dement, um bisher ungelöste Lebensaufgaben und -probleme zu bearbeiten.

Tabelle 8. Eriksons Lebensstadien und die Anwendung auf das Verhalten desorientierter, alter Menschen nach Naomi Feil

Stadium	**Psychosoziale Krise**	**Verhalten der verwirrten, alten Menschen**
Säuglingsalter	Grundlegendes Vertrauen oder Misstrauen *Hoffnung*	Beschuldigen andere. Sind ohne Hoffnung und hilflos.
Frühkindliches Alter	Autonomie oder Scham, Zweifel *Wille*	Brave Mädchen und Jungen sagen nicht „nein". Angst, etwas zu riskieren und die Kontrolle zu verlieren. Selbstzweifel.
Spielalter	Initiative oder Schuldgefühle *Ziel*	Angst, Neues zu probieren. Depressionen, Schuldgefühle, weinen die ganze Zeit. Märtyrer.
Schulalter	Eifer oder Minderwertigkeitsgefühle *Kompetenz*	Beschuldigen. „Ich tauge nichts." Depressionen.
Jugendalter	Identität oder Zweifel an der Identität *Treue*	Ausleben sexueller Gefühle. „Unter meinem Bett liegt ein Mann." Ich bin so, wie du mich möchtest. Ein anderes Selbst, verwenden einen anderen Namen.
Junges Erwachsenenalter	Intimität oder Isoliertheit *Liebe*	Rückzug ins Ich. Isolation von den anderen. Abhängigkeit.
Erwachsene	Generativität oder Stagnation *Sorge*	Festhalten an alten, abgelegten sozialen Rollen. Sagen anderen, was und wie sie etwas tun müssen. „Möchten immer arbeiten", nützlich sein. Verleugnen Altersverluste.

222 Feil, de Klerk-Rubin 2005 – Validation, 29.

Tabelle 8. Eriksons Lebensstadien und die Anwendung auf das Verhalten desorientierter, alter Menschen nach Naomi Feil *(Fortsetzung)*

Stadium	**Psychosoziale Krise**	**Verhalten der verwirrten, alten Menschen**
Alter	Integrität oder Verzweiflung, Ekel *Weisheit*	Niedergeschlagenheit, Abscheu vor der Welt. Beschuldigt andere oder sich selbst für die eigenen Fehler. „Ich tauge nichts."
Hohes Alter	Aufarbeitung oder vegetieren *In Frieden sterben*	Mangelhafte Orientierung. Zeitverwirrtheit. Sich wiederholende Bewegungen. Vegetieren.

[Quelle: Die Tabelle ist entnommen aus Feil, de Klerk-Rubin 2005 – Validation, 22 f.30. In der Veröffentlichung von 1993 nimmt Feil gegenüber der hier benannten acht beziehungsweise neun Stadien zunächst nur sechs Stadien an und entwickelt darüber hinaus ein weiteres siebtes Stadium. Vgl. Feil 1993 – Ausbruch in die Menschenwürde, 131.]

Grundsätzlich folgt das Demenzparadigma der Validation Eriksons Modell der menschlichen Lebensstadien, nach der die Aufgabe alter Menschen darin besteht, ein Resümee ihres Lebens zu ziehen und den individuellen Lebenszyklus zu akzeptieren. In der Validation nach Feil wird darüber hinaus das hohe Alter als eigenes Stadium mit einer selbstständigen Aufgabe angenommen. „Ich möchte sie die Aufgabe jenseits der Integrität nennen, die des Aufarbeitens statt zu vegetieren. Sehr alte Menschen, die mit ihren tiefen, ungelösten Gefühlen aus früheren Stadien festsitzen, kehren oft in die Vergangenheit zurück, um diese Gefühle zu lösen. […] Das ist kein bewusster Rückzug in die Vergangenheit, wie in Eriksons Stadium des hohen Alters. Es ist ein zutiefst menschliches Bedürfnis: in Frieden zu sterben."[223] In diesem Zusammenhang stellt sich meines Erachtens die Frage, inwiefern das mit Erikson geforderte Ideal der Ich-Identität zum normativen Leitbild einer erreichbaren integeren Identität wird. Sofern Feils Konzeption in Anlehnung an Eriksons Ich-psychologisch begründete Identitätstheorie mit der Möglichkeit einer vollständigen Identitätsbildung rechnet, wird Demenz als Folge nicht gelungener Ich-Identität bewertet.[224] Naomi Feil vertritt dementsprechend die

223 Feil, de Klerk-Rubin 2005 – Validation, 30 f.

224 Vgl. Feil, de Klerk-Rubin 2005 – Validation, 29: „Das ganze Leben mühen wir uns ab […]. Selten ist eine Lebensaufgabe gänzlich abgeschlossen, bevor sich die nächste stellt. Wir müssen immer zurückgehen und das verlorene Stroh aufheben. Die ungelöste Aufgabe plagt und verfolgt uns bis ins hohe Alter. Wenn wir ihre Existenz weiterhin leugnen, sie uns nicht eingestehen, wartet die Aufgabe so lange, bis unsere Kontrolle

These, dass Personen, die im hohen Alter über Integrität verfügen, niemals in die Phase des Vegetierens gelangen.[225] Unbeachtet bleibt bei diesem Ansatz das Problem der Schuld und Verantwortung, das unmittelbar mit dem Demenzverständnis korreliert. Wenn Demenz keine Krankheit mit einer pathologischen Ursache ist, die jeden treffen kann, ist ein Mensch für seine Demenz selbst verantwortlich, sofern er in seinen Lebensstadien keine vollständige Integrität ausgebildet hat. Dieses Demenzparadigma weist insgesamt eine Sicht auf den Menschen auf, nach der es sowohl möglich als auch notwendig ist, eine integere Ich-Identität zu erlangen.

3.3.2. Phasen der Aufarbeitung

Die Validation nach Naomi Feil unterscheidet das letzte Lebensstadium hochaltriger, desorientierter Menschen in wiederum vier verschiedene Phasen, in denen sich ein Mensch zunehmend aus der Realität zurückzieht. Die Einteilung der Phasen erfolgt aufgrund physischer und psychischer Charakteristika. Feil geht davon aus, dass eine desorientierte Person auch innerhalb kürzerer Zeitabschnitte zwischen den Phasen wechseln kann, wenn sie sich auch in der meisten Zeit in derselben Phase befindet.

Tabelle 9. Übersicht über die vier Phasen im Stadium der Aufarbeitung nach Naomi Feil

Phase I	*Mangelhafte / unglückliche Orientierung – teilweise orientiert, aber unglücklich* *Physiologische Charakteristika* • Klarer Blick • Angespannte Muskeln • Weinerliche, jammernde oder schroffe Stimme *Psychologische Charakteristika* • Festhalten an gesellschaftlich vorgeschriebenen Rollen • Verwenden von Symbolen und Objekten der Gegenwart, um frühere Empfindungen auszulösen • Gefühle werden geleugnet, im Vordergrund stehen Verstand und rationales Denken • Berührung und Blickkontakt werden oft zurückgewiesen • Räumliche und zeitliche Orientierung sind vorhanden

nachlässt.“ Vgl. zur Auseinandersetzung mit Eriksons Ideal der Ich-Integrität Kapitel 4.5. Der Mensch als Fragment – Henning Luthers christologisch orientiertes Subjektverständnis.

225 Vgl. Feil, de Klerk-Rubin 2005 – Validation, 31.

Phase II *Zeitverwirrtheit – Verlust der kognitiven Fähigkeiten und der Orientierung in der Zeit (Uhrzeit)*

Physiologische Charakteristika

- Klarer Blick, aber verschlechtertes Sehvermögen – oft zielloses Starren in die Ferne
- Entspannte Muskeln
- Langsames Sprechen
- Langsame und schlurfende Bewegungen im Raum, als würde sich derjenige fragen: Wohin muss ich?

Psychologische Charakteristika

- Verschlechterung des rationalen Denkens
- Zeitverwirrtheit – die Zeit ist nach Gefühl geregelt
- Vermischung von Gegenwart und Vergangenheit – aufgrund eines berührenden Gefühls zieht sich der Mensch in die eigene Vergangenheit zurück
- Reaktion auf fürsorgliche Berührungen und Blickkontakt
- Singen meist gerne

Phase III *Sich wiederholende Bewegungen – sie ersetzen die Sprache*

Physiologische Charakteristika

- Augen sind häufig geschlossen oder nicht zielgerichtet
- Entspannte Muskeln
- Sprache wird unverständlich
- Unbewusste, wiederholende und rhythmische Bewegungen – Finger und Hände trommeln, schlagen oder gehen auf und zu
- Häufiges Weinen
- Kurze Konzentrationsspannen

Psychologische Charakteristika

- Häufiger Rückzug in Bewegungen und vorsprachliche Klänge; manche Menschen transportieren sich mit Körperbewegungen (zum Beispiel wiegen) in die Vergangenheit
- Zunehmender Verlust des Selbstwertgefühls und des Körperbewusstseins im Raum
- Bedürfnis zu sprechen verschwindet
- Energie und Lust zum Tanzen und Singen ist oft vorhanden

Phase IV *Vegetieren – totaler Rückzug nach innen*

Physiologische Charakteristika

- Augen sind geschlossen oder der Blick ist leer und ungerichtet
- Schlaffe Muskeln
- Kaum wahrnehmbare Bewegungen

Psychologische Charakteristika
- Völliger Rückzug von der Außenwelt
- Minimaler eigener Antrieb
- Kein Körperbewusstsein
- Gefühle werden kaum gezeigt
- Nahe Angehörige werden nicht erkannt

[Quelle: Vgl. Feil, de Klerk-Rubin 2005 – Validation, 67–76.][a]
[a] Vgl. zu anderen Demenzphasenmodellen Kapitel 2.4. Demenz in pflegerischer Perspektive; Kapitel 3.1.5. Demenzphasen.

Feil vertritt in ihrem Ansatz die These, dass eine gelungene durchgeführte Validation, den Übertritt eines Menschen in die nächst höhere Phase vermeiden könne. Das heißt, dass die Phasen nicht wie beim biomedizinischen Stadienmodell aufgrund der fortschreitenden Krankheit unausweichlich aufeinander folgen müssen. Ein Mensch kann nach Feil mittels Validation durchaus bis zu seinem Tod in Phase I bleiben oder temporär zwischen den Phasen wechseln. Auffällig hierbei ist meines Erachtens, dass die Aufstellung eines eigenen Stadienmodells mit der Abfolge von Phasen, der Beschreibung von Symptomen und eine daraus abgeleitete Therapie Ähnlichkeiten mit dem biomedizinischen Paradigma aufweist. Dabei bleiben die anthropologischen Erkenntnisse Feils im Stadienmodell weitgehend unbeachtet, so dass das Menschenbild hier vorrangig medizinisch-defizitorientiert ausgerichtet ist.

3.3.3. Validationstechniken

Validation versteht sich als Kommunikationsform und Therapie, um mit sehr alten, desorientierten Menschen in Verbindung zu treten. Die Technik der Validation kann sowohl individuell als auch in Gruppen angewendet werden. Jemanden zu validieren meint, seine Gefühle als wahr anzuerkennen mit dem Ziel, durch eine empathische Grundhaltung die Würde des Menschen wiederherzustellen und unerledigte Lebensaufgaben zu bewältigen: „Einfühlungsvermögen – ‚in den Schuhen des anderen gehen' – schafft Vertrauen. Vertrauen schafft Sicherheit, Sicherheit schafft Stärke – Stärke stellt das Selbstwertgefühl wieder her, Selbstwertgefühl verringert Stress. Validationsanwender haben die Signale des älteren Menschen aufzufangen und in Worte zu kleiden. So validieren sie ihn und geben ihm seine Würde zurück."[226] Die Begleiterinnen und Begleiter, Feil bezeichnet sie als Validationsanwender, haben die Aufgabe, dem alten desorientierten Menschen dabei zu helfen, seine letzte Lebensaufgabe zu erfüllen, darunter versteht Feil letztlich, in Frieden sterben zu können. Das umfasst auch die Tatsache, dass der Mensch sich aus der schmerzhaften Gegenwart des Nichtgebrauchtwerdens zurückzieht, Angenehmes aus der Vergangenheit wiedererlebt, Langeweile durch Stimulierung sinnlicher Erinnerungen lindert und unbewältigte Konflikte durch Gefühlsäußerungen löst.[227] Die Validation versteht sich hauptsächlich als eine bestimmte Haltung, die den Rückzug eines alten, desorientierten Menschen in die Vergangenheit als normalen Bestandteil des Alters akzeptiert. Validation verlangt von den jeweiligen Begleiterinnen und Begleitern:

- Selbstwahrnehmungsfähigkeit
- aktives Zuhören
- Kenntnisse der Biographie des Menschen
- Empathievermögen, das heißt sich in die Situation der desorientierten Person hineinzuversetzen und seine Gefühle in Worte fassen zu können.

Die Wertvorstellungen und handlungsleitenden Aufforderungen konzipiert Feil aus der klientenzentrierten Gesprächspsychotherapie nach Carl R. Rogers. Grundelemente im Umgang mit desorientierten, alten Menschen sind Empathie, Wertschätzung und Echtheit.[228] Die Validationsanwenderin entwickelt einen Zugang zu den Gefühlen der desorientierten Person und spiegelt sie, ohne zu deuten. Wenn verbale Kommunikation nicht mehr möglich ist, kann sie durch nonverbale Kommunikation ersetzt werden, deren Deutung sich auf Erkenntnisse des Neurolinguistischen Programmierens (NLP) bezieht. Grundsätzlich kann die Methode der Validation von jeder Person erlernt werden, die Menschen mit Demenz

---

226 Feil, de Klerk-Rubin 2005 – Validation, 15.

227 Vgl. Feil, de Klerk-Rubin 2005 – Validation, 49.

228 Vgl. Feil, de Klerk-Rubin 2005 – Validation, 49: „VA [Validierungsanwender] urteilen nicht, sie akzeptieren und achten die Weisheit der alten Menschen. Sie laufen niemals voraus, um ihnen die Realität aufzuzwingen, sie laufen auch nicht herablassend hinterdrein und geben vor, mit ihnen einer Meinung zu sein; ihrer eigenen Realität sicher, können sie neben ihnen hergehen. Ein VA ist immer ehrlich: desorientierte, sehr alte Menschen erkennen Verstellungen. […] Auf der Ebene des Unterbewusstseins kennt der sehr alte Mensch die Wahrheit […]." Vgl. zur Auseinandersetzung mit Carl R. Rogers für den poimenischen Kontext Kapitel 6.1.2.2. Formen und Ausdrucksmöglichkeiten der biographieorientierten Seelsorge.

begleitet, wie beispielsweise Krankenpfleger, Sozialarbeiterinnen, Familienmitglieder oder Altenpflegerinnen. Diese Aussage ist jedoch widersprüchlich, insofern Feil von den Validationsanwendern unter anderem fordert, dass sie nach Eriksons Verständnis Erwachsenen-Intimität und Identität besitzen, ihre Gefühle kontrollieren können und sich von der elterlichen Autorität abgelöst haben, das heißt über eine ausdifferenzierte personale Selbstreflexion verfügen. Konkretisiert werden diese Kriterien durch die Bezeichnung von Validationsanwenderinnen als „Übermenschen".[229]

Die Basis der einzelnen Validationstechniken ist eine von Akzeptanz geprägte Haltung. Feil entwickelte verschiedene Methoden, die jeweils für verschiedene Stadien der Aufarbeitungsphase geeignet sind. Einige Techniken können in allen Phasen durchgeführt werden, während andere für bestimmte Stadien konzipiert sind. Individuelle Validationssitzungen haben meist eine kurze Zeitspanne und umfassen teilweise nur wenige Minuten. Die Validation nach Feil setzt sich aus insgesamt vierzehn Techniken zusammen:[230]

- **Technik 1: Zentrieren**
  Voraussetzung für eine empathische Begegnung ist, die eigenen Gefühle für die Zeit der Begegnung beiseite zu lassen.
- **Technik 2: Verwenden Sie eindeutige, nichtwertende Wörter, um Vertrauen herzustellen**
  Menschen, die gerade ihr Leben aufarbeiten, wollen ihre eigenen Gefühle nicht verstehen und sie ziehen sich zurück, wenn sie mit ihren Gefühlen konfrontiert werden. Im Gegensatz zu Ursachenfragen (warum) sollten dagegen Tatsachenfragen (wer, was, wo, wann, wie) gestellt werden.
- **Technik 3: Wiederholen**
  Wiederholen bedeutet, dass die Validationsanwenderin sinngemäß das Gesagte wiedergibt und dabei möglichst dieselben Schlüsselwörter und eine ähnliche Sprachmelodie verwendet.
- **Technik 4: Extreme einsetzen**
  Die Aussage eines Klienten wird in ihrem Inhalt übersteigert wiedergegeben mit dem Ziel, dass sie dadurch ihre Gefühle intensiver ausdrücken kann.

229 Vgl. Feil, de Klerk-Rubin 2005 – Validation, 51.

230 Vgl. zur ausführlichen Darstellungen der Techniken Feil 2004 – Validation in Anwendung und Beispielen, 49–62.

- **Technik 5: Sich das Gegenteil vorstellen**
Befinden sich Validationsanwenderin und Klientin in einer von Vertrauen geprägten Beziehung, führt diese Methode oftmals dazu, dass sich die Klientin an eine bereits bekannte Lösung des Problems erinnert.
- **Technik 6: Erinnern**
Ähnlich wie bei der letztgenannten Methode ist das Ziel des Erinnerns, bereits bewährte Methoden zur Lösung eines Problems einzusetzen, da es alten, desorientierten Menschen meist schwer fällt, einen neuen Problemlösungsansatz zu finden.
- **Technik 7: Ehrlichen, engen Augenkontakt halten**
Sehr alte Menschen im Stadium der Zeitverwirrtheit und der sich wiederholenden Bewegungen fühlen sich geliebt und sicher, wenn ihnen ein Validationsanwender durch engen, aufrichtigen Augenkontakt Anteilnahme vermittelt.
- **Technik 8: „Mehrdeutigkeit“: Setzen Sie unbestimmte Fürwörter ein, die mehrere Lösungen zulassen**
Menschen im Stadium der Zeitverwirrtheit verwenden teilweise Wörter, die für andere keinen Sinn ergeben. Dennoch kann Kommunikation gelingen, wenn die Antwort ein mehrdeutiges Verständnis zulässt.
- **Technik 9: Klar, sanft und liebevoll sprechen**
Wichtig für eine gelungene Kommunikation ist, die eigene Stimme den Emotionen des Klienten anzupassen. Eine klare, liebevolle und sanfte Stimme führt oft dazu, Erinnerungen an eine geliebte Person herbeizuführen und reduziert Stress, allerdings ist sie nicht sinnvoll, wenn ein desorientierter Mensch andere starke Gefühle wie beispielsweise Wut ausdrückt.
- **Technik 10: Beobachten und dann die Bewegungen und Gefühle der Person spiegeln**
Diese Technik ermöglicht Begleiterinnen, die Gefühlswelt der anderen Person zu betreten und dadurch eine nonverbale Beziehung aufzubauen. Besonders Personen in Stadium I oder II teilen ihre Gefühle meist offen mit. Werden ihre Körperhaltung und ihre Gefühle aufgenommen, kann das helfen, Vertrauen aufzubauen.
- **Technik 11: Verbinden Sie das Verhalten mit jenem menschlichen Grundbedürfnis, das nicht erfüllt wird**
Im Zentrum dieser Technik steht das grundlegende menschliche Bedürfnis, geliebt und umsorgt zu werden, tätig und nützlich zu sein und

ihre Gefühle jemandem mitzuteilen, der sie mit Anteilnahme aufnimmt.

- **Technik 12: Das bevorzugte Sinnesorgan erkennen und benutzen**
  Kennt und kommuniziert eine Pflegeperson über das bevorzugte Sinnesorgan eines Menschen, bemüht sie sich, die Sprache dieser Person zu sprechen und kann dadurch meist leichter Vertrauen aufbauen.
- **Technik 13: Berühren**
  Respektvolle und erwünschte Berührungen gehen insbesondere auf das Bedürfnis von zeitverwirrten Menschen ein, die Gegenwart eines anderen Menschen spüren zu wollen. Sie unterscheiden nicht mehr zwischen lang bekannten und unbekannten Personen, so dass auch eine validierende Pflegeperson für sie zu einem geliebten Menschen aus der Vergangenheit werden kann.
- **Technik 14: Musik einsetzen**
  Selbst wenn die Fähigkeit zu sprechen abnimmt, erinnern sich desorientierte Menschen oftmals an bekannte und früh erlernte Melodien, so dass es möglich ist, über Musik mit ihnen zu kommunizieren.

Diese Validationstechniken sind mit ihren eindeutigen Handlungsausrichtungen stark normativ ausgerichtet, das heißt, dass die Technik gerade nicht nebensächlich ist, wie Feil im theoretischen Teil anfangs konstatierte.[231] Die geforderte Orientierung am Individuum und eine empathische Grundhaltung kann meines Erachtens bei der direktiv methodischen Orientierung nicht in ausreichendem Maße umgesetzt werden. Allerdings ist festzuhalten, dass vielen Pflegekräften diese Technik eine konkrete Hilfestellung bei der Begleitung demenzkranker Menschen gibt. In der Praxis hat die Validation einen empathischen und subjektorientierten Umgang gefördert. Neben aller Kritik auf der Theorieebene müssen auch diese positiven Auswirkungen auf die Praxis festgehalten werden.

Neben der Anwendung individueller Validation schlägt Feil die Arbeit in Validationsgruppen vor. Besonders Menschen in Phase II und III, die nicht mehr das Konzentrationsvermögen für Einzelgespräche haben, können in einer Gruppe von einer geborgenen und vertrauten Atmosphäre profitieren.[232] Die Ziele einer Validationsgruppe bestehen darin Interaktionen anzuregen, Gefühle wie Glück und Wohlbefinden zu vermitteln, die

231 Vgl. Feil, de Klerk-Rubin 2005 – Validation, 48.

232 Vgl. zur genauen Durchführung von Gruppenvalidation Feil, de Klerk-Rubin 2005 – Validation, 102–118; Feil 2004 – Validation in Anwendung und Beispielen, 217–244.

Teilnehmer zu motivieren, soziale Rollen anzunehmen, soziale Kontrollen zu entwickeln und das Verbalverhalten zu fördern.

Andrea Fröchtling geht davon aus, dass eine validierende Grundhaltung auch in der Seelsorge einen Zugang zu Menschen mit Demenz öffnen kann.[233] In Bezug auf die verschiedenen Kommunikationstechniken ist dem durchaus zuzustimmen, allerdings meiner Meinung nach nicht im Hinblick auf das zugrunde liegende Demenzparadigma. Positiv ist festzuhalten, dass Seelsorge und Validation einen ähnlichen Hintergrund haben, indem sie Gefühle von demenzkranken Menschen anerkennen und ihnen Wahrhaftigkeit zusprechen, ohne ihr Verhalten korrigieren zu wollen.[234] Auf der anderen Seite erkennt eine validierende Grundhaltung den Menschen gerade nicht in seinem Fragmentsein an, sondern zielt auf die als prinzipiell erreichbar gedachte Ich-Identität des Menschen und unterstützt ihn dabei, eine integere Person zu werden. Aufgrund des differierenden Demenzparadigmas möchte ich im Blick auf die Seelsorge gerade nicht von einer validierenden Grundhaltung sprechen. Defizitär ist meines Erachtens beim Paradigma des validierenden Ansatzes einerseits, dass Demenz zu einer normalen Erscheinung des Alters degradiert wird und damit demenzkranken Menschen ihr Krankheitsstatus abgesprochen wird, andererseits die hier mindestens implizit vorhandene Vorstellung, dass menschliches Leben letztendlich auf Integrität angelegt ist. Vor einem christlich-theologischem Hintergrund ist dieser anthropologischen Grundlegung entschieden zu widersprechen.[235]

3.4. Zusammenfassung

Dieses Kapitel hat sich mit den gegenwärtig existierenden Demenzparadigmen auseinandergesetzt. Dabei wurde von drei grundlegenden Sichtweisen auf Demenz ausgegangen, denen ein eigenständiges Konzept von Gesundheit und Krankheit, spezifische entwicklungstheoretische Grundannahmen und anthropologische Überzeugungen und daran anknüpfend charakteristische Konsequenzen für die Praxis zugrunde liegen. Dazu

233 Vgl. Fröchtling 2008 – „Und dann habe ich auch noch den Kopf verloren…", 316.
234 Vgl. Kapitel 6. Poimenische Konsequenzen.
235 Vgl. zu dieser Kritik Kapitel 4.5. Der Mensch als Fragment – Henning Luthers christologisch orientiertes Subjektverständnis; Kapitel 5.1.2. Perspektive der Fragmentarität. Hier wird in Anlehnung an Henning Luther die These vertreten, dass menschliches Leben bis zuletzt fragmentarisch ist.

zählen das biomedizinische Paradigma, das psychosoziale Paradigma und das Paradigma der Validation.

Als im gegenwärtigen öffentlichen Demenzdiskurs dominantes Paradigma gilt die biomedizinische Demenzdeutung, die in Kapitel 3.1. dargestellt wurde. Mit dem Beginn des demographischen Wandels in den 1970er Jahren traten Demenzerkrankungen verstärkt in den Fokus medizinischer Betrachtung. Demenzen fanden Aufnahme in die internationalen medizinischen Klassifikationsschemata (gegenwärtig ICD-10 und DSM-IV) und besitzen seitdem den Status einer Krankheit. Unter dem demenziellen Syndrom wird hier ein Krankheitsbild verstanden, dem verschiedene medizinische Ursachen zugrunde liegen können. Die Schwierigkeit dieses im öffentlich-gesellschaftlichen Diskurs vorherrschenden Demenzparadigmas liegt darin, dass das für den medizinischen Bereich durchaus angebrachte Demenzparadigma unreflektiert auf den außerklinischen Bereich übertragen wurde und wird. Das dem biomedizinischen Paradigma methodisch bedingt zugrunde liegende reduktionistische Menschenbild erscheint im öffentlichen Kontext vielfach als ein Bruch mit den gesellschaftlich akzeptierten Personkonzeptionen.

Initiiert durch den britischen Psychiater Tom Kitwood ist das biomedizinische Demenzparadigma zunehmend in die Kritik geraten, wie in Kapitel 3.2. aufgezeigt wurde. Als Gegenmodell konzipierte er ein psychosoziales Paradigma, das Demenzerkrankungen neben neuropathologischen Veränderungen auch auf soziale und psychische Umstände zurückführt. Kitwood entwickelte vor diesem Hintergrund die These von einem dialektischen Prozess des Demenzverlaufs, bei dem die neurologischen Beeinträchtigungen durch eine person-zentrierte Pflege ausgeglichen werden können, so dass die persönliche Wesenheit erhalten werden könne. Kritisiert wurde diesbezüglich Kitwoods Verständnis von Personalität als ein ausschließliches intersubjektives Zuschreibungsprodukt, weil der Personstatus von Menschen mit Demenz demzufolge uneingeschränkt der menschlichen Verantwortung unterliegt und letztlich ungesichert ist.

Auch pflegewissenschaftliche Demenzansätze, wie das in Kapitel 3.3. analysierte Konzept der Validation nach Feil, wenden sich vermehrt vom biomedizinischen Paradigma ab. Noch über Kitwood hinausgehend wird hier die These vertreten, dass der Desorientiertheit im Alter eine misslungene Bewältigung individueller lebensgeschichtlicher Ereignisse zugrunde liegt und keine organische Krankheit. Insgesamt grenzt sich Feil zwar vom biomedizinischen Demenzkonzept ab und entwickelt demgegenüber einen empathiebasierten Pflege- und Kommunikationsansatz, bleibt allerdings grundsätzlich an einer reduktionistischen Anthropologie orientiert, insofern Demenzen als Konsequenz einer nicht gelungenen Ich-Identität bewertet werden.

Die folgende Tabelle bietet einen vergleichenden Überblick über die in diesem Kapitel untersuchten drei gegenwärtig existierenden Demenzparadigmen:

Tabelle 10. Vergleichende Darstellung der gegenwärtigen Demenzparadigmen

Biomedizinisches Paradigma	**Psychosoziales Paradigma**	**Paradigma der Validation**
	KRANKHEITSVERSTÄNDNIS	
Demenz hat eine neuropathologische Ursache und ist keine natürliche oder zwangsläufige Erscheinung des Alters. Demenzen gelten aus medizinischer Sicht als Krankheiten. Unter einem dementiellen Syndrom ist ein Erscheinungsbild zu verstehen, das durch eine Reihe verschiedener demenzieller Erkrankungen verursacht werden kann. Das Demenzsyndrom äußert sich als degenerativer hirnorganischer Abbauprozess.	Demenz ist nicht ausschließlich Ursache neuropathologischer Veränderungen des Gehirns, sondern auch sozialer und psychischer Bedingungen. Die emotionale und soziale Biographie des Menschen sowie das Verhalten der Mitmenschen haben einen Einfluss auf die Entstehung von Demenzen. Demenz wird entgegen der medizinischen Definition als Krankheit primär als eine Form der Behinderung bewertet. Zu welchem Grad ein Mensch dadurch beeinträchtigt wird, hängt in entscheidendem Maße von der Qualität der Pflege ab.	Demenz und Desorientierung im sehr hohen Alter werden nicht auf pathologische Ursachen zurückgeführt, sondern auf physische, psychische und soziale Verluste im hohen Alter und die Unfähigkeit, sie zu bewältigen. Die Demenz ist keine genuin medizinische Krankheit. Eine misslungene Bewältigung lebensgeschichtlicher Ereignisse in den einzelnen von Erikson benannten Entwicklungsphasen und unerledigte Probleme dienen als Begründung für Demenzerkrankungen.
	DEMENZVERLAUF	
Demenz ist bis heute unheilbar und führt unausweichlich zum Tod. Grundsätzlich ist noch nicht geklärt, ob die demenziellen Veränderungen selbst als	Der Verlauf der Demenz ist individuell verschieden. Es wird kein Phasenmodell angenommen, sondern ein an zwischenmenschliche Interaktionen gekoppeltes	Die Validation unterscheidet den Demenzverlauf in vier verschiedene Phasen, mittels derer sich ein Mensch zunehmend aus der Realität zurückzieht.

Tabelle 10. Vergleichende Darstellung der gegenwärtigen Demenzparadigmen *(Fortsetzung)*

Biomedizinisches Paradigma	**Psychosoziales Paradigma**	**Paradigma der Validation**
Todesursache zu bewerten sind oder allein die begleitenden Erkrankungen. Das biomedizinische Paradigma unterscheidet grundsätzlich zwischen leichter, mittlerer und schwerer Demenz. Teilweise liegt auch eine Einteilung in vier, fünf oder sieben Stadien zugrunde. Generell wird der Grad einer Demenz nach dem Ausmaß der Gedächtnisverminderung oder der anderen kognitiven Defizite ermittelt.	Modell. Mittels personzentrierter Pflege kann das Fortschreiten der neurologischen Beeinträchtigung kompensiert werden.	Die Einteilung der Phasen erfolgt aufgrund physischer und psychischer Charakteristika. Feil geht davon aus, dass eine desorientierte Person auch innerhalb kürzerer Zeitabschnitte zwischen den Phasen wechseln kann, wenn sie sich auch in der meisten Zeit in derselben Phase befindet.
	MENSCHENBILD	
Dem biomedizinischen Demenzparadigma liegt methodisch bedingt ein reduziertes Menschenbild zugrunde. Im Mittelpunkt des biomedizinischen Demenzparadigmas steht die Krankheit und nicht die Person. Die Folge ist die Gefahr einer Entpersonalisierung von Menschen mit Demenz. Die medizinischen Klassifikationsschemata sind zudem immer auch mit einer Komplexitätsreduktion verbunden. Eine auf eine eindeutige Diagnose	Im psychosozialen Paradigma erfolgt eine Abkehr vom defizitorientierten Menschenbild des biomedizinischen Demenzparadigmas. Die einzelnen erkrankten Menschen mit ihrer individuellen Persönlichkeit, ihren unterschiedlichsten Fähigkeiten, Möglichkeiten und Wertvorstellungen werden beim psychosozialen Paradigma in den Vordergrund gestellt. Im Zentrum steht die Person in ihrer individuellen Ganzheit.	Das Menschenbild ist grundsätzlich durch einen empathischen und wertschätzenden Zugang zum Individuum geprägt. Dennoch weist das Paradigma der Validation insofern ein reduktionistisches Menschenbild auf, als Demenzen als Konsequenz einer nicht gelungenen Ich-Identität bewertet werden. Menschen mit Demenz verfügen über eine mangelnde Integrität im Alter. In Anlehnung an Eriksons Ich-psychologisch

Tabelle 10. Vergleichende Darstellung der gegenwärtigen Demenzparadigmen *(Fortsetzung)*

Biomedizinisches Paradigma	**Psychosoziales Paradigma**	**Paradigma der Validation**
ausgerichtete Klassifikation reduziert das Phänomen Demenz auf den medizinischen Fokus und vernachlässigt andere wesentliche Aspekte der Demenz.	Demenz impliziert keinen Verlust der Personalität. Kitwood versteht Personalität als intersubjektive Zuschreibung: Sie wird dem Menschen durch soziale Beziehungen zugeschrieben und impliziert Anerkennung, Respekt und Vertrauen. Die Konsequenz ist, dass der Personstatus von Menschen mit Demenz der menschlichen Verantwortung unterliegt.	begründete Identitätstheorie wird mit der Möglichkeit einer vollständigen Identitätsbildung gerechnet. Das Demenzparadigma der Validation weist insgesamt ein Defizitmodell vom Altern auf, das durch physische, psychische und soziale Verluste gekennzeichnet ist.
KONSEQUENZEN FÜR DIE PRAXIS		
Demenzen sind aus medizinischer Sicht nicht heilbar. Die Therapien zielen neben einer symptomatischen Behandlung darauf, den degenerativen Prozess zu verlangsamen. Die medikamentöse Behandlung lässt sich in die Therapie mit Antidementiva sowie die Therapie mit anderen Psychopharmaka (Antidepressiva, Neuroleptika, Anxiolytika, Benzodiazepine) unterscheiden.	Im Zentrum steht die Integration der Sozialpsychologie in das Demenzparadigma und damit verbunden die Entwicklung eines personzentrierten Pflegekonzepts. Eine konstruktive und positive Arbeit mit Menschen mit Demenz kann ihr Personsein erhalten. Das Konzept der personzentrierte Pflege greift in der praktischen Gestaltung auf den klientenzentrierten Ansatz Carl R. Rogers zurück.	Validation versteht sich als Kommunikationsform und Therapie, um mit sehr alten, desorientierten Menschen in Verbindung zu treten. Jemanden zu validieren meint, seine Gefühle als wahr anzuerkennen mit dem Ziel, durch eine empathische Grundhaltung die Würde des Menschen wiederherzustellen und unerledigte Lebensaufgaben zu bewältigen. Die Technik der Validation kann sowohl individuell als auch in Gruppen angewendet werden.

Tabelle 10. Vergleichende Darstellung der gegenwärtigen Demenzparadigmen *(Fortsetzung)*

Biomedizinisches Paradigma	**Psychosoziales Paradigma**	**Paradigma der Validation**
	FACHKOMPETENTE PERSONENGRUPPE	
Die relevante Personengruppe sind Medizinerinnen und Mediziner in der Praxis und Forschung.	Nicht Ärzte und Hirnforscher sind die zentralen Personen in Bezug auf Demenz, sondern Pflegepraktikerinnen und Praktiker mit ihrem Erfahrungsschatz.	Grundsätzlich kann die Methode der Validation von jeder Person erlernt werden, die Menschen mit Demenz begleitet, wie beispielsweise Krankenpfleger, Sozialarbeiterinnen, Familienmitglieder oder Altenpflegerinnen.

Insgesamt beziehen sich die drei analysierten Demenzparadigmen wie bereits aufgezeigt auf differenzierte Krankheits- und Gesundheitskonzeptionen, unterschiedliche entwicklungstheoretische Grundannahmen sowie auf spezifische anthropologische Grundüberzeugungen und ziehen insofern spezifische Konsequenzen für die Praxis. Diese Konzeptionen haben ihre Relevanz primär in ihren spezifischen Kontexten, das heißt im Bereich der medizinischen Diagnose und Behandlung sowie der Pflege und sozialpsychologischen Betreuung. Darüber hinaus tragen sie auch verschiedene Elemente für die Deutung und den Umgang mit Menschen mit Demenz und für den öffentlichen Demenzdiskurs bei. Bisher haben das psychosoziale Paradigma nach Kitwood und das Paradigma der Validation nach Feil hier nicht zu einem grundsätzlichen Paradigmenwechsel im öffentlichen Diskurs geführt, dennoch haben sie maßgeblich zur Konzeption von person-orientierten Begleitungs- und Betreuungsentwürfen im professionellen Pflegesektor beigetragen und insofern einen würdevollen und empathischen Pflegeansatz im Hinblick auf demenzkranke Menschen geprägt. Beide Konzeptionen setzen einen Schwerpunkt auf die Selbstwahrnehmung der erkrankten Personen, die Analyse der individuellen Bedürfnisse sowie auf therapeutische Aktivitäten und person-orientierte Begleitungs- und Pflegekonzepte. Problematisch bleiben allerdings in diesen beiden Paradigmen ebenso wie in der biomedizinischen Demenzbetrachtung die zugrunde gelegten Konzeptionen von Personalität und Identität. Insbesondere im Hinblick auf ihre jeweiligen anthropologischen Grundannahmen, so wird in der vorliegenden Untersuchung deutlich, erweisen sie sich in verschiedener Hinsicht als reduktionistisch und prägen damit auch den öffentlich-gesellschaftlichen Demenzdiskurs. Demenz erscheint gegenwärtig überwiegend als Widerspruch zu den modernen und idealtypischen Konzeptionen von Personalität mit der Folge, dass Menschen mit Demenz vermehrt ein vollwertiger Personstatus abgesprochen wird. Eine theologische Demenzbetrachtung kann diesbezüglich unter Bezugnahme eines inklusiven, nicht defizitorientierten Menschenbildes einen entscheidenden Beitrag für eine nicht reduktionistische Sicht auf demenzkranke Menschen leisten. Diese Vermutung gilt es in Kapitel 4. in anthropologischer Perspektive näher zu untersuchen und zu differenzieren sowie anschließend in Kapitel 5. in Perspektiven zur Konzeption eines theologischen Demenzparadigmas zu überführen.

4. Demenz in anthropologischer Perspektive

Paradigmen beziehen sich immer auf implizite oder explizite Sichtweisen auf den Menschen, das heißt auf bestimmte anthropologische Grundüberzeugungen. Insofern erfordert die Entwicklung eines theologischen Demenzparadigmas in diesem Kapitel zunächst die Diskussion der vorausgesetzten anthropologischen Grundannahmen.

Menschenbilder sind Ausdruck individueller oder kollektiver Betrachtungsweisen und erzeugen ein bestimmtes Ethos mit einer spezifischen Weltanschauung. In Bezug auf das Phänomen Demenz führen die krankheitsbedingten Veränderungen oftmals zu der Annahme, dass Demenz ein schrittweises Verschwinden der Person bewirkt sowie eine Auflösung von Merkmalen, die das Menschsein kennzeichnet. Diese Auffassung zeigt deutlich, dass Personalität vielfach mit Begriffen wie Integrität, Ich-Bewusstsein und Autonomie verbunden wird.[236] Bemerkenswert ist, dass neben philosophischen Anthropologien besonders auch in den theologischen Reflexionen um das christliche Menschenbild häufig eine starke Orientierung an einem autonomen Selbstbewusstsein vorherrscht. Dazu zählen beispielsweise Identitätskriterien wie Autonomie, Selbstreflexionsvermögen, Selbstkongruenz und die Fähigkeit, aktiv Beziehungen einzugehen. Hier hat auch der Protestantismus der Neuzeit teilweise selbst zu einer autonomen Begründung von Personalität beigetragen.[237] Diese gegenwärtig anerkannten Identitätskriterien werden unter anderem durch das Phänomen Demenz nachdrücklich angefragt. Im Zusammenhang mit der Demenzthematik stellt sich demnach in gesteigertem Maße die Aufgabe, exemplarische anthropologische Entwürfe im Hinblick auf ihre Relevanz sowie Implikationen und Konsequenzen für die Personalität von demenzkranken Menschen zu reflektieren.

Demenzerkrankte Menschen, wie etwa auch Komapatienten oder schwer behinderte Personen, können somit zum Prüfstein der Anthropologie werden und traditionelle Menschenbilder auf ihren Inklusivitätsanspruch überprüfen. Ein inklusives Menschenbild muss immer auch re-

---

236 Vgl. Kapitel 1.1.1. Demenz in gesellschaftlicher Verortung.

237 Vgl. exemplarische Positionen in Kapitel 4.4. Der Mensch als Ebenbild Gottes – Wilfried Härles schöpfungstheologisch begründete Anthropologie.

flektieren, ob es für alle Menschen in ihrer individuellen Verschiedenheit Geltung findet.[238] Dann kann eine explizit inklusive christliche Anthropologie ein theologisches Demenzparadigma nachhaltig begründen.

Die Frage nach dem Menschen ist im philosophischen und theologischen Diskurs ein überaus kontrovers diskutiertes Thema, und auch die christliche Sicht auf den Menschen ist in der Forschung kein kongruent dargestellter Topos. Es existiert eine Vielzahl von philosophisch- und theologisch-anthropologischen Zugängen und Konzeptionen. Ziel dieses Kapitels ist eine Auseinandersetzung mit exemplarischen anthropologischen Positionen, ausgehend von zwei philosophischen Personkonzeptionen über einen philosophisch-theologischen Ansatz hin zu zwei spezifisch theologischen Konzeptionen. In Kapitel 4.1. wird zunächst der Entwurf Norbert Hoersters dargestellt und sein interessensorientierter Personbegriff im Hinblick auf die biomedizinischen Diskussionen im Kontext von Demenz reflektiert. Das Kapitel 4.2. setzt sich mit Hermann Schmitz' Verständnis von Person als affektiv betroffenem Subjekt auseinander und reflektiert in diesem Zusammenhang seine These, ein von der eigenen Identifizierung unabhängiges Selbstbewusstsein anzunehmen. In Kapitel 4.3. wird mit Søren Kierkegaards Verständnis des Menschen als Synthese eine anthropologische Konzeption erschlossen, die einen Übergang von einer philosophischen zu einer theologischen Anthropologie bildet. Anschließend wird in Kapitel 4.4. Wilfried Härles Entwurf einer christlichen Personkonzeption dargestellt, die den Menschen auf Grundlage der Schöpfungstheologie als Ebenbild Gottes versteht. Daran anknüpfend erfolgt in Kapitel 4.5. eine Auseinandersetzung mit Hennig Luthers christologisch orientiertem Subjektverständnis, das von der grundsätzlichen Fragmentarität aller Menschen ausgeht.

4.1. Personalität als interessensethische Zuschreibung – Norbert Hoersters philosophische Anthropologie

Die Auseinandersetzung mit dem Menschen, seinem Personstatus und der Frage, wie Identität konstituiert wird, beschäftigt die philosophische und theologische Anthropologie gleichermaßen. Seitens der Philosophie ist der Utilitarismus in seiner Sicht auf den Menschen besonders radikal. Die

238 Eine umfangreiche Studie zu einer inklusiven theologischen Anthropologie in Bezug auf Menschen mit und ohne Behinderung liegt bereits von Ulf Liedke vor. Vgl. Liedke 2009 – Beziehungsreiches Leben.

theologische Anthropologie steht vielfach im Kontrast zu diesen Ansätzen, umso wichtiger ist es, diese philosophischen Entwürfe nicht einfach zu übergehen oder sie unreflektiert als Negativfolie für eine theologische Rede vom Menschen zu benutzen.[239] Vielmehr ist es notwendig, die Herausforderungen und Darlegungen für und gegen eine theologische Anthropologie ernst zu nehmen.

Exemplarisch für eine Vielzahl von utilitaristischen Entwürfen soll im Folgenden die Position Norbert Hoersters stehen. Seine Überzeugungen haben einen äußerst prägenden Einfluss auf gegenwärtige gesellschaftliche Diskussionen im Bereich der Biomedizin sowie auf ethische und rechtliche Entscheidungen in der Diskussion um das Recht auf Leben von Embryonen und Neugeborenen, aktive Sterbehilfe sowie das Verfassen und die Beachtung von Patientenverfügungen. Norbert Hoerster ist neben dem australischen Moralphilosophen Peter Singer einer der führenden Vertreter einer strengen utilitaristischen Ethik mit dem Schwerpunkt auf einer Orientierung an den elementaren Interessen der Menschen. Hoerster forschte insbesondere zu Fragen der Rechtsphilosophie, Ethik und Religionsphilosophie. Aufgrund seiner radikalen Positionen im Bereich der aktiven und passiven Sterbehilfe und seinem Standpunkt bei der Embryonenforschung und dem Umgang mit mehrfach schwerstbehinderten Neugeborenen wurde Hoerster mit heftigen Protesten konfrontiert. Hoerster leugnet wie Singer die prinzipielle Unverfügbarkeit des menschlichen Lebens, entgegen Singer steht bei ihm jedoch vorrangig die Umsetzung ethischer Prinzipien im Vordergrund wie ihre Auswirkung auf die Rechtsetzung. Als Reaktion auf die zunehmenden Anfeindungen gegen seine bioethischen Äußerungen ließ Hoerster sich 1998 vorzeitig pensionieren.

Die Darstellung und Reflexion von Hoersters Konzeption wird in drei Schritten erfolgen. Zunächst soll in Kapitel 4.1.1. sein interessensethischer Ansatz in Grundzügen dargestellt werden, anschließend wird in Kapitel 4.1.2. explizit seine Personkonzeption analysiert und in Kapitel 4.1.3. die ethischen Konsequenzen seines Menschen- und Weltbildes skizziert sowie die Konsequenzen einer am Interesse orientierten Ethik für den Personstatus von Menschen mit Demenz reflektiert.

---

239 Vgl. dazu auf ähnliche Weise zu Überlegungen zum Menschenbild in Auseinandersetzung mit Peter Singer die Ausführungen Wilfried Härles. Härle 2005 – Auseinandersetzung mit Peter Singer.

4.1.1. Der interessensethische Ansatz in Grundzügen

Hoerster vertritt eine Interessensethik, nach der die elementaren menschlichen Interessen schützenswert sind. In seinem ethischen Grundlagenwerk „Ethik und Interesse" (2003) befasst sich Hoerster mit den Grundlagen und Voraussetzungen rationalen Handelns und fragt nach dem Maßstab moralischen Handelns. Im Zentrum steht die Frage, wie sich Moralnormen begründen lassen können. Insgesamt ist diese Konzeption primär als ethischer Entwurf zu beurteilen und nicht als explizite Anthropologie, dennoch liegt Hoersters Ethik, verstanden als Erörterung der Grundlagen des rationalen Handelns, eine spezifische und umstrittene philosophische Personkonzeption zugrunde, die auch durch das Phänomen Demenz angefragt wird. Im deutschen Sprachraum ist Norbert Hoerster einer der einflussreichsten gegenwärtigen Vertreter eines präferenzutilitaristischen Ansatzes, wonach das Selbstinteresse aller Beteiligten im Vordergrund steht und daran bemessen wird, inwiefern die Präferenz eines Wesens mit den Auswirkungen einer Handlung übereinstimmt.[240]

Ausgangspunkt ist das Lebensinteresse aller Beteiligten. Es wird danach gefragt, wie in einer Entscheidungssituation in möglichst hohem Umfang die Lebensinteressen einer möglichst großen Zahl von Beteiligten berücksichtigt werden können.[241] Hintergrund für den Präferenzutilitarismus, wie ihn auch Peter Singer in prominenter Form vertreten hat, ist die Überzeugung, dass eine Ethik einen rein rationalen Standpunkt beziehen

---

240 Vgl. dazu vor allem Hoerster 1977 – Utilitaristische Ethik und Verallgemeinerung.

241 Der Präferenzutilitarismus ist eine insbesondere von Peter Singer weiterentwickelte Form des Utilitarismus. Eine klassische utilitaristische Ethik vertritt die These, dass das Ziel des Handelns die Vermehrung der Summe des Glücks und die Verminderung der Summe des Leids ist. Als klassische Vertreter des Utilitarismus gelten Jeremy Bentham (1748–1832) und John Stuart Mill (1806–1873). Vgl. Bentham 1789 – An introduction to the principles of morals; Mill 1863 – Utilitarianism. Beim Utilitarismus handelt es sich um eine formalethische Position, die im Gegensatz zu einer Materialethik die ethischen Prinzipien rein formal bestimmt. Der Utilitarismus erweist sich als eine moderne Form des Hedonismus, nach dem Glück das Nützliche ist. Der Hedonismus ist wiederum eine Ausprägung des Eudämonismus, wonach das höchste Glück das Genießen ist. Das eigene Wohlbefinden ist der Ausgangspunkt der Ethik. Für den Utilitarismus im strengen Sinne liegt dann ein akzeptables Handlungsergebnis vor, wenn nicht ausschließlich der individuelle Nutzen, sondern die Nutzsumme aller Beteiligten möglichst hoch ist. Der Nutzen bemisst sich an der grundsätzlich berechenbaren Maximierung von Lust oder Glück und an der Minimierung von Unlust oder Schmerz. Vgl. u. a. Hügli, Han 2001 – Utilitarismus; Lampenscherf 2002 – Utilitarismus; Höffe 2008 – Einführung in die utilitaristische Ethik.

muss, wenn sie ein allgemeinverbindliches Ethos formulieren und begründen will, das heißt sie darf sich nicht auf eine religiöse Überzeugung beziehen, nicht nach so etwas wie dem „Willen Gottes" fragen.[242] Nur die Begrenzung auf Argumente, die von allen als vernünftig akzeptiert werden, kann nach Auffassung des Präferenzutilitarismus einen allgemeinen Konsens ermöglichen. In einer rational-ethischen Argumentation werden Ziele des Handelns formuliert und insofern ist das dem Ziel Nützliche das Gute. Was nützlich ist, soll dabei nicht vom Einzelnen festgelegt werden: nicht individueller, sondern universaler Nutzen ist anzustreben. Damit ist der Utilitarismus eine teleologische Ethik, nach der die Normen für menschliches Handeln von Zwecken und Zielen abzuleiten sind.

Nach Hoersters Auffassung ist die interessenbezogene praktische Rationalität die einzige Form der praktischen Rationalität: „Jede normbezogene praktische Rationalität ist letztlich nichts anderes als eine besondere Form der interessensbezogenen praktischen Rationalität."[243] Hoerster negiert die Existenz erkennbarer vorpositiver Normen und damit die Möglichkeit eines genuin normgeleiteten rationalen Handelns. Jedoch gebe es ein normgeleitetes rationales Handeln, insofern es durch eine interessengeleitete Normakzeptanz vermittelt ist. Rationale Handlungen sind nach Hoerster solche, die zur Verwirklichung des Interesses eines Subjekts dienen. Mittels einiger Negativbeispiele wie der Begründung nationalsozialistischer Taten mit dem Gewissen, der Ketzer- und Hexenverbrennung oder der christlichen Verurteilung der Homosexualität kommt Hoerster zu der Überzeugung, dass moralisches Handeln nicht darin bestehen könne, seinem Gewissen zu folgen.[244] Das Gewissen könne irren und dürfe deshalb kein Maßstab moralischen Handelns sein. Auch das Kriterium der Menschenwürde als Grundlage der Ethik lehnt Hoerster ab. In seinem Werk „Was ist Moral?" (2008) negiert Hoerster die Existenz von Moralnormen, die dem Menschen vorgegeben sind. Auch die Religion komme als Begründungsinstanz der Moral nicht in Frage.[245] Vielmehr beruft sich Hoerster auf das Interesse als Begründungsinstanz der Moral und vertritt diesbezüglich die These, dass es rational ist, seine Interessen zu realisieren.

Hoerster fragt insbesondere danach, unter welchen allgemeinen Voraussetzungen eine menschliche Handlung als rational bezeichnet werden kann. Für ihn ist eine Handlung dann rational, wenn sie zur Realisierung

242 Vgl. Singer 1993 – Practical ethics.
243 Hoerster 2003 – Ethik und Interesse, 206.
244 Vgl. Hoerster 2003 – Ethik und Interesse, 13.
245 Vgl. Hoerster 2008 – Was ist Moral?, 55.

eines rationalen Wunsches führt. In diesem Zusammenhang stellt sich die Frage danach, wodurch ein rationaler Wunsch gekennzeichnet ist. Hoerster kommt zu dem Schluss, dass hierbei zwei Bedingungen von besonderer Relevanz sind: Erstens muss sich der Mensch in einem urteilsfähigen Zustand befinden. Zweitens ist es notwendig, dass bei ihm ein informierter Zustand vorhanden ist, das heißt, dass sich ein Mensch mit jenen Aspekten der Realität auseinandergesetzt hat, die für die jeweilige Situation relevant sind.[246] Notwendig ist nicht ein idealer Wissensstand, sondern das Wissen, das dem Handelnden zum Zeitpunkt der Entscheidung prinzipiell zugänglich ist. Diese beiden Annahmen, urteilsfähiger und informierter Zustand, implizieren weiterhin, dass nicht jeder Mensch von Natur aus in der Lage ist, rational zu handeln. So führt Hoerster an, dass etwa ein Kleinstkind oder, wie er schreibt, ein schwer Geisteskranker, generell nicht urteilsfähig ist und damit auch nicht rational handeln könne. In diese Gruppe würden demnach auch Menschen mit einer fortgeschrittenen Demenz fallen. Darüber hinaus hat Hoerster auch Menschen vor Augen, die zeitweise nicht rational handeln können, weil sie in einer bestimmten Situation nicht urteilsfähig sind, wie beispielsweise Menschen, die unter Drogen- oder Alkoholeinfluss stehen.

Einen solchen Wunsch, der in einem urteilsfähigen und informierten Zustand getroffen wird, das heißt unter Rationalitätsbedingungen, bezeichnet Hoerster als aufgeklärtes Interesse.[247] Genau dieses Verständnis von Interesse liegt vor, wenn Hoerster den Interessensbegriff ohne nähere Qualifizierung verwendet. Das Interesse ist immer das Interesse eines bestimmten Subjekts. Hoerster geht weiterhin davon aus, dass rationale Handlungen sowohl solche sind, die auf die Handlungen des jeweiligen Individuums bezogen sind als auch solche, die unmittelbar auf fremde Handlungen gerichtet sind.

Er vertritt die These, dass allein eine interessenfundierte Theorie ohne fragwürdige metaphysische Voraussetzungen und unbegründete Postulate auskomme.[248] Hoerster setzt voraus, dass alle Menschen elementare Interessen vertreten, das sei sogar empirisch nachprüfbar. Zudem werden diese Interessen durch die soziale Ingeltungsetzung bestimmter Moralnormen gefördert. Moralnormen sind jene Normen, die mit der Aufforderung an eine allgemeine Zustimmung verbunden sind. Das bedeutet, dass sich diese Normen nicht nur an einen ganz bestimmten Norm-

---

246 Vgl. Hoerster 2003 – Ethik und Interesse, 24.
247 Vgl. Hoerster 2003 – Ethik und Interesse, 38.
248 Vgl. Hoerster 2003 – Ethik und Interesse, 15.

adressaten richtet, sondern an jedes Individuum, auf das bestimmte inhaltliche Kriterien zutreffen. In kritischer Auseinandersetzung mit Kants Prinzip des Kategorischen Imperativs, Habermas' Diskurstheorie und Hares Utilitarismus kommt Hoerster zu dem Schluss, dass das Prinzip der Unparteilichkeit, nach dem das einzelne Individuum die Interessen aller von der Norm betroffenen Individuen in einer unparteiischen Weise berücksichtigen muss, für die Begründung von Moralnormen nicht genügen könne. Zudem grenzt er sich gegen einen ethischen Kognitivismus im Sinne Kants und Habermas' ab, nach dem Moralnormen prinzipiell als objektiv bewiesen werden können. Hoerster ist vielmehr davon überzeugt, dass wir, selbst wenn es vorpositive Normen gebe, keine intersubjektiv verlässliche Methode hätten, diese Normen zu ermitteln.[249] Dagegen vertritt er einen nicht-kognitivistischen, sondern interessenfundierten und individualistischen Ansatz. Diese Moralbegründung nimmt Interessen an, die den einzelnen Individuen tatsächlich zugeschrieben werden können, wie das Interesse des Individuums am Überleben und das Interesse an körperlicher Unversehrtheit sowie an Bewegungs- und Handlungsfreiheit.[250] Moralnormen können sich zwar nicht objektiv, jedoch intersubjektiv begründen lassen. Normen können demnach nur vom subjektiven Standpunkt eines oder mehrerer Individuen aus begründet werden. Beispielsweise sei die Forderung „Man darf nicht töten" eine Moralnorm, weil ihre Wirksamkeit in einem allgemeinen Interesse liegt, also intersubjektiv begründet ist. Problematisch hierbei ist meines Erachtens, dass es keine Gewissheit gibt, dass Moralnormen wirklich im intersubjektiven Interesse aller Individuen liegen. Hoerster selbst versucht dieses Hindernis dadurch zu überwinden, dass er das Interesse an Rationalität und Urteilsfähigkeit bindet und von dort ein gewisses natürliches Interesse des Menschen ableitet. Es gebe demnach aus evolutionsbiologischen Gründen Interessen, die in elementaren menschlichen Fragen durchaus gleichgerichtet sind.[251] Demnach hat jedes Individuum ein Interesse, nicht getötet zu werden. Die Wahrscheinlichkeit, dass dieses Interesse Geltung findet, ist dann besonders hoch, wenn das Tötungsverbot allgemeine, intersubjektive Begründung findet. Jenseits der egoistischen und altruistischen Interessen kann ein Individuum auch ein Interesse ideeller Art an einem bestimmten Weltzustand haben. Ein weiteres Argument dafür, moralisch zu handeln, ist für

249 Vgl. Hoerster 2003 – Ethik und Interesse, 103.
250 Vgl. Hoerster 2003 – Ethik und Interesse, 168.
251 Vgl. Hoerster 2003 – Ethik und Interesse, 173.

Hoerster die Angst vor drohenden Sanktionen, wenn geltende Moralnormen verletzt werden.[252]

Die Moral lässt sich nach Hoerster dadurch begründen, dass sie elementaren menschlichen Interessen dient. Damit gibt es doch einige wenige Moralnormen, die nicht beliebig und unabhängig davon wirksam sind, ob und in welcher Gesellschaft diese Normen tatsächlich Geltung haben. Demnach kann die Moral dennoch ein allgemeines Interesse verwirklichen. Zu diesen Moralnormen zählen beispielsweise das Verbot, einem anderen Menschen Verletzungen zuzufügen, das Tötungsverbot oder das Verbot der Lüge und des Diebstahls.[253] Bemerkenswert ist, dass Hoersters Interessensethik zu ähnlichen Moralnormen führt wie eine Ethik, die die Existenz von vorprädikativen Werten bejaht wie beispielsweise jede Form einer deontologischen Ethik. Dabei sind stets Situationen möglich, in denen eine Norm hinter eine andere zurücktritt oder die fordern, von einer Norm abzuweichen. Vor diesem Hintergrund ist es nach Hoerster für jeden Einzelnen sinnvoll, jene Moralnormen selbst im Alltag zu verfolgen.

4.1.2. Die Person als interessensorientiertes Subjekt

Religiös-metaphysisch begründete Personkonzeptionen lehnt Norbert Hoerster ab, weil sie erkenntnistheoretisch nicht erwiesen werden können. Die Vorstellung vom Menschen als Geschöpf, wie sie beispielsweise in der biblischen Schöpfungsgeschichte begründet ist, widerspreche den Denkvoraussetzungen des wissenschaftlichen Weltbildes. Dagegen sei der Mensch nach der in der modernen Biologie anerkannten Evolutionslehre in das Naturgeschehen einzuordnen und Mitglied der Ordnung der Primaten, das heißt Teil des Tierreiches: „Eine einzigartige Sonderstellung gerade des Menschen im Vergleich zu sämtlichen anderen Tierarten ist insofern mit der Evolutionslehre nicht vereinbar."[254]

252 Vgl. Hoerster 2003 – Ethik und Interesse, 190. Wenn die Individuen, die sich in einem urteilsfähigen und informierten Zustand befinden, den Interessen der Mitmenschen tatsächlich aus altruistischen oder egoistischen Interessen dieselbe Wertigkeit zuerkennen würden, wäre die Einführung von Sanktionen überflüssig. Norbert Hoerster bezieht sich hier vorwiegend auf die Funktion des Staates. Die Argumentation Hoersters erscheint vor diesem Hintergrund zweifelhaft. Vgl. zur Kritik am Argumentationsmodell Hoersters Müller 2003 – Argumentationsmodelle der Ethik, 93–101.

253 Vgl. Hoerster 2008 – Was ist Moral?, 59–63.

254 Hoerster 2004 – Haben Tiere eine Würde?, 17.

Hoerster entwickelt im Ganzen zwar keine explizite Anthropologie, jedoch finden sich in seinen ethischen Grundlagenwerken „Ethik und Interesse“ (2003) und „Was ist Moral?“ (2008) sowie in seinen praktisch-ethischen Entwürfen über das Recht auf Leben von Embryonen und Neugeborenen, zur Frage nach der ethischen Beurteilung der Abtreibung oder der Würde der Tiere implizite und explizite anthropologische Grundlegungen.[255] Er geht davon aus, dass eine naturwissenschaftlich begründete Schöpfungslehre ohne ethische Relevanz ist, denn aus ihr ließen sich keine moralischen Forderungen ableiten: „In den meisten Fällen hat das Wort ‚Würde‘ kaum mehr als die Funktion einer Worthülse oder Leerformel, in deren Bedeutung man einfach jene Forderungen hineinliest, die man als objektiv begründet ausweisen möchte.“[256] Hoerster vertritt dagegen einen interessensorientierten Personbegriff, bei dem die Fähigkeit zur zeitlichen Transzendierung der Gegenwart einen zentralen Stellenwert einnimmt. Im Zentrum steht hier das personalitätskonstituierende Ich-Bewusstsein. Kennzeichen der Person sind Verstand und ein Ich-Bewusstsein, das auf Zukunft ausgerichtet ist und sich selbst in der Zeit transzendieren kann. Menschen mit Demenz sind weniger auf Zukünftiges als auf Vergangenes hin orientiert und haben oftmals nicht mehr die Fähigkeit zur zeitlichen Selbsttranszendierung. Die Zeitebenen sind nicht mehr klar zu unterscheiden und das Ich-Bewusstsein korreliert nicht eindeutig mit der Gegenwart. Konsequenterweise müssten demenzkranke Menschen aus diesen Gründen der Personstatus aberkannt werden. Innerhalb der Debatte über die Zuschreibung des Personbegriffs kommt Norbert Hoerster der Anschauung Peter Singers relativ nahe. Der Personstatus bleibt nach Hoerster allerdings auch dann bestehen, wenn ein Mensch diesen einmal inne hatte, das heißt auch schlafende Menschen oder Menschen im Unfallkoma sind nach Hoerster Personen.[257] Dagegen argumentiert Peter Singer ausnahmslos aktualistisch, indem er behauptet, dass ein Mensch nur dann eine Person ist, wenn er aktuell die Kriterien des Personseins erfüllt.[258] Bewertet man das Personsein nun wie Hoerster nicht

---

255 Zu den genuin praktisch-ethischen Schriften zählen Hoerster 2004 – Haben Tiere eine Würde?; Hoerster 1991 – Abtreibung im säkularen Staat; Hoerster 1995 – Neugeborene und das Recht auf Leben; Hoerster 1998 – Sterbehilfe im säkularen Staat; Hoerster 2002 – Ethik des Embryonenschutzes.

256 Hoerster 2004 – Haben Tiere eine Würde?, 33.

257 Vgl. Hoerster 1991 – Abtreibung im säkularen Staat, 76.

258 Singer unterscheidet drei Wesensklassen: 1. Lebewesen ohne Bewusstsein, 2. Lebewesen mit Bewusstsein, aber ohne Selbstbewusstsein, 3. Lebewesen mit Selbstbewusstsein, das heißt Personen. Vgl. Singer 2008 – Praktische Ethik. Vgl.

ausschließlich aktualistisch, müsste folglich der Personbegriff für Menschen mit Demenz entgegen der oben genannten Argumente dennoch Geltung haben. Hier ist Hoersters Argumentation insofern widersprüchlich, als er seine Kriterien von Personalität nicht eigens mit Blick auf alte Menschen oder beispielsweise auf Menschen mit Demenz überprüft. Seine ethischen Konkretionen beziehen sich vorrangig auf Menschen am Beginn und nicht am Ende des Lebens.

Hoerster geht davon aus, dass alle Menschen von Natur aus gleich sind, weil sie zur Gattung Mensch gehören. Auf den zweiten Blick sind Menschen allerdings äußerst verschieden, weil sie sehr unterschiedliche Eigenschaften und Interessen haben – Menschen sind demnach von Natur aus nicht in tatsächlicher Hinsicht gleich. Vor diesem Hintergrund sollen auch nicht alle Menschen gleich behandelt werden.[259] Hoerster fragt deshalb, inwiefern die Ablehnung der Diskriminierung oder Benachteiligung von Individuen oder Bevölkerungsgruppen moralisch ausreichend begründet ist. Die positive Begründung bezieht sich auf die vorhergehende These, dass es gleichgerichtete elementare Interessen gebe, die den Menschen die gleichen Rechte und Pflichten zuerkennen. Wie Peter Singer lehnt Hoerster entschieden ab, aus der bloßen Zugehörigkeit zur Spezies Mensch ein generelles Lebensrecht abzuleiten. Diese von Singer als Speziesismus bezeichnete und nach seinem Ermessen fälschliche Schlussfolgerung steht für Hoerster auf einer Stufe mit den Prinzipien von Rassismus und Sexismus, die ebenfalls an rein biologische Merkmale anknüpfen.[260] Wie Singer zieht Hoerster vorrangig Argumente der utilitaristischen Ethik heran: Allein aus aktuell vorliegenden Eigenschaften des Menschen und nicht aus der biologischen Zugehörigkeit könne auf eine moralische und rechtliche Norm geschlossen werden.

Hoerster lehnt damit eine prinzipielle Ehrfurcht vor dem Leben ab, wie sie beispielsweise Albert Schweitzer vertritt, und begründet dagegen das Recht auf Leben mit einem schützenswürdigen Interesse am Überleben. In Anlehnung an Michael Tooley bindet Hoerster das Lebensrecht nicht an die bloße Zugehörigkeit der menschlichen Spezies.[261] Eine erkennbare

---

zum ethischen Konzept Peter Singers u. a. Ahmann 2001 – Was bleibt vom menschlichen Leben; Ruffing 2006 – Philosophie; Härle 2005 – Auseinandersetzung mit Peter Singer.

259 Vgl. Hoerster 2008 – Was ist Moral?, 67 f.

260 Vgl. Hoerster 1991 – Abtreibung im säkularen Staat, 64.

261 Michael Tooley definiert es als einen naturalistischen Fehlschluss, wenn aus der biologischen Zugehörigkeit zur Spezies Mensch auf ein normatives Prinzip geschlossen würde. Vgl. Tooley 1983 – Abortion and infanticide.

Unantastbarkeit des menschlichen Lebens ist für Hoerster nicht offensichtlich. Auf interessensethischer Grundlage ist die Unantastbarkeit des menschlichen Lebens zwar der Normalfall, dies dürfe jedoch keineswegs mit einer ausnahmslosen Unantastbarkeit gleichgesetzt werden.[262] Das Lebensrecht des Menschen beginne erst mit der Geburt; folgt man Hoersters Entwurf ganz präzise, ist das Lebensrecht an das Überlebensinteresse gebunden. Denn nur solchen Wesen sei ein Recht auf Leben einzuräumen, die selbst ein Interesse am Überleben haben und zwar ein Überlebensinteresse, das nicht nur auf gegenwartsbezogenen, sondern auf zukunftsbezogenen Wünschen basiert. Föten und Neugeborene hätten etwa kein Interesse am Überleben und damit auch nicht von sich aus ein Recht auf Leben.[263] Die Schwierigkeit dieses Ansatzes liegt darin, dass Hoerster wie Singer keinen genauen Beginn oder ein präzises Ende des Personseins festmachen kann. Zudem ist Personalität hier ein intersubjektiver und interessensbezogener Titel. Hoerster negiert die Existenz von Rechtstiteln, die ein Mensch qua Mensch als Zuschreibung inne hat. Person ist der Mensch nicht, weil er eben Mensch ist, sondern indem andere Individuen in einem urteilsfähigen und rationalen Zustand ihm diesen Status zusprechen. Es wird keine darüber hinausgehende transpersonale Instanz angenommen, die Personalität unabhängig von der intersubjektiven Zuschreibung garantiert. Die Konsequenz ist, dass Personalität ausschließlich als ein menschliches Zuschreibungsprodukt bewertet wird. Einzelne oder ganze Gruppen von Menschen können damit vom Personsein ausgeschlossen werden. Aus Sicht einer auf Inklusivität ausgerichteten Anthropologie ist diese Folge fatal, wie auch Hoersters weitere Konsequenzen. Es bleibt deshalb festzuhalten, dass eine Interessensethik zur Spaltung der Menschen in zwei verschiedene Klassen führt beziehungsweise zu einem graduell differenzierten Status des Menschseins. Hoerster folgert nämlich weiterhin, dass nicht alle Individuen rational handeln können. Für Hoerster ist ein Verhalten dann rational, wenn es der Realisierung des Interesses eines Individuums dient. Voraussetzung dafür ist nach Hoerster, dass sich der Mensch in einem urteilsfähigen und informierten Zustand befindet. Seine interessensfundierte Ethik bezieht sich ausschließlich auf Menschen in diesem Status, das heißt nicht auf Kleinkinder und schwer Geisteskranke, weil sie nach Hoerster generell nicht urteilsfähig sind, oder auf Menschen, die zeitweise nicht urteilsfähig sind, da sie beispielsweise unter Alkohol- oder Drogeneinfluss stehen oder

262 Vgl. Hoerster 1998 – Sterbehilfe im säkularen Staat, 15–17.
263 Vgl. Hoerster 1995 – Neugeborene und das Recht auf Leben, 13–18.

extremen Stresssituationen ausgesetzt sind.[264] Dazu müssten folglich auch Menschen mit Demenz zählen.

4.1.3. Hoersters ethische Konsequenzen

Menschenrechte gelten nach Hoersters Auffassung deshalb, weil sie allgemeine Zustimmung finden. Vor diesem Hintergrund wären die Menschenrechte als positives Recht zu verstehen, das meint, sie sind Ergebnis menschlicher Übereinkunft und kein Naturrecht, das seine Gültigkeit unabhängig davon hat, ob man ihm zustimmt.[265] Aus der Zugehörigkeit zur Spezies Mensch ergeben sich für Hoerster keine ethischen Konsequenzen. Eine transzendente beziehungsweise religiöse Begründung der Ethik lehnt Hoerster ab, ebenso wie eine Rückbindung der Ethik an den Würdebegriff. Hoerster besinnt sich ausschließlich auf das Prinzip der gleichen Interessensabwägung.

Bei einer interessenfundierten Ethik stellt sich durchaus die Frage, warum nicht nur die Interessen jener Individuen zu schützen sind, die in einem urteilsfähigen und informierten Zustand sind und demnach rational handeln können. Hier ist beispielsweise das Lebensrecht von Menschen mit Behinderung, Kleinkindern oder Menschen mit Demenz zu diskutieren. Hoerster argumentiert hier nicht etwa mit der Würde, die jeder Mensch, weil er Mensch ist, hat oder mit einem daraus abgeleiteten allgemeinen Recht auf Leben, sondern unter Bezugnahme auf die altruistischen Interessen der überwiegenden Zahl der Menschen. Menschen hätten nicht nur Interesse am eigenen Überleben, sondern auch am Überleben bestimmter anderer Individuen.[266] Menschen haben also nicht nur ein Lebensinteresse für sich selbst, sondern auch für andere. Diese altruistischen Interessen räumt Hoerster allerdings einzig den geistig gesunden Menschen ein. Als zweite Begründung führt Hoerster ein egoistisches Interesse des Menschen an, das auf die eigene Zukunft ausgerichtet ist. So sei es bei-

264 Vgl. Hoerster 2003 – Ethik und Interesse, 24.

265 Deutet man die Menschenrechte allerdings von Artikel 1 her, wäre einzig ein naturrechtliches Verständnis möglich. In Artikel 1 werden die Menschenrechte nicht intersubjektiv und rational begründet, vielmehr knüpfen sie an einer inhärenten, unbedingten und unantastbaren Würde des Menschen an. Vgl. zum Verständnis des Würdebegriffs in der Allgemeinen Erklärung der Menschenrechte u. a. Huber 1992 – Art. Menschenrechte/Menschenwürde; Rüegger 2007 – Würde im Alter.

266 Vgl. Hoerster 2003 – Ethik und Interesse, 175.

spielsweise notwendig, behinderten Menschen ein Recht auf Leben zu gewähren, da jeder Mensch selbst etwa durch einen Verkehrsunfall behindert werden könne. Egoistische und zu einem geringeren Teil altruistische Vorlieben bilden die alleinigen Kriterien einer Interessensethik. Die schwerwiegenden Konsequenzen, die sich für eine derart orientierte Gesellschaftsordnung ergeben, werden hier allerdings ausgeblendet, ebenso wie die anthropologische Auswirkung der Einsicht, das Menschsein nicht qua Menschsein schützenswert ist.

Hoerster befürwortet die aktive Sterbehilfe, sofern ein unheilbar kranker Mensch in einem urteilsfähigen und informierten Zustand den Tod wünscht. Auch die Tötung schwer behinderter Säuglinge hält er für möglich. Die Begründung ist hier jedoch anders als bei erwachsenen Menschen, denn Hoerster vermutet, dass die aktive Sterbehilfe im Interesse des Neugeborenen liegt: „Ein Recht auf Leben lässt sich auf eine metaphysikfreie und säkulare Weise allein auf dem Weg über ein schutzwürdiges Interesse am Überleben begründen."[267] Neugeborene hätten kein Interesse am Überleben, da sie weder über ein Ich-Bewusstsein verfügen noch die Fähigkeit zu zukunftsbezogenen Wünschen besitzen, und ihnen damit nicht von sich aus ein Recht auf Leben zukommt. Diese These ist meines Erachtens jedoch nicht überzeugend und erweist sich als rein spekulativ, da Hoerster keine Gründe für seine These anführt und nicht belegen kann, dass Neugeborene nicht über ein Ich-Bewusstsein oder zukunftsbezogene Wünsche verfügen. Seine hermeneutischen Voraussetzungen erweisen sich als nicht nachweisbar. Hoerster führt dagegen pragmatische Argumente an, die beispielsweise gegen die Tötung von Neugeborenen sprechen. Aus pragmatischen Gründen solle man den Menschen von Geburt an beziehungsweise vor der natürlichen Lebensfähigkeit als schutzwürdig ansehen, obwohl mit einem eigenen Überlebensinteresse frühestens ab dem vierten Lebensmonat zu rechnen sei. Einerseits befürwortet Hoerster ein Tötungsverbot ab der Geburt, um ein mögliches Lebensinteresse nicht zu verletzen, andererseits führt er an, dass die Tötung Neugeborener auf großes Unverständnis des Durchschnittsbürgers treffen würde.[268] Das

267 Hoerster 1995 – Neugeborene und das Recht auf Leben, 20.

268 Während Hoerster hier neben seiner interessensethischen Konzeption auch pragmatische Gründe gegen die Tötung bestimmter Gruppen von Menschen anführt, argumentiert Singer auch bei dieser Frage radikal utilitaristisch. Im Gegensatz zu Hoerster fordert Singer kein Lebensrecht ab der Geburt, sondern hält den Infantizid bis zum ersten Lebensmonat für zulässig. Die Tötung eines Neugeborenen sei erlaubt, wenn dadurch die Gesamtsumme des Glücks gesteigert wird. Denn nur ein selbstbewusstes Wesen, dass weiß, was es bedeutet, wenn sein

letztgenannte Argument lässt allerdings Hoersters Konzeption einer interessenfundierten Ethik beliebig werden. Bisher ging er davon aus, dass es einige wenige feststehende Moralnormen gebe, die ein allgemeines Interesse verwirklichen. Er begründet diese Moralnormen intersubjektiv und betont beispielsweise, dass das Tötungsverbot in einem allgemeinen Interesse liege. Prinzipiell ist es nach Hoerster eigentlich nicht möglich, dass der Durchschnittsbürger hier zu einem anderen Ergebnis kommt. Sollten diese Individuen doch eine a priori gegebene Würde des Menschen annehmen oder die Existenz nicht intersubjektiv begründeter Normen, wären seine ethische Prämissen fragwürdig.[269] Hoersters Argumentation scheint streng genommen beliebig.

Dennoch erscheinen Hoersters Schlussfolgerungen unter seinen Prämissen insgesamt stringent. Eine Interessensethik bezieht sich ausschließlich auf die menschlichen Präferenzen; hat ein Mensch keine Interessen, können diese auch nicht missachtet werden. Zweifelhaft sind jedoch Hoersters Kriterien, nach denen beurteilt wird, ob ein Individuum Interessen besitzt. Unzureichende Beachtung findet die Frage, wie sich die menschlichen Präferenzen konstituieren. Unbeachtet bleibt darüber hinaus die Tatsache, dass sich menschliche Präferenzen verändern können – sie sind den Menschen nicht ontologisch zugehörig. Zudem können Menschen auch verschiedene Präferenzen gleichzeitig aufweisen oder nicht unmittelbar bewusste Interessen haben. Neben den intersubjektiven Konflikten bleibt zweitens offen, wie zu verfahren ist, wenn Individuen unterschiedliche Interessen verfolgen. Woran wird eine ethische Entscheidung in diesem Fall gebunden? Es ist prinzipiell zu fragen, ob man wirklich das Charakteristikum des Menschen trifft, wenn man ihn als Wesen mit Interessen beschreibt. Wilfried Härle fragt diesbezüglich den Präferenzutilitarismus kritisch an: „Ist es überhaupt ein angemessener, grundsätzlich geeigneter oder verzerrender Zugang zum Menschenbild, wenn wir Interesse oder Präferenz zur anthropologischen Leitkategorie (auch in ethischer Hinsicht) machen? Trifft man das Entscheidende und Wesentliche am Menschen oder an der Person, wenn man sie als Interessen-Wesen versteht?“[270]

Leben beendet wird, könne sich auch wünschen weiterzuleben. Das könne ein Wesen ohne Selbstbewusstsein nicht. Vgl. Singer 2008 – Praktische Ethik, 183.

269 Vgl. zur Reflexion der ethischen Prämissen Hoersters auch Strasser 1997 – Ist das menschliche Leben ein Mittel zum Zweck.

270 Härle 2005 – Auseinandersetzung mit Peter Singer, 317.

Denkt man Hoersters Thesen konsequent weiter, hätten demenzkranke Menschen nicht an sich ein Recht auf Leben, weil sie Menschen sind, sondern aus altruistischen und egoistischen Interessen der nicht an Demenz erkrankten Menschen. Das bedeutet, Menschen mit Demenz wären deshalb nicht zu töten, weil sie entweder Bezugspersonen haben, die ein Interesse am Überleben eines oder mehrerer Menschen mit Demenz haben, oder weil der Mensch selbst in der Zukunft an Demenz erkranken könnte und in dem Fall nicht getötet werden möchte. Kritisch zu bewerten ist hierbei meines Erachtens vor allem die Einschätzung, dass Menschen nicht a priori das Recht auf Leben haben. Würde ein Medikament entwickelt, dass Demenzerkrankungen verhindert oder das altruistische Interesse an Menschen mit Demenz stark abnehmen, wäre dieses interessensethisch begründete Recht auf Leben nicht mehr vorhanden. Was ist mit jenen Menschen, an denen niemand ein Lebensinteresse hat? Diese wären in einer aussichtslosen Situation. Die Schwierigkeit ist, dass bei Hoerster ausschließlich das Interesse das Handeln begründet und die Richtschnur ethischer Urteilsfindung bildet, da dieses Konzept dann an seine Grenzen kommt, wenn ein Mensch nicht im Fokus des Interesses eines anderen steht. Damit ist der Personstatus ein willkürliches, zwischenmenschliches Zuschreibungsprodukt. Wo der genaue Ort der subjektiven Interessensbildung liegt, bleibt offen, ebenso wie die eindeutigen Erkennungskriterien eines aufgeklärten Interesses.

Aus Hoersters interessensethischer Konzeption ergeben sich folgende Konsequenzen für Menschen mit Demenz:

1. Menschen mit einer fortgeschrittenen Demenz sind nach Hoerster nicht in einem urteilsfähigen und informierten Zustand und können demnach nicht rational handeln.
2. Folglich verfügen Menschen mit Demenz nicht über ein aufgeklärtes Interesse.
3. Menschen mit Demenz haben keine Fähigkeit zur Transzendierung der Gegenwart, und sie haben kein personalitätskonstituierendes Ichbewusstsein im Sinne Hoersters, so dass ihr Personstatus generell fragwürdig wird. Da Hoerster jedoch den Personstatus nicht wie Singer allein aktualistisch bewertet, sondern Menschen Personen sind, wenn sie den Personstatus einmal innehatten, müssten Menschen mit Demenz im Sinne Hoersters als Personen gelten. Diese Ambivalenz wird von Hoerster nicht abschließend geklärt.

4. Demenzkranke Menschen haben nicht an sich ein Recht auf Leben, sondern bekommen dieses intersubjektiv aufgrund egoistischer, altruistischer oder pragmatischer Gründe durch Individuen mit einem aufgeklärten Interesse zugeschrieben.
5. Eine Interessensethik führt zur Spaltung der Menschen in zwei verschiedene Klassen beziehungsweise in einen graduell differenzierten Status des Menschenseins, das heißt in Menschen mit einem aufgeklärten Interesse und Menschen ohne aufgeklärtes Interesse.

4.2. Die Person als affektiv betroffenes Subjekt – Hermann Schmitz‘ leiborientierte Phänomenologie

Hermann Schmitz‘ leiborientierte Phänomenologie soll im Folgenden einen zweiten, von Hoersters interessensethisch begründeter Anthropologie verschiedenen, philosophischen Zugang zur Beschreibung des Menschen bieten. Im Gegensatz zu Norbert Hoerster setzt Hermann Schmitz nicht an den Voraussetzungen rationalen Handelns an, sondern an den alltäglichen und unmittelbaren Erfahrungen. Auf ihn geht die begriffliche und thematische Grundlegung der Neuen Phänomenologie zurück. Die Neue Phänomenologie greift auf die Leibphilosophie Edmund Husserls, Max Schelers und Maurice Merleau-Pontys zurück. Rezipiert wurden die Ansätze neben Hermann Schmitz unter anderem von Thomas Fuchs und Gernot Böhme. Schmitz‘ aus zehn Teilbänden bestehendes „System der Philosophie“, das er ab Mitte der 1960er konzipierte, kann diesbezüglich als Begründung der Neuen Phänomenologie bewertet werden. Sie orientiert sich an den unwillkürlichen Lebenserfahrungen und ihrer Anwendbarkeit und wurde vor allem in der Medizin und der Psychotherapie stark rezipiert.

Hermann Schmitz‘ Ausgangspunkt ist die individuelle Leiberfahrung, so dass der Leib zum Grundbegriff seines Systems wird und die Grundlage für die verschiedensten philosophischen Themenbereiche bildet. Der Leib, den Schmitz entschieden vom Körper unterscheidet, bildet den Ausgangspunkt für die menschliche Wahrnehmung und Kommunikation. Während Hoersters theoretische Grundlegungen zu einer reduktionistischen Sicht auf Menschen mit Demenz führen, ermöglicht Schmitz phänomenologische Begründung von Personalität, demenzkranken

Menschen Selbstbewusstsein zuzuerkennen, auch wenn sie nicht mehr über die Fähigkeit zur Selbstzuschreibung verfügen.[271] Schmitz' Rede vom affektiven Betroffensein zeigt, dass es möglich ist, ein von der eigenen Identifizierung unabhängiges Selbstbewusstsein anzunehmen.

Dieses Kapitel gliedert sich in folgende drei Teile. In Kapitel 4.2.1. erfolgt zunächst die Beschreibung von Schmitz' phänomenologischer Bestimmung des Selbstbewusstseins. In unmittelbarem Bezug dazu wird in Kapitel 4.2.2. die neuphänomenologische Theorie der Gefühle erläutert, um in Kapitel 4.2.3. die unmittelbaren Konsequenzen von Schmitz' leiborientiertem Ansatz auf die menschliche Wahrnehmung und Kommunikation zu reflektieren.

4.2.1. Die phänomenologische Bestimmung des Selbstbewusstseins

Schmitz' zentraler philosophischer Gegenstand bei der Definition von Personalität ist die Befähigung eines Individuums zur Selbstzuschreibung: „Eine Person ist meiner Begriffsbestimmung nach ein Bewussthaber mit Fähigkeit zur Selbstzuschreibung. Selbstzuschreibung besteht darin, etwas für sich (oder sich für etwas) zu halten."[272] Die Selbstzuschreibung ist eine Identifizierung von etwas in sich selbst und stellt Schmitz zufolge eine hinreichende Bedingung für das Selbstbewusstsein dar. Ich bin mir selbst bewusst, sofern ich mir selbst etwas zuschreibe und das unabhängig davon, ob diese Selbstzuschreibung objektiv richtig ist oder nicht. Auch wenn das, was ich mit mir identifiziere, sachlich falsch ist, beispielsweise im Traum oder aufgrund einer veränderten Selbstwahrnehmung wie bei einer psychischen Erkrankung, bin dennoch das, womit ich es identifiziere, ich selbst. Das heißt, dass Selbstbewusstsein entsteht, wenn sich jemand selbst etwas zuschreibt. Daneben existiert nach Schmitz aber auch Selbstbewusstsein ohne Selbstzuschreibung, denn um mir selbst etwas zuschreiben zu können, muss ich mir schon selbst bewusst sein. „Selbstzuschreibung ist also nur möglich, wenn ihr ein identifizierungsfreies Selbstbewusstsein ohne Selbstzuschreibung zu Grunde liegt."[273] Nach Schmitz muss demnach auch ein Selbstbewusstsein ohne Selbstzuschreibung angenommen

271 Vgl. Kapitel 4.1. Personalität als interessensethische Zuschreibung – Norbert Hoersters philosophische Anthropologie.
272 Schmitz 2010 – Neue Phänomenologie, 29.
273 Schmitz 2010 – Neue Phänomenologie, 30.

werden können.[274] Das Fundament zur Auflösung dieser Ambivalenz erkennt Schmitz im „affektiven Betroffensein". Dieses affektive Betroffensein vermittelt sich leiblich zum Beispiel durch Schmerzen, Angst, Wut, Hunger und Durst oder Trauer, Freude und Liebe. In diesen Zuständen weiß der Mensch, dass es sich um ihn selbst handelt, ohne dass er sich das Gefühl selbst erst zuschreiben muss. Beispielsweise weiß ich, wenn ich Schmerzen habe, unmittelbar, dass ich es bin, die leidet. Das affektive Betroffensein belegt nach Schmitz, dass es möglich ist, ein von der Identifizierung unabhängiges Selbstbewusstsein zu denken. Grund dafür ist, dass die Tatsachen des affektiven Betroffenseins subjektive Tatsachen sind. Schmitz veranschaulicht dies mit dem Beispielsatz „Ich bin traurig": „Wenn ein anderer ihn ausspricht, beschreibt er entweder eine andere Tatsache oder (falls es nicht stimmt) einen anderen untatsächlichen Sachverhalt. Da ich Hermann Schmitz bin, kann man dem tatsächlichen oder untatsächlichen Sachverhalt, den meine Worte ‚Ich bin traurig' aussagen – hier kommt nichts darauf an, ob ich wirklich traurig bin –, einen objektiven Sachverhalt (ggf. eine Tatsache) zuordnen, den jeder, der genügend weiß und Deutsch kann, mit den Worten zu beschreiben vermag: ‚Hermann Schmitz ist traurig'. Nun fragt es sich, ob trotz geänderter Formulierung der Aussage dieser objektive Sachverhalt mit jenem, den meine Worte ‚Ich bin traurig' aussagen, identisch ist."[275] Der objektiven Tatsache, dass Hermann Schmitz traurig sei, fehle die Intensität des Ergriffenseins der individuellen Trauer, so dass die subjektive und die objektive Tatsache verschieden seien. Das heißt, dass die Tatsachen des affektiven Betroffenseins für denjenigen selbst unabhängig von ihrem zuschreibbaren Inhalt subjektive Tatsachen sind. „Das ist nur möglich, wenn in ihnen der, für den sie sind, mitgefunden wird. Er muss in ihnen selbst, als identisch dieser, ohne Identifizierung mitgegeben sein."[276] Die Möglichkeit, sich seiner selbst bewusst zu sein ohne Identifizierung von etwas mit sich, beruht darauf, dass die Tatsachen des affektiven Betroffenseins für den Bewussthaber schon in

274 Im Hinblick auf die Frage nach dem Erkennungsgegenstand des Selbstbewusstseins unterscheidet sich Schmitz entschieden vom Ansatzpunkt des deutschen Idealismus. Während beispielsweise Fichte das Ich an der Übereinstimmung von Subjekt und Objekt festmacht, ist nach Schmitz die Identität von Subjekt und Objekt nicht möglich. Für Schmitz phänomenologischen Zugang zur Beschreibung des Selbst stellt die Identität von Subjekt und Objekt keine notwendige Bedingung zur Erklärung des Selbstbewusstseins dar. Vgl. zur weiteren Diskussion u. a. Blume 2003 – Scham und Selbstbewusstsein, 17–19.

275 Schmitz 1992 – Leib und Gefühl, 33.

276 Schmitz 2010 – Neue Phänomenologie, 33.

ihrer bloßen Tatsächlichkeit, ohne Rücksicht auf ihren zuschreibbaren Inhalt, den Stempel des Fürihnseins tragen.[277] Auch Menschen mit Demenz sind sich demnach ihrer selbst bewusst, auch wenn sie nicht mehr über die Fähigkeit zur Selbstzuschreibung verfügen, das heißt sie sind Personen, weil sie von subjektiven Tatsachen affektiv betroffen sind. Bei Hermann Schmitz tritt das Subjektive gegenüber dem Objektiven in den Vordergrund. Damit ich ich selbst bin und nicht jemand anderes, muss ich zunächst diejenige sein, als die ich mich vor jeder Selbstzuschreibung kenne.[278] Dennoch bleibt bei Schmitz das Ich ein unvollständiger Gegenstand und auch der Zugang zu mir selbst immer fragmentarisch.[279] Das Ich ist einerseits objektiv bestimmbar, andererseits objektiv unbestimmbar.

Das affektive Betroffensein definiert Schmitz als leiblich. Er zielt dabei auf eine strenge Unterscheidung von Leib und Körper: „Unter dem eigenen Leib eines Menschen verstehe ich das, was er in der Gegend seines Körpers von sich spüren kann, ohne sich auf das Zeugnis der fünf Sinne (Sehen, Hören, Tasten, Riechen, Schmecken) und des perzeptiven Körperschemas (d. h. des aus Erfahrungen des Sehens und Tastens abgeleiteten habituellen Vorstellungsgebildes vom eigenen Körper) zu stützen."[280] Der Leib unterscheidet sich vom Körper durch seine besondere Art der Ausdehnung. Schmitz fügt in diesem Zusammenhang das Kriterium relativer und absoluter Örtlichkeit an: „Leiblich ist das, dessen Örtlichkeit absolut ist. Körperlich ist das, dessen Örtlichkeit relativ ist. Seelisch ist, was ortlos ist."[281] Der Leib ist nicht begrenzt, sondern flächenlos und unteilbar. Der Leib ist im Gegensatz zum tastbaren und sichtbaren Körper der Inbegriff der leiblichen Regungen wie Angst, Schmerz, Hunger, Durst, Müdigkeit oder Ekel.[282] Einerseits differenziert Schmitz nachdrücklich zwischen

277 Vgl. Schmitz 2010 – Neue Phänomenologie, 33.

278 Vgl. Schmitz 2010 – Neue Phänomenologie, 44.

279 Vgl. Schmitz 1964 – System der Philosophie Bd. I, 12–13: „Vielleicht muß ich die Bekanntschaft mit mir, aus der allein die Antwort zu gewinnen ist, im Fragen schon mitbringen; Tatsachen, die ich hinzulerne, können bloß zeigen, wer Hermann Schmitz ist, aber nicht, daß ich es bin. Deshalb zeigt sich an der Frage *Wer bin ich?*, daß ich mich als unvollständigen Gegenstand kenne, und nicht, daß ich als vollständiger Gegenstand mich unvollständig kenne."

280 Schmitz 1998 – Der Leib, der Raum und die Gefühle, 12.

281 Schmitz 1998 – System der Philosophie Bd. II/1, 6.

282 Vgl. Schmitz 2010 – Neue Phänomenologie, 35. Kritisch wird der strenge Dualismus zwischen Leib und Körper bei Schmitz beispielswiese von Jens Soentgen bewertet. Nach seiner Auffassung negiere Schmitz die kontinuierliche Brücke zwischen Körperlichem und Leiblichen. Vgl. Soentgen 1998 – Die verdeckte Wirklichkeit, 57–60.

körperlichen und leiblichen Phänomenen, andererseits führt er Leib und Körper in seiner Rede vom „körperlichen Leib" synthetisch zusammen: „In der Mitte zwischen Beiden [Leib und Körper] steht der körperliche Leib, der sowohl absolut-örtlich als auch relativ-örtlich ist: das Gewoge verschwommener Inseln, die ebenso je für sich einen relativen und einen absoluten Ort haben, wie sie durch einen absoluten Ort zur Einheit des Leibes im Ganzen zusammengehalten werden."[283]

Schmitz spricht davon, dass der Leib von sogenannten Leibesinseln besetzt ist, die sich ohne stetigen Zusammenhang meist flüchtig bilden wie beispielsweise das Einatmen als Insel in der Brust- und Bauchgegend verbunden mit „Engung" und „Weitung" gespürt wird. Diese beiden Bewegungen, Engung und Weitung, bilden in Schmitz' phänomenologischer Bestimmung des Subjekts, die Grundstruktur der Leiblichkeit. Während die Enge der Individualisierung dient, treibt die Weite die Ich-Einheit auseinander.[284] Die neuen Begrifflichkeiten bilden die Bedingung des leiblichen Erlebens des Menschen.[285] Das affektive Betroffensein zeigt sich als elementar leibliches Betroffensein, es ist eine ursprünglich leibliche Regung. Es ist unabhängig vom geistigen oder körperlichen Status der Person; Menschen mit Demenz, die sich selbst zu verlieren drohen, finden sich hier selbst. Insgesamt ist nach Schmitz' phänomenologischem Ansatz die Leiblichkeit die elementare Dimension menschlichen Lebens und der menschlichen Individualität. Der Leib ist der absolute Ort, das heißt er ist unabhängig von der relativen Lagebestimmung.[286] Der Leib ist der Ort,

283 Schmitz 1998 – System der Philosophie Bd. II/1, 54.

284 Schmidt hält allerdings fest, dass Enge und Weite meist nicht in reiner Form erlebt werden, sondern nur in verschieden großer Ausprägung. Vgl. Schmitz 1998 – System der Philosophie Bd. II/1, 326: „In diesem Ganzen ist die Enge polar verbunden mit einer Weite, die ebenfalls nur durch eine Tendenz dargestellt zu werden pflegt: durch Weitung, die zugleich Emanzipation der Leibesinseln von der straffenden Bindung an Enge und mit dieser verbundenen Kargheit ist. Engung und Weitung sind mit wechselndem Übergewicht antagonistisch zusammengebunden; bei Angst, Schmerz, Schreck wird die Enge durch Vorwalten der Engung fast rein dargeboten, während der Leib u. U. bei Müdigkeit fast zerfallen und der einenden Enge ledig werden kann. Dazwischen ringen Engung und Weitung als Spannung und Schwellung, in intensiver und rhythmischer Konkurrenz mit höchstens labilem Gleichgewicht."

285 Neben Enge und Weite nimmt Schmitz weitere Dimensionen des leiblichen Befindens an. Zu ihnen zählen Spannung und Schwellung, propathische und epikritische Tendenz sowie Intensität und Rhythmus. Vgl. dazu Schmitz' „Alphabet der Leiblichkeit" in Schmitz 1992 – Leib und Gefühl, 44–49.

286 Vgl. Pfeiffer 2007 – Kontinuität und Kontingenz, 103.

„wo alles Betroffensein des Menschen seinen Sitz hat und in die Initiative eigenen Verhaltens umgeformt wird; nur im Verhältnis zu seiner Leiblichkeit bestimmt sich der Mensch als Person."[287] Bei Schmitz wird der Leib zur unwiderruflichen Gewissheit des Ich.

Auf dem Weg zu einer inklusiven philosophischen Anthropologie kann die Leibphilosophie eine entscheidende Grundlage für ein theologisches Demenzparadigma bieten.[288] Ebenso formuliert auch Christina Aus der Au in Bezug auf die anthropologische Beschreibung von Menschen mit Alzheimer-Demenz eine leiblich orientierte Dimension des Selbst: „Als Leib nehme ich die Welt wahr, aber diesen meinen Leib kann ich niemals völlig objektivieren. Immer bin es *ich*, die mich objektivieren will. Leiblichkeit ist also dasjenige, dem ich nicht entfliehen kann, auch und gerade dann nicht, wenn ich damit die Welt als Objekt erfahre. Mein Leib ist damit für mich nicht ein Gegenstand der Welt, sondern das Mittel der Wahrnehmung von Kommunikation mit der Welt."[289] Aus der Au bezieht sich dabei in ihrem Ansatz nicht auf Hermann Schmitz, sondern primär auf den Phänomenologen Maurice Merleau-Ponty, einem der Vordenker Schmitz', und bewertet vor diesem Hintergrund den Leib als vermittelnde Instanz zwischen Geist und Körper.[290] Ein phänomenologischer Zugang zum Demenzphänomen kann grundsätzlich dazu beitragen, den Leib als entscheidende Wahrnehmungs- und Kommunikationsmöglichkeit zu bewerten und den Menschen trotz seiner Erkrankung nicht reduktionistisch zu beurteilen.

Folgt man Hermann Schmitz, wird sich der Mensch durch die leiblichen Regungen seiner selbst gegenwärtig. Das affektive Betroffensein vermittelt ihm die Möglichkeit bewusster Selbstfindung. Diese Fähigkeit von Menschen und Tieren, nicht aber von Pflanzen, bezeichnet Schmitz als „primitive Gegenwart", die in allem elementar leiblichen Betroffensein zum Vorschein kommt. In der primitiven Gegenwart wird der Mensch sich selbst gegenwärtig und zwar auf eine präsubjektische Weise. Schmitz unterscheidet fünf Aspekte gegenwärtiger Orientierung: Hier, Jetzt, Dasein, Dieses, Ich. Sie sind in der primitiven Gegenwart miteinander verschmolzen. Erst in der Gegenwart des besonnenen Subjekts treten sie auseinander. Auffällig ist, dass Schmitz hier den Übergang zur entfalteten Gegenwart an die menschliche Entwicklung knüpft. Selbst wenn er davon

287 Schmitz 2007 – Der unerschöpfliche Gegenstand, 116.
288 Vgl. Kapitel 5.1.4. Perspektive der Leiblichkeit.
289 Aus der Au 2009 – Leiblichkeit, 142.
290 Vgl. Aus der Au 2009 – Leiblichkeit, 141 f.

ausgeht, dass auch der erwachsene Mensch teilweise noch an seine primitive Gegenwart gebunden bleibt, vertritt er dennoch die These, dass Tiere, Kinder oder demenzkranke Menschen gänzlich in der primitiven Gegenwart verhaftet bleiben: „Aus der gleitenden Dauer des Dahinlebens und Dahinwährens, ungeschieden nach Dauer und Weite, weiter der sie zerreißenden primitiven Gegenwart, der leiblichen Dynamik und der leiblichen Kommunikation bildet sich eine Lebensform, auf die die Tiere, die Säuglinge und die Dementen ganz und gar angewiesen sind, so dass sie nicht darüber hinaus kommen."[291] Dagegen ist ein personaler Mensch in der entfalteten Gegenwart fähig, diese fünf Dimensionen voneinander getrennt wahrzunehmen. Implizit muss also mit Schmitz angenommen werden, dass demenzkranke Menschen nichtpersonale Subjekte sind, die in einer primitiven Gegenwart leben. Die primitive Gegenwart ist für Schmitz die Quelle des Sichbefindens ohne Identifizierung im affektiven Betroffensein.[292] Das heißt, dass Menschen mit Demenz zwar über ein präsubjektivisches Selbstbewusstsein verfügen, jedoch nicht über ein reflexives Subjektsein, das Schmitz erst dem Zustand der entfalteten Gegenwart zuschreibt. Im affektiven Betroffensein sind sich demenzkranke Menschen ihrer selbst bewusst, ohne sich als Selbst oder Subjekt bewusst zu sein. Im Zustand der Liebe, Angst oder Wut weiß ein Mensch mit Demenz, dass es sich um ihn selbst handelt, ohne dass er sich das Gefühl selbst zuschreiben muss. Das leibliche Ich bildet sich in der leiblichen Selbstbefindlichkeit als affektives Betroffensein.

4.2.2. Das leibliche Befinden und die Phänomenologie der Gefühle

Schmitz bewertet nicht-leibliche Bewusstseinsvorgänge und Gefühle neben der grundlegenden Differenzierung in die absolute Örtlichkeit des Leibes und der relativen Örtlichkeit des Körpers als eine eigenständige dritte Kategorie. Eine entscheidende Grundlage des phänomenologischen Ansatzes nach Schmitz bildet die Widerlegung der verbreiteten Annahme von der Introjektion der Gefühle. Gefühle sind seiner Auffassung nach kein privater Ausdruck der subjektiven Innenwelt eines Menschen, vielmehr sind „Gefühle [...] räumlich, aber ortlos, ergossene Atmosphären."[293]

291 Schmitz 2010 – Neue Phänomenologie, 41.

292 Vgl. Schmitz 2010 – Neue Phänomenologie, 41. Weiterhin bleibt die primitive Gegenwart auch in der entfalteten Gegenwart enthalten.

293 Schmitz 1998 – Der Leib, der Raum und die Gefühle, 22.

Daneben stellt Schmitz zwei weitere Thesen seiner neuphänomenologisch begründeten Gefühlstheorie, so dass sich folgende Grundsätze ergeben: [294]

1. Gefühle sind leiblich ergriffene Mächte.
2. Gefühle sind räumlich, aber ortlos ergossene Atmosphären.
3. Gefühle haben Autorität.

Schmitz entfaltet einen engen Zusammenhang zwischen Leib und Gefühl: Gefühle besitzen Autorität, weil sie einen Menschen leiblich ergreifen. Der zweiten These zufolge sind Gefühle Atmosphären, die sich wie das Klima unteilbar räumlich ausdehnen und auf diese Weise Menschen leiblich berühren. Schmitz bezieht sich bei seinem Gefühlsbegriff sowohl auf Gefühle wie Freude, Zorn, Liebe, Trauer oder Hass als auch auf Wetteratmosphären oder Landschaftsstimmungen. Diese unteilbaren, randlos ergossenen Atmosphären werden am eigenen Leib gespürt, aber nicht als Zustand des eigenen Leibes, wie Schmitz exemplarisch an Wetteratmosphären erläutert: „Des naßkalten Novemberwetters wird man z. B. am eigenen Frösteln inne, stickiger Luft an einem dumpfen Druck, der sich auf den Leib legt und am tiefen Atmen hindert, sommerlicher Gewitterschwüle an nervöser, elektrisierender Unruhe, die sich des leiblichen Befindens bemächtigt, sanfter Frühlingsluft an schmelzendem leiblichen Behagen. Dabei spürt man am eigenen Leib aber nicht nur dessen Zustand, erst recht nicht ein Befinden einzelner Körperteile wie der Haut, des Rachens, der Lunge, sondern etwas, das als Klima ‚in der Luft liegt' in einem Sinn, wie Rachen, Haut und Lunge nicht in der Luft liegen."[295] Bei Schmitz findet insofern eine Generalisierung des Atmosphärenmotivs statt, als dass nicht nur bestimmte Gefühle, wie etwa Wetterstimmungen, den Menschen von außen ergreifen, sondern jedes menschliche Gefühl einem äußerlichen Gefühlraum entstammt.[296] Auch die klassischen Gefühle existieren unabhängig vom individuellen Subjekt und sind keine individuellen Seelenzustände, weil die Seele nach Schmitz nicht existent ist.[297] Schmitz stellt mit seiner Leibphilosophie den klassischen Dualismus von Leib und Seele grundsätzlich in Frage. Seiner Auffassung zufolge sind Gefühle gerade keine Übertragungen von Subjekten an Objekte, das heißt die Gefühle sind nicht primär subjektgebunden und werden dann sekundär auf die umgebende Umwelt übertragen; „die hier erörterten Gefühle haben

294 Vgl. Schmitz 1997 – Höhlengänge, 153.
295 Schmitz 1992 – Leib und Gefühl, 110.
296 Vgl. zur Kritik an Schmitz Verallgemeinerung des Atmosphärenbegriffs Soentgen 1998 – Die verdeckte Wirklichkeit, 85.
297 Vgl. Blume 2003 – Scham und Selbstbewusstsein, 64.

dagegen nach Maßgabe des phänomenologischen Befunds weder im Subjekt noch in Objekten ihren Platz, sondern ziehen vielmehr als eigenständige, mächtige Atmosphären Subjekt und Objekte in sich hinein, indem sie allen diesen ihren Stempel aufdrücken und dabei, so unbestreitbar sie sich als gegenwärtig und wirklich präsentieren, doch selbst ungreifbar und unumschreibbar bleiben [...].“[298] Gefühle sind dementsprechend ortlos.

Desweiteren unterscheidet Schmitz zwischen privaten und kollektiven Atmosphären, das heißt, dass sie entweder nur einem Bewussthaber zugänglich sein können oder mehreren. Das Gefühl im eigentlichen Sinne ist dabei nicht privat, sondern lediglich das Fühlen als Ergriffensein von ihm. Das bedeutet, dass Gefühle primär atmosphärische Mächte sind, die allen zugänglich sind und sekundär sind sie Gefühle eines bestimmten Individuums, das die Gefühle durch Affektivität erwirbt. Als räumlich ergossene Atmosphären können Gefühle einerseits direkt wahrgenommen werden, andererseits nur aus der Distanz.[299] Das Gefühl wird durch leibliche Regungen ergriffen, wenn sich auch Gefühle von leiblichen Regungen unterscheiden. „Nicht die Gefühle selbst sind leibliche Regungen, aber das Fühlen im Sinn der Ergriffenheit, des affektiven Betroffenseins vom Gefühl gehört allerdings zum spürbaren leiblichen Befinden.“[300] Ob der Mensch von einem Gefühl ergriffen ist, hängt für Schmitz sowohl von dem jeweiligen leiblichen Befinden ab als auch von der individuellen Persönlichkeit. Er differenziert hierbei zwischen zyklothymer, schizothymer und bathmothymer menschlichen Persönlichkeitsstruktur.[301] Ob wir also von

298 Schmitz 1998 – System der Philosophie Bd. III/2, 103. Schmitz warnt jedoch zugleich davor, den Atmosphärenbegriff misszuverstehen und Gefühle zu verdinglichen. Vgl. Schmitz 2010 – Neue Phänomenologie, 84: „Vor einer Verdinglichung der Gefühle, als schwebten sie gleich unsichtbaren Wolken immer im Raum, muss man sich aber in Acht nehmen. Gefühle sind Halbdinge. Halbdinge unterscheiden sich von Volldingen durch zwei Eigenschaften: 1. Ihre Dauer ist unterbrechbar [...]. 2. Während die Kausalität der Dinge dreigliedrig ist, gegliedert in Ursache [...], Einwirkung [...] und Effekt [...], ist die Kausalität der Halbdinge zweigliedrig und unmittelbar, indem Ursache und Wirkung zusammenfallen.“

299 Vgl. Blume 2003 – Scham und Selbstbewusstsein, 66.

300 Schmitz 1992 – Leib und Gefühl, 120.

301 Vgl. Schmitz 1997 – Höhlengänge, 60: „Die Ergreifbarkeit des Menschen durch Gefühle ist [...] eine Funktion seiner leiblichen Resonanzfähigkeit, die maßgeblich von der Beschaffenheit seines vitalen Antriebs abhängt. Dieser kann auf ergreifende Atmosphären durch Schwingen und durch Spalten reagieren, also in den Weisen des Zyklothymikers und des Schizothymikers. Im einen Fall wechseln Domi-

einem Gefühl ergriffen sind, hängt davon ab, inwiefern wir davon affektiv betroffen sind, wodurch ein Gefühl dann als ein uns betreffendes wird.[302] Das bedeutet auch, dass wir Gefühle wahrnehmen können, ohne von ihnen ergriffen zu werden. Das affektive Betroffensein löst das Gefühl von der subjektiven Betroffenheit, die es bewirkt.

In Abgrenzung zu Hermann Schmitz argumentiert Thomas Fuchs in seiner Leibphilosophie, dass Gefühle keine uns umgebenden Atmosphären sind, sondern Gefühle wie etwa Liebe oder Trauer werden seiner Meinung nach in Beziehung auf etwas oder um jemanden erlebt.[303] Wie Fuchs bestimmten die meisten phänomenologischen Zugänge Gefühle vorrangig als subjektives Geschehen anstatt als objektiv existierende Mächte. Die Frage nach dem Grund bestimmter Gefühle wie beispielsweise Trauer oder Freude stellt Schmitz nicht in Bezug auf das Individuum. In diesem Zusammenhang vernachlässigt er die Möglichkeit der Produzierbarkeit von Atmosphären, aber auch die Problematik der Manipulierbarkeit von Gefühlen. [304]

Das zentrale Anliegen für die Negation der Hypothese von der Introjektion der Gefühle ist für Hermann Schmitz die Begründung von Recht, Moral und Religion mit der Autorität von Gefühlen, wofür seines Erachtens subjektiv private Gefühle nicht ausreichten.[305] Vor diesem Hintergrund versteht Schmitz auch die Religion als affektives Betroffensein durch ein Gefühl: „Religion ist Verhalten aus Betroffensein von Göttlichem; das Betroffensein braucht nicht unmittelbar zu sein, sondern kann

---

nanzphasen von Schwellung und Spannung, wozu etwa ein Schwingen zwischen Freude und Trauer paßt; im anderen Fall spaltet die ergreifende Macht private Weitung bzw. private Engung aus dem Antrieb ab, und dann springt das Gefühl eher zwischen Entzücken und Bestürzung hin und her. Die bathmothyme leibliche Disposition ist dagegen weniger aufgeschlossen für ergreifende Atmosphären des Gefühls; wenigstens reagiert sie nicht so leicht mit Ausschlägen nach entgegengesetzten Richtungen."

302 Vgl. Schmitz 1998 – System der Philosophie Bd. III/2, 138–145.

303 Vgl. Fuchs 2000 – Leib, Raum, Person, 84. Gegenüber Schmitz fordert Fuchs daneben die genauere Bestimmung zwischen Leib und Körper.

304 Vgl. u. a. Blume 2003 – Scham und Selbstbewusstsein, 71; Soentgen 1998 – Die verdeckte Wirklichkeit, 107–108.

305 Vgl. Schmitz 2010 – Neue Phänomenologie, 91–99. Ebenso wie bei Kant hat auch Schmitz' Neue Phänomenologie letztlich das Ziel, Moralnormen zu begründen. Während Kant allerdings die Vernunft als grundlegenden Erkenntnisgrund definiert, werden bei Schmitz im Gegensatz dazu der Leib und die leibliche Wahrnehmung zum Garanten der Philosophie. Die Grundlage dafür bietet Schmitz Phänomenologie der Gefühle.

auch durch Tradition vermittelt werden und dann als bloßer Nachklang ursprünglichen Betroffenseins eventuell zur Routine herabsinken. Göttlich ist für jemanden die Autorität eines Gefühls, die für ihn unbedingten Ernst hat […]."[306] An Schmitz Phänomenologie des Gefühls knüpft vor allem Manfred Josuttis Konzeption der energetischen Seelsorge an. In Anlehnung an Schmitz versteht Josuttis den Heiligen Geist als eine Atmosphäre, so dass sich nach seiner Auffassung die Macht des Heiligen in Handlungssequenzen konkretisiert, in denen Menschen ihre Alltagswelt verlassen und sich der Gegenwart des Göttlichen in Symbolen und Ritualen aussetzen.[307] Für Schmitz selbst ist Religion allerdings eine subjektive Tatsache, da sie davon abhängt, ob die Autorität eines Gefühls durch das Ergriffensein davon für jemanden unbedingten Ernst hat, wenn auch die subjektive Tatsache, dass etwas mein Gott ist, immer auch über mich selbst hinausgeht.

4.2.3. Wahrnehmung als leibliche Kommunikation

Nach Schmitz' leiborientierter Phänomenologie ist Wahrnehmung im Kern leibliche Kommunikation. Der vitale Antrieb durchdringt nicht nur den eigenen Leib, sondern schafft auch Gemeinschaft in leiblicher Kommunikation.[308] Es ist also der Leib selbst, der die leiblichen Vorgänge des anderen miterlebt. Hermann Schmitz unterscheidet grundsätzlich zwei Formen der Kommunikation: „Einleibung" und „Ausleibung", wobei die Einleibung wiederum in „antagonistische Einleibung" und „solidarische Einleibung" unterschieden wird. Mit dem Begriff „Einleibung" beschreibt Schmitz den Vorgang, wenn jemand in das Sein des Anderen mit hineingenommen wird. Hier wird bei der Begegnung von zwei Leibern der eine in den anderen integriert. „Leibliche Kommunikation oder Einleibung liegt nun vor, wenn der spürbare eigene Leib in ein durch diese und verwandte Kategorien des leiblichen Befindens konstituiertes größeres

306 Schmitz 2010 – Neue Phänomenologie, 97. In diesem Sinne versteht Schmitz den Heiligen Geist als eine Atmosphäre, die für die Urchristen unmittelbare Relevanz hatte. Vgl. Schmitz 2010 – Neue Phänomenologie, 79.

307 Vgl. Josuttis 1998 – Von der psychotherapeutischen zur energetischen Seelsorge; Josuttis 2002 – Segenskräfte; Josuttis 2004 – Heiligung des Lebens. Seelsorge wird auf diese Weise zur Realisierung des Kraftfelds des Heiligen durch das religiöse Ritual. Energetisch ist eine Seelsorge für Josuttis dann, wenn sie destruktiven Machtfeldern die Geistesgegenwart des Heiligen entgegenzusetzen vermag.

308 Vgl. Schmitz 2010 – Neue Phänomenologie, 38.

Gefüge eingeht, wenn ein umfassender Leib, in dem er aufgeht, spontan neugebildet wird."[309] Die notwendige Bedingung für diesen Vorgang der leiblichen Kommunikation ist die dialogische Gestaltung des Leibes, denn diese „ist als Dialog der konkurrierend verschränkten Tendenzen Spannung und Schwellung von vornherein in ihm angelegt. Der Dialog spreizt sich gleichsam auf zum Drama mit verteilten Rollen. Das geschieht schon am eigenen Leib beim Erleiden des Schmerzes, der nicht nur ein eigener Zustand ist, sondern auch ein eindringender Widersacher, mit dem man sich auseinandersetzen muss. [...] Der innerleibliche Dialog von Engung und Weitung beginnt sich im Dialog also zur Kommunikation unter Partnern zu spreizen."[310] Wechselseitige Einleibung ist demnach möglich, weil der einzelne Leib in sich bereits dialogisch strukturiert ist. Die Einleibung ist von Anfang an Teil des einzelnen Leibes und entsteht nicht erst sekundär.[311] Antagonistische Einleibung ist die Form der Einleibung, bei der der gemeinsame vitale Antrieb durch die Zuwendung zum Partner der Kommunikation entsteht. Sie ist sowohl zwischen verschiedenen Leibern als auch in Beziehung zu einem leiblosen Gegenstand möglich. Als Beispiele führt Schmitz einen heranfliegenden Stein an, dem man ausweicht, und das Ausweichen von Passanten auf dem Gehweg mittels leiblicher Kommunikation. Von der antagonistischen Einleibung unterscheidet Schmitz die solidarische Einleibung, bei der ein gemeinsamer vitaler Antrieb mehrere Menschen verbindet, ohne dass sich einer dem anderen zuwendet. Zu dieser Form der leiblichen Kommunikation zählt beispielsweise Gesang, rhythmisches Rufen, gemeinsames Musizieren, Klatschen oder Trommeln, bei der Menschen auf einer leiblichen Ebene durch eine gemeinsame Stimmung zusammengeschlossen werden. Alle Zustände der Einleibung beziehen sich auf den vitalen Antrieb. Mittels Einleibung können auch Menschen mit und ohne Demenz wechselseitig in das Sein des anderen hineingenommen werden.

Davon unterschieden nimmt Schmitz eine zweite Form der leiblichen Kommunikation an, die er als Ausleibung bezeichnet. Es handelt sich um eine Kommunikationsform, die sich auf die private Weitung bezieht, also um Trancezustände, in denen sich die von der Engung aufrecht erhaltene Enge des Leibes in die Weite erstreckt.[312] Schmitz führt beispielhaft das Dösen in der Sonne an, in deren wärmendem Licht der Leib gleichsam

309 Schmitz 1992 – Leib und Gefühl, 190–191.
310 Schmitz 2010 – Neue Phänomenologie, 38.
311 Vgl. Schmitz 1996 – Husserl und Heidegger, 39.
312 Vgl. Schmitz 2010 – Neue Phänomenologie, 41.

ausläuft, oder auch den Blick in die Tiefe des Raumes, wie etwa bei eintönig geraden Straßen. „Das ist eine Kommunikation, in der der Leib absorbiert wird, ein Rückfluss aus der Zugänglichkeit der primitiven Gegenwart in die maßlose Weite, die durch das Ereignis der primitiven Gegenwart zerrissen wird.“[313] Auch wenn diese Form meines Erachtens eher als ein Seinszustand zu bewerten ist, beschreibt Schmitz sie dennoch als leibliche Kommunikation, wenn sie auch keine dialogische Auseinandersetzung mit einem konkreten Gegenüber darstellt.

Leibliche Kommunikation vollzieht sich vorrangig durch den Blick, der als leibliche Regung vom Typ der Richtung sowohl am eigenen Leib gespürt wird als auch am fremden Leib wahrgenommen wird; nur im Blick wird dieser andere Leib unmittelbar zugänglich.[314] „Das gelingt nur, weil man im Sehen mehr wahrnimmt, als man sieht, nämlich auch den eigenen Leib und Körper, den man dann nicht zu sehen pflegt, der aber mit dem Gesehenen durch Einleibung so verschmolzen ist, daß er ohne Reaktionszeit koagieren kann.“[315] Beim Phänomen des Blicks differenziert Schmitz zwischen dem Blick als Gefühl und dem Blick als leibliche Regung.

Ferner zählen zu Schmitz‘ System der leiblichen Kommunikation auch auditive und taktile Wahrnehmungszugänge. Sie beschreiben jeweils andere Chancen der leiblichen Kommunikation.[316] Mittels der verschiedenen Arten leiblicher Kommunikation können Menschen mit und ohne Demenz mit der sie umgebenden Welt in Kontakt treten und umgekehrt kann auf diese Weise die Umwelt leiblich wahrgenommen werden.[317] In beiden Fällen führt die Wahrnehmung zum leiblichen Betroffensein, das heißt das Wahrgenommene steht in keiner Distanz zum Wahrnehmenden. Spürbar wird die leibliche Kommunikation, weil sie in der Person selbst unmittelbar mit Engung oder Weitung verbunden ist. In Bezug auf Demenz kann die Atmosphäre zum förderlichen Element leiblicher Kommunikation werden. Vor diesem Hintergrund fordert Sabine Weidert, Begleiter und Pflegerinnen als ästhetische Arbeiter zu verstehen, die genauso wie die demenzkranken Menschen selbst entscheidend Atmosphären gestalten können. Begleiterinnen können darauf aufmerksam werden, dass ihr

313 Schmitz 2010 – Neue Phänomenologie, 41.
314 Vgl. Schmitz 1998 – Der Leib, der Raum und die Gefühle, 42.
315 Schmitz 2007 – Die Liebe, 39.
316 Vgl. Blume 2003 – Scham und Selbstbewusstsein, 174–175.
317 Vgl. zur Rezeption für die Seelsorge Kapitel 6.1.4. Perspektive der Leiblichkeit – leiblich-rituelle Seelsorge wiederentdecken.

Gefühl, das sie sich beispielsweise als unsicher oder hilflos erleben lässt, eine leibliche Resonanz auf die Atmosphäre ist, die vom Erleben des Menschen mit Demenz ausgeht.[318] Mittels leiblicher Kommunikation ist es möglich, wechselseitig in den Leib des Anderen einzutauchen. Weidert entfernt sich hier von der Schmitzschen Leibphilosophie, insofern sie die Möglichkeit der individuellen Produzierbarkeit von Gefühlen grundsätzlich in Betracht zieht.

Aus der Übertragung von Schmitz' leiborientierter Phänomenologie auf das Phänomen Demenz ergeben sich folgende Konsequenzen:

1. Menschen mit Demenz sind sich nach Schmitz ihrer selbst bewusst, auch wenn sie nicht mehr über die Fähigkeit zur Selbstzuschreibung verfügen, das heißt sie sind Personen, weil sie von subjektiven Tatsachen affektiv betroffen sind. Demenzkranke Menschen sind im affektiven Betroffensein Personen und konstruieren hier ihr personales Selbstbewusstsein.
2. Keine Person kann mit Schmitz als stabile, substanzielle Seeleneinheit verstanden werden; vielmehr bildet ein uneinheitlicher Seinszustand, von Schmitz als chaotische beziehungsweise instabile Mannigfaltigkeit bezeichnet, den Grund jedes Personseins.
3. Jeder Mensch bestimmt sich nach Schmitz nur im Verhältnis zu seiner Leiblichkeit als Person. In ihrer leiblichen Existenz verfügen Menschen mit Demenz deshalb über eine unwiderrufliche Gewissheit ihres Ich und die Möglichkeit ihres personalen Selbstbezugs.
4. Demenzkranke Menschen befinden sich nach Schmitz in der Lebensform der primitiven Gegenwart. Seine Unterscheidung in primitive und entfaltete Gegenwart verbindet sich einerseits mit der präreflexiven Subjektivität, andererseits mit dem reflexiven Subjektsein, folglich verfügen Menschen mit Demenz ausschließlich über eine präreflexive Subjektivität. Zumindest implizit folgt auch aus Schmitz' phänomenologischem Ansatz ein graduell differenzierter Zustand des Menschseins.

318 Vgl. Weidert 2007 – Leiblichkeit in der Pflege von Menschen mit Demenz, 94–97. Kaum beachtet ist hier die Auswirkung der leiblichen Betroffenheit einer Pflegeperson auf den Menschen mit Demenz. Ebenso wie die Begleiterinnen erkennen sollen, dass die eigene leibliche Betroffenheit mit dem atmosphärischen Ausstrahlen von etwas oder jemandem zusammenhängt, ist es auch wichtig zu beachten, dass die von Schmitz beschriebene Einleibung auch von der Person ohne Demenz im Blick auf die Person mit Demenz erfolgen kann.

5. Grundvoraussetzung der Kommunikation ist für Schmitz die Leiblichkeit. Mittels Einleibung können Menschen mit und ohne Demenz wechselseitig in das Sein des anderen hineingenommen werden. Ein Austausch zwischen Personen mit und ohne Demenz kann auf dieser Ebene erfolgen. Demenzkranke Menschen hören nicht auf zu kommunizieren, sondern sie kommunizieren grundsätzlich leiblich. Wenn die Sprache unverständlich wird oder ganz aufhört, drücken sich Menschen mit Demenz weiterhin leiblich aus. Auf diese Weise können sie auch andere Personen wahrnehmend verstehen, weil sie zum Beispiel die Körperhaltung, die Mimik und Gestik oder die Art zu sprechen durchblicken.

4.3. Der Mensch als Synthese – Søren Kierkegaards Übergang zu einer theologischen Anthropologie

Im Hinblick auf die Frage, wie sich menschliche Identität und Personalität konstituiert, hat Søren Kierkegaard einen relevanten Beitrag geleistet, der sich besonders im Hinblick auf Menschen mit Demenz als tragfähig erweist. Sein Entwurf soll als exemplarische Konzeption im Übergang von einer philosophischen zu einer theologischen Anthropologie stehen. Im Gegensatz zu einer an den menschlichen Präferenzen orientierten Personkonzeption, wie beispielsweise von Norbert Hoerster vertreten, beschreibt Søren Kierkegaard den Menschen nicht vorrangig als ein Wesen mit Interesse, Verstand und Ich-Bewusstsein, sondern als ein synthetisches Selbst.[319] Das Selbst ist Kierkegaard zufolge nur über Verhältnisbestimmungen zu beschreiben und nicht aus sich selbst heraus oder aufgrund einer bestimmten substanziellen Beschaffenheit.

Søren Kierkegaard geht davon aus, dass sich das Sein des Menschen nicht objektiv erschließen lässt, vielmehr muss man die Frage nach dem Menschen in der eigenen Existenz verstehen. Jeder Mensch, ob mit oder ohne Demenz, befindet sich in einem unsicheren Existenzstatus. Während die Hauptvertreter des Deutschen Idealismus, Schelling, Fichte und Hegel, ihre Grundfrage darin sahen, wie die Objektivität der Erkenntnis begründet werden kann, standen für Kierkegaard als nachidealistischen Denker anthropologische Fragen im Vordergrund.[320] Kierkegaards

319 Vgl. Kapitel 4.1. Personalität als interessensethische Zuschreibung – Norbert Hoersters philosophische Anthropologie.
320 Vgl. Wesche 2003 – Kierkegaard, 17.

Grundfrage ist, was es für den Einzelnen heißt, ein Verhältnis zum Christentum zu haben. Als Vertreter der Existenztheologie geht er davon aus, dass nicht der Glaubensinhalt im Vordergrund steht, sondern das Existieren im Glauben, das heißt das subjektive Verhältnis zum Glaubensinhalt. Damit werden die Hermeneutik und die Frage nach der Form der Mitteilung zentral.

Im Folgenden soll Kierkegaards Verständnis des Menschen und die damit verbundene Auswirkung auf das menschliche Zusammenleben dargestellt und die daraus folgende Sicht auf demenzkranke Menschen kritisch reflektiert werden. Dafür wird in Kapitel 4.3.1. Kierkegaards Verständnis des Menschen als Synthese erläutert, anschließend wird in Kapitel 4.3.2. nach der dialektischen Verbindung von Selbst- und Gottesverhältnis gefragt, und in Kapitel 4.3.3. werden abschließend Kierkegaards Theorie des Selbst in eine intersubjektive Perspektive überführt und ethische Konsequenzen aufgezeigt.

4.3.1. Das Verständnis des Menschen als Synthese

Søren Kierkegaards Beschreibung des Menschen findet sich insbesondere in „Die Krankheit zum Tode“ (1849) und darüber hinaus in „Der Begriff Angst“ (1844) und der „Abschließenden unwissenschaftlichen Nachschrift zu den Philosophischen Brocken“ (1846). Die Frage, was ein Selbst ist und was dieses Selbst auszeichnet, ist Kierkegaards Leitfrage in „Die Krankheit zum Tode“ (1849). Kierkegaard konzipiert eine Theorie des Selbst, die an der Erfahrung der Verzweiflung anknüpft. Denn wer der Verzweiflung nachgehen will, muss sich zunächst der Verfassung des Menschen widmen. Seine Beschreibung des Selbst beginnt mit der bekannt gewordenen Definition: „Der Mensch ist Geist. Was aber ist Geist? Geist ist das Selbst.“[321] Mit Geist drückt Kierkegaard nicht irgendeinen Teil des Menschen aus, also etwa Geist im Gegenüber zu Leib, sondern das Geistsein ist das Spezifische am Menschen, das, worin der Mensch Mensch ist. Die Formel macht deutlich, dass Geist das Selbst ist, das heißt: als Geist ist der Mensch ein Selbst. In einem zweiten Schritt erläutert Kierkegaard, was das Selbst ist. Seine entscheidende These lautet: „Das Selbst ist ein Verhältnis, das sich zu sich selbst verhält; das Selbst ist nicht das Verhältnis, sondern dass das Verhältnis sich zu sich selbst verhält.“[322] Das Selbst ist demnach nur über

321 Kierkegaard 1849 – Die Krankheit zum Tode, 8.
322 Kierkegaard 1849 – Die Krankheit zum Tode, 8.

Verhältnisbeziehungen zu beschreiben und nicht aus sich selbst heraus und aufgrund ontologischer Kriterien. Das Selbstverhältnis beschreibt den Umstand, dass sich der Mensch dialektisch zu sich selbst verhält. Das dialektische Lebensverständnis geht davon aus, dass eine Deutung des Lebens, die gleichwohl von dessen Unbestimmbarkeit ausgeht, weder eine sichere noch eine misslingende Deutung ist. Dialektisch ist eine solche Lebensverständigung in dem Sinne, als sie ihre Überzeugungskraft aus der Anerkennung der Unbestimmtheit bezieht.

Kierkegaard versteht das Selbst als Synthese, und zwar als Synthese von Gegensätzen: „Der Mensch ist eine Synthese von Endlichkeit und Unendlichkeit, von dem Zeitlichen und dem Ewigen, von Freiheit und Notwendigkeit, kurz eine Synthesis. Eine Synthesis ist ein Verhältnis zwischen Zweien. Auf die Art betrachtet ist der Mensch noch kein Selbst."[323] Mit dieser positiven Synthese ist das Selbst gesetzt und dennoch kann sie nur die Andeutung des Selbst sein. Diesem Verständnis des Menschen als Synthese in „Die Krankheit zum Tode" (1849) steht eine erste Synthese gegenüber. In „Der Begriff Angst" (1844) beschreibt Kierkegaard den Menschen als Synthese von Leib und Seele: „Der Mensch ist eine Synthesis des Seelischen und des Leiblichen. Aber eine Synthesis ist nicht denkbar, wenn die Zwei nicht in einem Dritten vereinigt werden. Dies Dritte ist der Geist."[324] Der Mensch existiert nicht, wie man hier annehmen könnte, in zwei Teilen, denn Leib und Seele sind nach Kierkegaard nicht zwei verschiedene Bestandteile im Menschen. Vielmehr ist der Mensch eine Synthese, indem er sich zu sich als Leib und zu sich als Seele verhält. Arne Grøn hat dieses Verständnis nachdrücklich hervorgehoben: „Ein Mensch ist selbst als Leib und als Seele bestimmt, indem er sich zu sich verhält. Freiheit als Wesensbestimmung ist hier zu orten: Sie bedeutet, dass das Wesen des Menschen keine Substanz ist, sondern Sich-

323 Kierkegaard 1849 – Die Krankheit zum Tode, 8.

324 Kierkegaard 1844 – Der Begriff Angst, 41. In „Der Begriff Angst" (1844) steht diese Synthesis nicht alleine, sondern wird durch eine andere ergänzt, die der Formel aus „Die Krankheit zum Tode" (1849) ähnelt. Vgl. Kierkegaard 1844 – Der Begriff Angst, 86: „Also, der Mensch war eine Synthesis von Seele und Leib, aber er ist zugleich eine Synthesis des Zeitlichen und des Ewigen." Ebenso wie „Die Krankheit zum Tode" (1849) kann auch „Der Begriff Angst" (1844) als Phänomenologie der Subjektivität gelesen werden, denn die Untersuchung des Phänomens Angst wird unmittelbar mit der Entfaltung, was es heißt, ein Mensch zu sein, verbunden. Menschsein kann man nur verstehen, wenn man die Angst ins Zentrum stellt. Sie ist die Folge der Synthesis, denn nur weil das Selbst eine Synthesis ist, kann es sich überhaupt ängstigen.

(zu-sich)-Verhalten."[325] Damit ist das Selbst des Menschen nichts Substanzielles, sondern die Relation des Menschen zu sich selbst. Geist meint in diesem Zusammenhang kein eigenständiges Drittes, sondern dass der Mensch sich zu sich selbst verhält. Wenn der Geist die Synthesis von Leib und Seele vollzieht, stellt sich die Frage, was das vermittelnde Dritte in der anderen Synthese ist. Das ist der Augenblick. Augenblick ist bei Kierkegaard das Gegenwärtige, das nichts Vergangenes und nichts Zukünftiges hat.[326] Sobald der Geist gesetzt ist, ist auch der Augenblick da. Es geht Kierkegaard nicht um zwei Synthesen, vielmehr sind sie verschiedene Momente der einen Synthesis.

Wenn das Selbst eine Synthesis ist, dann meint das, dass es etwas Zusammengesetztes ist. Das Selbst befindet sich in zwei Ich-Zuständen, Ich 1 und Ich 2, und bewegt sich im Spannungsfeld zwischen Ewigkeit und Zeitlichkeit, Seele und Leib, Subjektivität und Objektivität, Unendlichkeit und Endlichkeit, zentrischem Bewusstsein und exzentrischem Bewusstsein, Möglichkeit und Notwendigkeit. Die zwei Formen des Ich sind zwei Dimensionen des Menschen, die zusammengehören. Wirklichkeit gewinnt der Mensch, wenn die Kluft zwischen Ich 1 und Ich 2 überwunden wird und seine beiden Dimensionen des Ich zusammenwachsen. Der Mensch ist nicht einfach ein Verhältnis zwischen den verschiedenen Polen, sondern er ist ein solches Verhältnis als Synthese. Er ist Synthese, weil er in Relation zu den verschiedenen Dimensionen des Selbst existiert.[327] Dabei ist das Selbst des Menschen das Verbindende, weil es sich beständig zu sich selbst verhält. Dieses Verhältnis setzt die beiden Seiten der Synthese miteinander in Beziehung. Die Synthesis hebt die Gegensätze jedoch nicht auf, so dass der Mensch immer zugleich auch ein verzweifeltes Selbst ist. Diese Synthese vollzieht sich nach Kierkegaard aber immer nur im Augenblick und hat keinen dauerhaften Bestand. Wenn der Mensch eine Einheit ist, dann ist er eine spannungsvolle Einheit. Der Mensch hat nach Kierkegaard die Aufgabe, diese Heterogenität zusammenzuhalten, kann das aber von sich aus nicht leisten. Das bedeutet, dass sich der Mensch selbst als Aufgabe gesetzt ist. Menschsein bedeutet nach Kierkegaard Menschwerden und sich in ein Verhältnis zu sich selbst, zu den Anderen und zur Welt zu setzen. Es besteht dabei auch die Möglichkeit, sich selbst zu verlieren – dieses Phänomen thematisiert Kierkegaard in „Die Krankheit zum Tode" (1849).

325 Grøn 2006 – Phänomenologie der Subjektivität, 493.
326 Vgl. Kierkegaard 1844 – Der Begriff Angst, 86.
327 Vgl. Ringleben 1995 – Die Krankheit zum Tode, 64.

Nach Kierkegaard ist das Sein des Menschen nicht objektiv erklärbar, vielmehr muss man die Frage nach dem Menschen in der eigenen Existenz verstehen. Kierkegaard setzt ein hohes Maß an Reflexion voraus, das insbesondere demenzkranke Menschen nicht mehr leisten können. Allerdings weist er zugleich auch darauf hin, dass der Einfältige und der Weise keine unterschiedlichen Voraussetzungen hierfür besitzen. Menschen mit Demenz spüren diese Struktur des Selbst als Sein von Gegensätzen besonders drastisch. Ihnen fällt es schwer, sich selbst als Einheit zu setzen und sie sind nicht in der Lage, die Zerrissenheit ihres Selbst von sich aus zu überwinden. Bei ihnen ist die Antinomie des Menschen zwischen Vergangenheit und Gegenwart, Möglichkeit und Notwendigkeit, Ich und Du besonders auffällig. Wenn aber der Mensch die Synthesis nur im Augenblick erfahren kann, heißt das, das Selbstsein immer ein Konstrukt ist und eine Aufgabe. Das bedeutet, Menschen mit Demenz erleben sich wie jeder Mensch als fragmentarisches Selbst. Im Gegensatz zu anderen Menschen scheinen sie allerdings besonders im Augenblick zu existieren und in diesem Seinszustand ist es ihnen möglich, ihr Selbst als Synthese zu erfahren.[328] Die subjektive Wirklichkeit eines Menschen anzuerkennen und ihn in den Augenblick zu begleiten, ist die Aufgabe der Seelsorge. Wenn es nicht gelingt, die Kluft zwischen Ich 1 und Ich 2 zu überwinden, verzweifelt der Mensch nach Kierkegaard. Der Mensch verzweifelt entweder an zu viel Freiheit oder zu viel Notwendigkeit, beziehungsweise an Endlichkeit oder Unendlichkeit. Ausweg aus der Verzweiflung erhält das Selbst, indem es sich nach Kierkegaard durchsichtig in der Macht gründet, welche es gesetzt hat.[329] Dieses Verhältnis zum Ursprung ist nach Kierkegaard Glaube.

4.3.2. Personwerden des Menschen vor Gott

Nach Kierkegaard befindet sich der Mensch in einem unsicheren Existenzstatus, da die Synthese des Selbst immer spannungsreich ist und nur im Augenblick vollzogen werden kann. Es stellt sich daher im Folgenden die Frage nach dem verbindlichen und einheitlichen Grund der menschlichen Existenz. Prinzipiell bieten sich zwei Möglichkeiten: „Ein solches Verhältnis, das sich zu sich selbst verhält, ein Selbst, muss entweder sich selbst

328 Vgl. Kapitel 5.1.3. Perspektive der Beziehung.
329 Vgl. Kierkegaard 1849 – Die Krankheit zum Tode, 10.

gesetzt haben, oder durch ein Andres gesetzt sein."[330] Im ersten Fall hätte das Selbst seinen Grund in sich selbst. Es ist causa sui, das heißt der Mensch existiert aus sich selbst und hat keinen Anteil an einem Anderen. Dieses Verständnis lehnt Kierkegaard jedoch entschieden ab, denn nach ihm schließt der Selbstbezug immer auch den Bezug zu einem Anderen ein: „Ein solches abgeleitetes, gesetztes Verhältnis ist des Menschen Selbst, ein Verhältnis, das sich zu sich selbst verhält, und indem es sich zu sich selbst verhält, zu einem Anderen verhält."[331] Das Sein des Menschen verweise immer auch auf seinen Ursprung zurück, da im Selbstbezug immer auch das Gesetztsein von einem Anderen her erfahren wird. „Folgendes ist nämlich die Formel, welche den Zustand des Selbst beschreibt, wenn die Verzweiflung ganz und gar ausgetilgt ist: indem es sich zu sich selbst verhält, und indem es selbst sein will, gründet sich das Selbst durchsichtig in der Macht, welche es gesetzt hat."[332] Diese setzende Macht identifiziert Kierkegaard im Folgenden mit Gott. Kierkegaard denkt das Subjekt radikal dezentriert. Selbstsein heißt für Kierkegaard immer, als einzelnes Subjekt vor Gott zu existieren. Das Selbst kann nicht für sich allein, sondern nur durch den Gottesbezug zu sich selbst kommen, das meint zu einer Synthese gelangen. Kierkegaard redet vom menschlichen Selbst als einem abgeleiteten Verhältnis. Das Selbst als Verhältnis verhält sich im Verhältnis zum Setzenden.[333] Die Gegenwart des Anderen ist dabei kein gänzlich vom Selbst zu unterscheidendes Element, vielmehr gehören beide als Einheit zusammen: Jedes Selbstverhältnis ist demnach ein Verhältnis zu Gott und

---

330 Kierkegaard 1849 – Die Krankheit zum Tode, 9. Mit dem Begriff „setzen" verwendet Kierkegaard einen zeitgenössischen philosophischen Ausdruck, der seinen Ursprung in der Philosophie Fichtes und Hegels hat und der Kierkegaard in theologischer Hinsicht von Schleiermacher vorgegeben war. Vgl. Ringleben 1995 – Die Krankheit zum Tode, 68 f. Während Fichte allerdings die These vertritt, dass sich das Ich durch die Tathandlung selbst setzt, bekräftigt Kierkegaard, dass der Begriff „setzen" gerade nicht meint, dass sich das Ich selbst hervorbringt, sondern es drückt die Relation des Selbst als Sein von einem Anderen aus. Durch das Setzen des Selbst hat der Mensch überhaupt ein Verhältnis zu sich selbst.

331 Kierkegaard 1849 – Die Krankheit zum Tode, 9.

332 Kierkegaard 1849 – Die Krankheit zum Tode, 10.

333 Die Grundformen der menschlichen Verzweiflung sind die Konsequenz daraus, dass das Selbst im Verhältnis zu einem Anderen zu sich selbst kommt. Die Verzweiflung, „verzweifelt man selbst sein zu wollen", ist die Reaktion auf die Abhängigkeit des Selbst, also darauf, dass das Selbst in sich einen anderen Grund als sich selbst mächtig findet. Hätte der Mensch sich selbst gesetzt, wäre nur die Art der Verzweiflung möglich „verzweifelt nicht man selbst sein zu wollen". Hier sucht der Mensch nach seinem Grund außerhalb seiner selbst. Vgl. Kierkegaard 1849 – Die Krankheit zum Tode, 9.

jedes Gottesverhältnis hat seinen Ort im Selbstverhältnis. Das Selbst kann sein Sein nicht vollziehen, ohne dass es dabei auf jenes Andere stößt, denn dies Andere ist gerade der Ermöglichungsgrund dieses Vollzugs seiner selbst.[334] Damit besteht eine grundsätzliche Dialektik zwischen Grund und Begründetem. Dieses Verhältnis zum Ursprung ist nach Kierkegaard Glaube: „Glaube ist: dass das Selbst, indem es selbst ist und es selbst sein will, durchsichtig sich gründet in Gott."[335] Der Mensch setzt sich nicht selbst, aber er erfährt sich auch nicht voraussetzungslos von Gott gesetzt. Gott wird zum Maßstab für das Selbst, denn „je mehr Gottesvorstellung, desto mehr Selbst, je mehr Selbst, desto mehr Gottesvorstellung."[336] Das bedeutet, dass dem Selbst in Relation zu Gott eine neue Qualifizierung zuteilwird. Diese Erfahrung beschreibt Kierkegaard mit dem Begriff Glauben. Im Glauben, das bedeutet, indem sich das Selbst „durchsichtig gründet in der Macht, welche es gesetzt hat", gelingt es dem Menschen ein Selbst zu sein. Der Glaube hebt jedoch die Verzweiflung des Selbst nicht auf, sondern setzt sie voraus.

In Bezug auf demenzkranke Menschen heißt das, dass sie von der Aufgabe befreit sind, die verschiedenen Dimensionen ihrer Existenz selbst zu einer Synthese zu führen. In dieser Hinsicht unterscheiden sich Menschen mit Demenz nicht von Menschen ohne Demenz, denn auch sie sind sich selbst entzogen. Der Begriff „durchsichtig" beschreibt gerade die Auflösung des Doppelbezugs, in dem sich der Mensch vorfindet. Michael Theunissen bringt das pointiert zur Geltung: „Sich durchsichtig in Gott gründen – das bedeutet eben: darauf vertrauen, dass alles möglich ist."[337] Denn indem sich der Mensch durchsichtig gründet, enden die Gegensatzglieder Endlichkeit und Unendlichkeit, Zeitliches und Ewiges, Freiheit und Notwendigkeit und werden zu einer Synthese geführt.[338] Eben weil der Mensch nicht durch sich selbst, sondern von einem Anderen gesetzt ist, ist auch das Selbst von Menschen mit Demenz gesetzt und zu einer Synthese vereinigt. Der Mensch ist nicht Grund seiner selbst, sondern verdankt sich einem Anderen. Die Aufgabe der Seelsorge liegt nun darin, den Menschen davon zu befreien, sich aus sich selbst heraus zu einer Synthese führen zu müssen. Rolf Schieder weist in diesem Zusammenhang darauf hin, dass es Aufgabe der Seelsorge ist, den Menschen vom Zwang zur permanenten

334 Vgl. Ringleben 1995 – Die Krankheit zum Tode, 76.
335 Kierkegaard 1849 – Die Krankheit zum Tode, 81.
336 Kierkegaard 1849 – Die Krankheit zum Tode, 79.
337 Theunissen 1993 – Der Begriff Verzweiflung, 114.
338 Vgl. Ringleben 1995 – Die Krankheit zum Tode, 90.94.

Selbstdefinition zu erlösen und damit aus seiner Verzweiflung zu befreien: „Christliche Seelsorge in diesem Sinn hängt weder am Gebrauch christlicher Vokabeln noch am Einsatz psychotherapeutischer Techniken. Sie hängt allein daran, dass der Seelsorger imstande ist, den anderen Einzelnen als Verzweifelten auszuhalten – und gerade so den Weg von der Verzweiflung zum Sich-in-Gott-Gründen, also zur Selbstverwirklichung, zu ebnen."[339]

Die Grundthese Kierkegaards ist, dass wir uns primär durch andere verstehen. Das Selbstverhältnis verhält sich demnach nur zu sich selbst, indem es sich zu dem setzenden Anderen verhält. Selbstverhältnis und sich „durchsichtig gründen in der Macht, welche das Selbst gesetzt hat", finden nicht neben- oder nacheinander statt, sondern gleichzeitig, indem sie sich wechselseitig bedingen. Kierkegaards Theorie der Intersubjektivität hebt somit hervor, dass der Mensch als Selbst immer schon in eine Geschichte verwickelt ist, in der sich der Mensch nur durch die Anderen sieht. Wir brauchen Andere, die uns von unserem eigenen Anfang erzählen, denn der Mensch kann seinen Anfang nicht setzen ebenso wie sein Ende. Dieses Entzogensein verweist auf die Mitte des Menschen.

Wird nun danach gefragt, inwiefern der Mensch bei Kierkegaard auch Person ist, wird deutlich, dass ein Mensch durch den Gottesbezug Person wird. Indem sich der Mensch durchsichtig in Gott gründet, vollzieht sich gerade die Personwerdung des Menschen vor Gott. Hier tritt die Verschränkung von Theologie und Anthropologie bei Kierkegaard besonders zutage. Es zeigt sich, dass die Erkenntnis von Personalität nur glaubhaft erfahren werden kann: „Glaube ist der Ausdruck für: das Verhältnis von Person zu Person. Person ist nicht eine Summe von Lehrsätzen, auch nicht etwas unmittelbar Zugängliches; Person ist etwas in sich selbst Geneigtes, etwas Verschlossenes, etwas Abgründiges [...], ein Geheimnis [...], Person ist: das dort drinnen; wofür auch das Wort: persona (personare) bezeichnend ist, das dort drinnen, zu dem man, selbst wieder Person, sich glaubend verhalten muss. [...] in diesem rein persönlichen Verhältnis zwischen Gott als Person und dem Glaubenden als Person im Existieren liegt der Begriff Glaube."[340] Der Mensch kann nur Person werden, weil Gott selbst Person ist; er ist die notwendige Bedingung der Möglichkeit des menschlichen Personsein.[341] Personalität ist kein ontologisches Zuschrei-

339 Schieder 1994 – Seelsorge in der Postmoderne, 43.

340 Kierkegaard 1850–1855 – Die Tagebücher, 224; entspricht Papier XI^{1}A 237.

341 Die Einsicht, dass Gott Person ist, kann allerdings nach Kierkegaard keine wissenschaftliche Erkenntnis sein, sie kann nur glaubhaft erfahren werden. Vgl.

bungsprodukt des Menschen, sondern ist eine Möglichkeit: Personsein bedeutet Personwerden. Also ist Personsein weder eine Wesensbestimmung noch ein Existential, Personsein ist nur transzendental zu verstehen, das heißt, es muss nach der notwendigen Bedingung der Möglichkeit von Personalität gefragt werden. Insofern sind Menschen mit Demenz bei Kierkegaard nicht vom Personsein ausgeschlossen. Kierkegaard bindet den Personstatus nicht an ontologische Kriterien oder Rationalität und schafft dadurch eine inklusive anthropologische Grundlage. Hier unterscheiden sich Norbert Hoerster und Søren Kierkegaard in signifikanter Weise.

4.3.3. Kierkegaards Ethik der Liebe

Das Selbstverhältnis und das Gottesverhältnis sind bei Kierkegaard dialektisch verbunden. Nur in dieser Relation wird das Selbst eine Synthese und der Mensch Person. Kierkegaards Theorie eines relationalen Selbst wird in „Der Liebe Tun“ (1847) in eine intersubjektive Perspektive überführt. „Die Krankheit zum Tode“ (1849) und „Der Liebe Tun“ (1847) stehen in einem engen Zusammenhang, denn als Antwort auf die Verzweiflung muss es nach Kierkegaard eine Korrelation zwischen Glaube und Liebe geben. Während es in „Die Krankheit zum Tode“ (1849) um eine Theorie des Selbst geht, entwirft „Der Liebe Tun“ (1847) eine Ethik der Liebe, in der nicht mehr das subjektive Verhältnis des Menschen entscheidend ist, sondern die intersubjektiven Beziehungen. Die Ethik der Liebe kann nach der Auseinandersetzung mit der Ethik in „Entweder-Oder“ (1843), „Furcht und Zittern“ (1843) und der „Abschließenden unwissenschaftlichen Nachschrift zu den Philosophischen Brocken“ (1846) als zweite Ethik verstanden werden. Die Spannung besteht dabei

---

Kierkegaard 1850–1855 – Die Tagebücher, 337 f.; entspricht Papier XI^2 A 107: „Darüber schwatzen Professoren und Pfarrer, sie suchen zu beweisen, dass Gott persönlich sei, und damit wird die Gemeinde beglückt. Ich will nun nicht davon sprechen, dass es lächerlich ist, das beweisen zu wollen, denn es läßt sich nicht ‚beweisen‘, man muss es glauben. [...] Nein, Gott ist freilich persönlich, aber daraus folgt noch nicht, dass er das ohne weiteres für dich ist. Nimm ein menschliches Verhältnis: eine überlegene Persönlichkeit ist doch wohl Persönlichkeit, aber hat sie es nicht in ihrer Macht, gegenüber dem Untergeordneten entweder Persönlichkeit im Verhältnis zu ihm zu sein, oder sich objektiv zu ihm zu verhalten, während es doch feststeht, dass der Überlegene Persönlichkeit ist und bleibt? Ebenso mit Gott. Er ist gewiss Persönlichkeit, aber ob er das gegenüber dem Einzelnen sein will, hängt daran, ob es Gott so gefällt.“

nach Kierkegaard zwischen der Ethik als Lebensform und der Grundfrage, was es heißt, als Mensch zu existieren.

Die vorangehende Formel – „sich durchsichtig gründen, in der Macht, welche es gesetzt hat" – hat gezeigt, dass der Mensch sein Sein von Gott her als sein eigenes empfängt und dadurch in einem Verhältnis mit der setzenden Macht steht. Der Mensch wird durch den Bezug zu Gott, in seiner Liebe, erst wahrhaft Geist, aber er ist nicht einfach Geist, sondern muss es immer wieder werden.[342] Hineinkommen und bleiben kann der Mensch in dieses Verhältnis ausschließlich durch die Liebe. Der Mensch kann sich von sich aus nicht durchsichtig in der setzenden Macht gründen, das heißt, dem Menschen ist es nicht möglich sich aktiv in ein absolutes Verhältnis zu seinem Ursprung zu setzen.

Gegen das gängige Verständnis von Liebe als einem Verhältnis zwischen Mensch und Mensch beschreibt das Christentum nach Kierkegaards Verständnis Liebe als ein Verhältnis zwischen Mensch – Gott – Mensch, das heißt Gott ist die Zwischenbestimmung. „Denn Gott lieben, das heißt in Wahrheit sich selbst lieben; einem anderen Menschen zur Gottesliebe helfen, das heißt einen anderen Menschen lieben; mit eines anderen Menschen Hilfe zur Gottesliebe gebracht werden, das heißt geliebt werden."[343] Es existiert demnach eine enge Verbindung zwischen dem Verhältnis zu Gott und dem Verhältnis zum anderen Menschen. Die Schrift „Der Liebe Tun" (1847) behandelt vor diesem Hintergrund die Frage, inwiefern sich die Liebe Gottes in den interpersonalen Beziehungen ausdrückt. Am Ende der zweiten Rede der Ersten Folge von „Der Liebe Tun" (1847) betont Kierkegaard, dass Gott die Liebe ist und dass genau hierin die Gottebenbildlichkeit des Menschen liegt, deshalb können wir Gott nur gleichen, indem wir lieben, so dass wir auch nur in der Liebe Gottes Mitarbeiter sein können.[344] Gott zu lieben bedeutet demnach automatisch auch den Nächsten zu lieben. Vor Gott wird der Mensch zu einem Selbst – das sei die letzte Form der Nächstenliebe. Das ist die höchste Form der Liebe, den Anderen so zu lieben, dass er ein Selbst vor Gott wird, jedoch liegt es letztendlich bei Gott, das eigene Tun zu einem Tun der Liebe zu führen. Die Tat der Liebe ist dabei gerade nicht subjektiv vollzogenes und

342 Vgl. Holl 1972 – Kierkegaards Konzeption des Selbst,149.
343 Kierkegaard 1847 – Der Liebe Tun, 119.
344 Vgl. Kierkegaard 1847 – Der Liebe Tun, 72.

verantwortbares Tun, sondern es ist ein Ereignis in einem relationalen Raum.[345]

Anhand der Nächstenliebe zeigt sich die Dialektik zwischen dem Selbstverhältnis und dem Verhältnis zu Anderen – das Ich und das Du stehen in einer unlösbaren Verbindung. Den Nächsten zu kennen bedeutet, sich selbst kennen, da sich das Selbst in Relation zum Anderen setzt. Kierkegaards Rede vom Nächsten impliziert die ethische Forderung, sich um den anderen Menschen zu sorgen und ihn als Nächsten zu sehen. Und indem man einem anderen Menschen der Nächste wird, wird man zugleich ein Selbst. Als Nächster wird der Mensch ein Selbst vor Gott.[346]

In diesem Zusammenhang scheint Kierkegaards Anthropologie ein überhöhter Anspruch zugrunde zu liegen. Denn vor dem Hintergrund einer theologischen Anthropologie stellt sich die Frage, ob der Mensch als Sünder überhaupt lieben kann. Um wirklich lieben zu können, muss der Mensch Kierkegaard zufolge schon sehr viel wissen.

In der dritten Rede der Ersten Folge von „Der Liebe Tun" (1847) wird Liebe dagegen nach 1 Tim 1,5 als Sache des Gewissens bestimmt: „Aber die Hauptsumme des Gebotes ist Liebe von reinem Herzen und von gutem Gewissen und von ungefärbtem Glauben."[347] Das bedeutet, dass Liebe nicht Sache des Triebes, der Neigung, des Gefühls oder verständiger Berechnung ist.[348] In diesem Zusammenhang macht Kierkegaard in der vierten Rede darauf aufmerksam, dass es unsere Pflicht ist, die Menschen zu lieben, die wir sehen.[349] Genauer ausgeführt bedeutet dies: „Wenn das nämlich die Pflicht ist, so ist die Aufgabe nicht: das Finden – des lie-

---

345 Vgl. zur Interpretation einer Tat der Liebe als relationales Ereignis Lincoln 2002 – Christliche Ethik als expressive Theorie humaner Praxis, 17.

346 Vgl. Søltoft 2002 – Den Nächsten kennen heißt der Nächste werden. In diesem Zusammenhang stellt sich die Frage, wer überhaupt der Nächste eines Menschen ist. Vgl. Kierkegaard 1847 – Der Liebe Tun, 26: „Der, gegen den ich die Pflicht habe, ist mein Nächster, und wenn ich die Pflicht erfülle, zeige ich, dass ich der Nächste bin." Voraussetzung des Gebots der Nächstenliebe ist die Selbstliebe. Nach Kierkegaard setzt das Christentum voraus, dass der Mensch sich selbst liebt, und fügt dann bloß das Wort vom Nächsten „als dich selbst" hinzu. Es gibt nur einen Menschen, der Kierkegaard zufolge mit der Wahrheit der Ewigkeit mehr lieben kann als sich selbst, das ist Gott. Vgl. Kierkegaard 1847 – Der Liebe Tun, 21–23.

347 Kierkegaard 1847 – Der Liebe Tun, 150.

348 Vgl. Kierkegaard 1847 – Der Liebe Tun, 159.

349 Wenn Liebe heißt, den Anderen wirklich zu sehen, dann geht es darum, die Anderen zu sehen, die wir (schon) sehen. Vgl. zum Zusammenhang von sehen und tun Grøn 2002 – Ethics of Vision.

benswerten Gegenstandes; sondern die Aufgabe ist: den nun einmal gegebenen oder gewählten Gegenstand – liebenswert zu finden, und dabei beharren zu können, ihn liebenswert zu finden, wie er sich auch verändere.“[350] Wenn es die Pflicht ist, die Menschen zu lieben, die man sieht, so darf in der Liebe zum einzelnen wirklichen Menschen keine eingebildete Vorstellung davon untergeschoben werden, wie man wünschen könne, dass dieser Mensch sein solle. Dann liebt man nämlich nicht den Menschen, sondern wieder etwas Unsichtbares. Das bedeutet, dass die christliche Liebe nicht aus Neigung liebt, sondern ohne Ansehen der Person, und nur auf diese Weise ist sie tatsächlich frei. Damit spiegelt sich in der Nächstenliebe die grundlose Liebe Gottes wider.[351] Es zeigt sich, dass Kierkegaard die Liebe als eine transzendente Macht denkt.

Kierkegaard zufolge ist die Liebe von Grund auf vorhanden und kann in jedem Menschen vorausgesetzt werden: „Aber, was ist nun Liebe? Liebe heißt, Liebe voraussetzen; Liebe haben heißt, bei anderen Liebe voraussetzen, liebevoll sein heißt voraussetzen, dass andere liebevoll sind. […] Liebe ist nicht eine für sich stehende Eigenschaft, sondern eine Eigenschaft, durch die oder in der du für andere bist.“[352] Das Voraussetzen der Liebe im Anderen begründet das Sein für Andere. Hier liegt die Antwort auf die Taten der Liebe: die Liebe erbaut, und nur die Liebe kann erbauen. Wenn die Liebe erbaut, gibt sie dem Anderen den Mut zum Leben und Hoffnung. Dabei ist Liebe ein Verhältnis und nicht eine konkrete Handlung. Es geht vorrangig um das Verhältnis der Liebe, das heißt darum, wie sie sich vollzieht. Liebe ist es, die Beziehungen schafft. Wenn die Liebe Beziehungen konstituiert und das Selbst zur Synthese führt, indem der Mensch gesehen wird, erhalten Menschen mit Demenz durch sie Identität, Wirklichkeit und Freiheit. Die Idealvorstellungen hindern uns daran, die Wirklichkeit des Anderen und unsere eigene wahrzunehmen. Folglich geht es darum, dass der Mensch mit Demenz selber Wirklichkeit erlangt. Dadurch, dass sich der Mensch durchsichtig in Gott gründet, vollzieht sich seine Personwerdung vor Gott. Kierkegaards Ansatz liegt hier eine dezentrale Vorstellung vom Subjekt zugrunde: In dem Moment, in dem der Mensch selbst handelt, wird er von etwas getragen. Menschen mit Demenz ist der Personstatus nicht abzusprechen, denn nicht, was der Mensch aus sich selbst hervorbringt, macht ihn zu einer Person, sondern durch die

350 Kierkegaard 1847 – Der Liebe Tun, 176.
351 Vor diesem Hintergrund wird deutlich, dass „Der Liebe Tun“ (1847) als indirekte Mitteilung zu lesen ist und nicht als ethisch-direkte Mitteilung des Sollens.
352 Kierkegaard 1847 – Der Liebe Tun, 247–248.

Liebe wird ein Mensch vor Gott Person. Menschen mit und ohne Demenz werden durch den Bezug auf etwas außerhalb ihrer selbst eine Person. Das bedeutet, dass Menschsein Menschwerden ist, andererseits geht es immer auch darum, das zu werden, was man schon ist.[353] Das Selbst vermittelt sich im Werden, dabei vollziehen sich Werden und Sein nicht sukzessiv vom Werden zum Sein, sondern das Sein ist immer schon ein Gewordenes. Dann sind aber auch Menschen mit Demenz immer auch schon ein vollständiges Selbst und können wiederum anderen Menschen mit Liebe begegnen und sie wechselseitig zu einem synthetischen Selbst führen. Das heißt, Menschen mit Demenz sind nicht nur Objekt der Liebe, sondern auch Subjekt der Liebe, indem sie selbst lieben können. Personwerden und Personsein befinden sich in einem reziproken Verhältnis, das jeden Menschen betrifft.

4.4. Der Mensch als Ebenbild Gottes – Wilfried Härles schöpfungstheologisch begründete Anthropologie

Die Vorstellung von der Gottebenbildlichkeit des Menschen steht im Zentrum des christlichen Menschenbildes. Sie ist ein zentrales Paradigma für die christliche Grundbestimmung des Menschen. Dieses Bild drückt schon auf den ersten Blick eine Beziehung zwischen Schöpfer und Geschöpf aus: Der Mensch ist nicht zufällig da; er ist von Gott bejaht und soll deshalb auch vom Menschen bejaht und angenommen werden.[354] Wilfried Härle bezeichnet die Erschaffung des Menschen nach dem Bilde Gottes zu Recht als die entscheidende theologische Aussage über den Menschen, die ihn einerseits von allen anderen Geschöpfen unterscheidet und ihn andererseits zu allen anderen Geschöpfen in Beziehung setzt.[355] Der entscheidende Punkt bei Härle ist, dass es kein Menschsein gibt, das nicht konstitutiv ein Sein in Relationen ist. Er vertritt deshalb die These, dass jede Existenz ausnahmslos und unabhängig davon, ob ein Mensch aktiv Beziehungen eingehen kann, relational gestaltet ist. Wilfried Härle ist damit ein prominenter Vertreter einer relationalen Anthropologie und Interpretation der christlichen Auffassung von der Gottebenbildlichkeit

353 Mit dieser Thematik beschäftigt sich insbesondere Kierkegaard 1846 – Abschließende unwissenschaftliche Nachschrift I; Kierkegaard 1846 – Abschließende unwissenschaftliche Nachschrift II.

354 Vgl. Härle 2005 – Menschsein in Gesundheit und Krankheit, 426.

355 Vgl. Härle 2005 – Menschsein in Gesundheit und Krankheit, 434.

des Menschen. Seine These geht davon aus, dass es keine bestimmte Eigenschaft ist, die der Mensch mit Gott teilt, deshalb kann die Ebenbildlichkeit nicht ontologisch verstanden werden, sondern allein relational. Dieses Verständnis vom Menschen als Beziehungswesen verliert auch im Blick auf Menschen mit Demenz nicht an Bedeutung. Aus diesem Grund kann Härles anthropologischer Ansatz eine entscheidende Basis eines theologischen Demenzparadigmas darstellen.

Dieses Kapitel gliedert sich in zwei Teile. In Kapitel 4.4.1. werden zunächst die biblischen Grundlagen dargestellt, dann folgt ein kurzer Überblick über traditionelle Auslegungen der Imago-Dei-Konzeption, um anschließend speziell auf Wilfried Härles Interpretation der Gottebenbildlichkeit des Menschen in Abgrenzung zu anderen exemplarischen gegenwärtigen Deutungsmodellen einzugehen. Kapitel 4.4.2. setzt sich anschließend als Implikation und unmittelbare Folge der Gottebenbildlichkeit mit der Beziehung des Menschen zu anderen Geschöpfen auseinander.

4.4.1. Die Bestimmung des Menschen zum Ebenbild Gottes

Die biblischen Belege für die Imago-Dei-Vorstellung konzentrieren sich auf wenige Stellen. Das Alte Testament berichtet in Gen 1,26 f., 5,1.3 und 9,6 davon, dass Gott den Menschen nach seinem Bilde geschaffen hat. Als Kommentar zu Gen 1,26 f. heißt es dazu in Ps 8,6, dass der Mensch „wenig geringer als Gott" geschaffen ist. Daneben kennt auch die Weisheitsliteratur in Weis 2,23 und Sir 17,3 die Vorstellung von der Gottebenbildlichkeit des Menschen. Diese alttestamentlichen Belege haben in der Auslegungsgeschichte zu unterschiedlichsten Deutungen und Lesarten der Gottebenbildlichkeit des Menschen geführt. Im Zentrum der Diskussion steht dabei die Auslegung von Gen 1,26 f.: „Und Gott sprach: Lasset uns Menschen machen, ein Bild, das uns gleich sei, die da herrschen über die Fische im Meer und über die Vögel unter dem Himmel und über das Vieh und über alle Tiere des Feldes und über alles Gewürm, das auf Erden kriecht. Und Gott schuf den Menschen zu seinem Bilde, zum Bilde Gottes schuf er ihn." Die interpretatorischen Differenzen drehen sich hauptsächlich um die lexikalische Bedeutung der hebräischen Begriffe צלם (zelem) und דמות (d'mut). Während צלם ein konkretes plastisches Abbild beziehungsweise eine Statue als machtvolle Repräsentanz ausdrückt, meint דמות eine funktionale Ähnlichkeit. Exegetisch umstritten ist, ob beide Lexeme synonym zu lesen sind oder ob sie zwei verschiedene Sachverhalte beschreiben.[356] Für die explikative Synonymität spricht nach Christian Frevel die umgekehrte Lexemreihenfolge sowie die jeweils vorgeschalteten Präpositionen in Gen 5,3.[357] Rein grammatikalisch kann allerdings keine Auslegung mit Gewissheit gesichert werden und ein Konsens in der Begründung ist bisher nicht gefunden. Unabhängig davon bleibt grundsätzlich festzuhalten, dass der Mensch nach alttestamentlichem Zeugnis in Relation zu Gott geschaffen ist. Das ist es, was das Wesen des Menschen ausmacht. Im Ausgang von Ps 8 können drei Relationen vorausgesetzt werden, in denen sich das Menschsein konstituiert: Die *Gottesrelation*, die in V.1 und V.10 Anfang und Ende des Psalms bestimmt, die Beziehung zu den anderen nicht-menschlichen Geschöpfen in V.7–9 sowie die Relation des Menschen zu sich selbst, die in V.6 zwischen Gott und der geschaffenen Welt steht.[358] An Ps 8 lässt sich exemplarisch verdeutlichen, dass das Menschsein nicht substanziell beschrieben werden kann, vielmehr erweist sich das Sein des Menschen in Verhältnissen und Relationen.

Im Neuen Testament wird der Ebenbildgedanke sowohl auf den Menschen (1 Kor 11,7; Kol 3,10; Jak 3,9) als auch auf Jesus Christus (2 Kor 4,4; vgl. Kol 1,15; Hebr 1,3) bezogen. Die neutestamentlichen Belege gehen zumeist davon aus, dass die Gottebenbildlichkeit des Menschen durch die Sünde verloren gegangen ist und allein Jesus Christus als das einzig wahre Ebenbild Gottes verstanden werden könne, so dass der Mensch ausschließlich über Christus die Gottebenbildlichkeit wiedererlangen könne. Hier kommt zum Ausdruck, dass in Jesus Christus als Imago Dei die geschöpfliche Bestimmung des Menschen zur Gemeinschaft mit Gott vollkommen realisiert ist und der Mensch deshalb in der Christusnachfolge seiner Bestimmung gerecht wird.[359] Damit besteht eine grundlegende Differenz zur universal gegebenen Ebenbildlichkeit nach Gen 1,26 f.[360]

Die biblischen Grundlagen deuten auf keine konsistente Theorie der Gottebenbildlichkeit hin, denn sie beschreiben nicht, worin genau sich der Mensch als Imago Dei erweist. Es existiert eine umfangreiche exegetische

356 Vgl. zur Auslegungsgeschichte und zum Diskussionsstand u. a. Westermann 1983 – Genesis; Jervell – Art. Bild Gottes I; Groß 1993 – Die Gottebenbildlichkeit des Menschen; Janowski 2004 – Die lebendige Statue Gottes; Koch 2001 – Perspektiven biblischen Menschenverständnisses.

357 Vgl. Frevel 2009 – Gottesbildlichkeit und Menschenwürde, 268.

358 Vgl. Rosenau 2009 – Was ist der Mensch, 4.

359 Vgl. Härle 2007 – Dogmatik, 436 (Fußnote 41).

360 Vgl. Frevel 2009 – Gottesbildlichkeit und Menschenwürde, 271; Peters 1980 – Art. Bild Gottes IV, 506 f.

und systematisch-theologische Diskussion darüber, was den Menschen als Gottes Ebenbild kennzeichnet, und es gibt zahlreiche Interpretationen der biblischen Aussage von Gen 1,26 f.[361] Das Verständnis der Gottebenbildlichkeit des Menschen stand in der Theologiegeschichte in einem unmittelbaren Verhältnis zur dogmatischen Reflexion von Anthropologie und Gotteslehre. Grundsätzlich können die Interpretationen der Imago-Dei-Vorstellung zwei Auslegungslinien zugeordnet werden:

1. Eine ontologische Interpretation versteht die Ähnlichkeit substanziell. Demnach müsse eine bestimmte materiale Eigenschaft existieren, die Gott und Mensch teilen.
2. Ein relationales Verständnis geht dagegen davon aus, dass sich die Gottebenbildlichkeit in einer bestimmten Beziehung konstituiert und nicht in einer substanziellen Ähnlichkeit.

Das, was aus christlicher Sicht das Wesen des Menschen ausmacht, bleibt auch in der gegenwärtigen Forschung ein kontrovers diskutiertes Thema. Eine materiale Beschreibung der Imago Dei vertritt Eberhard Jüngel, indem er die Ähnlichkeit als Gestaltähnlichkeit qualifiziert.[362] Gerhard Ebeling setzt demgegenüber am Sprachgeschehen zwischen Gott und den Menschen an,[363] während Christoph Schwöbel die Ebenbildlichkeit am Freiheitsbegriff festmacht und Imago als Imago libertatis versteht.[364] Eine andere Perspektive bieten Wilfried Härle und Eilert Herms; sie beschreiben die Gottebenbildlichkeit als relationale Personalität des Menschen.[365] Worin der Mensch Ebenbild Gottes ist, bleibt demnach in der gegenwärtigen theologischen Debatte eine unterschiedlich beantwortete Frage. Das Phänomen Demenz kann bei der Imago-Dei-Frage insofern einen entscheidenden Beitrag leisten, als Menschen mit Demenz zum Prüfstein für ein inklusives Verständnis der Gottebenbildlichkeit werden, das tatsächlich jeden Menschen mit einschließt.

Wilfried Härles Anthropologie kann hierfür eine spezifische Grundlage bieten. Entscheidend für ein inklusives Verständnis der Gottebenbildlichkeit ist nach seiner Überzeugung: „Es ist nicht *etwas*, am Menschen, das ihn zu einem Bild Gottes macht – sei es die körperliche Gestalt, der

361 Vgl. u. a. Kruhöffer 1999 – Bild Gottes, 51–83.
362 Vgl. Jüngel 1986 – Der Gott entsprechende Mensch, 302: „In der aufrechten Haltung des Körpers ist der Mensch Gott ähnlich. Und diese körperliche Ähnlichkeit des Menschen mit Gott ist der Ausdruck des Menschseins der Menschen."
363 Vgl. Ebeling 1987 – Dogmatik des christlichen Glaubens, 376–414.
364 Vgl. Schwöbel 2002 – Menschsein als Sein-in-Beziehung, 254.
365 Vgl. Härle, Herms 1979 – Rechtfertigung, 81–91.

aufrechte Gang, die Geistnatur, die Ansprechbarkeit, die Zweigeschlechtlichkeit oder der Herrschaftsauftrag – , sondern gemeint ist die Existenz im Gegenüber und in Beziehung zu Gott insgesamt, die seine Erschaffung und Bestimmung zum Bild Gottes ausmacht."[366] Nach Härle ist es keine bestimmte Eigenschaft, die der Mensch mit Gott teilt, deshalb kann die Ebenbildlichkeit nicht ontologisch verstanden werden, sondern allein relational. Die zentralen Begriffe צלם und דמות in Gen 1,26 bezeichnen seiner Auffassung nach gerade nicht zwei verschiedene Sachverhalte, sondern drücken eine wechselseitige Näherbestimmung aus.[367] Auf Grundlage von Gen 5,1.3 und 9,6 bleibt der Mensch auch nach dem Sündenfall und auch in seiner sündigen Existenz Imago Dei, denn die Gottebenbildlichkeit könne nicht verloren gehen, wenn der Mensch ihr auch widersprechen und sie verleugnen könne.[368]

Bei der Frage nach der Gottebenbildlichkeit stehen Anthropologie und Gotteslehre in einem dialektischen Zusammenhang. Die biblischen Aussagen, die von der Schöpfung des Menschen zum Ebenbild Gottes erzählen, setzen ein Verständnis von Gott voraus, demzufolge Gott einerseits von den Geschöpfen qualitativ verschieden ist, er andererseits aber mit ihnen kategorial gleich gedacht werden kann.[369] Schöpfer und Geschöpf werden in einer engen Relation gesehen, in der die Welt durch Gottes Wirken erhalten und bewahrt wird. Dennoch sind Gott und Mensch kategorial verschieden, da der Mensch geschaffen ist und nicht sein eigener Schöpfer ist.[370] Vor diesem Hintergrund, das heißt, wenn Gott ein höchstes Wesen ist, dem andere (niedrigere) Wesen gegenüberstehen, kann der Mensch nach Härle erst sinnvollerweise als ein Abbild, Ebenbild oder Gegenüber Gottes begriffen werden.[371] Ebenbild so verstanden meint „eine

366 Härle 2007 – Dogmatik, 435.
367 Vgl. Härle 2007 – Dogmatik, 435.
368 Vgl. Härle 2007 – Dogmatik, 435. Insbesondere geht Härle davon aus, dass der sündige Mensch immer auch Gottes Bestimmung zum Ebenbild Gottes bleibt und in Christus zur Erfüllung kommt. Vgl. Härle 2005 – Menschenwürde, 402: „Das Wesen der Gottebenbildlichkeit besteht also in der Beziehung und Gemeinschaft, zu der der Mensch – und zwar jeder Mensch – mit seinem Dasein von Gott berufen ist, wobei diese Bestimmung durch die Macht und Wirklichkeit der Sünde zwar verfehlt und pervertiert, aber nicht hinfällig wird, sondern als Gottes Bestimmung über den Menschen aufgerichtet bleibt und in Jesus Christus ihre Erfüllung findet, und zwar so, dass sie gleich sein sollten dem Bild seines Sohnes, damit dieser der Erstgeborene sei unter vielen Brüdern' (Röm 8,29)."
369 Vgl. Härle 2007 – Dogmatik, 435.
370 Vgl. Härle 2005 – Menschsein in Gesundheit und Krankheit, 426.
371 Vgl. Härle 2007 – Dogmatik, 436.

gelebte Veranschaulichung, eine Darstellung, ja eine Verwirklichungsform des Wesens Gottes."[372] Härle formuliert hier über die Eigenschaften Gottes das Wesen des Menschen. Für die Frage nach dem Bestimmungsgrund der Gottebenbildlichkeit folgt für ihn daraus Folgendes: Wenn nun Gottes essenzielles Wesen in seinem Sein als „Liebe" (1 Joh 4,8.16) oder als „Geist" (Joh 4,24) zu erfassen ist, bedeutet dies, dass der Mensch als geistbegabtes beziehungsweise als liebendes Wesen Imago Dei ist.[373] Demnach sind es nach Härle nicht konkrete Wesenseigenschaften, die wir mit Gott als sein Ebenbild teilen, sondern es ist die Teilhabe an seinem Wesen durch die Existenz im Gegenüber zu ihm. Er bekräftigt, „dass es nicht *etwas* am Menschen ist, das ihn zum Ebenbild Gottes macht, sondern dass der Mensch darin Ebenbild Gottes ist, dass er in seiner leib-seelischen Ganzheit in einer Beziehung zu Gott und zu seinem Mitmenschen existiert, die ihrerseits dem Wesen Gottes entspricht, also den Charakter der *Liebe* hat."[374] Die Ebenbildlichkeit des Menschen gilt unverbrüchlich, denn nicht aus sich selbst, sondern durch Gottes Bestimmung und seine Relation zu uns ist der Mensch Imago Dei.[375]

Wilfried Härle bindet die Gottebenbildlichkeit des Menschen an seine relationale Personalität.[376] In diesem Zusammenhang geht Härle in seinem Modell davon aus, das Menschsein durch mindestens zwei Arten von Relationen und durch drei Arten von Relaten konstituiert ist. Als Relationen nennt er „Beziehung" und „Bezogenheit", wogegen „Umwelt", „Selbst" und „Ursprung" als Relate bezeichnet werden.[377] Wenn jedes menschliche Sein durch diese Relate konstituiert ist, müssten folglich auch demenzkranke Menschen in Beziehung zu ihnen stehen und auf sie bezogen sein. Im Blick auf diesen Untersuchungsgegenstand ist festzustellen, dass Menschen mit Demenz überwiegend in einem intensiven Selbstbezug leben, eine Relation zu der eigenen Umwelt und den Mitmenschen oder ein

372 Härle 2007 – Dogmatik, 436.

373 Vgl. Härle 2007 – Dogmatik, 436.

374 Härle 2007 – Dogmatik, 436.

375 Dieser anthropologischen Einsicht steht aus christlicher Sicht immer auch die Tatsache gegenüber, dass der Mensch seine Lebensbestimmung verfehlen kann, was unter dem dogmatischen Topos der Sünde erfasst wird. Der Mensch ist zum Ebenbild Gottes bestimmt und kann diese Bestimmung immer zugleich auch verfehlen. Das meint, dass dem Menschen sein Dasein nicht nur gegeben ist, sondern es ist ihm so gegeben, dass es gelingen oder scheitern kann. Die Kehrseite dieser personalen Bestimmung des Menschen weist auf die menschliche Fähigkeit zur Sünde. Vgl. Härle 2007 – Dogmatik, 470 f.

376 Vgl. Härle, Herms 1979 – Rechtfertigung, 81–91.

377 Vgl. Härle 2005 – Auseinandersetzung mit Peter Singer, 320.

Transzendenzbezug lässt sich dagegen von außen in verminderter Weise wahrnehmen. Hier stellt sich die Frage, ob das Sein mit Demenz demnach kein Sein in Relationen mehr ist? Folglich müsste auch bei Härles Konzeption Menschen mit Demenz die Gottebenbildlichkeit verweigert werden. Diese Schlussfolgerung ist insofern zu negieren, als dass Härle zufolge jede Existenz ausnahmslos und unabhängig davon, ob ein Mensch aktiv Beziehungen gestalten kann, relational gestaltet ist. Im Blick auf die Gottesbeziehungsweise Ursprungsbeziehung steht die Überzeugung, dass jeder Mensch in einer solchen Relation steht auch wenn sie rein passiv ist: „Dieser relationsontologische Ansatz erlaubt es zu denken, dass auch dann, wenn die Beziehungen, in denen das Menschsein besteht [...], auf reine Passivität reduziert werden, gleichwohl die konstitutive, schöpferische Beziehung Gottes zum Menschen sich durchhält."[378] Das bedeutet, dass das relationale Sein des Menschen nicht vom aktiven Bezug zu den einzelnen Relaten abhängt. Wie Søren Kierkegaard weist auch Wilfried Härle darauf hin, dass sich erst im Rahmen der Ursprungsbeziehung eine Selbstbeziehung herstellt.[379] Diese sind dabei nicht als zwei völlig getrennte Bezüge wahrzunehmen, vielmehr stehen sie in einem wechselseitigen Verhältnis. So müsse bei der Ursprungsbeziehung auch die Umwelt- und Selbstbeziehung jeweils als Möglichkeitsbedingungen mitgedacht werden, da sich die Ursprungsbeziehung ihrerseits auf die Selbst- und Umweltbeziehung bezieht. Vor diesem Hintergrund konstituiert Härle, dass sich der Selbstbezug erst im Rahmen der Ursprungsbeziehung als das entscheidende Spezifikum des Menschen erweist, durch das er sich von den anderen Geschöpfen unterscheidet.[380] Damit ist die Gottesrelation nicht eine unter anderen Beziehungen, in denen sich der Mensch vorfindet, sondern die alle anderen umfassende, in sich aufhebende.[381] Jeder Mensch steht demnach in einer Ursprungs- beziehungsweise Gottesbeziehung, selbst wenn sie rein passiv ist. Härles maßgebliche These geht davon aus, dass die Beschreibung des Menschen als Geschöpf und Ebenbild Gottes eine über den Tod hinausreichende Bestimmung hat. Der Tod als absolutes Ende der aktiven menschlichen Beziehungen wird hier zur paradigmatischen Beschreibung der immer währenden Ebenbildlichkeit. Menschen mit Demenz, bei denen von außen weder eine Relation zu ihren Mitmenschen noch ein Trans-

378 Härle 2007 – Dogmatik, 635.

379 Vgl. Kapitel 4.3. Der Mensch als Synthese – Søren Kierkegaards Übergang zu einer theologischen Anthropologie.

380 Vgl. Härle 2005 – Menschenwürde, 400.

381 Vgl. Waap 2008 – Gottebenbildlichkeit und Identität, 37.

zendenzbezug erkennbar ist, sind und bleiben also unabhängig vom Stadium ihrer Erkrankung vollwertige Ebenbilder Gottes.[382] Krankheit und Tod widersprechen nach Härle gerade nicht der Bestimmung des Menschen, vielmehr sind sie Teil seines geschaffenen Daseins.[383] Die besondere Relevanz von Härles Konzeption erweist sich genau darin, dass er das Menschsein in einem Kontext verortet, der das irdische und aktive Sein des Menschen übersteigt und zwar in dem Verständnis, „dass der Mensch dann nicht von irgendwelchen besonderen Eigenschaften, Fähigkeiten oder Leistungen her definiert wird, sondern von dem Beziehungsgefüge her, in das hinein er empfangen und geboren wird und dem er bis zum Ende seines Daseins angehört."[384] Diese anthropologische Einsicht ermöglicht es, den Menschen unreduziert wahrzunehmen. Imago Dei ist der Mensch mit und ohne Demenz und unabhängig davon, ob er in der Lage ist, rational und selbstreflektiert zu denken oder sich verbal auszudrücken. Die Beschreibung von demenzkranken Menschen darf nicht von kognitiven Verstandesleistungen abhängen. Vielmehr definiert er sich in seiner Identität und Freiheit von Gott her, wenn Identität relational verstanden wird. Nichts kann dem Menschen die Gottebenbildlichkeit, seine Freiheit und Treue entziehen.[385] Menschen mit Demenz sind in ihrem Dasein Geschöpfe Gottes, sie sind von Gott Angeredete.[386]

Auf dieses Verständnis der Menschen als Angeredete Gottes beziehen sich insbesondere auch Eberhard Jüngel und Ingolf Dalferth in ihrer Interpretation der Gottebenbildlichkeit und argumentieren damit ähnlich wie Wilfried Härle mit einer relationalen Interpretation, jedoch vor einem anderen theologischen Hintergrund. „Der Mensch ist *Person*, weil er als von Gott unterschiedenes Geschöpf von diesem in Verheißung und Verpflichtung als Du angesprochen ist; und er ist damit zur *Gottebenbildlichkeit* bestimmt, weil er als solcher aufgefordert ist, Gottes an ihn gerichteten Anspruch mit seinem ganzen menschlichen Sein an seinem spezifischen anthropologischen Ort vor dem Schöpfer einerseits und vor der Schöpfung andererseits zu entsprechen."[387] Person ist der Mensch demzufolge darin, dass er dazu bestimmt ist, Gottes Anspruch zu entsprechen. Nur als Glaubender könne der Mensch diesem prinzipiell un-

382 Vgl. Kapitel 5.1.1. Perspektive der Gottebenbildlichkeit.

383 Vgl. Härle 2005 – Menschsein in Gesundheit und Krankheit, 430.

384 Härle 2007 – Die Bedeutung des christlichen Menschenbildes, 262.

385 Vgl. Hanselmann 1992 – Dem Leben Zeit geben, 16.

386 Vgl. zur Rezeption für die Seelsorge Kapitel 6.1.1. Perspektive der Gottebenbildlichkeit – Gottesdienst feiern.

387 Dalferth, Jüngel 1981 – Person und Gottebenbildlichkeit, 77.

erreichbaren Anspruch gerecht werden und zwar in der Umkehrung, das bedeutet, wenn er sich Gottes Liebe gefallen lässt.[388] Dalferths Beschreibung der menschlichen Person als „Wesen der Möglichkeiten“[389] ist insofern nicht unproblematisch, als hier ein wechselseitiges Verhältnis und eine Entsprechung vorausgesetzt wird, das von demenzkranken Menschen zumeist nicht geleistet werden kann. Zwar betont auch Dalferth, dass der Glaube geistgewirkt ist und unterscheidet zudem in eine ontische und eschatologische Existenz des Menschen,[390] dennoch kennzeichnet seiner Auffassung nach die gläubige Existenz eine durch Jesus Christus vermittelte Lebensgemeinschaft mit Gott als dessen Kommunikationspartner in An-

388 Vgl. Dalferth, Jüngel 1981 – Person und Gottebenbildlichkeit, 79. Diese These weist eine gewisse Nähe zu Christoph Schwöbels anthropologischer Position auf, denn nach Schwöbel kann der Glaube als eschatologische Existenz charakterisiert werden, insofern er die angemessene menschliche Antwort auf Gottes Beziehung zu seiner Schöpfung ist. Vgl. Schwöbel 2002 – Menschsein als Sein-in-Beziehung, 199.

389 Dalferth 1984 – Existenz Gottes und christlicher Glaube, 277.

390 Vgl. Dalferth 1984 – Existenz Gottes und christlicher Glaube, 279: „Wer glaubt, existiert ihm zufolge auch dann, wenn er als Mensch ontisch nicht mehr existiert, und er existiert, während er als raumzeitlich identifizierbarer und lokalisierbarer geschichtlicher Mensch in der Welt existiert, nicht nur als solcher.“ Die besondere Relevanz für die Inklusion von Menschen mit Demenz zeigt sich darin, dass Dalferth die Identität des Menschen von der eschatologischen Verfasstheit und nicht von der raumzeitlichen Kontinuität versteht.

Jüngel spitzt in seinem Aufsatz „Ganzheitsbegriffe in theologischer Perspektive“ (2003) die Frage nach dem Verständnis des Menschen aus theologischer Sicht auf die Anfrage zu, was den Menschen zum ganzen Menschen macht. Er vertritt die These, dass sich Ganzheit von einem Anderen her aufbaut und zählt vor diesem Hintergrund als Vertreter einer relationalen Anthropologie. Vgl. Jüngel 2003 – Ganzheitsbegriffe in theologischer Perspektive, 44: „Der Mensch muss vor *Gott* erscheinen, um er selbst, um ganz er selbst zu sein. Die Ganzheit des Menschen baut sich demnach *außerhalb seiner* auf.“ Doch fragt man, wie sich diese Ganzheit des Menschen aufbaut, antwortet auch Jüngel mit dem Glauben, in dem der Mensch die Ganzheit seines Seins erfasst, sowie ferner im gelingenden Zusammensein mit Gott, den Mitmenschen und dem gelingenden Bei-sich-selbst-Sein des menschlichen Ich. Vgl. Jüngel 2003 – Ganzheitsbegriffe in theologischer Perspektive, 51. Weder wird definiert, was genau unter dem Begriff „gelingend“ verstanden wird, noch reflektiert Jüngel die Reichweite des Ganzheitsverständnisses im Blick auf Menschen, die gerade nicht mehr ganz erscheinen, also die von sich aus kein gelingendes Zusammensein mit Gott, den Mitmenschen und vielleicht nicht einmal mit sich selbst konstituieren können. So hält er fest, dass der Mensch die Ganzheit zwar nicht selbst verwirklichen könne, jedoch sei es möglich, sie zu verfehlen und zu verwirken. Vgl. Jüngel 2003 – Ganzheitsbegriffe in theologischer Perspektive, 52.

rede und Antwort.[391] Härle betont dagegen stärker den unverbrüchlichen und von der menschlichen Antwort unabhängigen Charakter der Gottebenbildlichkeit des Menschen.[392] Gottebenbildlichkeit bedeutet für Härle, „dass sie dem Menschen zugesagte, zugedachte und zugemutete *Bestimmung* der Liebe ist, die freilich *als solche unverbrüchlich für ihn gilt.*“[393] Der entscheidende Punkt bei Härle ist, dass es kein Menschsein gibt, das nicht konstitutiv ein Sein-in-Relationen wäre. Folglich könne es gar kein Selbst geben, das nicht immer auch in einer konstitutiven Relation zum Anderen ist.[394] Personalität ereignet sich extra nos, aber nicht wie bei Norbert Hoerster als intersubjektives und interessenbezogenes Zuschreibungsprodukt, sondern durch einen Transzendenzbezug, der Personalität unabhängig von der intersubjektiven Zuschreibung garantiert.[395] Im Gegensatz zur Substanzontologie Norbert Hoersters vertritt Wilfried Härle ebenso wie Ingolf Dalferth, Eberhard Jüngel und Christoph Schwöbel ein relationsontologisches Menschenbild, nach dem jedes Menschsein konstitutiv ein Sein-in-Relationen ist.[396] Dennoch weist Härle insofern zunächst nicht über Hoerster hinaus, wenn er das Menschsein genealogisch

---

391 Vgl. Dalferth 1984 – Existenz Gottes und christlicher Glaube, 283.

392 Dennoch ist meines Erachtens auch bei Härles Ansatz nicht hinreichend geklärt, inwiefern der Mensch unabhängig von seiner eigenen Bestätigung in dieser Liebesrelation bleibt. Vgl. Härle 2007 – Dogmatik, 503: „Wenn eine Person es für sich gelten lässt, dass sie zu demselben Bild Gottes bestimmt ist, das in Jesus Christus erschienen ist, und wenn sie sich von da aus selbst versteht, dann ist ihr Personsein neu konstituiert“, heißt es im Blick auf die durch die Sünde verlorene Bestimmung des Menschen und seine Neukonstituierung. Daraus folgt, dass Härle in Bezug auf den Glauben von einer aktiven Passivität des Menschen spricht. Vgl. Härle 2007 – Dogmatik, 516: „Die aktive Passivität des Sich-bestimmen-Lassens [...] ist die Weise, in der ein Mensch am Entstehen, Bestehen, Wachsen des Glaubens beteiligt ist. Er tut dabei – genaugenommen – nichts, sondern lässt etwas an sich und mit sich geschehen. Aber dass er nichts tut, sondern dies geschehen lässt, ist seine persönliche, verantwortliche Beteiligung an dem Geschehen des Glaubens.“

393 Härle 2007 – Dogmatik, 436–437.

394 Vgl. Härle 2005 – Autonomie , 217.

395 Vgl. Kapitel 4.1.2. Die Person als interessensorientiertes Subjekt.

396 Vgl. u.a. Dalferth, Jüngel 1981 – Person und Gottebenbildlichkeit, 60–64; Schwöbel 2002 – Menschsein als Sein-in-Beziehung, 194. Schwöbels zentrale Aussage bündelt sich in seiner zweiten These. Vgl. Schwöbel 2002 – Menschsein als Sein-in-Beziehung, 194: „Die entscheidende These einer christlichen theologischen Anthropologie besteht darin, dass Menschsein als In-Beziehung-Sein in der Beziehung des dreieinigen Gottes zur Menschheit begründet ist.“ In diesem Zusammenhang ist auch für Schwöbel die Beziehung Gottes zum Menschen der Schlüssel zum Verständnis aller Beziehungen.

bestimmt: „Das heißt aber, dass schon die Abstammung und Herkunft, aufgrund deren ein Wesen überhaupt als ‚Mensch' und als ‚dieser Mensch' wahrgenommen und verstanden werden kann, eine für das menschliche Dasein konstitutive Relation ist. Menschsein bedeutet: durch die Abstammungsrelation zur Spezies Mensch gehören [...]."[397] Der Unterschied besteht allerdings in der weiteren Rezeption der genealogischen Bestimmung des Menschen. Denn entgegen Härle leitet Hoerster aus der Zugehörigkeit zur Gattung Mensch weder eine relationale Anthropologie noch ein generelles Lebensrecht ab.

Insgesamt partizipiert der Mensch in einer schöpfungstheologisch orientierten Anthropologie aufgrund seiner Bestimmung zum Ebenbild Gottes an der unverfügbaren Würde Gottes. Die biblischen Schriften betonen, dass jeder Mensch in eine Beziehung zu Gott hinein geschaffen ist und dass aufgrund dieser Gottesrelation jedem Einzelnen ein individueller Wert und eine einzigartige Würde zukommt. „Die positive Bedeutung dieser Einsicht besteht darin, dass kein Mensch sich sein Lebensrecht oder seine Menschenwürde erst durch die Ausbildung seiner Fähigkeiten oder durch das Erbringen bestimmter Leistungen verdienen muss, sondern dass diese ihm mit seinem Dasein gegeben sind, religiös gesprochen: dass sie ihm von Gott gegeben sind."[398] Es gibt keine Bedingung für die von Gott zugesprochene Würde wie beispielsweise eine bestimmte Ausstattung oder Leistung des Menschen, denn Gottes Würde bezieht sich gerade auf diejenigen, die ihr Leben nicht in der Hand haben.[399] Das bedeutet, dass dem Menschen seine Bestimmung mit seinem Dasein gegeben ist und sie nicht von der eigenen Verwirklichung abhängt: „Menschsein und Menschenwürde hängt ab vom Gegebensein dieser Bestimmung, nicht vom Grad ihrer geschichtlichen Erreichung und Verwirklichung."[400] Dass der Mensch

397 Härle 2005 – Auseinandersetzung mit Peter Singer, 318 f.

398 Härle 2007 – Die Bedeutung des christlichen Menschenbildes, 262. Die Besonderheit und auch zugleich die Problematik des biblischen Menschenbildes liegt darin, dass es sich nach Härle auf den Menschen schlechthin bezieht, das heißt, es hat Gültigkeit unabhängig davon, ob jemand diesem Menschenbild zustimmt oder nicht, so dass eine christliche Anthropologie unwillkürlich mit der Frage nach dem christlichen Wahrheitsanspruch korreliert.

399 Vgl. hierzu die richtige Schlussfolgerung Thomas Krügers. Krüger 2001 – Wie der Wind verfliegt meine Würde, 280: „Wenn Gott den Menschen nach seinem Bilde geschaffen hat, ist auch ein Baby, ein Bewusstloser, ein geistig Behinderter, ja selbst noch ein Leichnam Gott ähnlich und hat darin seine Würde – unabhängig von bestimmten Eigenschaften, einfach deshalb, weil es sich um einen Menschen handelt."

400 Härle 2005 – Auseinandersetzung mit Peter Singer, 327.

diese Bestimmung hat, verweist auf den transzendenten Ursprung des Menschen und macht deutlich, dass der Mensch eine unverfügbare Würde besitzt.[401] Folgt man Härle, gehören Menschenwürde und die Existenz als Mensch unmittelbar zusammen, da Menschenwürde nichts anderes ist als das Menschsein selbst. Andersherum folgt daraus, dass derjenige, der einem Menschen die Menschenwürde absprechen will, ihm auch das Menschsein absprechen muss.[402] Hier wiederholt sich auf eine andere Weise die Vorstellung von der Gottebenbildlichkeit aller Menschen. Dass der Mensch nach Gen 1,26 f. zum Bilde Gottes erschaffen ist, verleiht seinem Dasein diejenige Würde, die ihn trotz seiner Begrenztheit und in seiner Begrenztheit nach Ps 8,6 wenig niedriger sein lässt als Gott.[403]

4.4.2. Die Beziehung der Geschöpfe untereinander

Eine Implikation der Gottebenbildlichkeit ist, dass dem Menschen Beziehungen zur verantwortlichen Gestaltung aufgegeben sind. Im klassischen theologischen Kontext wird in unmittelbaren Zusammenhang zu der Bestimmung des Menschen zum Ebenbild Gottes von einem sogenannten „Herrschaftsauftrag" über die Mitgeschöpfe gesprochen. Gen 1,26.28; Gen 9,2 sowie Ps 8,7 verbinden Imago Dei und Dominium Terrae miteinander entsprechend einer Konsequenz, die aus der Ebenbildlichkeit des Menschen folgt.[404] Diese These wurde und wird im theologischen Diskurs kontrovers diskutiert. Häufig wurde die Ansicht vertreten, dass die Gottebenbildlichkeit durch den Herrschaftsauftrag definiert sei und mit ihr identisch sei. Härle betont dagegen den konsekutiven Charakter des Dominium Terrae, der erst aus der Bestimmung des Menschen zum Bild Gottes folgt, jedoch keineswegs mit ihr identisch sei.[405] Das Dominium Terrae (Gen 1,26.28) hebt hervor, dass die Menschen als Teil der Schöp-

401 Vgl. Härle 2005 – Auseinandersetzung mit Peter Singer, 332 f.
402 Vgl. Härle 2005 – Der Mensch Gottes, 366.
403 Vgl. Härle 2005 – Der Mensch Gottes, 374.
404 Vgl. insbesondere Gen 1,26 „Und Gott sprach: Lasset uns Menschen machen, ein Bild, das uns gleich sei, die da *herrschen* über die Fische im Meer und über die Vögel unter dem Himmel und über das Vieh und über alle Tiere des Feldes und über alles Gewürm, das auf Erden kriecht." und Gen 1,28 „Und Gott segnete sie und sprach zu ihnen: Seid fruchtbar und mehret euch und füllet die Erde und *machet sie euch untertan* und *herrschet* über die Fische im Meer und über die Vögel unter dem Himmel und über das Vieh und über alles Getier, das auf Erden kriecht."
405 Vgl. Härle 2007 – Dogmatik, 437.

fung in diese Welt hineingeschaffen sind und der Mensch als Bild Gottes für diese Schöpfung mitverantwortlich ist. Gen 2,15 „Und Gott der Herr nahm den Menschen und setzte ihn in den Garten Eden, dass er ihn bebaute und bewahrte" unterstützt diese Interpretation. Härle zufolge muss auch das hebräische Wort רדה (radah) aus Gen 1,26.28 keineswegs im Gegensatz dazu verstanden werden, sondern lediglich als ein weiterer Aspekt des Schöpfungsauftrags.[406] Das Verbum רדה bedeute nicht, wie oftmals vertreten eine gewalttätige Herrschaftsausübung über Menschen- und Tierwelt. Gegen die gängige Übersetzung mit „niedertrampeln", „unter die Füße treten" oder „herrschen" konkretisiere רדה die königliche Funktion des Menschen als Sorge um Integrität und Lebensrecht der Schöpfung sowie als Bewahrung des Lebensraumes für die menschlichen und nicht menschlichen Geschöpfe. Nicht um der Existenz des Menschen willen, sondern um des Fortbestands der ganzen Schöpfung willen ist der Mensch zum Herrschen aufgefordert.[407]

Für Härle kann der Schöpfungsauftrag recht verstanden nur als Liebestat des Menschen gegenüber den Mitgeschöpfen ausgeführt werden: „Gerade wenn man das Dominium Terrae als eine Befugnis und einen Auftrag versteht, die aus der Gottebenbildlichkeit des Menschen *abgeleitet* sind und eine Konsequenz des Menschseins-in-Beziehung-zu-Gott darstellen, kann der Herrschaftsauftrag nur im Geist der Liebe verstanden und wahrgenommen werden."[408] Das impliziert, dass sich der Mensch als Geschöpf Gottes zu seinen Mitgeschöpfen in einer liebevollen Relation verhalten soll.[409] Nach 1 Joh 4,16 ist Gottes Wesen Liebe, das heißt, er ist auf andere bezogen und steht in Beziehung zu seinen Geschöpfen. Dazu gehören auch Menschen mit Demenz. Durch die Liebe Gottes ist jeder Einzelne in ihm präsent.[410] Die bedingungslose Liebe Gottes zum Men-

---

406 Vgl. Härle 2007 – Dogmatik, 438.

407 Härle bezieht sich hier u. a. auf die Forschungsergebnisse Bernd Janowskis und Christian Links. Vgl. Janowski 1993 – Herrschaft über die Tiere, 192 f.; Link 1991 – Schöpfung, 392.

408 Härle 2007 – Dogmatik, 438.

409 Härle weist dabei grundsätzlich darauf hin, dass sich der Herrschaftsauftrag immer auf ein freies Handeln des Menschen bezieht. Vgl. Härle 2005 – Der Mensch Gottes, 374: „Aber diese Bestimmung des Menschen zur Imago Dei und zum Dominium terrae ist dem Menschen eben nicht als Determination oder als eine unausweichliche Programmierung vorgegeben, sondern hat selbst den Charakter einer Bestimmung zur Freiheit, also die Bestimmung zu einem Bildungsprozess."

410 Vgl. Collaud 2003 – Le statut de la personne démente, 153. Im Original heißt es: „Nous avons vu que l'orientation de l'homme vers la connaissance et l'amour de Dieu peut être décrite sous la forme d'une capacité présente en lui."

schen wird darin fortgesetzt, dass Menschen wiederum auf einander bezogen sind.[411] Die angemessene Verwirklichungsform des Imago-Dei-Seins besteht darin, Gottes Sein als Liebe gegenüber den anderen Geschöpfen zur Veranschaulichung zu bringen. Damit wird der Herrschaftsauftrag zu einer Haltung, die dem zur Gottebenbildlichkeit bestimmten Menschen im Verhältnis zu den anderen Geschöpfen angemessen ist.[412] Ebenbild Gottes sein ist konstitutives Sein in Beziehung. Das bedeutet auch, dass dem Menschen Beziehungen zur verantwortlichen Gestaltung aufgegeben sind. Der Mensch trägt auf eine Weise Verantwortung für seine Mitgeschöpfe wie kein anderes Geschöpf.[413] Durch die Gottebenbildlichkeit wird jeder Mensch zum Cooperator Dei, das heißt zu Gottes Beauftragtem, so dass er eine Fürsorgepflicht für seine Mitmenschen hat. Dazu zählen auch demenzkranke Menschen.

Einerseits ist ein Mensch mit Demenz Empfänger der Beziehungsgestaltung durch die Mitgeschöpfe, andererseits stellt sich die Frage inwiefern er selbst Cooperator Dei ist. Die Antwort dieser Frage verweist wiederum auf das reziproke Verhältnis der Gottebenbildlichkeit, denn indem uns ein Mensch mit Demenz der Nächste wird, wird er Ebenbild Gottes und zugleich Cooperator Dei. Betrachtet man im Folgenden Demenz im Hinblick auf die Beziehungsfähigkeit, fällt auf, dass es demenzkranken Menschen oft schwer fällt, Beziehungen zu ihrer Umwelt einzugehen; sie befinden sich als Zeitreisende an unterschiedlichen Lebenspunkten, so dass die Selbstbeziehung häufig die einzig erkennbare Beziehungsform ist. Die Signifikanz der christlichen Anthropologie liegt nun darin, dass die scheinbare Beziehungslosigkeit kein endgültiges und unüberwindbares Faktum bleiben muss. Einen Mensch mit Demenz als Ebenbild Gottes wahrzunehmen, bedeutet, ihn relational zu verstehen, das heißt er steht in Beziehung, auch wenn es äußerlich nicht so scheint. Dominium Terrae beschreibt in diesem Zusammenhang ein liebevolles und behutsames Aufmerksamsein gegenüber den Mitmenschen, durch das der zum Ebenbild Gottes bestimmte Mensch auch mit Demenz in einen gemeinsamen Lebens- und Beziehungsraum gestellt wird und auch nach außen hin sichtbar in Beziehung gesetzt wird. Seelsorge ist immer auch ein Vermittlungsprozess, in dem demenzkranke Personen als Personen angesprochen werden und sich dadurch selbst als personal Seiende erfahren. Zu diesem personalen Vermittlungsprozess gehört auch ein respektvoller und

411 Vgl. Scherlein 2001 – Älter werden lernen 313.
412 Vgl. Härle 2007 – Dogmatik, 438.
413 Vgl. Härle 2005 – Menschsein in Gesundheit und Krankheit, 427.

würdevoller Umgang mit der Krankheit Demenz in ethischer Dimension. Demenzprozesse werfen immer auch ethische Fragen auf, wie beispielsweise der Umgang mit Patientenverfügungen, die Debatte um PEG-Sonden oder die Diskussionen um aktive und passive Sterbehilfe zeigen.[414] Härle weist in seiner Auseinandersetzung mit dem Menschsein in Bezug auf Gesundheit und Krankheit darauf hin, dass sich der ethisch angemessene Umgang mit Gesundheit und Krankheit auch in verschiedenen Verhaltensweisen zeigt und zwar:

- „als achtsamer Umgang mit eigener und fremder Gesundheit;
- als Zuwendung zu den von Leiden, Krankheit und Behinderung Betroffenen;
- als medizinische Forschung im Dienste des Menschen;
- als ärztliche und pflegerische Hilfe, die kranke und sterbende Menschen begleitet und ihnen beisteht;
- als Weisheit von Patienten und Ärzten, die erkennt, wann der Kampf gegen den Tod eines Menschen seinen Sinn und seine Berechtigung verloren hat und es nur noch geboten ist, in das Sterben einzuwilligen, es zu begleiten und zu erleichtern."[415]

Menschen mit Demenz werden dadurch in das erhaltende und erlösende Wirken Gottes einbezogen. Diese Grundhaltung macht deutlich, dass demenzkranken Menschen in ihrem Dasein ebenfalls Ebenbilder Gottes sind, dass sie von Gott und den Mitmenschen Angeredete sind. Die daraus resultierende Achtung vor Menschen mit Demenz verhindert, dass sie zu bloßen Objekten herabgewürdigt werden. Imago Dei und Dominium Terrae verweisen darauf, dass Sein grundsätzlich und bei jedem Mensch, mit oder ohne Demenz, relational verfasst ist.

---

414 Vgl. zu ethischen Fragen der Demenz u. a. Roser 2007 – Spiritual care, 207–215.226–228; Wetzstein 2005 – Diagnose Alzheimer; Becker 2010 – Sein in der Begegnung, 298–312; Klie 2002 – Ethik und Demenz, 63–69; Pott 2007 – Ethik am Lebensende; Kreß 2009 – Medizinische Ethik, 242–286; Rüegger 2004 – Sterben in Würde; Dabrock 2008 – Patientenverfügung und Demenz. Die meisten theologischen Ethikkonzeptionen lehnen eine direkte oder aktive Sterbehilfe ab, akzeptieren aber überwiegend die Möglichkeit einer passiven beziehungsweise indirekten Sterbehilfe. Überwiegend wird die Auffassung vertreten, dass es weder ein moralisches Recht gibt, über das Ende des menschlichen Lebens zu entscheiden, noch gibt es eine moralische Pflicht, das menschliche Leben so lange wie möglich zu verlängern. Vgl. u. a. Härle 2005 – Menschsein im Horizont von Zeit und Ewigkeit, 477.

415 Härle 2005 – Menschsein in Gesundheit und Krankheit, 431.

4.5. Der Mensch als Fragment – Henning Luthers christologisch orientiertes Subjektverständnis

Die schöpfungstheologische Betrachtung des Menschen als Ebenbild Gottes ist ein zentraler Aspekt der christlichen Anthropologie. Demenzkranke Menschen sind demnach nicht defizitär zu beschreiben, sondern als vollwertige Geschöpfe. Ein anderer entscheidender Grundstein einer inklusiven Sicht auf den Menschen lässt sich unter Bezugnahme auf Henning Luthers spezifische christologische Deutung konzipieren. Insofern Kreuz und Auferstehung konstitutiv unter fragmentarischen Gesichtspunkten gedeutet werden, ist Luther zufolge menschliches Leben in Relation zur exemplarischen Fragmentarität des Lebens Jesu generell als bruchstückhaft zu beurteilen, nicht allein der Mensch mit Demenz ist also Fragment. Diese beiden Konzepte, Ebenbildlichkeit und Fragmentarität, widersprechen sich dabei nicht, sondern stellen unterschiedliche Blickwinkel einer christlich-theologischen Anthropologie dar. Gemein ist beiden Perspektiven einerseits die Einsicht, dass es dem Menschen nicht möglich ist, seine Identität aus sich selbst heraus zu entwickeln, andererseits die These, dass sich das Menschsein nicht über einen bestimmten qualitativen Zustand beschreiben lässt.

Henning Luthers Subjektkonzeption verweist auf die Bruchstückhaftigkeit und essenzielle Bedürftigkeit aller Geschöpfe und befreit damit vom Ideal der Vollkommenheit und Ganzheit. Folgt man Henning Luthers Subjektvorstellung, sind nicht nur Menschen mit Demenz fragmentarisch, bruchstückhaft und unvollkommen, sondern jeder Mensch ist während seines ganzen Lebens und unabhängig von seiner geistigen und körperlichen Verfassung ein Fragment.[416]

Henning Luthers Ansätze können nach dem Untertitel seines postum veröffentlichen Aufsatzbandes „Religion und Alltag“ (1992) als „Bausteine zu einer Praktischen Theologie des Subjekts“ verstanden werden. Luther nimmt hier die subjekttheoretische Debatte in der praktisch-theologischen Theoriebildung auf und prägt damit die Subjektorientierung der Praktischen Theologie. Zwei Perspektiven sind unter diesem Gesichtspunkt von entscheidender Relevanz: Einerseits zielt Luther auf die Individualisierung

416 Vgl. zur Auseinandersetzung mit verschiedenen Aspekten des Denkens Henning Luthers PrTh (1992), Jg. 27, Heft 3 „In Memoriam Henning Luther“. Vgl. zu seiner Subjektkonstruktion insbesondere Fechtner 1992 – Mikrologischer Blick und empathische Praxis; Lämmermann 1992 – Wider „die gesellschaftliche Verdrängung von Schwäche“; Lott 1992 – Religion und Alltag.

der Religion, das heißt darauf, wie Individuen mit ihrer individuellen Lebensgeschichte mit der religiösen Tradition umgehen, andererseits geht es Luther um die Individualisierung durch Religion, also darum, wie Religion die Subjektwerdung beeinflussen kann.[417] Kernpunkte seiner Arbeit waren das Subjekt und seine Individuation. Henning Luthers Subjektverständnis ist geprägt durch die Subjekttheorie Jürgen Habermas' und Emmanuel Lévinas'. Beide gehen davon aus, dass Subjektivität nicht durch menschliche Selbstbegründung entsteht, sondern erst durch Relation zum Anderen. Habermas zufolge wird das Selbstbewusstsein durch die intersubjektive Struktur von Sprache konstituiert und nicht aus sich selbst heraus.[418] Im Blick auf Menschen mit Demenz, die nicht mehr verbal kommunizieren können, stellt sich hier allerdings die Frage, inwiefern das Selbstbewusstsein auch jenseits von Sprache konstituiert werden kann.

Dieses Kapitel setzt sich mit dem Identitätsbegriff Henning Luthers auseinander und macht ihn für eine inklusive christliche Anthropologie fruchtbar. Dafür soll in Kapitel 4.5.1. zunächst Luthers Subjektverständnis erschlossen werden. Kapitel 4.5.2. reflektiert auf dieser Grundlage die praktisch-theologischen Konsequenzen seiner Anthropologie insbesondere auch auf die Frage nach der Relevanz für die Begleitung von Menschen mit Demenz hin.

4.5.1. Der Mensch als fragmentarisches Subjekt

Henning Luther konzipiert sein Subjektverständnis in Auseinandersetzung mit dem Ideal der Ich-Identität, wie es sich in Pädagogik und Seelsorge durchgesetzt hat. Der hier entwickelte Identitätsbegriff zielt Luthers Urteil nach ähnlich wie der Bildungsbegriff auf die unverwechselbare, eigentümliche Individualität des Einzelnen. Zu Recht kritisiert Luther, dass dieses Verständnis dann problematisch wird, wenn der Identitätsgedanke nicht mehr kritisch-regulativ gebraucht wird, sondern zum normativen Leitbild erreichbarer Identität wird und damit ein Ideal von Ganzheit, Vollständigkeit, Kontinuität und Dauerhaftigkeit verbunden wird.[419]

Luther betont, dass die Einführung des Identitätskonzepts zwar durchaus notwendig war, um dem einzelnen Subjekt eine von der Ge-

417 Vgl. Luther 1992 – Praktische Theologie des Subjekts, 12.

418 Vgl. Habermas 1988 – Nachmetaphysisches Denken, 217 f.; Habermas 1995 – Theorie des kommunikativen Handelns, 11–68.141–147.

419 Vgl. Luther 1992 – Umstrittene Identität, 155.

sellschaft unabhängige Relevanz zukommen zu lassen – der Einzelne wird nicht mehr als ein Abbild des gesellschaftlichen Ganzen gesehen, sondern er bildet sich als ein selbstständiger konstruktiver Akteur mit einer individuellen Wertorientierung im Austausch mit seiner Umwelt heraus. Damit impliziert der Identitätsbegriff neben der Subjektorientierung auch eine Entwicklung des Subjekts. Luther hält an beiden Grundbegriffen des Identitätskonzepts, Subjektorientierung und Entwicklungsgedanke, fest, hebt jedoch hervor, dass die Rede von der Entwicklung des Subjekts dann zu Missdeutungen führen kann, wenn der Identitätsbegriff nicht als regulatives Prinzip einer Entwicklung, sondern als deren konstitutives Ziel angesetzt wird.[420]

Henning Luthers Kritik setzt an der theologischen Rezeption George H. Meads Theorie des symbolischen Interaktionismus und Erik. H. Eriksons Ich-psychologisch begründeten Identitätstheorie an.[421] Beide Konzeptionen rechnen mit der Möglichkeit einer vollständigen Identitätsbildung und einer gelungenen Ich-Identität. Zudem setzen diese Entwicklungstheorien voraus, dass Bildungsprozesse prinzipiell abschließbar sind. Luther führt folgende drei Gründe gegen die Idee einer dauerhaften Ich-Identität an:

1. „Jedes Stadium der Ich-Entwicklung stellt immer auch einen Bruch, Verlust dar (und nicht nur Wachstum und Gewinn). Insofern sind wir immer auch Ruinen unserer Vergangenheit. In Krisen wird dieser normale Tatbestand nur dramatisch erfahrbar.
2. In jedem Stadium der Ich-Entwicklung sind wir aber immer auch Ruinen der Zukunft, Baustellen, von denen wir nicht wissen, ob und wie an ihnen weitergebaut wird; wir wissen immer nur, dass der Bau noch nicht vollendet ist. Gegen die Erstarrung steht die Sehnsucht, die Bewegung der Selbsttranszendenz.
3. In jedem Stadium der Ich-Entwicklung sind wir durch andere in Frage gestellt. In jeder Begegnung mit anderen wird unsere Identität neu herausgefordert. Das Beharren auf einer sich gleichbleibenden Identität wird durch die Erfahrung der Differenz erschüttert."[422]

Henning Luther bringt in seiner Kernthese zum Ausdruck, „dass die in sich geschlossene und dauerhafte Ich-Identität theologisch nicht als erreich-

420 Vgl. Luther 1992 – Identität und Fragment, 163.
421 Vgl. Mead 1970 – Mind, self and society; Mead 1998 – Geist, Identität und Gesellschaft; Erikson 1998 – Identität und Lebenszyklus; Erikson 2002 – Der vollständige Lebenszyklus.
422 Luther 1992 – Identität und Fragment, 170.

bares Ziel gedacht werden kann – und darf."[423] Denn durch die Endlichkeit der menschlichen Existenz wird das Leben immer zum Bruchstück,[424] so dass die Identität des Menschen vielmehr noch aussteht. Luther entwickelt unter diesen Gesichtspunkten eine Subjektkonzeption, die entgegen dem Ideal der vollständigen und dauerhaften Ich-Identität von einer fragmentarischen Ich-Identität ausgeht. Er betont: „Blickt man jedoch auf menschliches Leben insgesamt, d. h. sowohl in seiner zeitlichen Erstreckung als auch in seiner inhaltlichen Breite, so scheint mir einzig der Begriff des Fragments als angemessene Beschreibung legitim."[425] Ein Fragment ist etwas Unvollkommenes oder Unvollendetes, etwas, das noch nicht oder nicht mehr ganz ist.[426] Den Begriff des Fragments übernimmt Luther aus dem Vorstellungsrahmen ästhetischer Theoriebildung, die von mindestens zwei Bedeutungen des Fragments ausgeht: „Fragmenten aus Vergangenheit" und „Fragmenten aus Zukunft". „Fragmente aus Vergangenheit" sind Überreste eines zerstörten, aber ehemals Ganzen wie ein Torso oder eine Ruine. Demgegenüber bezeichnen „Fragmente aus Zukunft" unvollendete Werke, die ihre letztgültige Gestaltungsform nicht oder noch nicht gefunden haben.[427] Diese doppelte Relationalität überträgt Luther auf die Subjektwerdung des Menschen. Neben der zeitlichen Ebene ist das menschliche Leben auch im Hinblick auf das soziale Miteinander bruchstückhaft. Henning Luther nimmt bei seiner Subjektkonzeption in Abgrenzung zu den neuhumanistischen Entwürfen Eduard Sprangers auf Søren Kierkegaard Bezug, von dem er die Erfahrung des Trennenden und Unfertigen des existierenden Menschen übernimmt. Wie Kierkegaard stellt Luther die Negativität des Daseins ins Zentrum und verneint Identitäts-

423 Luther 1992 – Identität und Fragment, 165.
424 Vgl. Luther 1991 – Leben als Fragment, 266.
425 Luther 1992 – Identität und Fragment, 168.
426 Vgl. Luther 1991 – Leben als Fragment, 266.
427 Vgl. Luther 1992 – Identität und Fragment, 167: „Wir sind immer zugleich auch gleichsam Ruinen unserer Vergangenheit, Fragmente zerbrochener Hoffnungen, verronnener Lebenswünsche, verworfener Möglichkeiten, vertaner und verspielter Chancen. Wir sind Ruinen aufgrund unseres Versagens und unserer Schuld ebenso wie aufgrund zugeführter Verletzungen und erlittener und widerfahrener Verluste und Niederlagen. Dies ist der Schmerz des Fragments. Andererseits ist jede erreichte Stufe unserer Ich-Entwicklung immer nur ein Fragment aus Zukunft. Das Fragment trägt den Keim der Zeit in sich. Sein Wesen ist Sehnsucht. Es ist auf Zukunft aus. In ihm herrscht Mangel, das Fehlen der ihn vollendenden Gestaltung. Die Differenz, die das Fragment von seiner möglichen Vollendung trennt, wirkt nun nicht nur negativ, sondern verweist positiv nach vorn."

kriterien wie Selbstkongruenz und dauerhafte Kontinuität.[428] Bei Menschen mit Demenz wird die Bruchstückhaftigkeit exemplarisch besonders deutlich und drückt sich auf eine existenzielle Art aus. Bei ihnen ist die Fragmentierung des Subjekts von außen aus sichtbar und dadurch stellen sie häufig eine Bedrohung des vorherrschenden Subjektverständnisses dar. Henning Luthers Subjektkonzeption befreit dagegen vom Ideal der Vollkommenheit und Ganzheit und verweist positiv auf die essenzielle Bedürftigkeit und Bruchstückhaftigkeit aller Geschöpfe.[429] Die Ausrichtung des Menschen auf Zukunft birgt eine Sehnsucht, das fragmentarische Sein zu überwinden, jedoch bleibt das Streben nach Ich-Identität für jeden Menschen ein nicht zu erreichendes Ideal.

Luthers Konzeption der fragmentarischen Identität weist eine ausgeprägte christologische Fundierung auf. Kreuz und Auferstehung deutet er konstitutiv unter fragmentarischen Gesichtspunkten, denn wenn im Christusglauben Jesus als der exemplarische Mensch verstanden werden kann, dann ist auch die Bruchstückhaftigkeit seines Lebens beispielhaft, insbesondere in Hinblick auf seine Passion und Kreuzigung.[430] Luthers entscheidende These bewertet Jesus Christus als einer Kernbeispiel frag-

---

428 Vgl. Luther 1992 – Umstrittene Identität, 155–159. Vgl. zur Subjektkonzeption Kierkegaards Kapitel 4.3. Der Mensch als Synthese – Søren Kierkegaards Übergang zu einer theologischen Anthropologie.

429 Vgl. zur Rezeption Henning Luthers für den Kontext von Menschen mit Demenz u. a. Fröchtling 2008 – „Und dann habe ich auch noch den Kopf verloren…“, 192–196; Roser 2007 – Spiritual care, 202 ff.; Roser 2007 – «Ich habe mich selbst verloren!», 315; Lüssi 2007 – Ohne Arme, ohne Beine, ohne Kopf, 256 f.

430 Vgl. Luther 1992 – Identität und Fragment, 173. Hier stellt sich die Frage nach den Deutungsmöglichkeiten der Person Christi in Bezug auf Kreuzestod und Auferstehung. Könnte man Henning Luthers fragmentarischer Deutung zunächst entgegenhalten, dass der auferstandene Christus gegenüber dem irdischen Christus unberücksichtigt zu bleiben scheint, kann dagegen unter anderem angeführt werden, dass der erhöhte Christus erst mit der Verwandlung und Verherrlichung seiner irdisch-geschichtlichen Existenzform Anteil an den Wesenseigenschaften Gottes hat, die den kategorialen Unterschied zwischen Gott und Mensch bezeichnen, sowie weiterhin, dass beim erhöhten Christus die Göttlichkeit der Person Jesu Christi seine Menschlichkeit nicht ablöst, sondern die vollkommene Anteilhabe am Wesen Gottes ist zugleich die vollkommene Verwirklichung der menschlichen Bestimmung. Vgl. Härle 2007 – Dogmatik, 344–346. Auch Henning Luther rechnet damit, dass der Mensch als fragmentarische Existenz seine letztgültige Gestaltungsform noch nicht gefunden hat. Vgl. Luther 1991 – Leben als Fragment, 273: „Im Fragment ist die Ganzheit gerade als abwesende zugleich auch anwesend. Darum ist es immer auch Verkörperung von Hoffnung.“ Eine ausdifferenzierte systematisch-theologische Auseinandersetzung mit der Christologie fehlt bei Henning Luther gleichwohl weitgehend.

mentarischen Identität: „Im Glauben an Kreuz und Auferstehung erweist sich, dass Jesus nicht insofern exemplarischer Mensch ist, als er eine gelungene Ich-Identität vorgelebt hätte, gleichsam ein Held der Ich-Identität wäre, sondern insofern exemplarischer Mensch, als in seinem Leben und Tod das Annehmen von Fragmentarität exemplarisch verwirklicht und möglich ist."[431] Dieses Christusverständnis kann besonders demenzkranken Menschen in ihrer fragmentarischen Existenz zum Tost- und Hoffnungsbild werden. Wenn auch Christi Identität bruchstückhaft und unvollkommen blieb und er sich gerade in dieser Fragmentarität als Christus erwiesen hat, befreit das Menschen mit Demenz von der Aufgabe, ihre unvollendete und entzweite Existenz selbst zu einer Synthese zu führen. In dieser Sichtweise kann die besondere Relevanz einer christlichen Anthropologie liegen.[432] Demzufolge besteht nach Henning Luther das eigentümlich Christliche darin, davor zu bewahren, die prinzipielle Fragmentarität von Ich-Identität zu leugnen oder zu verdrängen. Glauben hieße im Hinblick darauf, als Fragment zu leben und leben zu können.[433] Es geht also darum, glaubhaft seine eigene fragmentarische Existenz zu akzeptieren. „Erst wenn wir uns als Fragmente verstehen, erkennen wir unser Angewiesensein auf Vollendung, auf Ergänzung an. Erst und nur wenn wir aus diesem Verwiesensein unserer fragmentarischen Existenz leben, sind wir gerechtfertigt, nicht aber wenn wir bereits versuchen, ganz zu sein."[434] Luther geht bei seinem anthropologischen Entwurf grundlegend davon aus, dass der Mensch seine eigene Fragmentarität zunächst erkennen und akzeptieren muss, um daraus seine Sehnsucht nach Ganzheit zu erfassen. Auch Menschen mit Demenz nehmen ihr Sein meist als gebrochen wahr, wenn auch zu einem unterschiedlichen Grad, und sich auf eine übersteigerte Weise bewusst sind, dass sie als Unvollendete beziehungsweise Fragmente existieren. Grundsätzlich fällt es ihnen überwiegend schwer, ihre fragmentarische Existenz zu akzeptieren. Im Angewiesensein auf Rechtfertigung zeigt sich nach Henning Luther, dass demgegenüber jeder Mensch nur als Unvollendeter existiert und die Vollendung zum Ganzen nicht aus sich selbst heraus erbringen kann. Die christliche Hoffnung liegt darin, dass unsere Identität nicht auf Dauer bruchstückhaft bleiben wird und der Mensch nicht im Vorfindlichen aufgeht. Henning Luther bezieht sich hier auf den sogenannten eschatologischen Vorbehalt, wonach die

---

431 Luther 1992 – Identität und Fragment, 173.
432 Vgl. Kapitel 5.1.2. Perspektive der Fragmentarität.
433 Vgl. Luther 1992 – Identität und Fragment, 172.
434 Luther 1992 – Identität und Fragment, 173.

menschliche Fragmentarität nicht von unendlicher Dauer sein wird, sondern schon in der Gegenwart auf ihre Vollendung hindeutet, denn im Fragment ist die Ganzheit gerade als abwesende auch anwesend.[435] Das bedeutet, dass Fragmentarität ein Existential ist und keine Wesensbestimmung des Menschen. Sie bestimmt den Menschen während seiner irdischen Existenz und findet in der eschatologischen Existenz ihr Ende. Zu einer in sich geschlossenen Identität gelangt der Mensch durch die Gottesrelation: „Identität coram deo meint eine Individuierung in den ‚Augen Gottes', die die Fixierung durch den Blick der anderen immer schon aufgebrochen hat."[436] Ebenso bezieht sich auch Eberhard Jüngel auf einen relationalen Ganzheitsbegriff, indem er festhält: „Die Ganzheit des homo theologicus begriffenen homo totus et perfectus besteht im gelingenden Zusammensein des Menschen mit Gott [...]. Demenentsprechend kann die Ganzheit des ganzen Menschen nur *in praedicamento relationis*, nicht aber *in praedicamento substantiae* ausgesagt werden."[437]

Insgesamt bedeutet dies, dass sich Ganzheit ausschließlich extra nos und coram Deo ereignet. Fragmentarität ist Teil des menschlichen Lebens und der gegenwärtig fragmentarisch existierende Mensch bleibt von Gott angenommen.[438] In Anlehnung an Rolf Schieder hat diese Aussage eine doppelte Spitze: „Sie erlaubt keiner gesellschaftlichen Institution, ein letztes Urteil über mich zu sprechen. Und sie entlastet mich von maßlosen Ansprüchen an mich und andere. Selbst als Fragment kann ich noch darauf vertrauen, dass Gott mein mehr oder weniger gelungenes Lebenskunstwerk bejahen wird."[439] Indem wir dennoch ständig auf der Suche nach einer dauerhaften Ich-Identität sind oder uns schon jetzt als vollständiges Wesen verstehen wollen, versuchen wir unsere Geschöpflichkeit zu überwinden und vertauschen die Rolle zwischen Schöpfer und Geschöpf. Dieses Phänomen wird klassischerweise unter dem theologischen Topos Sünde verstanden. Sünde bedeutet dann, dass der Mensch sich nicht mehr als Fragment versteht, sondern als vollkommenes Wesen.[440] Ebenso wie der Begriff der Fragmentarität verweist auch der Begriff der Sünde auf die Bruchstückhaftigkeit und essenzielle Bedürftigkeit aller Geschöpfe.[441]

---

435 Vgl. Luther 1992 – Identität und Fragment, 175.
436 Luther 1992 – Religion und Subjekt, 34.
437 Jüngel 1997 – Ganzheitsbegriffe, 365.
438 Vgl. Scherlein 2001 – Älter werden lernen, 333.
439 Schieder 2007 – Seelsorge und Lebenskunst, 382.
440 Vgl. Luther 1992 – Identität und Fragment, 172.
441 Vgl. ausführlicher zum theologischen Topos der Sünde im Kontext von Demenz die Ausführungen in Kapitel 5.1.2. Perspektive der Fragmentarität.

Gegen seine These von der prinzipiellen Fragmentarität menschlichen Lebens führt Henning Luther kritisch den Gedanken der Gottebenbildlichkeit des Menschen an. Es ist zu fragen, ob nicht gerade mit der Imago-Dei-Vorstellung von einer dauerhaften und integeren Identität des Menschen auszugehen ist? Luther selbst verneint dieses Argument und entkräftet es mit der These, dass sich die Gottebenbildlichkeit nicht in einem bestimmten Zustand erschließt, sondern als eine kontrafaktische Zusage zu verstehen ist, die als Hoffnungsmoment über die Fragmentarität hinausweist. Zum anderen bezieht sich die Gottesvorstellung neben dem Deus absconditus, der immer auch unbestimmbar, abwesend und fragmentarisch ist, vor allem auf den Deus relevatus, den in Jesus Christus inkarnierten Gott. Gottebenbildlichkeit, inkarnationstheologisch betrachtet, sieht dann Gebrochenheit und Unvollkommenheit als wesentliche Kriterien der Gottebenbildlichkeit.[442] Religion führt zur Identität coram Deo und befreit von endlichen und festgelegten Identitätsvorgaben.[443] Dennoch würde auch ein an Wilfried Härle angelehntes Verständnis der Gottebenbildlichkeit hier Henning Luthers Konzeption nicht grundlegend widersprechen. Denn ebenso wie bei Henning Luther folgt aus der Bestimmung des Menschen zum Bild Gottes nicht eine dauerhafte und integere menschliche Identität ohne Spannungen und Brüche, sondern eine grundsätzliche Beziehungsdimension. Anders als Härle, der nach dem Bestimmungsgrund von Gottebenbildlichkeit fragt, nimmt Luther allerdings Kriterien der Gottebenbildlichkeit an und füllt die Gottebenbildlichkeit zu einem gewissen Grad materiell. Während Luther Ebenbildlichkeit als kontrafaktische Zusage versteht, deutet Härle sie als Teilhabe an Gottes Wesen durch die Existenz im Gegenüber zu ihm. Damit gilt die Ebenbildlichkeit des Menschen unverbrüchlich, denn nicht aus sich selbst, sondern durch Gottes Bestimmung und seine Relation zum Menschen ist dieser sein Ebenbild.[444]

4.5.2. Luthers praktisch-theologische Konsequenzen

Luthers Theologie des Subjekts zielt primär auf praktisch-theologische Reflexionen und beinhaltet spezifische Konsequenzen für die kirchliche

442 Vgl. Luther 1992 – Identität und Fragment, 175 f.
443 Vgl. Luther 1992 – Religion und Subjekt, 34.
444 Vgl. Kapitel 4.4. Der Mensch als Ebenbild Gottes – Wilfried Härles schöpfungstheologisch begründete Anthropologie.

Praxis, so dass die anthropologischen Grundlagen unmittelbar mit praktischen Konsequenzen verknüpft sind. Die Aufgabe der Religion erkennt Henning Luther in der Beziehungsgestaltung zum Anderen, denn durch die Relation zu etwas außerhalb von ihm erfährt der Mensch auch die Begründung seiner Selbst. Der Vorrang des Anderen führt auf ekklesiologischer Ebene in Orientierung an Dietrich Bonhoeffer zum Leitbild einer Kirche für andere und innerhalb der Praktischen Theologie zu einer Neubewertung der Diakonie, insofern diese nicht länger der Verkündigung nachgeordnet und abgeleitet verstanden werden kann, sondern gerade als Grundprinzip christlicher Praxis erscheinen muss.[445]

Die praktisch-theologischen Implikationen seines Subjektkonzepts konzentriert Henning Luther in seiner Abhandlung „Identität und Fragment" (1992) auf die Handlungsfelder Religionspädagogik und Homiletik. In der Religionspädagogik könne demnach nicht mehr die gelungene und vollkommene Identitätsentwicklung als Bildungsaufgabe verstanden werden und auch in der Homiletik könne die Predigt nur in einem wechselseitigen Erschließungsprozess gelingen, indem sie selbst eine fragmentarische Form vorweist und nicht als abgeschlossene einheitliche Gestalt präsentiert wird.[446] Die konsequente Orientierung am Subjekt hat neben der Homiletik und der Religionspädagogik vorrangig auch zu einer Neubewertung von Diakonie und Seelsorge geführt. Henning Luther zählt als zentraler Vertreter der sogenannten Diakonischen Seelsorge.[447] In seinem gleichnamigen Aufsatz „Diakonischen Seelsorge" (1988) fordert er, die Trennung von Diakonie, Seelsorge und Sozialarbeit zu überwinden und die damit verbundenen Dualismen wie Wort und Tat, Fürsorge und Seelsorge, Lebenshilfe und Glaubenshilfe oder Diakonie und Theologie.[448] Insofern bezeichnet Luther in Anschluss an Ernst Lange Diakonische Seelsorge als eine Realisationsform der Kommunikation des Evangeliums, die neben dem Inhalts- auch einen Beziehungsaspekt umfasst. Die Diakonische Seelsorge überwindet damit die verbalistische Einengung eines rein kerygmatischen Seelsorgeverständnisses, ohne den Verkündigungsgedanken an sich infrage zu stellen. Den Ort Diakonischer Seelsorge sieht Luther insbesondere an den Rändern des Lebens, das heißt in Situationen,

445 Vgl. Luther 1992 – Ich ist ein Anderer, 83.
446 Vgl. Luther 1992 – Identität und Fragment, 177–182.
447 Vgl. Nauer 2001 – Seelsorgekonzepte im Widerstreit, 262–280. Vgl. zu Henning Luthers Verständnis von Seelsorge und Diakonie u. a. Lämmermann 1992 – Wider „die gesellschaftliche Verdrängung von Schwäche".
448 Vgl. Luther 1988 – Diakonische Seelsorge, 475.

in denen Menschen individuell oder sozial an ihre Grenzen geraten. Obwohl der Einzelne im Fokus der Seelsorge steht, müssen auch die sozialen und gesellschaftlichen Voraussetzungen der jeweiligen hilfsbedürftigen Situationen mitberücksichtigt werden: „Diakonische Seelsorge ist solidarisch-helfende Zuwendung zum je individuellen einzelnen in befreiender Absicht zugunsten des einzelnen unter konstruktiver Berücksichtigung seines sozialen und gesellschaftlichen Kontextes."[449]

Henning Luthers diakonischer Ansatz intendiert ein wahrnehmendes solidarisches Handeln. Zielt die Seelsorge jedoch darauf, dem Menschen zu einer gelungenen und vollkommenen Ich-Identität zu führen, wie es bei einem überwiegenden Teil der Poimenikansätze der Fall ist, schließt dies nach Luther eine solidarische Begegnung aus. Vielmehr liegt diesen Konzepten ein defizitäres Menschenbild zugrunde: „Der Identitätszwang produziert die Defizitperspektive. Die anderen werden zum Gegenstand (Objekt) diakonisch-seelsorgerlichen Handelns, insofern sie bestimmte Defizite (Leiden/Sünde/Irrtum) aufweisen. Ziel ist die Behebung der Mängel und die Integration bzw. Reintegration der anderen in das Ganze (der Gemeinde/der ‚Normalen')."[450] Dieses Defizitmodell führe letztlich zur Ausgrenzung statt zur Solidarität. Leiden und Krankheit werden zur Ausnahme degradiert und Menschen werden ausschließlich von ihren Defiziten her verstanden.[451] Exemplarisch hieße das, dass Menschen mit Demenz nur als Demenzkranke wahrgenommen werden im Sinne eines Mangels und Unvollkommenseins. In diesem Fall müsste Seelsorge dazu verhelfen, diesen Mangel auszugleichen oder aufzuheben, um Menschen mit Demenz den nicht demenzkranken Personen anzugleichen. Henning Luther fordert dagegen in Anlehnung an Emmanuel Lévinas ein Vom-anderen-her-Denken, das meint einen Standortwechsel im Sinne des Liebesdienstes, der den anderen Menschen nicht als Mängelwesen betrachtet, sondern auf gleicher Augenhöhe: „Wahrnehmen und annehmen oder wahrnehmen und ausgrenzen – über diese Alternative entscheidet, in welche Wahrnehmungsweise sich der seelsorgerlich-diakonische Blick einübt. Diakonie (Seelsorge) sollte den anderen nicht wie einen Fremden

---

449 Luther 1988 – Diakonische Seelsorge, 476.

450 Luther 1988 – Wahrnehmen und Ausgrenzen, 261.

451 Henning Luther knüpft hier an das Konzept der solidarischen Seelsorge von Ulrich Bach an, der radikal die Einnahme der Betroffenenposition fordert, um aus der Perspektive des Anderen eine wirklich helfende, solidarische Begegnung zu gestalten. Vgl. u.a. Bach 2006 – Ohne die Schwächsten ist die Kirche nicht ganz; Bach 1986 – Dem Traum entsagen mehr als ein Mensch zu sein; Bach 1994 – Gesunde und Behinderte; Bach 1986 – Boden unter den Füßen hat keiner.

beobachten, sondern ihm ins Angesicht schauen.“[452] Im Umgang mit Menschen mit Demenz hieße dies für Seelsorgerinnen und Pflegekräfte, sich in die Rolle und die Situation eines Menschen mit Demenz einzufühlen und demzufolge die Perspektive von demenzkranken Menschen einzunehmen. Im Fokus steht dann der Mensch mit seiner Krankheit und nicht allein die Krankheit.

Die These vom Defizitmodell in der Seelsorge expliziert Luther insbesondere in seinem Aufsatz „Alltagssorge und Seelsorge“ (1992), in dem er die Behauptung aufstellt, dass in unserer Gesellschaft Krankheit an einzelne Menschen delegiert werde, die stellvertretend die Unvollkommenheit der Welt auf sich nehmen, um die Normalität unserer Alltagswelt aufrecht zu erhalten.[453] Eine Seelsorge, die auf Wiedereingliederung, Anpassung und Realitätsertüchtigung des Anderen zielt, bezeichnet Luther als Alltagsseelsorge. Sie bindet den Menschen an das Vorhandene und soziale Übereinkünfte und versucht, den Anderen aus seiner Entfremdung zurückzuholen. Dagegen ist Seelsorge „immer kritische Seelsorge, kritisch gegen Konventionen des Alltags, gegen vorgegebene soziale und religiöse Normen und Rollen – im Interesse eines ›eigentlichen‹ (oder religiös ausgedrückt: ewigen) Lebens.“[454] Seelsorge hat somit neben der Zuwendung zum Einzelnen immer auch eine gesellschaftliche Bedeutung, das heißt sie kann sich nicht darauf beschränken, demenzkranken Menschen bei ihrer Alltags- und Lebensgestaltung zu helfen, sondern sie hat zugleich die Aufgabe, gesellschaftliche Wahrnehmungsmodelle und Vorurteile über Demenz im Lichte anderer Wirklichkeitskonstruktionen zu betrachten. Eine so verstandene Seelsorge verweist auf die Erlösungsbedürftigkeit dieser Welt allgemein und ist insofern wirkliche solidarische Hilfe, da sie den noch nicht vorhandenen Menschen und seine unentfalteten Möglichkeiten im Blick hat. Die besondere Relevanz der Seelsorge im Gegensatz zur Alltagssorge liegt darin, dass sie die Realität des Alltags nicht als endgültige Wirklichkeit anerkennt. Seelsorge begegnet Menschen in Grenzsituationen, denn hier erfahren Menschen ihre Fragmentarität und von hier aus kann die normale Alltagspraxis transzendiert werden. „Wird nämlich in der seelsorgerlichen Wahrnehmung von Grenz- und Krisensituationen die Problemsymptomatik nicht länger nach dem Delegationsprinzip am akut Betroffenen festgemacht, sondern von den Grenzsituationen her die normale Alltagssituation problematisiert, dann wird jene

452 Luther 1988 – Wahrnehmen und Ausgrenzen, 265.
453 Vgl. Luther 1992 – Alltagsseelsorge und Seelsorge, 232.
454 Luther 1992 – Alltagsseelsorge und Seelsorge, 231.

Perspektive hinfällig, die ich die Defizitperspektive nennen möchte."[455] Solidarische Seelsorge heißt vor diesem Hintergrund, dass die asymmetrische Beziehung zwischen Helferin und Hilflosem umgekehrt wird und ein gegenseitiges Wahrnehmen, Lernen und Annehmen ermöglicht wird. Das fremde Leiden ist dann nicht mehr Privatsache, sondern immer auch ein Mit-Leiden an der erlösungsbedürftigen Welt. Dazu müssen die scheinbar Unbetroffenen zunächst einmal von den Betroffenen lernen und die Helfer von den Hilflosen. Henning Luther verdeutlicht seine Forderung am Beispiel von Sterbenden und Trauernden, die allerdings auch auf den Kontext von Demenz übertragen werden können, da sie hier ihre Relevanz nicht erst in der eigentlichen Sterbephase haben:[456]

1. Auffällig ist, dass zwischen Menschen mit und ohne Demenz unterschieden wird, wobei vergessen wird, dass Menschen ohne Demenz meist die Erfahrungsärmeren im Prozess der Demenzerkrankung sind. Begleitpersonen haben die Erfahrung, an Demenz erkrankt zu sein, noch nicht selbst gemacht, und dennoch versuchen sie meist nicht, die Welt aus der Perspektive eines demenzkranken Menschen wahrzunehmen, sondern degradieren diese Menschen zum Objekt des Mangels und der Hilflosigkeit.
2. In der Sterbeforschung wurden zunehmend auch die Begleiterinnen der Sterbenden in den Mittelpunkt gerückt und gefragt, wie sich durch die Begleitung Sterbender auch die Einstellung der Lebenden ändern müsste, so dass Sterbehilfe auch zur Hilfe für Überlebende wird. Auch in der Begleitung von Menschen mit Demenz wird die Angehörigenperspektive zunehmend wahrgenommen. Unterstützende Angebote richten sich vermehrt auch an die Entlastung pflegender Angehöriger und erkennen darüber hinaus auch das Seelsorgebedürfnis von Menschen an, die in Beziehung zu Menschen mit Demenz stehen und deren Hilflosigkeit ernst genommen werden muss. Daneben können Seelsorge- und Pflegekonzeptionen besonders von den Erfahrungen der Angehörigen profitieren.
3. Wie bei der Todes- und Sterbensthematik sind in der Literatur, aber auch in der Kunst die Werke besonders lehrreich, die von Menschen

455 Luther 1992 – Alltagsseelsorge und Seelsorge, 234.

456 Diese drei Konkretionen sind in Anlehnung an die exemplarischen Ausführungen Henning Luthers für den Umgang mit Sterbenden und Trauernden entwickelt. Vgl. Luther 1992 – Alltagsseelsorge und Seelsorge, 235 f.

mit Demenz selbst gerschrieben oder gemalt wurden und auf diese Weise einen authentischen Standpunkt einnehmen.[457]

Wenn man diese Stimmen der demenzerkrankten Menschen wirklich ernst nimmt, können sie zu wichtigen Lehrern und Lehrerinnen werden und uns dadurch helfen, eine angemessene, an ihren Bedürfnissen orientierte Begleitung und auf Augenhöhe ausgerichtete Seelsorge zu entwickeln. Henning Luther hat zu Recht darauf aufmerksam gemacht, dass der Trost der Seelsorge darin besteht, sich dem Elend des Anderen vorbehaltlos und ohne Einschränkungen auszusetzen. Ziel der Seelsorge ist nicht Reproduktion von Identität, sondern die fragmentarische Existenz des Menschen anzuerkennen und auszuhalten. Dies bedeutet, dass Seelsorge im Kontext von Demenz vor allem Begegnung mit dem Bruchstückhaften ist sowie mit dem nicht mehr Rekonstruierbaren und nicht danach strebt, die fragmentarische Existenz des Menschen zu überwinden.[458]

4.6. Zusammenfassung

Die Aufgabe dieses Kapitels lag primär in der Reflexion von fünf exemplarischen philosophisch- und theologisch-anthropologischen Positionen und ihrer Bewertung in Bezug auf ihre spezifischen Implikationen und Konsequenzen für den anthropologischen Status von Menschen mit Demenz. Grundsätzlich wurde davon ausgegangen, dass das Phänomen Demenz klassische anthropologische Entwürfe und damit gesellschaftlich vorherrschende Menschenbilder infrage stellt. In diesem Zusammenhang wurde geschlussfolgert, dass allgemeine Personkennzeichen wie Ich-Integrität, Autonomie oder Ich-Bewusstsein nicht als Identitätskriterien einer inklusiven Anthropologie übernommen werden können. Der in Kapitel 4.1. reflektierte philosophische Ansatz von Norbert Hoerster hat diesbezüglich deutlich gemacht, dass ein interessensorientierter Personbegriff eine inklusive Anthropologie entschieden ablehnt und insofern die reduktionistische Personkonzeption im Blick auf demenzkranke Menschen bestärkt. Die grundsätzliche Problematik besteht einerseits darin, dass Personalität ausschließlich als ein intersubjektives und interessensbezoge-

457 Literarisch sei exemplarisch verwiesen auf Braam 2008 – Ich habe Alzheimer. Künstlerisch dokumentierte beispielsweise der Künstler William Utermohlen den Verlauf seiner Demenzkrankheit anhand von Selbstbildnissen. Vgl. Ganß 2009 – Demenz-Kunst und Kunsttherapie, 126–129.

458 Vgl. Kapitel 6.1.2. Perspektive der Fragmentarität – Lebensgeschichten begegnen.

nes Zuschreibungsprodukt definiert wird und demnach der Personstatus von Menschen mit Demenz generell fragwürdig wird, andererseits, dass sich aus der Zugehörigkeit zur Spezies Mensch keinerlei ethische Konsequenzen ergeben. Die Problematik dieses Ansatzes liegt darin, dass sich die Folgen nicht nur auf eine philosophisch-theoretische Ebene beziehen, sondern längst die gesellschaftliche Denk- und Handlungspraxis bestimmen. Denn das, was Hoerster theoretisch denkt, vollziehen beispielsweise Angehörige, Ärzte oder Pflegepersonen in der Praxis. Sie schreiben dem demenzkranken Menschen qua Diagnose etwas zu, wovor man ihn retten kann. Im Unterschied zu Norbert Hoerster setzt Hermann Schmitz mit seiner philosophischen Anthropologie an einer phänomenologischen Bestimmung des Selbstbewusstseins an, wie in Kapitel 4.2. aufgezeigt wurde. Er vertritt die These, dass auch ein Selbstbewusstsein ohne Selbstzuschreibung gedacht werden kann, denn im affektiven Betroffensein vermittelt sich das Selbstbewusstsein unabhängig von der Selbstidentifizierung. Das affektive Betroffensein zeigt sich als elementar leibliches Betroffensein, so dass in ihrer leiblichen Existenz auch demenzkranke Menschen über eine unwiderrufliche Gewissheit ihres Ichs verfügen. Ebenso beschreibt auch Søren Kierkegaard den Menschen nicht vorrangig als ein Wesen mit Interesse, Verstand und Ich-Bewusstsein, sondern als eine Synthese von Gegensätzen. In Kapitel 4.3. wurde diesbezüglich gezeigt, dass das Selbst in Anlehnung an Kierkegaard nur über Verhältnisbestimmungen zu beschreiben ist und gerade nicht aus sich selbst heraus oder aufgrund einer bestimmten substanziellen Beschaffenheit des Individuums. Kierkegaards Theorie der Intersubjektivität verweist bei der Definition von Personalität auf den Ursprung zurück, da im Selbstbezug immer auch das Gesetztsein von einem Anderen her erfahren wird, so dass der Mensch vor Gott Person wird.

Eine christliche Personkonzeption wurde in Kapitel 4.4. einerseits in Bezug auf Wilfried Härle auf Grundlage der Schöpfungstheologie entworfen, andererseits in Kapitel 4.5. in Anlehnung an Henning Luther unter Bezugnahme einer christologisch orientierten Personalitätsdeutung. In Kapitel 4.4. wurde die Imago-Dei-Konzeption nicht ontologisch verstanden, sondern in Anlehnung an Wilfried Härle als ein Beziehungsgeschehen. Schöpfungstheologisch betrachtet sind Menschen mit Demenz demnach wie alle Menschen Ebenbilder Gottes. Imago Dei meint also nicht einen bestimmten qualitativen Zustand des Menschen als vielmehr eine unbedingte Verhaltensbeziehung, in die er durch Gott gerufen wird. Der Personstatus von Menschen mit Demenz ist weder mit Hilfe einer Kognitionstheorie noch mit Hilfe einer Selbstbewusstseinstheorie zu bestimmen, sondern relational. Ein anderer entscheidender Grundstein einer inklusiven Sicht des Menschen wurde in Kapitel 4.5. mit Henning Luther unter Bezugnahme auf die Christologie konzipiert. Demnach ist menschliches Leben vor dem Hintergrund einer christologischen Personkonzeption grundsätzlich fragmentarisch, daher ist nicht allein der Mensch mit Demenz Fragment. Dem Menschen ist es nicht möglich, seine Identität aus sich selbst heraus zu entwickeln – zum Personsein gehört auch ihr eschatologischer Charakter. In keiner Lebensphase ist Identität vollständig gegeben.

Diese anthropologischen Grundüberzeugungen werden in Kapitel 5. den Bezugspunkt für die Konzeption von Elementen eines theologischen Demenzparadigmas bilden. Darüber hinaus bieten sie die Grundlage für poimenische Reflexionen im Kontext von Demenz. Das Potential eines christlich-relationalen Menschenbildes liegt neben dem genuin praktisch-theologischen Bezugspunkt auch darin, in Form einer in Bezug auf den anthropologischen Status nicht defizitorientierten Wahrnehmung von Personen mit Demenz den gegenwärtigen Demenzdiskursen ein weiteres Beurteilungsmodell zur Verfügung zu stellen und damit zu einer nicht defizitären anthropologischen Sichtweise auf Menschen mit Demenz beizutragen.

5. Perspektiven für die Konzeption eines theologischen Demenzparadigmas

Ein theologisches Demenzparadigma versteht sich als spezifisch christlich-theologische Deutung, die neben anthropologischen Beschreibungshorizonten auch Konsequenzen für die Seelsorgepraxis im Kontext von Demenz aufzeigt.

Anliegen dieses Kapitels ist es, einzelne Perspektiven für die Konzeption eines theologischen Demenzparadigmas aufzuzeigen. Ein theologisches Demenzparadigma soll dabei nicht zur grundsätzlichen Negation der gegenwärtigen Demenzparadigmen führen oder zu ihrer vollständiger Ablösung. Mit anderen Worten zielt dieser Ansatz nicht auf einen allgemeinen Demenzparadigmenwechsel, sondern primär gilt es, Perspektiven für eine christlich-theologische Wahrnehmung von Menschen mit Demenz aufzuzeigen und damit sowohl eine Grundlage für die kirchliche Praxis und ihre praktisch-theologische Reflexion zu bieten als auch darüber hinaus einen Beitrag für den interdisziplinären Diskurs zu leisten. Das Potential der Theologie liegt diesbezüglich darin, auf der Grundlage eines christlichen Menschenbildes, das heißt in dieser Arbeit in Form eines Personkonzepts, das Personsein als In-Beziehung-Sein versteht, ein spezifisch theologisches Verständnismodell in Bezug auf das Phänomen Demenz zu entwerfen.[459]

Darüber hinaus soll in diesem Kapitel auch die Bedeutung eines theologischen Demenzparadigmas in Bezug auf die wesensmäßige Verfasstheit des Christentums als Erinnerungsreligion reflektiert werden. Mit der theologischen Betrachtung von Demenzkrankheiten stellt sich einerseits die Frage, welche Relevanz und Konsequenz ein zunehmender Gedächtnisverlust auf die Identität einer erinnerungsbezogenen Religion hat. Andererseits gilt es, exemplarisch an der Demenzthematik zu überlegen, wie die Kirche ihren Auftrag als Erinnerungs- und Erzählgemeinschaft ernst nehmen und gestalten kann.

In Kapitel 5.1. werden zunächst Grundperspektiven zur Konzeption eines theologischen Demenzparadigmas erörtert. Das Kapitel gliedert sich

459 Vgl. Kapitel 4. Demenz in anthropologischer Perspektive.

in folgende Teile: Kapitel 5.1.1. Perspektive der Gottebenbildlichkeit, Kapitel 5.1.2. Perspektive der Fragmentarität, Kapitel 5.1.3. Perspektive der Beziehung, Kapitel 5.1.4. Perspektive der Leiblichkeit sowie Kapitel 5.1.5. Perspektive des Abschieds. Das Kapitel 5.2. thematisiert abschließend das Phänomen Demenz in Bezug zum Christentum als Erinnerungsgemeinschaft und fragt nach der Relevanz der Rede von Demenz als „theological disease"[460].

5.1. Grundperspektiven eines theologischen Demenzparadigmas

Die Perspektiven zur Konzeption eines theologischen Demenzparadigmas sollen ein Modell für eine christlich-theologische Wahrnehmung von Menschen mit Demenz aufzeigen. Sie bilden damit eine Grundlage für die kirchliche Praxis und ihre praktisch-theologische Reflexion und leisten darüber hinaus einen Beitrag für den interdisziplinären Demenzdiskurs.

Ein theologisches Demenzparadigma basiert auf spezifischen anthropologischen Einsichten, einem bestimmten Verständnis von Krankheit und Gesundheit und steht in Bezug zu den biblischen Schriften und der dogmatischen Lehrbildung. Deshalb ging der Konzeption eines eigenständigen theologischen Demenzparadigmas zunächst eine Analyse der gegenwärtigen Demenzparadigmen sowie die Reflexion von fünf unterschiedlichen philosophischen und theologischen anthropologischen Entwürfen voraus. Auf Basis der christlichen Einsicht, dass sich das menschliche Sein als grundsätzlich relational verfasstes in verschiedenen Dimensionen vollzieht, werden in der vorliegenden Arbeit die Gottebenbildlichkeit, die Fragmentarität, die relationale Verfasstheit, die Leiblichkeit und die abschiedliche Existenz als Grundperspektiven für ein theologisches Demenzparadigma beschrieben. Diese Perspektiven sind zentrale, wenn auch keine exklusiven Elemente der christlichen Anthropologie und damit sinnvolle Aspekte für ein inklusives theologisches Demenzparadigma. In ihnen werden wesentliche Topoi der christlichen Dogmatik zur Geltung gebracht und im Kontext von Demenz reflektiert: Die Perspektive der Gottebenbildlichkeit und die Perspektive der Leiblichkeit sind schöpfungstheologisch verankert, die Perspektive der Fragmentarität christologisch und hamartiologisch, die Perspektive des Ab-

460 Keck 1996 – Forgetting Whose We Are, 15.

schieds eschatologisch und die Perspektive der Beziehung weist neben der Anthropologie auch Anklänge an die Trinitätslehre auf. Bei dem entwickelten Demenzparadigma handelt es sich um ein Fokusmodell, das Demenz aus verschiedenen Perspektiven betrachten soll. Sie erheben dabei keinen Anspruch auf Exklusivität oder Vollständigkeit, sondern stellen einzelne, sich teilweise ergänzende und nicht immer klar abgrenzbare Perspektiven im Hinblick auf den Prozess der Demenzerkrankung dar.

Bezüglich der Krankheitskonzeption ist in dieser Arbeit entscheidend, dass Demenz auch von Seiten der Theologie als eine Krankheit verstanden wird und nicht nur als eine Alterserscheinung. Zwar ist das demenzielle Syndrom eine Krankheit, die überdurchschnittlich oft im hohen und sehr hohen Alter auftritt, doch ist sie vom normalen Alterungsprozess abzugrenzen und muss daher meines Erachtens vorrangig im Kontext „Krankheit" verortet werden und nicht im Kontext „Alter".[461] Im Hinblick auf das Krankheitsverständnis widerspricht ein theologisches Demenzparadigma dem biomedizinischen Paradigma demnach nicht.[462] Jedoch stellen sich die Aufgabenbereiche differenziert dar. Die Bestimmung eines theologischen Demenzparadigmas liegt weder in der biomedizinischen Demenzforschung noch in der Therapie oder medizinischen Betreuung von Menschen mit Demenz, sondern ihr Aufgabenfeld besteht darin, eine christlich-anthropologische Sicht auf demenzkranke Menschen aufzuzeigen sowie poimenische Konsequenzen zu reflektieren und für die Seelsorgepraxis zu erschließen.[463]

Das anthropologische Fundament eines theologischen Demenzparadigmas bilden einzelne Aspekte der analysierten philosophischen und theologischen Entwürfe, wobei der Fokus auf einer inklusiven und nichtreduktionistischen anthropologischen Betrachtungsweise liegt. Sie sollen hier noch einmal kurz im Hinblick auf die anthropologischen

461 Vgl. Kapitel 1.1.3. Demenz in praktisch-theologischer Verortung.

462 Vgl. Kapitel 3.1. Biomedizinisches Demenzparadigma. Im System der ICD-10 wird unter dem klinischen Begriff einer Demenz eine Gedächtnisstörung verstanden, die insbesondere mit Einschränkungen in den Bereichen Denken, Orientierung, Auffassung, Rechnen, Lernfähigkeit, Sprache und Urteilsvermögen und als Folge einer meist chronischen oder fortschreitenden Krankheit des Gehirns auftritt. Dabei werden die kognitiven Beeinträchtigungen gewöhnlich von Veränderungen der emotionalen Kontrolle, des Sozialverhaltens oder der Motivation begleitet. Vgl. Deutsches Institut für Medizinische Dokumentation und Information (DIMDI) 1999 – ICD-10-SGBV, 149.

463 Vgl. Kapitel 6. Poimenische Konsequenzen und zur Ablehnung des Therapiebegriffs für die Seelsorge insbesondere Kapitel 6.1.2.1. Funktion und Ziel von lebensgeschichtlicher Begleitung im Kontext von Demenz.

Grundperspektiven eines theologischen Demenzparadigmas zusammengefasst werden.[464] Die der Arbeit zugrunde liegende These geht insbesondere davon aus, dass Menschen mit Demenz nicht als defizitär zu beschreiben sind, sondern als vollwertige Geschöpfe. Das Menschsein ist nicht an einen bestimmten qualitativen Zustand gebunden, sondern vielmehr an eine unbedingte Beziehung, in die jeder Mensch durch Gott gerufen wird. Das meint, dass sich das Wesen des Menschen nicht kategorial erschließt, sondern relational. Ferner kann festgehalten werden, dass das menschliche Leben vor dem Hintergrund einer christologischen Personkonzeption generell bruchstückhaft ist – nicht allein der Mensch mit Demenz ist also Fragment. Daraus leiten sich spezifische entwicklungstheoretische Grundannahmen ab, denn wenn es dem Menschen nicht möglich ist, seine Identität vollends aus sich selbst heraus zu entwickeln, kann es auch nicht Aufgabe der Seelsorge sein, den Menschen zu einer gelungenen Ich-Integrität zu führen. In theologischer Sichtweise gehört hier zum Personsein auch ihr eschatologischer Charakter, denn in keiner Lebensphase ist Identität vollständig gegeben. Insbesondere in Bezug auf diese anthropologischen und entwicklungstheoretischen Grundannahmen unterscheidet sich eine theologische Sichtweise auf Demenz entschieden von den gegenwärtig bestehenden Paradigmen. Ein reduktionistisches Menschenbild, wie es auf unterschiedliche Weise dem biomedizinischen Paradigma und dem Paradigma der Validation zugrundeliegt, wird ebenso abgelehnt, wie die Persondefinition des psychosozialen Paradigmas, das Personalität ausschließlich als intersubjektive Zuschreibung versteht. Aus theologischer Sicht wird betont, dass der Personenstatus von demenzkranken Menschen nicht von kognitiven Verstandesleistungen abhängt oder Ergebnis einer willkürlichen zwischenmenschlichen Zuschreibung ist, vielmehr ist dem Menschen seine Personalität auch von außen gegeben. Der Personstatus von demenzkranken Menschen ist weder mit Hilfe einer Kognitionstheorie, noch mittels einer Selbstbewusstseinstheorie zu bestimmen, sondern primär relational. Primär geht es darum, das Subjekt vor Zuschreibungen zu retten, die es als defizitär betrachten. Insofern ist die Lage des dementen Menschen die Lage des Menschen überhaupt: seine Existenz hängt in hohem Maße von Zuschreibungen anderer ab. Gerade weil aber die zwischenmenschliche Zuschreibungspraxis so unsicher und ambivalent ist, hat der christliche Gedanke von einer vorgängigen und unverbrüchlichen Bezogenheit des Menschen auf Gott eine enorme Relevanz – auch für die Gesellschaft insgesamt.

---

464 Vgl. ausführlicher dazu Kapitel 4. Demenz in anthropologischer Perspektive.

5.1.1. Perspektive der Gottebenbildlichkeit

Im Zentrum des theologischen Demenzparadigmas in Perspektive der Gottebenbildlichkeit steht die Auffassung, dass die Beschreibung von demenzkranken Menschen nicht von kognitiven Verstandesleistungen abhängig ist – vielmehr wird der Mensch in seiner Existenz von Gott her definiert. Für die Perspektive der Gottebenbildlichkeit ist entscheidend, dass das Menschsein nicht durch Fähigkeiten oder Unfähigkeiten eines Menschen definiert ist, nicht durch bestimmte ontologische Eigenschaften, sondern durch seine Beziehung zu Gott, die sich nach Christoph Schwöbel in der Berufung aller Menschen zur Gemeinschaft mit Gott ausdrückt.[465] Diese Vorstellung hat auch Konsequenzen für den praktischen Umgang mit Menschen mit Demenz und die Formen der Beziehungsgestaltung, so dass das Imago-Dei-Konzept bereits als Alternative zu den pflegerischen und medizinischen Demenzparadigmen diskutiert wird.[466]

Die Vorstellung von der Gottebenbildlichkeit des Menschen ist ein Kernparadigma der theologischen Grundbestimmung des Menschen. Nach alttestamentlicher Vorstellung (Gen 1,26 f.; 5,1.3; 9,6) hat Gott den Menschen nach seinem Bilde geschaffen. Im Neuen Testament wird der Imago-Dei-Gedanke sowohl auf den Menschen (1 Kor 11,7; Kol 3,10; Jak 3,9) als auch auf Jesus Christus übertragen (2 Kor 4,4; vgl. Kol 1,15; Hebr 1,3). Fragt man nach dem inhaltlichen Bestimmungsgrund der Gottebenbildlichkeit, kann in Anlehnung an Wilfried Härle festgehalten werden, dass sich der Ebenbildgedanke nicht auf eine bestimmte Fähigkeit oder Eigenschaft bezieht – es ist nicht etwas am Menschen, das ihn zum Bilde Gottes macht, sondern gemeint ist die Existenz im Gegenüber und in Beziehung zu Gott.[467] Dieses Verständnis vom Menschen als Beziehungswesen verliert auch im Blick auf Menschen mit Demenz nicht an Relevanz. Demenzkranke Menschen sind demnach wie alle Menschen als Imago Dei zu verstehen. Das relationale menschliche Sein ist das entscheidende Kriterium der Gottebenbildlichkeit, das unabhängig davon Bestand hat, ob ein Mensch aktiv Beziehungen eingehen kann. Jeder

465 Vgl. Schwöbel 2005 – Menschenwürde als Leitfunktion der Altersseelsorge, 16.

466 Vgl. etwa den 2003 veranstalteten Ersten Internationalen Heidelberger Kongress für Altenheimseelsorge und Sterbebegleitung. Vgl. Kobler-von Komorowski, Schmidt (Hg.) 2005 – Seelsorge im Alter.

467 Vgl. Härle 2007 – Dogmatik, 435. Vgl. zur systematisch-theologischen Reflexion der Gottebenbildlichkeit Kapitel 4.4. Der Mensch als Ebenbild Gottes – Wilfried Härles schöpfungstheologisch begründete Anthropologie.

Mensch ist, unabhängig davon, ob er von sich aus Beziehungen gestalten kann, relational verfasst, sogar dann, wenn eine Person in ihrer Existenz auf reine Passivität reduziert ist. Selbst eine Person im letzten Demenzstadium, deren Verhalten teilweise dem von Wachkomapatienten ähnelt, ist Imago Dei. Menschen mit Demenz, bei denen von außen weder eine Relation zu ihren Mitmenschen noch ein Transzendenzbezug erkennbar ist, sind und bleiben unabhängig vom Stadium ihrer Erkrankung vollwertige Ebenbilder Gottes.

Demenz widerspricht als Krankheit nicht der Bestimmung des Menschen, sondern ist Teil seines geschaffenen Daseins.[468] Diese anthropologische Einsicht ermöglicht es, einen Menschen mit Demenz unreduziert wahrzunehmen und ihm als vollwertige Person zu begegnen unabhängig davon, ob er in der Lage ist, rational und selbstreflektiert zu denken oder sich verbal auszudrücken.[469] Der Status des Menschen ist nicht an den Zustand des Gesundseins, an kognitive Verstandesleistungen, an Autonomie, Sprach- oder Selbstreflexionsfähigkeit gebunden, so dass Demenzerkrankungen nicht mit einem ontologischen Reduktionismus kor-

468 Vgl. Härle 2005 – Menschsein in Gesundheit und Krankheit, 430: „Dabei ergibt sich aus den Aussagen über die Endlichkeit des Menschen, dass Krankheit und Tod als solche nicht der Bestimmung des Menschen widersprechen, sondern dass beide – als Möglichkeit und als Realität – zum geschaffenen Dasein des Menschen gehören."

469 Entgegen der These Verena Wetzsteins, die Personalität auf der Grundlage von Boethius' Persondefinition versteht, wird in dieser Arbeit die These vertreten, dass Boethius' Personverständnis gerade nicht als Grundlage der Persondefinition von Menschen mit Demenz dienen kann. Vgl. zu Wetzsteins These Wetzstein 2005 – Diagnose Alzheimer, 182. Boethius' Persondefintion geht von der spezifischen Differenz des Menschen zum Tier aus. Vgl. Boethius 513–519 – Die Theologischen Traktate V, dort Teil III, 74: „persona est rationalibis naturae individua substantia" (Person ist die unteilbare Selbstständigkeit einer vernunftbegabten Wesenheit). Vgl. dazu Schlapkohl 1999 – Persona est naturae rationabilis individua. Unter unteilbarer Substanz wird in der Philosophie im Gegensatz zu Akzidenz etwas Seiendes verstanden, das ganz durch sich selbst existiert; es hat also kein Sein an einem Anderen. Boethius' Kriterium der Vernunft als das wichtigste Kennzeichen der Person bietet jedoch zugleich eine Begründungsmöglichkeit für reduktionistische Persontheorien. Menschen mit reduziertem Kognitionsvermögen wären demnach keine Personen. Demgegenüber wird Personalität in dieser Arbeit an den Transzendenzbezug gebunden. Der persönliche Kern entsteht extra nos und liegt gerade nicht im Menschen selbst, so dass sich der Mensch nicht selbst konstituiert; er gründet sich als Sein von einem Anderen her. Dadurch sind Menschen mit Demenz in den Personstatus unabhängig von ihrem Kognitions-, Vernunft- und Reflexionsvermögen einbezogen.

relieren. Demenzkranke Personen sind vollwertige Ebenbilder Gottes, sie sind von Gott Angeredete, auch dann, wenn sie nicht mehr antworten.

Damit sind Menschen mit Demenz vollwertige Personen und zwar nicht ausschließlich vermittelt durch interpersonale Zuschreibungen des Personstatus. Der Gedanke von einer vorgängigen und unverbrüchlichen Bezogenheit des Menschen auf Gott erweist gerade im Kontext von Demenz seine besondere Relevanz. Eberhard Jüngel formuliert in diesem Zusammenhang, „dass der Mensch in seinem Menschsein vor Gott anerkannt ist, ohne dafür etwas tun zu müssen oder auch nur tun zu können. Gott gegenüber ist der Mensch ein Nehmender, insofern er sich selbst von seinem Gott entgegennimmt. Sich selber empfangen zu können, die eigene Person von Gott entgegennehmen zu können – das ist Glaube.“[470] Die menschliche Personalität entsteht extra nos und der Mensch konstituiert sich nicht selbst; er gründet sich als Sein von einem Anderen her, so dass menschliches Personsein nicht nur bei Menschen mit Demenz einen rezeptiven Charakter hat.[471] Vor diesem Hintergrund sind reduktionistische Persontheorien bezüglich eines theologischen Demenzparadigmas abzulehnen. Denn Menschen sind während des gesamten Demenzverlaufs Personen – Menschsein und Personsein gehören unmittelbar zusammen.

Zur Perspektive der Gottebenbildlichkeit gehört auch die Einsicht, dass Menschen mit Demenz aufgrund ihrer Bestimmung zum Ebenbild Gottes an der unverfügbaren Würde Gottes partizipieren. Damit ist die Konsequenz verbunden, dass einem Menschen mit Demenz eine einzig-

470 Jüngel 1986 – Der alte Mensch, 320. Als durchaus diskussionsfähig stellt sich meines Erachtens allerdings Jüngels eindimensionale Zuordnung des alten Menschen als Nehmenden dar, da hier eine einseitig defizitorientierte Altersstereotype bedient wird, die andere Formen des Alterns unbeachtet lassen. Vgl. Jüngel 1986 – Der alte Mensch, 319: „Repräsentant der Leistungsunfähigen ist in unserer Gesellschaft der alte Mensch. […] Der alte Mensch hingegen kann *nicht mehr* leisten, was sonst von Menschen verlangt wird. Der Leistungsabbau verläuft hier irreversibel. Deshalb ist der alte Menschen in der Leistungsgesellschaft der nicht anerkannte Mensch.“

471 Vgl. Kapitel 4.3.2. Personwerden des Menschen vor Gott sowie Kapitel 4.4.1. Die Bestimmung des Menschen zum Ebenbild Gottes. Dagegen spricht Christina Aus der Au nur im Hinblick auf Menschen mit Demenz vom rezeptiven Charakter der Personalität. Vgl. Aus der Au 2009 – Leiblichkeit, 145: „So müssen sich Alzheimer-Patienten von anderen ihr Ich-Sein zusprechen, ihre Biographie zu einer Geschichte verknüpfen und ihre Gegenwart mit einer Vergangenheit verbinden lassen. Ihr Personsein hat damit einen rezeptiven Charakter – es ist aber damit nicht weniger Personsein. Nur ist dieses nicht von einem autonomen Geist abhängig, sondern gerade vom Verzicht auf die aktive Konstitution des eigenen Ich.“

artige Würde zukommt. Die Menschenwürde ist nicht an bestimmte vorhandene Fähigkeiten gebunden – sie ist aus der bloßen menschlichen Existenz gegeben. Diese christliche Überzeugung kann insbesondere für die interdisziplinären Demenzdiskurse im Hinblick auf den anthropologischen Status von Menschen mit Demenz einen wichtigen Ausgangspunkt bilden, wie auch Dominik Becker formuliert: „Die theologische Anthropologie hat aufgrund ihrer besonderen Perspektive auf den Menschen an dieser Stelle ein Wissen um Wert und Würde von Menschen (mit Demenz) in den Diskurs einzubringen, das dessen empirisch aufweisbare Fähigkeiten transzendierend übersteigt: Wert und Würde von Menschen sind nämlich nicht empirisch – etwa an bestimmten (kognitiven) Fähigkeiten – aufweisbar, sondern liegen außerhalb des menschlichen Verfügungsbereiches; sie sind dem Menschen also entzogen, aber gleichsam als Gestaltungsauftrag aufgegeben."[472] Auch einem demenzkranken Menschen, der sich von seiner Persönlichkeit entfremdet und dennoch Person bleibt, kommt diese Menschenwürde zu, denn das christliche Verständnis von Menschenwürde spiegelt in uneingeschränkter Weise die Annahme des menschlichen Lebens durch Gott wieder.[473] Menschenwürde erhalten Menschen mit Demenz alleine aus der Tatsache des Menschseins, demzufolge kann ihnen ihre Würde weder zu- noch aberkannt werden. Die Würde ist nicht an Bedingungen geknüpft und nicht an einen bestimmten qualitativen Zustand gebunden. Verena Wetzstein fordert daher zu Recht, dass der moralische Status des Menschen an nichts anderes als an das Kriterium des Menschseins zu binden ist.[474] Demnach ist zwischen Person und Handlung zu unterscheiden, denn der Mensch ist mehr als er tut. Menschen mit Demenz haben durch die Beziehung zu Gott die Freiheit zum einfachen Dasein.[475]

Die Perspektive der Gottebenbildlichkeit strebt in seiner Umsetzung auf eine Veränderung des gesellschaftlichen Demenzbildes und impliziert bestimmte praktische Konsequenzen. Christoph Schwöbel formulierte in diesem Zusammenhang auf dem internationalen Heidelberger Kongress

472 Becker 2010 – Sein in der Begegnung, 14.

473 Vgl. Schwöbel 2005 – Menschenwürde als Leitfunktion der Altersseelsorge, 17.

474 Vgl. Wetzstein 2005 – Diagnose Alzheimer, 183. Wetzstein bezieht sich hierbei auf Spaemann 2006 – Personen; Honnefelder 1993 – Der Streit um die Person, 246–265; Fuhrmann 1989 – Art. Person, 269–338.

475 Freiheit wird hier in Anlehnung an Søren Kierkegaard transzendental verstanden, wonach Gott die notwendige Bedingung der Möglichkeit von Freiheit ist. Demnach ist Freiheit eine Aufgabe, wobei die Unfreiheit eine Erscheinung der Freiheit ist. Vgl. Kierkegaard 1844 – Der Begriff Angst, 127.

„Menschenwürde und Seelsorge": „Diese Beziehung, die durch die Vorstellung von der Gottebenbildlichkeit des Menschen formuliert wird, hat ziemlich radikale Konsequenzen für die Art und Weise, wie wir menschliches Leben nicht nur theologisch thematisieren, sondern wie wir praktisch mit menschlichem Leben umgehen. [...] Dadurch stellen wir der Logik unserer Gesellschaft ein Alternativmodell an die Seite und bringen dies in die Diskussion ein."[476] Binnentheologisch wirkt sich die Perspektive der Gottebenbildlichkeit in entscheidendem Maße auf den Seelsorgekontext aus und erweist hier ihre besondere Relevanz. Wenn demenzkranke Menschen vollwertige Ebenbilder Gottes sind, dann muss die Seelsorge diese Einsicht insofern ernst nehmen, als dass sie auch diesen Menschen bedingungslos als Imago Dei begegnet und ihnen nicht erst dazu verhelfen muss, diesen Status zu erreichen.[477] Diese These beinhaltet zugleich die Implikation, „Menschen mit ‚Demenz' als Subjekte – besonders auch als theologische Subjekte – wahrzunehmen und zu Wort kommen zu lassen, und nicht in erster Linie [...], Menschen mit ‚Demenz' helfen zu wollen, wodurch wir sie als Objekte unserer Hilfe ansehen würden."[478] Diese Einsicht vertreten zu Recht Peter Pulheim und Christine Schaumberger und fordern damit, Menschen mit Demenz in ihren eigenen Ausdrucksweisen zu Gehör kommen zu lassen.[479] Dabei muss meines Erachtens beachtet werden, dass die Imago-Dei-Dimension einerseits zwar eine grundsätzliche poimenische Haltung darstellt, andererseits aber auch einen hermeneutischen Grundbezug für konkrete Seelsorgevollzüge in Perspektive der Gottebenbildlichkeit bietet. Die christliche Seelsorge verfügt über vielfältige Möglichkeiten und Rituale wie Segnung, Salbung, Gebet und die Feier des Gottesdienstes, um dem Menschen Gottes Zuwendung im Leben mit Demenz zuzusprechen und das Geschaffensein als Gottes Ebenbild spürbar zu machen, ohne ihn in dieser Zusage unmittelbar zum theologischen Objekt zu degradieren. Jedes theologische Subjekt ist immer auch darauf angewiesen, dass ihm die Gewissheit zugesagt wird unter der Anrede Gottes zu stehen und auch als grundsätzlich Hilfebedürftiger zu seinem Ebenbild geschaffen zu sein. Die theologische Rede vom Menschen als Ebenbild Gottes ist auf Vermittlungsprozesse angewiesen, indem ich dieses Menschenbild annehme und danach handle. Mit der Bestimmung des Menschen zum Ebenbild Gottes ist deshalb auch die Implikation

476 Schwöbel 2005 – Menschenwürde als Leitfunktion der Altersseelsorge, 16–17.
477 Vgl. Kapitel 6.1.1. Perspektive der Gottebenbildlichkeit – Gottesdienst feiern.
478 Pulheim, Schaumberger 2011 – Bekehrung von Seelsorge und Theologie, 139.
479 Vgl. Pulheim, Schaumberger 2011 – Bekehrung von Seelsorge und Theologie.

verbunden, dass dem Menschen Beziehungen zur verantwortlichen Gestaltung aufgegeben sind (Gen 1,26.28; 9,2; Ps 8,7). Die Aufforderung, in Beziehung zu treten, ist nicht an ein spezielles Amt gebunden, sondern jeder Mensch, der demenzkranke Menschen begleitet, ist befähigt und aufgefordert, seelsorgerlich zu handeln. Der Mensch trägt auf eine Weise Verantwortung für seine Mitgeschöpfe wie kein anderes Geschöpf.[480] Dazu zählt in besonderer Weise auch, Beziehungen zu Menschen mit Demenz einzugehen, die von einer wertschätzenden Haltung und achtsamem Respekt geprägt sind und sich nicht auf die körperliche Pflege reduzieren. In diesen Bezügen erweist sich die unmittelbare Relevanz und Bewährungsprobe dessen, was es heißt, als Imago Dei angesprochen und gewürdigt zu werden. Nicht nur für die Seelsorge im Kontext von Demenz erweist sich das Imago-Dei-Konzept dann als poimenische Basis – es ist das Leitbild für die Gestaltung jeder seelsorgerlichen Beziehung.

5.1.2. Perspektive der Fragmentarität

Menschen mit Demenz nehmen ihre Existenz meist als gebrochen wahr, wenn auch in einem unterschiedlichen Grad. Ihr Leben scheint ihnen nicht mehr ganz zu sein und ihre Identität ist bedroht. Sie sind sich auf eine übersteigerte Weise bewusst, dass sie als Fragmente existieren. Christian Müller-Hergl charakterisiert Demenz deshalb als eine Angst vor äußerer Fragmentierung.[481] Demenzkranke Personen entfremden sich in ihrer Selbstwahrnehmung von ihrer bisherigen Biographie, von nahestehenden Menschen, Orten, Gegenständen, ihren Werten und ihrer religiösen Praxis. Mit fortschreitender Krankheit fallen ihnen Wörter nicht mehr ein und sie können teilweise keinen ganzen Satz mehr formulieren. Menschen mit Demenz fühlen sich nicht zu Hause, nicht bei sich und nicht in ihrer Umgebung.[482] Überwiegend fällt es ihnen jedoch schwer, ihre fragmentarische Identität zu akzeptieren.

Deutlich ist, dass bei Demenzerkrankungen die Fragmentarität des menschlichen Seins offensichtlich hervortritt. Bei ihnen ist die Bruchstückhaftigkeit des Subjekts von außen sichtbar und dadurch stellen sie oftmals eine Bedrohung des vorherrschenden Subjektverständnisses dar. Demenz erscheint als Bruch mit modernen Personkonzeptionen und führt

480 Vgl. Härle 2005 – Menschsein in Gesundheit und Krankheit, 427.
481 Vgl. Müller-Hergl 2003 – Dementia Care Mapping, 84.
482 Vgl. Eglin, Huber et al. 2008 – Das Leben heiligen, 24.

deshalb zu Demenzparadigmen, denen reduktionistische Menschenbilder zugrunde liegen. Ein theologisches Demenzparadigma setzt dagegen mit Henning Luther das Fragmentsein als grundlegendes anthropologisches Prinzip. Gegen die verbreiteten Anthropologien formuliert Henning Luther ein Identitätsverständnis, das eine in sich geschlossene und dauerhafte Ich-Integrität negiert.[483] Aus christlich-theologischer Perspektive können Menschen mit Demenz exemplarisch auf die Fragmentarität und Bedürftigkeit aller Geschöpfe verweisen und einen Beitrag zur gesellschaftlichen Anerkennung von Personkonzeptionen leisten, die nicht auf Identitätskriterien wie Ich-Integrität, die Fähigkeit zur Selbstreflexion, Autonomie oder Vernunft basieren. Folgt man Henning Luthers Subjektkonzeption, sind nicht nur demenzkranke Menschen fragmentarisch, bruchstückhaft und unvollkommen, sondern jeder Mensch ist während seines ganzen Lebens und unabhängig von seiner geistigen und körperlichen Verfassung ein Fragment.[484] Seine Kernthese bringt zum Ausdruck, „dass die in sich geschlossene und dauerhafte Ich-Identität theologisch nicht als erreichbares Ziel gedacht werden kann – und darf.“[485] Denn durch die Endlichkeit der menschlichen Existenz wird das Leben immer zum Bruchstück,[486] so dass die Identität des Menschen vielmehr noch aussteht. Luther entwickelt unter diesen Gesichtspunkten eine Subjektkonzeption, die entgegen dem Ideal der vollständigen und dauerhaften Ich-Identität von einer fragmentarischen Ich-Identität ausgeht. Dieser Fragmentaritätsansatz verweist auf eine spezifische Deutung der Christologie, denn nach Luthers entscheidender These wird Jesus Christus als besonderes Beispiel einer fragmentarischen Identität bewertet. Kreuz und Auferstehung deutet er konstitutiv unter fragmentarischen Gesichtspunkten, denn wenn im Christusglauben Jesus als der exemplarische Mensch verstanden werden kann, dann ist auch die Bruchstückhaftigkeit seines Lebens beispielhaft, insbesondere im Hinblick auf seine Passion und Kreuzigung.[487] Diese christologische Deutung kann Menschen mit Demenz zum Seinsgrund und dadurch zum Trost- und Hoffnungsbild werden. Wenn auch Christi Identität bruchstückhaft und unvollkommen war, befreit das demenzkranke Menschen von der Aufgabe, ihre unvollendete und entzweite

483 Vgl. Luther 1992 – Identität und Fragment, 165.168.
484 Vgl. Luther 1992 – Identität und Fragment, 170. Vgl. Kapitel 4.5. Der Mensch als Fragment – Henning Luthers christologisch orientiertes Subjektverständnis.
485 Luther 1992 – Identität und Fragment, 165.
486 Vgl. Luther 1991 – Leben als Fragment, 266.
487 Vgl. Luther 1992 – Identität und Fragment, 173.

Existenz selbst zu einer Synthese zu führen. Über Henning Luther hinausgehend, beinhaltet die Perspektive der Fragmentarität neben christologischen Überlegungen auch hamartiologische Aspekte.[488] Auch die theologische Beschreibung des Menschen als Sünder verweist auf die Bruchstückhaftigkeit und essenzielle Bedürftigkeit aller Geschöpfe. Einerseits nimmt der Mensch eine besondere Beziehung im Gegenüber zu Gott ein, die aus theologischer Sicht mit seiner Bestimmung zum Ebenbild Gottes zusammenhängt, andererseits schließt diese personale Bestimmung des Menschen die Möglichkeit ein, diese Bestimmung zu verfehlen.[489] Sünde ist also negativ auf das menschliche Leben in seiner von Gott gegebenen Bestimmung bezogen.[490] Diese Lebenserfahrung wird bei demenzerkrankten Menschen auf eine besonders existentielle Weise deutlich. Das Leben mit Demenz ist negativ und abgründig und gerade hier werden Dimensionen der Negativität menschlichen Erlebens und Seins auf eindrückliche und zugleich bedrohliche Weise offenbar. Neben der Perspektive der Fragmentarität umfassen auch die Perspektive des Abschieds und im Kontext von Demenz besonders auch die Perspektive der Leiblichkeit die Erfahrung des Unvollkommenseins, der Selbstentfremdung, der Verlorenheit und des Misslingens. Nichts anderes wird im biblischen und reformatorischen Sinne unter dem Begriff „Sünde" beschrieben. Im biblischen und reformatorischen Sinne sprechen wir meines Erachtens dann angemessen von Sünde, wenn wir sie als Verfehlung der Lebensbestimmung bezeichnen. Wenn man im Kontext von Demenz von Sünde spricht, muss dann aber auch die Rede von der Rechtfertigung angemessene Berücksichtigung finden, die insbesondere dem reformatorischen Verständnis zufolge unmittelbar zusammengehören. Von sich aus kann der Mensch die Negativität seines Daseins nicht überwinden. Er ist ganz auf Gottes Gnade angewiesen. In der dementen Existenz erschließt sich der Gedanke der Rechtfertigung sola gratia dann besonders nachvollziehbar.

---

488 Luther selbst verweist im Rahmen seiner Rede von der Rechtfertigung zwar auch begrifflich auf die Kategorie der Sünde, allerdings begründet er seine Gesamtkonzeption primär christologisch und nicht hamartiologisch. Der Begriff „Sünde" bezeichnet bei Henning Luther nicht die Verfehlung der menschlichen Bestimmung, sondern das Streben nach einer vollständigen Ich-Identität: „Sünde ist vielmehr das Aus-Sein auf vollständige und dauerhafte Ich-Identität, das die Bedingungen von Fragmentarität nicht zu akzeptieren bereit ist." Luther 1992 – Identität und Fragment, 172.

489 Vgl. Härle 2007 – Dogmatik, 471.

490 Vgl. Härle 2007 – Dogmatik, 465.

Für die theologische Beschreibung des Phänomens Demenz ist entscheidend, dass Demenz nicht zur positiven Bestimmung des Menschen gehört. Neben dem Begriff der Fragmentarität ist im theologischen Kontext auch der Begriff der Sünde hier angemessen. Denn er verweist darauf, dass die Krankheit und das Leid nicht als geschöpfliche Bestimmung des Menschen aufzufassen sind. Eine Schwierigkeit entsteht allerdings dann, wenn der Begriff „Sünde" Einzug in den gesellschaftlich-öffentlichen Demenzdiskurs erhält. Im profanen Bereich werden unter Sünde meist einzelne Tatsünden verstanden oder ein selbstverschuldetes Missverhalten aus dem eine bestimmte negative Konsequenz folgt. Insbesondere im Hinblick auf Demenz muss meines Erachtens daher der Begriff „Sünde" im Gegensatz zur Rede von der Fragmentarität mit größerer Vorsicht verwendet werden. Denn Demenz ist keine Sünde im Sinne eines schuldhaften Missverhaltens oder eine Folge moralischen Vergehens und unterliegt nicht der eigenen Verantwortung oder Schuld. Demenz ist keine Strafe, sondern eine Krankheit. Demenz ist aus christlich-theologischer Sicht ausdrücklich nicht die Konsequenz einer mangelnden Integrität im Alter. Vielmehr ist vor einem christlichen Hintergrund jede Existenz durch ihre Endlichkeit immer bruchstückhaft, so dass die Identität von Menschen mit und ohne Demenz noch aussteht.[491] Diese Perspektive bringt die besondere Relevanz der christlichen Anthropologie für das Verständnis von Menschen mit Demenz zum Ausdruck. Eine in sich geschlossene und dauerhafte Ich-Identität, wie sie im Menschenbild des Demenzparadigmas der Validation vorliegt, das mit der Möglichkeit einer vollständigen Identitätsbildung rechnet, darf aus theologischer Perspektive nicht als erreichbares Ziel gedacht werden.[492] Verletzlichkeit und Fragmentarität sind wesentlicher Bestandteil der irdischen menschlichen Existenz. Verena Wetzstein fordert deshalb eine Demenz-Ethik, die die besondere Lebenssituation achtet, in der sich der demenzkranke Mensch befindet: „Sein Leben ist verwundbar geworden und neigt sich langsam aber fortschreitend dem Ende zu. Angesichts gegenwärtiger Tendenzen, die bislang vergeblich darauf ausgerichtet sind, nach kausalen Heilungsmöglichkeiten für demente Menschen zu suchen, ist der Hinweis der theologischen Ethik bedeutsam, dass die Fragmentarität und die Verletzlichkeit wesentlich zum Menschsein gehören."[493] Für einen Menschen mit Demenz meint das aber nicht, dass die Hoffnung auf heilende oder lindernde

491 Vgl. Luther 1991 – Leben als Fragment, 266.
492 Vgl. Kapitel 3.3.1. Feils Grundprinzipien der Validation.
493 Wetzstein 2005 – Diagnose Alzheimer, 187.

Maßnahmen aufgegeben werden sollen. Die Anerkennung von Leiden und Unvollkommensein darf nicht dazu führen, therapeutische Interventionsmöglichkeiten zu negieren oder die diffizile Lebenssituation von demenzkranken Menschen und ihren Angehörigen gering zu schätzen. Vielmehr ist es die Aufgabe, das gebrochene und beeinträchtigte Leben zu würdigen und in Beziehungen zu gestalten, die dem Menschen die benötigte Hilfe zukommen lassen.[494] Eine fragmentarische Persondefinition darf hier meines Erachtens nicht das Urteil beinhalten, dass der therapeutischen und diagnostischen Intervention seitens der biomedizinischen Demenzbetrachtung im gesamten Demenzprozess eine untergeordnete Rolle zukommt. Im Gegensatz hat diese gerade eine besondere Bedeutung für die professionelle Versorgung von Menschen mit Demenz im genuin medizinischen Kontext und stellt einen der zentralen Bausteine für die Betreuung von demenzkranken Menschen dar. Außerdem hat die Medizin selbst beispielsweise mit der Einrichtung der Palliativmedizin die Grenzen ihrer Therapiemöglichkeiten erkannt und hier eine interdisziplinäre Pflege und Begleitung durch Ärzte, Pflegekräfte, Theologen, Psychologen und Sozialarbeiter gefördert. Ein theologisches Demenzparadigma kann diesbezüglich durchaus dazu beitragen, das fragmentarische und beeinträchtigte Leben geborgen sein zu lassen in Beziehungen, die dem Menschen alle Hilfe zukommen lassen, um sein Leben zu erleichtern, und gleichzeitig darauf hinweisen, die Grenzen des Lebens anzuerkennen.[495] Die fragmentarische Verfasstheit des Menschen verweist grundsätzlich auch auf seine Angewiesenheit auf eine professionelle und interdisziplinäre Begleitungs- und Versorgungsstruktur.

Das theologische Demenzparadigma in Perspektive der Fragmentarität strebt an, die prinzipielle Bruchstückhaftigkeit und Angewiesenheit des Menschen anzuerkennen, ohne dabei die menschliche Begrenzung ausschließlich defizitär zu bewerten oder mit einem ontologischen Reduk-

494 Vgl. Wetzstein 2005 – Diagnose Alzheimer, 187 f.

495 Vgl. Wetzstein 2005 – Diagnose Alzheimer, 187. Wetzstein fordert das Leiden als Teil des Lebens anzuerkennen und die Grenzen des Lebens für das Verständnis von Demenz fruchtbar zu machen. Vgl. Wetzstein 2005 – Diagnose Alzheimer, 188: „Die Einsicht, dass zum Leben das Leiden auch wesentlich dazu gehört, entspringt keiner zynischen Haltung gegenüber der Demenz. Wo Heilung und Leidenslinderung möglich sind, werden auch die theologische Ethik und die christliche Praxis für ihre Anwendung eintreten. Wo dies, wie bei dementen und vor allem schwer dementen Menschen, zurzeit aber nicht der Fall ist, kann das Wissen um zum Leben dazugehörendes leiden und die Akzeptanz der Grenzen des Lebens den Prozess der Demenz leichter durchstehen helfen."

tionismus zu verbinden. Das heißt, diese Grunddimension der menschlichen Fragmentarität und Angewiesenheit impliziert dabei nicht eine anthropologische Schlussfolgerung, die dem Menschen keinerlei Fähigkeiten und individuelle Kompetenzen mehr zuschreibt, denn auf Andere angewiesen zu sein heißt nicht, dass der Mensch auf sein bloßes Dasein ohne persönliche und soziale Befähigungen reduziert ist.[496] „Gerade bei Demenzkranken besteht die Gefahr, dass noch vorhandene Kompetenzen übersehen werden. Offenkundige kognitive Defizite können dazu verleiten anzunehmen, dass der Demenzkranke gar nichts mehr versteht und zu einer normalen Interaktion gänzlich unfähig ist. Dagegen ist mittlerweile erwiesen, dass Demenzkranke auch im fortgeschrittenen Stadium in der Lage sind, differenziert auf soziale Situationen zu reagieren“[497], formuliert auch die EKD-Orientierungshilfe zum Alter. Auch Ulf Liedke warnt davor, die menschliche Begrenzung und Fragmentarität ausschließlich aus einer Defizitperspektive zu beschreiben, denn es seien keineswegs nur Einschränkungserfahrungen, die zur Fragmentarität gehören, sondern ebenso auch Entwicklung und Aufbrüche.[498]

Letztlich gilt es, Menschen mit Demenz in ihrem gebrochenen Sein als vollwertige Individuen zu betrachten und diese Haltung in der Praxis umzusetzen. Walter Lüssi spricht in diesem Zusammenhang davon, dass die Fragmentarität positiv auf die unbedingte Würde und die elementare Bedürftigkeit ausnahmslos allen menschlichen Lebens verweise.[499] Die Konsequenzen für Begleitung, Seelsorge und Pflege bestehen dann darin, einem demenzerkrankten Menschen auf gleicher Augenhöhe zu begegnen, ihn in seiner individuellen Identität wahrzunehmen, in der fragmentarischen Existenz helfend zu unterstützen und nicht Bruchstückhaftigkeit als

---

496 Vgl. zur Kategorie der Angewiesenheit in genuin gerontologischen Zusammenhängen u. a. Rieger 2008 – Altern anerkennen und gestalten, 69 f.: „Im Alter wird die Angewiesenheitsstruktur konkret, die das ganze menschliche Dasein nicht lediglich beschränkt, sondern – positiv verstanden – auszeichnet. Diese ethische Bedeutung dieser Angewiesenheitsstruktur, welche Angewiesenheit sowohl anzuerkennen als auch zu gestalten aufgibt, lässt sich für gerontologische Praxiszusammenhänge aufschlüsseln; als gelebte Konkretion kann sie eine Vorbildfunktion für die Gesellschaft und ihre kulturellen Leitbilder abgeben. Das gilt beispielsweise für Konstruktionen der Moderne, welche sich an weitgehend undialektisch verstandenen Begriffen von Autonomie, Produktivität und gelingendem Leben orientieren zu können meinen.“

497 Kirchenamt der EKD (Hg.) 2009 – Im Alter neu werden können, 50 f.

498 Vgl. Liedke 2009 – Beziehungsreiches Leben, 582.

499 Vgl. Lüssi 2007 – Ohne Arme, ohne Beine, ohne Kopf, 257.

zu behebenden Mangel zu therapieren.[500] Poimenische Ansätze zielen dann nicht darauf, die Fragmentarität zu überwinden und den Menschen zu einer gelungenen Ich-Identität zu führen, denn das Ziel der Seelsorge ist nicht die Reproduktion von Identität, sondern die fragmentarische Existenz des Menschen anzuerkennen, sie auszuhalten und annehmbar werden zu lassen.

5.1.3. Perspektive der Beziehung

Wird Demenz in Perspektive der Beziehung betrachtet, ist deutlich, dass die aktive Beziehungsfähigkeit von demenzkranken Menschen deutlich eingeschränkt ist. Abhängig von der unterschiedlich fortschreitenden Beeinträchtigung durch die Erkrankung fällt es ihnen schwer, Beziehungen zu ihrer Umwelt einzugehen. Sie befinden sich als Zeitreisende an unterschiedlichen Lebenspunkten, so dass die Selbstbeziehung häufig die einzig erkennbare Beziehungsform ist, eine Relation zu den Mitmenschen oder ein Transzendenzbezug lässt sich dagegen mit fortschreitender Erkrankung nur sehr reduziert wahrnehmen. Die Signifikanz der christlichen Anthropologie liegt darin, dass die scheinbare Beziehungslosigkeit keine letztgültige Relevanz hat. Die aus christlicher Sicht relationale Bestimmung des Menschen ist nicht von der Fähigkeit aktiv Beziehungen einzugehen, abhängig, vielmehr ist jeder Mensch ausnahmslos und unabhängig davon, ob er aktiv Beziehungen eingehen kann, relational verfasst.[501] Selbst Passivität, Krankheit und Tod widersprechen nicht der relationalen Bestimmung, denn der Mensch wird von seinem Beziehungsgefüge her definiert, in das hinein er empfangen und geboren wird und dem er bis zum Ende seines Daseins angehört.[502] Das Menschsein findet sich grundsätzlich in Beziehungen und Abhängigkeiten vor. Die Perspektiven Beziehung und Gottebenbildlichkeit sind hier wechselseitig miteinander verknüpft. Die relationale menschliche Existenz ist eine unmittelbare Folge der theologischen Bestimmung des Menschen zum Ebenbild Gottes. Einen Menschen als Imago Dei zu verstehen, bedeutet ihn relational wahrzunehmen, dass heißt dass eine an Demenz erkrankte Person in Beziehung steht, auch wenn es äußerlich nicht so scheint.

---

500 Vgl. Kapitel 6.1.2. Perspektive der Fragmentarität – Lebensgeschichten begegnen.
501 Vgl. zur These von der grundsätzlich relationalen Verfasstheit des menschlichen Seins Kapitel 4.4.1. Die Bestimmung des Menschen zum Ebenbild Gottes; Kapitel 4.4.2. Die Beziehung der Geschöpfe untereinander.
502 Vgl. Härle 2005 – Menschsein in Gesundheit und Krankheit, 430.

Menschen mit fortgeschrittener Demenz leben in einem intensiven Bezug zu ihrer biographischen Vergangenheit und existieren besonders im Augenblick. Die Antinomie der menschlichen Existenz zwischen Vergangenheit und Gegenwart ist bei ihnen besonders deutlich. Demenzkranken Personen fällt es schwer, sich selbst in Beziehung zu setzen, auch sie sind nicht in der Lage, die Zerrissenheit ihres Selbst von sich aus zu überwinden. Folgt man Søren Kierkegaard, ist das Selbst nur über Verhältnisbestimmungen zu beschreiben und nicht aus sich selbst heraus oder aufgrund ontologischer Kriterien. Er definiert das Selbst des Menschen als Synthese von Gegensätzen, also als etwas Zusammengesetztes. Wenn das Selbst eine Synthesis ist, dann meint das, dass es etwas Zusammengesetztes ist: „Das Selbst ist eine Synthese von Endlichkeit und Unendlichkeit, von dem Zeitlichen und dem Ewigen, von Freiheit und Notwendigkeit. Kurz eine Synthesis.“[503] Dabei ist das Selbst des Menschen das Verbindende, weil es sich beständig zu sich selbst verhält.[504] Damit ist das Selbst nichts Substanzielles, sondern die Relation des Menschen zu sich selbst. Das Selbst befindet sich nach Kierkegaard in zwei Ich-Zuständen. Die zwei Formen des Ich sind zwei Dimensionen des Menschen, die zusammengehören. Wirklichkeit gewinnt der Mensch, wenn die Kluft zwischen Ich 1 und Ich 2 überwunden wird und beide Dimensionen des Ichs zusammenwachsen. Diese Synthese vollzieht sich nach Kierkegaard aber immer nur im Augenblick und hat keinen dauerhaften Bestand. Und genau hier, im Augenblick, ist es Menschen mit Demenz möglich, sich selbst als Synthese zu erfahren. Das heißt, Menschen mit Demenz befinden sich wie jeder Mensch in ihrer je eigenen Realität. Die Einheit des Selbst ist immer ein Konstrukt und eine Aufgabe des Menschen. Das menschliche Verhältnis als Synthese hebt die Gegensätze des Seins nicht dauerhaft auf, so dass der Mensch immer auch ein verzweifeltes Selbst ist. Kierkegaards dialektisches Lebensverständnis geht davon aus, dass eine Deutung des Lebens, die gleichwohl von dessen Unbestimmbarkeit ausgeht, weder eine sichere noch eine misslingende Deutung ist. Dialektisch ist eine solche Lebensverständigung in dem Sinne, als sie ihre Überzeugungskraft aus der Anerkennung von der Unbestimmtheit bezieht.

Die subjektive Wirklichkeit eines Menschen und sein verzweifeltes Selbst anzuerkennen und auszuhalten und ihn in den Augenblick zu be-

503 Kierkegaard 1849 – Die Krankheit zum Tode, 8.

504 Vgl. Kierkegaard 1849 – Die Krankheit zum Tode, 8. Vgl. ausführlicher zur synthetischen Definition des Selbst Kapitel 4.3.1. Das Verständnis des Menschen als Synthese.

gleiten, ist die Aufgabe der Seelsorge. Wenn es nicht gelingt, die Kluft zwischen Ich 1 und Ich 2 zu überwinden, verzweifelt der Mensch nach Kierkegaard. Der Mensch verzweifelt entweder an zu viel Freiheit oder zu viel Notwendigkeit, beziehungsweise an Endlichkeit oder Unendlichkeit. Ausweg aus der Verzweiflung erhält das Selbst, „indem es sich zu sich selbst verhält, und indem es selbst sein will, gründet sich das Selbst durchsichtig in der Macht, welche es gesetzt hat."[505] Dieses Verhältnis zum Ursprung ist nach Kierkegaard Glaube.[506] Das heißt, das Selbst kann nicht für sich allein, sondern nur durch den Gottesbezug zu sich selbst kommen, das meint: zu einer Synthese gelangen.

Beziehungen im Horizont Gottes zu gestalten, ist Kernaufgabe der seelsorgerlichen Begleitung im Kontext von Demenz. Wenn menschliches Leben also heißt, grundlegend in Verhältnissen zu existieren, dann gilt es nach Dominik Becker dafür zu sorgen, dass jeder Mensch verhältnisgerecht leben kann.[507] Beziehungen zwischen Menschen mit und ohne Demenz ereignen sich in einem mehrdimensionalen Beziehungshorizont – das heißt, dass trotz des mit einer Demenz-Krankheit einhergehenden progredienten Verlustes kognitiver Fähigkeiten Begegnung stattfindet, insofern Begegnung als Beziehung zum ganzen Menschen verstanden wird.[508] Diese Beziehungsdimensionen im Kontext von Demenz machen darauf aufmerksam, dass Beziehungen sich auch jenseits von Sprache auf einer emotionalen Ebene konstituieren können. Nach Jürgen Ziemer sind Beziehungen Gestaltungen von Liebe und es gibt keine Liebe ohne Beziehung, ebenso wenig wie Beziehungen ohne Liebe.[509] Auch nach Kierkegaard konstituiert Liebe Beziehungen und führt den Menschen zu einer Synthese,[510] durch sie erhalten (demenzkranke) Menschen Identität,

---

505 Kierkegaard 1849 – Die Krankheit zum Tode, 10.

506 Vgl. Kierkegaard 1849 – Die Krankheit zum Tode, 81: „Glaube ist: dass das Selbst, indem es selbst ist und es selbst sein will, durchsichtig sich gründet in Gott."

507 Vgl. Becker 2010 – Sein in der Begegnung, 195.

508 Vgl. Becker 2010 – Sein in der Begegnung, 243.

509 Vgl. Ziemer 2008 – Seelsorgelehre, 213.

510 Am Ende der zweiten Rede der Ersten Folge von „Der Liebe Tun" (1847) betont Kierkegaard, dass Gott die Liebe ist und dass genau hier die Gottebenbildlichkeit des Menschen liegt, deshalb können wir Gott nur gleichen, indem wir lieben, so dass wir auch in der Liebe Gottes die Beziehung zum Menschen fortsetzen. Vgl. Kierkegaard 1847 – Der Liebe Tun, 72. Demnach ist es unsere Pflicht, die Menschen zu lieben, die wir sehen. Vgl. Kierkegaard 1847 – Der Liebe Tun, 176: „Wenn das nämlich die Pflicht ist, so ist die Aufgabe nicht: das Finden des liebenswerten Gegenstandes; sondern die Aufgabe ist: den nun einmal gegebenen

Wirklichkeit und Freiheit. Durch Liebe konstituierte Beziehungen können auch Menschen mit Demenz eingehen. Die Beziehung ereignet sich dann als wechselseitige Begegnung, wenn sie die grundlegend relationale Verfasstheit von demenzkranken Menschen ernst nimmt und sie trotz ihrer kognitiven Einschränkungen als Beziehungswesen wahrnimmt. Dementsprechend muss die zunehmend äußerliche Beziehungslosigkeit von Menschen mit Demenz kein endgültiges und unüberwindbares Faktum bleiben. In der Seelsorge können Beziehungen auf verschiedene Weise gestaltet werden und dadurch Menschen mit und ohne Demenz in einen gemeinsamen Lebens- und Beziehungsraum gestellt werden.[511]

Dem theologischen Demenzparadigma liegt eine Anthropologie zugrunde, die Menschsein relational beschreibt: Der Mensch ist grundsätzlich auf Andere bezogen und nur durch Beziehungen kommt er zu sich selbst. Zu dieser Auffassung trägt primär die christliche Überzeugung bei, dass sich jeder Mensch in Relationen vorfindet – selbst wenn sich das menschliche Dasein als rein passiv zeigt. Die Perspektive der Beziehung ermöglicht damit eine nicht auf die Krankheit reduzierte anthropologische Betrachtungsweise von Menschen mit Demenz und trägt dennoch der zunehmenden Abhängigkeit und Angewiesenheit von demenzkranken Menschen Rechnung.

5.1.4. Perspektive der Leiblichkeit

Demenz konfrontiert die Theologie auf eine besonders existenzielle Weise mit der menschlichen Leiblichkeit. Die unterschiedlichen Verlusterfahrungen bedrohen Menschen mit Demenz zunehmend in ihrer leiblichen Existenz. Demenz ist dabei aus theologischer Perspektive nicht nur ein körperlicher und geistiger Abbau und eine Entwicklung hin zu einer reinen Existenz als Körper, sondern Menschen mit Demenz existieren trotz fortschreitender Krankheit leiblich. Folgt man Ulrich Körtner, ist der Leib nicht mit dem reinen menschlichen Körper identisch, dessen Gestalt, Entwicklung und Funktionen Naturwissenschaften und Medizin beschreiben. „Leib ist unser Körper, wie wir ihn selbst erleben und wie wir uns in ihm erleben. Als Leib sind wir stets mehr als nur dieser."[512] Die

oder gewählten Gegenstand – liebenswert zu finden, und dabei beharren zu können, wie sehr er sich auch verändere."

511 Vgl. Kapitel 6.1.3. Perspektive der Beziehung – Bibliolog erleben.

512 Körtner 2010 – Leib und Leben, 11.

christliche Anthropologie erkennt den Leib als Grunddimension des menschlichen Daseins. Er ist eine Dimension der personalen Existenz des Menschen.

Die Bibel selbst hat jedoch ebenso wenig wie eine ausgeprägte Anthropologie eine einheitliche und umfassende Lehre von Leib und Leiblichkeit.[513] Im hebräischen Text des Alten Testaments kommen die Begriffe „Leib“ oder „Leiblichkeit“ nicht vor,[514] weil der Mensch überwiegend als Fleisch oder als Seele bezeichnet wird. Wichtige anthropologische Begriffe sind hier נפשׁ, רוח, לב und בשׂר. Generell lässt sich mit Robert Jewett dennoch festhalten, dass der Mensch von Gott als leibliche Kreatur erschaffen wurde und daher leibliche Existenz ein Segen sein kann: „Die ganzheitliche Sicht des Menschen ist somit typisch für das AT.“[515] Jeder Teil des menschlichen Leibes ist gleichbedeutend mit seinen Teilen, darum ist der Mensch ein ganzheitliches, durchaus relationales, immer in Beziehung stehendes Wesen.[516] Während dem Alten Testament keine strenge dichotomische beziehungsweise trichotomische Anthropologie zugrundeliegt, ist für das neutestamentliche Denken die griechisch-hellenistische Vorstellung mit der Unterscheidung in Leib und Seele beziehungsweise Leib, Seele und Geist prägend gewesen. Im Neuen Testament thematisiert vor allem Paulus die Leiblichkeit des Menschen, und zwar als Grundlage der Gottesbeziehung sowie der Beziehung zu anderen Menschen. Unter dem Begriff „Leib“ (σῶμα) meint Paulus zunächst die äußere Erscheinungsweise des Menschen (Gal 6,17; 1 Kor 9,27) in der raum-zeitlichen Dimension.[517] Durch die Handlungen Gottes kann σῶμα dann eine neue positive Bedeutung bekommen, etwa als Tempel des Heiligen Geistes (1Kor 6,19).[518] Die zentrale Auffassung von 1 Kor liegt in der Vorstellung vom Leib als Grundlage der Beziehung zu anderen Personen und zu Gott.[519] Wenn Paulus in 1 Kor 12,12 f. den Leibgedanken sogar auf die Kirche überträgt, wird die zentrale Dimension der Leiblichkeit auch in die Verantwortung der Gesamtkirche übertragen – der paulinische Gedanke von der Kirche als Leib Christi

---

513 Vgl. Schrey 1990 – Art. Leib/Leiblichkeit, 638.
514 Vgl. Krieg 1983 – Leiblichkeit im Alten Testament, 9.
515 Jewett 2002 – Art. Leib/Leiblichkeit I, 216.
516 Vgl. Krieg, Weder (Hg.) 1983 – Leiblichkeit, 9.
517 Vgl. Schrey 1990 – Art. Leib/Leiblichkeit, 640.
518 Vgl. Scornaienchi 2008 – Sarx und Soma bei Paulus, 67.
519 Vgl. Jewett 2002 – Art. Leib/Leiblichkeit I, 216.

betont auf unüberbietbare Weise die gegenseitige Rücksichtnahme und den diakonischen Dienst.[520]

Fest steht, dass sich das, was uns als menschliches Subjekt ausmacht, nie ohne die Zeitgestalt unseres Leibes gibt. Hans-Martin Rieger verweist in diesem Zusammenhang darauf, dass der Leib dem Menschen in vielfacher Hinsicht nicht verfügbar ist: „Dass er sich als der fremde Andere erweisen kann, dieser Sachverhalt wird sichtbar, wenn wir krank werden."[521] Rieger macht darauf aufmerksam, dass sich im Phänomen des Krankseins die Erfahrung des unverfügbaren Anderen des Leibes zugleich mit der verstärkten Zuwendung zum Körper als Objekt der Fürsorge verbindet.[522] Nach Ulf Liedke besteht eine grundlegende Dimension der Leiblichkeit darin, „mit dem eigenen Körper zu leben, mit seinen Möglichkeiten und Begrenzungen, seiner Tiefgründigkeit und Abgründigkeit. Ich erlebe mich als Leibsubjekt: in Entwicklung und zugleich alternd, emotional, rational und affektiv, verletzlich und genesend, kraftlos und stark. Viele Dimensionen meines leiblichen Lebens lassen sich gestalten und beeinflussen. Zentrale Aspekte aber bleiben unverfügbar und entziehen sich der Selbstbestimmung."[523]

In Hinblick auf Menschen mit Demenz ist zu beobachten, dass Leiblichkeit und Körperlichkeit auseinander treten und neu integriert werden müssen. Während körperliche und kognitive Fähigkeiten im fortgeschrittenen Demenzstadium zunehmend reduziert sind, bleibt das leibliche Sein das zentrale Erlebens- und Orientierungsorgan und bietet eine Beziehungs- und Kommunikationsmöglichkeit, da das leibliche Spüren präreflexiv und unabhängig von kognitiven Fähigkeiten ist. Auf kognitiver Ebene können sich Menschen mit Demenz an viele Ereignisse, Wörter oder Fähigkeiten nicht mehr erinnern, zu einem gewissen Grad aber auf leiblicher Ebene. Das leibliche Erleben von demenzkranken Menschen geht Sabine Weidert zufolge eventuell sogar über das von Menschen ohne Demenz hinaus, da andere Wahrnehmungsmöglichkeiten zurücktreten.[524] In diesem Zusammenhang muss jedoch beachtet werden, dass diese Einsichten bezüglich der leiborientierten Kompetenzen von demenzkranken Menschen nicht zu einem allgemeinen Positivismus auf

520 Vgl. Jewett 2002 – Art. Leib/Leiblichkeit I, 216; Schrey 1990 – Art. Leib/Leiblichkeit, 640.
521 Rieger 2008 – Altern anerkennen und gestalten, 63.
522 Vgl. Rieger 2008 – Altern anerkennen und gestalten, 63.
523 Liedke 2009 – Beziehungsreiches Leben, 581 f.
524 Vgl. Weidert 2007 – Leiblichkeit in der Pflege von Menschen mit Demenz, 79.

die Krankheit Demenz führen darf. Diesbezüglich lehne ich es ab, Demenzerkrankungen nicht als ein Verlustprozess zu beurteilen, sondern in Bezug auf das leibliche Erleben als ein Mehr zu beschreiben, da dies meines Erachtens zu einer positiven Überbewertung der Demenzkrankheit aufgrund einzelner positiver Aspekte führt. Letztlich wird in dieser Arbeit Demenz als eine Krankheit verstanden, die mit umfangreichen kognitiven und körperlichen Defiziten verbunden ist. Kernanliegen ist es dabei, diese Einschränkungen nicht auch mit einer reduktionistischen Anthropologie zu verbinden, die dann zu einem generell ontologisch defizitären Status des Menschseins führt.

Ein theologisches Demenzparadigma in Perspektive der Leiblichkeit geht davon aus, dass die eigene Existenz nicht durch das kognitive Gedächtnisvermögen zusammengehalten wird, sondern durch den Leib – die leibliche Existenz verbindet den Menschen mit der Vergangenheit, der Gegenwart und der Zukunft. Leiblichkeit ist das bestimmende Kriterium der Sozialität des Menschen. Durch das Leibgedächtnis vermittelt sich die Kontinuität des menschlichen Daseins. Ulrich Körtner formuliert in diesem Zusammenhang: „Wir haben nicht nur einen Leib, sondern wir sind auch ein Leib. Der Leib verkörpert die Einheit und die Geschichte unseres Lebens. […] Leib und Leben, Leibgeschichte und Lebensgeschichte bilden eine innere Einheit."[525] Erinnerungen der Vergangenheit werden in die Gegenwart transportiert und die Gegenwart wird leiblich erfasst. In Übereinstimmung mit Verena Wetzstein ist daher die Hochschätzung der Kognition im biomedizinischen Demenzparadigma zu relativieren und dagegen die Bedeutung der Leiblichkeit des Menschen hervorzuheben. Ein theologisches Demenzparadigma muss sich hier vom methodisch bedingten reduzierten Menschenbild der Medizin lösen. Die biomedizinischen Klassifikationsschemata sind insofern mit einer Komplexitätsreduktion verbunden, als der kranke Körper als Objekt wahrgenommen wird und nicht der Mensch als leibliches Subjekt. Der Leib mit seinen unterschiedlichen Bedürfnissen muss zum eigenständigen Prinzip der Demenzbetrachtungen werden. Die Achtung vor dem Menschen als Leib schließt auch eine zunehmende Berücksichtigung leiblicher Prozesse im Verlauf der Demenzerkrankung ein.[526] Peter Dabrock geht im Zusammenhang der Leiblichkeit sogar so weit, die Menschenwürde an die leibliche Existenz des Menschen zu binden – demnach könne die Würde in

525 Körtner 2010 – Leib und Leben, 9.
526 Vgl. Wetzstein 2005 – Diagnose Alzheimer, 189.

der zwischenmenschlichen Relation niemand aberkannt, sondern lediglich in der Wahrnehmung seines leiblichen Seins anerkannt werden.[527]

Die Leiblichkeit ermöglicht ferner den personalen Selbstvollzug von Menschen mit Demenz.[528] Die Perspektive der Leiblichkeit beinhaltet hier eine phänomenologische Begründung der Personalität von Menschen mit und ohne Demenz. In diesem Zusammenhang wird an Hermann Schmitz' These vom Selbstbewusstsein ohne Selbstzuschreibung angeknüpft, wonach sich im affektiven Betroffensein das Selbstbewusstsein unabhängig von der Selbstidentifizierung vermittelt.[529] Das affektive Betroffensein zeigt sich als elementar leibliches Betroffensein, so dass Menschen mit Demenz in ihrer leiblichen Existenz über eine unwiderrufliche Gewissheit ihres Ichs verfügen. Das affektive Betroffensein vermittelt sich leiblich zum Beispiel durch Schmerzen, Angst, Wut, Hunger und Durst oder Trauer, Freude und Liebe. In diesen leiblichen Zuständen weiß der Mensch, dass es sich um ihn selbst handelt, ohne dass er sich das Gefühl erst zuschreiben muss.[530] Menschen mit Demenz sind sich demnach in ihrer leiblichen Existenz selbst bewusst, auch wenn sie nicht mehr über die Fähigkeit zur Selbstzuschreibung verfügen, denn das affektive Betroffensein ist unabhängig vom geistigen oder körperlichen Status der Person. Menschen, die sich selbst zu verlieren drohen, finden sich hier selbst. Insgesamt ist also die Leiblichkeit die elementare Dimension menschlichen Lebens und unwiderrufliche Gewissheit des Selbst. Vor diesem Hintergrund ist die Leiblichkeit auch in der Poimenik als notwendige anthropologische Kategorie zu bewerten.[531]

527 Vgl. Dabrock, Klinnert et al. 2004 – Menschenwürde und Lebensschutz, 106.

528 Eilert Herms vertritt diesbezüglich die These, dass der menschliche Körper die Persongegenwart des Menschen bedingt. Vgl. Herms 2007 – Mensch, 166: „Das Erleben des eigenen Leibes in menschlicher Persongegenwart manifestiert den menschlichen Körper als die notwendige Bedingung menschlicher Persongegenwart. Ohne den menschlichen Körper, sein Gewordensein und Werden, gibt es keine menschliche Persongegenwart."

529 Vgl. Schmitz 2010 – Neue Phänomenologie, 33.

530 Vgl. Schmitz 2010 – Neue Phänomenologie, 30. Gefühle entstammen laut Schmitz einem äußeren Gefühlsraum. Sie umgeben uns als Atmosphären und werden erst zu unseren eigenen, wenn wir sie leiblich spüren.

531 Auch Seelsorgetheoretiker verweisen auf die Leiblichkeit als anthropologische Kategorie, z.B. Klessmann, Liebau 1997 – Seelsorge als Verleiblichung der Theologie, 14. Kritisch gegenüber einer Verleiblichung der Seelsorge ist dagegen Christoph Schneider-Harprecht. Er fordert, die Leiblichkeit als grundlegende Dimension des Menschseins durch weitere, damit systemisch zusammenhängende Aspekte zu ergänzen. Vgl. Schneider-Harpprecht 2005 – Leib-Sorge, 208.

Ein theologisches Demenzparadigma in der Perspektive der Leiblichkeit hebt hervor, dass mittels der verschiedenen Arten leiblicher Kommunikation Menschen mit und ohne Demenz mit ihrer Umwelt in Beziehung treten können, und umgekehrt kann auf diese Weise auch die umgebende Welt leiblich wahrgenommen werden.[532] Dabei ist die leibliche Existenz nicht auf körperliche Unversehrtheit angewiesen. Menschen mit Demenz können die sie umgebenden Atmosphären erfassen. Der vitale Antrieb durchdringt nach Schmitz nicht nur den eigenen Leib, sondern schafft auch Gemeinschaft in leiblicher Kommunikation.[533] In beiden Fällen führt die Wahrnehmung zum leiblichen Betroffensein, das heißt das Wahrgenommene steht in keiner Distanz zum Wahrnehmenden. Im Hintergrund steht Schmitz' Phänomenologie der Gefühle als räumlich, aber ortlos ergossene Atmosphären und die Ablehnung der verbreiteten Annahme von der Introjektion der Gefühle.[534] Nach Hermann Schmitz bildet der Leib den Ausgangspunkt für die menschliche Kommunikation und Wahrnehmung.[535] Menschen mit Demenz kommunizieren in allen Stadien der Erkrankung leiblich – sie hören nicht auf zu kommunizieren. Bereits am Beginn der Demenz verändert sich die verbale Kommunikation und Gefühle, Bedürfnisse oder Wünsche können nicht mehr ungehindert ausgedrückt und Beziehungen nicht mehr ausschließlich verbal gestaltet werden. Wenn die Sprache unverständlich wird oder ganz aufhört, drücken sich Menschen mit Demenz weiterhin leiblich aus. Auf diese Weise können sie auch andere Personen wahrnehmend verstehen, weil sie zum Beispiel die Körperhaltung, die Mimik und Gestik oder die Art zu sprechen durchblicken. Die Atmosphäre kann hierbei zum fördernden Element leiblicher Kommunikation werden sowohl in individueller und leiblicher Dimension

532 Vgl. Aus der Au 2009 – Leiblichkeit, 143: „So sind auch Alzheimer-Patientinnen, die sich nicht mehr zu sich selbst verhalten und sich nicht mehr in Körper und Geist differenzieren können, sondern auf ihre pure leibliche Existenz zusammengeschrumpft sind, nicht von der Außenwelt abgeschlossen, sondern gerade in ihrer Leiblichkeit und durch sie auf diese bezogen."

533 Vgl. Schmitz 2010 – Neue Phänomenologie, 38.

534 Vgl. Schmitz 1998 – Der Leib, der Raum und die Gefühle, 22. Vgl. Kapitel 4.2.2. Das leibliche Befinden und die Phänomenologie der Gefühle.

535 Schmitz unterscheidet dabei Leib und Körper streng voneinander. Der Leib unterscheidet sich vom Körper durch seine besondere Art der Ausdehnung, denn er ist nicht begrenzt, sondern flächenlos und unteilbar. Der Leib ist im Gegensatz zum Körper der Inbegriff der leiblichen Regungen wie Angst, Schmerz, Hunger, Durst, Müdigkeit oder Ekel. In einem zweiten Schritt führt Schmitz dennoch in seiner Rede vom „körperlichen Leib" beide synthetisch zusammen. Vgl. Schmitz 1998 – System der Philosophie Bd. II/1, 6.54.

als auch in profanen und religiösen Bezügen. Sabine Weidert fordert in diesem Zusammenhang, Pfleger und Begleiterinnen als ästhetische Arbeiter zu verstehen, die genauso wie die an Demenz erkrankten Menschen selbst entscheidend Atmosphären gestalten können.[536] Dabei ist eine freundliche und wertschätzende Atmosphäre in schwierigen Situationen mit Menschen mit Demenz eine große Herausforderung. Seitens der Begleiterinnen und Seelsorger benötigt die leibliche Kommunikation die Fähigkeit, leibliche Phänomene auszudrücken sowie eine Entscheidung zur leiblichen Kommunikation.[537] Für Seelsorger und Betreuerinnen ist es hilfreich zu erkennen, dass die eigene leibliche Betroffenheit in Zusammenhang mit der atmosphärischen Ausstrahlung von etwas oder jemandem steht. Begleiterinnen können darauf aufmerksam werden, dass ihr Gefühl, das sie sich beispielsweise als unsicher oder hilflos erleben lässt, eine leibliche Resonanz auf die Atmosphäre ist, die vom Erleben des Menschen mit Demenz ausgeht. Die Phänomene Übertragung und Gegenübertragung spielen in diesem Kontext eine große Rolle. Charlotte Uzarewicz hat diesbezüglich das Modell der leiblichen Kommunikation nach Hermann Schmitz auf den Pflegekontext angewendet. Unter Bezugnahme auf Jens Soentgen kennzeichnet sie den Blick, Gesten und Gebärden, die Stimme und den Händedruck als Medien der leiblichen Kommunikation.[538] Letztlich kommt sie zu dem Schluss: „Leibliche Kommunikation ist eine Kommunikationsform, die immer vorhanden und für Interaktionen jeglicher Art von Bedeutung ist."[539]

Leibliche Verständigung wird zur entscheidenden Kommunikation von und mit Menschen mit Demenz. Die Kommunikation auf leiblicher Ebene ermöglicht nach Hermann Schmitz, wechselseitig in den Leib des Anderen einzutauchen. Nähe und Distanz spielen in diesem Zusammenhang eine große Bedeutung, denn ein immerwährendes leibliches Betroffensein führt auf beiden Seiten zu einer unkontrollierten Einleibung, die einen Menschen mit Demenz nicht mehr als eigenständiges Gegenüber versteht und professionelle Begleitungsmöglichkeiten einschränkt. Ein wesentlicher Bestandteil leiblicher Kommunikation ist die Oszillation zwischen Einleibung und Distanzierung.[540] Mittels leiblicher Kommuni-

536 Vgl. Weidert 2007 – Leiblichkeit in der Pflege von Menschen mit Demenz, 28.
537 Vgl. Kapitel 6.1.4. Perspektive der Leiblichkeit – leiblich-rituelle Seelsorge wiederentdecken.
538 Vgl. Dibelius, Uzarewicz 2006 – Pflege von Menschen höherer Lebensalter, 138.
539 Dibelius, Uzarewicz 2006 – Pflege von Menschen höherer Lebensalter, 138.
540 Vgl. Weidert 2007 – Leiblichkeit in der Pflege von Menschen mit Demenz, 97.

kation ist es möglich zu beobachten, ob ein Mensch Schmerzen erleidet, ob für ihn ein Verhalten oder eine Situation angenehm ist oder beispielsweise Angst auslöst und in welcher Stimmungslage er sich befindet. Jedoch muss dabei bedacht werden, dass alle leiblich ausgesendeten Zeichen der Interpretation unterliegen. Ziel eines leiborientierten Umgangs mit Menschen mit Demenz ist, diesen Menschen in seinem Erleben besser verstehen zu können. Eine notwendige Voraussetzung dafür ist, das eigene Erleben wahrzunehmen.

Die Perspektive der Leiblichkeit bestimmt die leibliche Existenz als elementare Dimension von Menschen mit Demenz. Ein leibphänomenologischer Zugang auf Demenz kann dazu beitragen, den Menschen trotz seiner Erkrankung nicht reduktionistisch zu sehen. Als Leib erfährt sich eine demenzkranke Person als ein Selbst und Subjekt und diese leibliche Existenz kann nicht verobjektiviert werden. Zweitens nimmt die Person ihre Umwelt wahr und kann mit ihr leiblich in Beziehung treten. Die Leibphilosophie bietet damit eine entscheidende Grundlage für eine inklusive Anthropologie und einen elementaren Bestandteil für die Konzeption eines theologischen Demenzparadigmas.

5.1.5. Perspektive des Abschieds

Demenz bedeutet für den erkrankten Menschen aufgrund seiner Krankheitssymptome ein unaufhörliches Abschiednehmen. Biographische und lebensgeschichtliche Ereignisse werden vergessen, Menschen und Beziehungen sind nicht mehr vertraut und individuelle Fähigkeiten nicht mehr vorhanden. Demenzkranke Menschen leben in einer abschiedlichen Existenz. Auch für Angehörige und Begleitpersonen bedeutet das Leben mit Demenz ein langes und schmerzvolles Abschiednehmen von einem vertrauten Menschen – fortdauernd müssen sie Abschied von einzelnen Fähigkeiten und Identitätsmarkern des jeweiligen Menschen nehmen. Anemone Eglin betont deshalb: „Abschiednehmen und Loslassen sind Themen, welche die Begleitung von Menschen mit Demenz in allen Phasen der Krankheit prägen.“[541] Demenz ist eine Erkrankung, die nicht nur die Gegenwart betrifft, sondern auch Vergangenheit und Zukunft. Nach Huub Buijssen und Eva Grambow bricht eine Demenzerkrankung „nicht nur die Brücken zur Vergangenheit ab, sondern auch die zur Zu-

---

541 Eglin, Huber et al. 2008 – Das Leben heiligen, 60.

kunft."[542] Ein Leben mit Demenz befindet sich in einer Doppelrealität zwischen Gegenwart und aktuell wahrgenommener Vergangenheit.[543] In medizinischer und verbreitet auch gesellschaftlicher Perspektive bedeutet Demenz eine abschiedliche Existenz ohne Zukunftsperspektive. Ein theologisches Demenzparadigma beinhaltet dagegen insbesondere auch eine eschatologische Dimension und hofft darauf, dass der Mensch seine endgültige Seinsform im Hier und Jetzt noch nicht gefunden hat (vgl. 1 Kor 15,35–57; Röm 8,11). Die Betonung der unabgeschlossenen und offenen menschlichen Existenz ist ein zentrales Charakteristikum theologischer Anthropologie.[544]

Das fragmentarische Leben von demenzkranken Menschen hat aus christlicher Perspektive keine letztliche Gültigkeit, sondern verweist im Glauben auch nach vorn: Das Neu-Werden-Können ist Kern der christlichen Anthropologie. Henning Luther weist in seiner Rede vom fragmentarischen Subjekt insofern über das Fragmentsein hinaus, als er davon ausgeht, dass der Mensch seine letztgültige Gestaltungsform noch nicht gefunden hat: „Das Fragment trägt den Keim der Zeit in sich. Sein Wesen ist Sehnsucht. Es ist auf Zukunft aus. In ihm herrscht Mangel, das Fehlen der ihn vollendenden Gestaltung. Die Differenz, die das Fragment von seiner möglichen Vollendung trennt, wirkt nun nicht nur negativ, sondern verweist positiv nach vorn."[545] Darum verkörpert die fragmentarische Existenz immer zugleich auch ein Moment der Hoffnung.[546] Die christliche Anthropologie verweist in diesem Zusammenhang auf die eschatologische Identität des Menschen, wonach wir noch nicht die sind, die wir einmal sein werden, da unsere eigentliche Existenz noch aussteht. Menschsein bedeutet demnach immer auch Menschwerden. Ulrich Körtner formuliert diesbezüglich: „Es wird uns zugesagt, Ebenbild und Kinder Gottes zu sein. Doch wer wir tatsächlich sind, bleibt uns in diesem Leben letztlich verborgen. Die Bestimmung des Menschen geht nach biblischer Auffassung jedenfalls über seine physische Existenz hinaus."[547] Zum Personsein gehört auch ihr eschatologischer Charakter, demnach ist menschliche Existenz immer fragmentarisch. Seine Bestimmung ist dem

542 Buijssen, Grambow 2005 – Demenz und Alzheimer verstehen, 30.
543 Vgl. Fröchtling 2008 – „Und dann habe ich auch noch den Kopf verloren…", 212.
544 Vgl. Liedke 2009 – Beziehungsreiches Leben, 230.
545 Luther 1992 – Identität und Fragment, 167.
546 Vgl. Luther 1991 – Leben als Fragment, 273: „Im Fragment ist die Ganzheit gerade als abwesende zugleich auch anwesend. Darum ist es immer auch Verkörperung von Hoffnung."
547 Körtner 2010 – Leib und Leben, 205.

Menschen immer schon voraus, er ist auf sie hin ausgerichtet und dennoch bleibt er auch von seinem eigentlichen, ihm zugedachten Sein getrennt.[548] Die Perspektive der Abschiedlichkeit verweist insofern auch auf eine eschatologische Lebenshaltung, denn das fragmentarische Sein hält die Hoffnung auf Vollendung offen. Wilfried Härle vertritt deshalb die Überzeugung: „Der Heilswille Gottes kann nicht endgültig nur fragmentarisch und bruchstückhaft verwirklicht werden, sondern es ist Bestandteil christlicher Hoffnung, daß die Begrenzungen, die aus der Endlichkeit der Welt, aus der Freiheit des Menschen und aus der Realität des Leidens resultieren [...], schließlich und endlich *durch Gott überwunden werden.*"[549] Ein theologisches Demenzparadigma verweist neben der Anerkennung der Fragmentarität des menschlichen Lebens auch auf die Sehnsucht, die Bruchstückhaftigkeit zu überwinden und ganz zu werden. Das christliche Menschenbild beinhaltet hier das Vertrauen, dass die irdisch-geschichtliche Existenz von Menschen mit Demenz mit den verschiedenen Defiziten in der vollendeten Welt, das heißt im Eschaton, überwunden wird. Diese eschatologische Existenz ist in der Gegenwart noch nicht vollzogen, jedoch nach theologischen Vorstellungen fragmentarisch schon vorhanden. Härle schreibt in seinem dogmatischen Entwurf: „Insofern ist auch schon in der Wahrnehmung der Vorläufigen (als Vorläufiges) das Endgültige – also das Eschaton – als Gedanke, Sehnsucht und Hoffnung, ja als punktuelle Erfahrung gegenwärtig."[550] Die eschatologische Identität des Menschen wird im Angesicht von Demenz besonders bedeutsam. Eschatologische Aussagen können im Blick auf Demenzerkrankungen eine Hoffnung zum Ausdruck bringen, die getragen ist vom Vertrauen auf Gottes Zusage, dass Krankheit und Tod nicht das letzte Wort haben.[551] Eine solche eschatologische Identität bleibt immer auch eine

---

548 Vgl. Ullrich 2005 – Sterbebegleitung, 231.

549 Härle 2007 – Dogmatik, 603. Im Verhältnis von Eschatologie und Soteriologie steht dabei immer auch die Frage nach dem Gericht beziehungsweise des sogenannten „doppelten Ausgangs" oder im Gegensatz dazu die Vorstellung von der Allerlösung. Die Konzeption des „doppelten Ausgangs" dominiert in den Lehr- und Bekenntnisschriften – vgl. etwa das Athanasium. Biblischer Beleg ist die Rede vom Weltgericht in Mt 25,31–46. Als Alternative erscheint die Lehre von der sogenannten „Apokatastasis panton" (Allerlösung) als theologisch angemessenes Hoffnungsmoment. Auch in poimenischer Perspektive erscheint Menschen die eschatologische Dimension ihres Daseins verschieden, sie kann sowohl Hoffnungsmoment sein als auch als Bedrohung aus Furcht vor dem kommenden Gericht erscheinen.

550 Härle 2007 – Dogmatik, 603.

551 Vgl. Härle 2005 – Menschsein in Gesundheit und Krankheit, 428.

gefährdete Identität, weil sie vom gegenwärtigen Sein in den Schatten gestellt wird.[552] Die Seelsorge mit Menschen mit Demenz erweist sich auch als theologische Bewährungsprobe für eschatologische Aussagen einer christlichen Dogmatik.[553] Das Menschsein, verstanden als eschatologische Antizipation, wirft auf die Krankheit und ihre destruktiven Begleiterscheinungen und damit auch auf den Seelsorgekontext ein Hoffnungsmoment. Diese Überzeugung verweist zugleich aber immer auch auf die erkenntnistheoretische Unsicherheit, wie im Status des irdischen und fragmentarischen Seinszustandes begründete Aussagen über die noch ausstehende Existenz getroffen werden können.

Demenz ist eine Krankheit, die meist über viele Jahre voranschreitet und am Ende zum Tod führt. Auf einer Tagung des „Evangelischen Verbandes für Altenarbeit und pflegerische Dienste" (EVAP) 2007 in Berlin sagte ein Arzt: „Demenzkranke sterben nicht, sie entschwinden." Demenz verursacht keinen plötzlichen Tod – tatsächlich stirbt der Mensch über eine lange Zeit hinweg und dennoch ist Demenz nicht eine einzige lange Sterbephase, sondern Lebenszeit eben als Leben mit Demenz und in eschatologischer Antizipation. Das heißt, der Mensch ist als lebendige Person wahrzunehmen und in seiner Würde zu achten. Während dieser Zeit treten immer wieder Phasen der Verschlechterung ein, beispielsweise durch eine akute Erkrankung, wovon dieser Mensch meist nicht mehr vollständig genest. Die Zeit vom Beginn der Krankheit bis zum Tod ist sehr unterschiedlich und hängt davon ab, ob akute Krankheiten behandelt werden oder nicht.[554] Die Perspektive des Abschieds wirft in diesem Zusammenhang auch ethische Fragen auf, wie den Umgang mit Patientenverfügungen oder die Debatte um Sterbehilfe.[555] Zum anderen muss in

552 Vgl. Gerkin 1984 – The living human document, 69.146.

553 Vgl. Härle 2007 – Dogmatik, 601. Vgl. Kapitel 6.1.5. Perspektive des Abschieds – Sterbende und ihre Angehörigen begleiten.

554 Vgl. Eglin, Huber et al. 2009 – Tragendes entdecken, 109.

555 Vgl. zu ethischen Fragen der Demenz u.a. Roser 2007 – Spiritual care, 207–215.226–228; Wetzstein 2005 – Diagnose Alzheimer; Becker 2010 – Sein in der Begegnung, 298–312; Klie 2002 – Ethik und Demenz, 63–69; Pott 2007 – Ethik am Lebensende; Kreß 2009 – Medizinische Ethik; Rüegger 2009 – Altern als Herausforderung, 111–142.160–176; Dibelius, Uzarewicz 2006 – Pflege von Menschen höherer Lebensalter, 168–188. Die meisten theologischen Ethikkonzeptionen lehnen eine direkte oder aktive Sterbehilfe ab, akzeptieren jedoch überwiegend die Möglichkeit einer passiven beziehungsweise indirekten Sterbehilfe. Überwiegend wird die Auffassung vertreten, dass es weder ein moralisches Recht gibt, über das Ende des menschlichen Lebens zu entscheiden, noch gibt es

diesem Kontext auch darüber nachgedacht werden, inwiefern ein theologisches Demenzparadigma in Perspektive des Abschieds auch einen Beitrag für eine Umbewertung des Sterbens und des Todes leisten kann, indem es die menschliche Endlichkeit als Teil des Lebens akzeptiert. Heinz Rüegger fordert deshalb, insbesondere im Kontext von Demenz, in Verbindung mit einer kritischen Revision des Menschenbildes sich auf eine neue ars moriendi zu besinnen, „also auf eine Lebenskunst, die sich schon mitten im Leben mit der eigenen Endlichkeit vertraut macht und im Gedenken des Todes so intensiv leben lernt, dass Einzelne es dann nicht mehr nötig haben, nach immer mehr Lebensverlängerung zu sterben, sondern zu gegebener Zeit das Sterben als einen zum Leben dazugehörigen Prozess zuzulassen und den Tod annehmen zu können."[556] Der Tod ist letztlich positiver Teil der Wesensbestimmung des Menschen – er ist eine Grundbestimmung des geschöpflichen Daseins.[557]

Die Perspektive des Abschieds sieht den Menschen mit Demenz nicht in seiner Defizitperspektive, sondern als denjenigen, der er war, ist und sein wird im Vertrauen auf eine nicht-defizitäre eschatologische Identität. Dieses Sein ist die endgültige Erfüllung des Menschen und offenbart sein wahres Wesen, wenn es auch in der Gegenwart stets ein gefährdetes Sein ist. Insofern erweist sich die Perspektive des Abschieds als Proprium eines theologischen Demenzparadigmas, das Sterben und Tod als Teil des Lebens bewertet und das gleichzeitig über die gegenwärtige Verfasstheit des Menschen hinausweist, ohne die unheilbaren Symptome und schwerwiegenden Konsequenzen von Demenzkrankheiten zu negieren.

5.2. Demenz als Anfrage an das Wesen des Christentums als Gedächtnisreligion – Relevanz und Grenzen einer erinnerungsorientierten Religion

Mit der zunehmenden Reflexion des Themas Demenz in poimenischer und diakonischer Perspektive sowie in anthropologischer Auseinandersetzung stellt sich auch die Frage, welche Rolle dem Gedächtnis und der Erinnerung in der Theologie und dem christlichen Glaubensvollzug zukommt und inwiefern die Demenzthematik auch den christlichen

---

eine moralische Pflicht, das menschliche Leben so lange wie möglich zu verlängern. Vgl. u. a. Härle 2005 – Menschsein im Horizont von Zeit und Ewigkeit, 477.

556 Rüegger 2009 – Altern als Herausforderung, 180.

557 Vgl. Rüegger 2009 – Altern als Herausforderung, 194.197.

Anamnesisbezug und die kirchliche Erinnerungspraxis betrifft. Hierbei ist neben der kritischen Reflexion der wesensmäßigen Verfasstheit des Christentums als Erinnerungsgemeinschaft auch zu fragen, wie ernst die Kirche ihren Auftrag als Erinnerungs- und Erzählgemeinschaft im Hinblick auf Menschen nimmt, die sich nicht mehr erinnern können.[558] In diesem Zusammenhang ist Demenz nicht mehr nur noch als eine praktisch-theologische und anthropologische Herausforderung zu beurteilen, sondern auch als Anfrage an die Wesenskonstitution des Christentums als Erinnerungsgemeinschaft zu bewerten.

Das Gedächtnis ist wesentlicher Bestandteil der jüdischen und christlichen Tradition. Erinnern und Erinnerung sind zugleich eine fundamentaltheologische Angelegenheit und eine elementare Handlung des Glaubens, denn ohne Erinnern ist Edmund Arens zufolge keine Gemeinschaft denkbar und keine Gruppe kann ohne ein kulturelles Gedächtnis überleben.[559] Wilfried Härle charakterisiert vor diesem Hintergrund den christlichen Glauben als geschichtliche Wirklichkeit: „Der christliche Glaube ist keine ontologische oder anthropologische Konstante, sondern eine geschichtliche Wirklichkeit. D.h. zweierlei: Er *entsteht* in der Geschichte [...] und er hat selbst *Anteil* an der Geschichte [...]."[560] Das Christentum verdankt sich seiner Entstehung nach einem geschichtlichen Impuls – der Person, dem Wirken und Geschick Jesu Christi als heilvoller Offenbarung Gottes.[561] Das bedeutet, dass der christliche Glaube seinem Wesen nach unwandelbar geschichtlich ist. Demnach ist es Kern christlicher Glaubenspraxis, das Wesen des Christentums im geschichtlichen Überlieferungsprozess weiterzuvermitteln, und dazu gehört der Bezug auf Ereignisse und Quellen der Geschichte.[562] Das Christentum ist in seiner

558 Vgl. Pulheim, Schaumberger 2011 – Bekehrung von Seelsorge und Theologie, 137.

559 Vgl. Arens 2003 – Anamnetische Praxis, 41.

560 Härle 2007 – Dogmatik, 72.

561 Vgl. Härle 2007 – Dogmatik, 72. In Bezug auf die Frage nach der Geschichtlichkeit vertritt auch Wolfhart Pannenberg im Rahmen trinitätstheologischer Überlegungen die Auffassung, dass sich Gottes Wesen geschichtlich offenbart. Vgl. Pannenberg 1968 – Systematische Theologie, 359: „Damit ist die Vorstellung eines Werden Gottes in der Geschichte, so als ob der trinitarische Gott erst als Resultat der Geschichte, in ihrer eschatologischen Vollendung seine Wirklichkeit erlangen würde, abgewiesen [...]."

562 Vgl. Härle 2007 – Dogmatik, 78. Härle weist dennoch darauf hin, dass es das Wesen des Christentums nicht als oder wie eine seiner Erscheinungsformen der Geschichte gibt, sondern die Wesensbestimmung eine unabschließbare hermeneutische, analytische und rekonstruktive Aufgabe der Theologie ist. Das Wesen

wesensmäßigen Verfasstheit und seinem praktischen Vollzug auf Menschen angewiesen, die sich erinnern und schrift- und bekenntnismäßige Erinnerungen in Form von Verkündigung weitergeben. Aus dem Auftrag der Kirche, das Evangelium von Jesus Christus zu bezeugen, folgt die Notwendigkeit von Menschen, die diesen Auftrag wahrnehmen und auch ausführen können.[563] Die Anamnesis stellt damit einen Grundbegriff des christlichen Glaubens dar und die Amnesie führt dann in verschiedener Hinsicht zum Identitätsverlust.[564]

David Keck weist in diesem Zusammenhang darauf hin, dass religiöse Kernthemen betroffen sind, wenn das Gedächtnisvermögen stark reduziert ist, und wagt deshalb im Rahmen von Alzheimer-Erkrankungen die Rede von Alzheimer als „theological disease".[565] Er hält fest: „This disease, because it focuses our attention so sharply on many of the most fundamental questions of humanity and our relationships to God, clearly illuminates the characteristics of our theological enterprises."[566] Die Erinnerung und Aktualisierung der Taten Gottes ist Keck zufolge Kernaufgabe der Kirche: „The central act to the Christian community is an act of remembering God's saving work. The acceptance of the canon, Christ's Supper, and his Lordship by a person is the acceptance of an authoritative shared memory and the basis of the church's apostolic communion. As we shall see in this section's exploration of the many roles of memory in Israel and the church, this shared memory stands at the heart of Christian faith and is the basis of our relationship with God. Consequently, memory plays a crucial role in the dynamics of morality, sin, and forgiveness."[567] Kecks zutreffende Reflexion von Demenz in Bezug auf Religion und Kirche stellt einen entscheidenden Schritt für die theologische Demenzdiskussion dar, wurde jedoch mit Ausnahme von Andrea Fröchtling im deutschen Forschungskontext wenig rezipiert.[568] Wenngleich Keck als Literaturwissenschaftler

des Christentums komme zwar in seinen Erscheinungen wie Verkündigung, Bibel, Dogmen, Bekenntnisse und Glaubenspraktiken zum Ausdruck, und dennoch sind sie nicht das Wesen des Christentums. Vgl. Härle 2007 – Dogmatik, 79: „In alledem kommt das Wesen des christlichen Glaubens – mehr oder weniger authentisch und angemessen – zur Erscheinung. Deshalb kann das Wesen des christlichen Glaubens nur bestimmt werden anhand seiner Erscheinungen."

563 Vgl. Härle 2007 – Dogmatik, 582.

564 Vgl. Arens 2003 – Anamnetische Praxis, 41.

565 Vgl. Keck 1996 – Forgetting Whose We Are, 15.

566 Keck 1996 – Forgetting Whose We Are, 18.

567 Keck 1996 – Forgetting Whose We Are, 48.

568 Vgl. Fröchtling 2008 – „Und dann habe ich auch noch den Kopf verloren...", 167–179.

und Historiker weitgehend auf eine umfassende systematisch-theologische Einordnung und theologische Diskussion des Gedächtnisbegriffs verzichtet, stellt sich diese Aufgabe dennoch für die gegenwärtige Theologie. Während die besondere Relevanz der Erinnerung im Kontext der politischen Theologie unter anderem durch *Johann Baptist* Metz eine umfangreiche Diskussion erfuhr, wurde die Bedeutung von Gedächtnisverlust, beispielsweise durch Demenzerkrankungen, in Bezug auf das theologische Selbstverständnis bisher wenig reflektiert.[569] Darauf verweist auch Margareth Goodall und schildert in diesem Zusammenhang die Problematik des starken Erinnerungsbezugs in der kirchlichen Praxis für den Kontext von Demenz: „Until quite recently Dementia was ignored by the church. This is not surprising as when we think of Dementia in relation to a life of faith we have even more problems. Over and over again the bidding prayers within our liturgies ask us to 'remember'. There is importance placed by the church on memory. We are asked to remember who it is who made us; remember what we believe; remember what we need to repent of, remember who it is who saves us."[570]

Mit ihrem grundsätzlichen Gedächtnisbezug und in ihrer erinnerungs- und wortbezogenen Glaubenspraxis grenzen die Theologie und die kirchliche Praxis nicht nur Menschen mit Demenz zunehmend als Erinnerungssubjekte aus,[571] sondern Demenz fragt auch nach der Bedeutung eines zunehmenden Gedächtnisverlustes für die Identität erinnerungsbasierter Religionen. Denn wenn das Erinnerungsvermögen nicht mehr vorhanden ist und bedeutende Inhalte und Praxisvollzüge vergessen werden, sind zentrale christliche Identitätsmarker infrage gestellt.[572] Andrea Fröchtling bewertet Demenz deshalb als radikale Anfrage an erinnerungsbasierte Religionen wie Judentum, Christentum und Islam.[573] Demenz als exemplarischer Verlust der Gedächtnisfähigkeit steht damit in einem spannungsvollen Verhältnis zur Identität von Glaubensgemein-

569 Vgl. u. a. Metz 1977 – Glaube in Geschichte und Gesellschaft; Neuhaus 2001 – „Erinnerung" als Brückenkategorie.

570 Goodall 2009 – How to See the Wood for the Trees, 92.

571 Vgl. Pulheim, Schaumberger 2011 – Bekehrung von Seelsorge und Theologie, 144.

572 Umfassend mit dieser Thematik setzt sich vor allem Andrea Fröchtling im 5. Kapitel ihrer Arbeit mit dem Thema „Von der schwierigen Wahrnehmung dessen, was verheißen ist: Demenz als ›theological disease‹" auseinander. Vgl. Fröchtling 2008 – „Und dann habe ich auch noch den Kopf verloren…", 165–176.

573 Vgl. Fröchtling 2008 – „Und dann habe ich auch noch den Kopf verloren…", 165.

schaften, bei denen das Erinnern zum zentralen Glaubensbegriff gehört, wie in der jüdisch-christlichen Tradition.

Im Judentum erweist sich die Vergewisserung der Gottespräsenz über das geschichtliche Eingedenken, da die Geschichte als der ausgezeichnete Ort der Gottespräsenz gilt, so dass eine substanzielle Verbindung von Glaube und Geschichte sowie religiösem und geschichtlichem Selbstbewusstsein existiert: „Erinnerung wird so zum Grundbegriff des Gottesglaubens und zum Fundament religiöser Identität.“[574] Erinnerung umfasst dabei eine wechselseitige Bezogenheit Gottes und der Menschen und bedeutet sowohl das Gedenken des Gottes an sein Volk, womit die heilschaffende Zuwendung Gottes an Israel gemeint ist, als auch das Gedenken des Volkes an seinen Gott, was vor allem die Umkehrbewegung Israels zu Jahwe und seinem Gebot ausdrückt.[575] Das Judentum steht demnach unter der bedingungslosen Aufforderung sich zu erinnern. Für die Tora stellen insbesondere der Exodus und die Gesetzgebung am Sinai Kernpunkte für die Konstruktion einer gemeinsam erinnerten Vergangenheit dar.[576] Primärer Erinnerungsort sind die jüdischen Feste, die wesentlich als Gedächtnisfeste zu verstehen sind. Diese anamnetische Kultur Israels beeinflusste auch das Christentum in besonderer Weise. Eine zentrale Rolle für die alttestamentlich-jüdische sowie die frühchristliche Ausprägung eines kulturellen Gedächtnisses spielt dabei die Schrift. Nach Jens Schröter beschreibt das Gedächtnis in Bezug auf die biblischen Schriften das Phänomen, dass sich sowohl die israelitisch-jüdische als auch die frühchristliche Gemeinschaft durch Akte des Erinnerns auf Erfahrungen der Vergangenheit beziehen und so eine kulturelle Identität ausbilden beziehungsweise sich einer solchen vergewissern.[577] In der jeweiligen Gegenwart von Jüdinnen und Christen bilden die Schriften ein zentrales Erinnerungsmedium. Ebenso wie im Judentum ist auch im Christentum das Erinnern eine elementare Handlung des Glaubens. Christliche Glaubenspraxis wurzelt im Gedächtnis Jesu Christi. Sie bezieht sich auf seine Person und Praxis als Erinnerung an seine Verkündigung der Gottesherrschaft.[578] Im Neuen Testament wird die Erinnerung an Jesus explizit mit der paulinischen Abendmahlsüberlieferung (1 Kor 11) verknüpft.[579]

574 Neuhaus 2001 – „Erinnerung“ als Brückenkategorie, 72.
575 Vgl. Neuhaus 2001 – „Erinnerung“ als Brückenkategorie, 72.
576 Vgl. Schröter 2000 – Art. Gedächtnis II, 525.
577 Vgl. Schröter 2000 – Art. Gedächtnis II, 525.
578 Vgl. Arens 2003 – Anamnetische Praxis, 49.
579 Vgl. Schröter 2000 – Art. Gedächtnis II, 525. Der Begriff „ἀνάμνεσις“ ist im Neuen Testament viermal belegt, wovon drei Stellen im Kontext der Abend-

Ein Kernelement der christlichen Glaubensauffassung ist die Anamnese, die als geschichtliches Eingedenken in der Aufforderung Jesu am Vorabend seines Todes „das tut zu meinem Gedächtnis“ (Lk 22,19; 1 Kor 11,24 f.) kulminiert.[580] Vornehmliche Vollzugsformen des Erinnerns als anamnetische Glaubenspraxis sind nach Edmund Arens das Erzählen, Bezeugen und Bekennen, das Feiern sowie das teilnehmende und teilende Mitleiden.[581] Das Bekenntnis als spezifisch anamnetisch ausgerichtete Handlung des Glaubens bringt dabei die Kernpunkte der jeweiligen Erinnerungsgemeinschaft verdichtet und verbindlich zum Ausdruck und geschieht insbesondere in ritueller Form im Gottesdienst in Verkündigung, Gebet und Mahl: „Beim Gottesdienst feiern geht es gleichfalls um eine anamnetisch orientierte Handlung des Glaubens, in der die Glaubensgemeinschaft ihrer Gründung gedenkt, die Grunddaten ihrer Glaubensgeschichte erzählend erinnert sowie verkündigend festhält und vergegenwärtigt. […] Gottesdienst feiern ist ein performatives Geschehen, ein rituelles Erinnern und Vergegenwärtigen, eine Praxis der Erinnerung und Hoffnung.“[582]

Jan Assmann bezeichnet Ritus und Fest aus kulturwissenschaftlicher Perspektive als die primären Organisationsformen des kulturellen Gedächtnisses und führt als exemplarischen Beleg dieses kulturellen Gedächtnisses die Erinnerungskultur Israels an,[583] indem er festhält: „Die Vätergeschichte, Exodus, Wüstenwanderung, Landnahme, Exil sind solche Erinnerungsfiguren, wie sie in Festen liturgisch begangen werden und wie sie die jeweilige Gegenwartssituation beleuchten.“[584] Dieses von Assmann als kulturelles Gedächtnis bezeichnete Phänomen begründet und erhält die Identität einer Gruppe, indem es sich auf prägende Erfahrungen und bestimmte Erinnerungsfiguren der normativen Vergangenheit bezieht. „Das ‚kulturelle‘ Gedächtnis umfasst den Überlieferungsbestand an Texten,

mahlseinsetzung stehen (1 Kor 11,24; 1 Kor 11,25; Lk 22,19), wogegen die vierte (Hebr 10,3) beschreibt, dass Jesus durch sein Selbstopfer die bloße Erinnerung im jüdischen Sühneopfer überboten habe. Vgl. Pangritz 2003 – „Solches tut zu meinem Gedächtnis“, 233.

580 Vgl. Neuhaus 2001 – „Erinnerung“ als Brückenkategorie, 74. Am Beispiel der markinischen Passionsgeschichte hat Thomas Hoffmeister-Höfener die Einbindung der neutestamentlichen Passionsgeschichte zur anamnetisch-narrativen Kultur des biblischen Israel aufgezeigt. Vgl. Hoffmeister-Höfener 1993 – Die vergessene Klage.

581 Vgl. Arens 2003 – Anamnetische Praxis, 51.

582 Arens 2003 – Anamnetische Praxis, 53.

583 Vgl. Assmann 1992 – Das kulturelle Gedächtnis, 56–59.

584 Assmann 1992 – Das kulturelle Gedächtnis, 52.

Bildern, Kunst- und Bauwerken, Liedern, Riten, Bräuchen usw., welche den Erinnerungs- und Identifikationsraum einer Kultur bilden."[585] Vom kulturellen Gedächtnis unterscheidet Assmann das kommunikative Gedächtnis als das, was einer Generation an konkreter Geschichte gegenwärtig ist, das heißt Erinnerungen, die der Mensch mit seinen Zeitgenossen teilt und die etwa drei bis vier Generationen umfassen.[586] Wenn das individuelle Gedächtnis verloren geht, ist neben dem kommunikativen Gedächtnis auch die Stabilität von kollektiven religiösen Gedächtnisinhalten zunehmend gefährdet, da die Weitergabe von identitätsstiftendem Wissen nicht mehr gewährleistet ist. Diese Lücken im Erinnerungsprozess sind Hindernisse, wenn es um das Herausbilden von Identität geht.[587] Norbert Reck bewertet vor diesem Hintergrund den Verlust der christlichen Erinnerungstraditionen durch verschiedene Formen des Vergessens als Bedrohung der christlichen Identität und betont: „Das Vergessen dieser Praxis und des Schicksals ihrer Träger wäre nicht weniger als die Widerlegung der christlichen Hoffnung."[588]

Grundsätzlich gilt es deshalb, den kirchlichen Auftrag als Erinnerungs- und Erzählgemeinschaft ernst zu nehmen, damit demenzkranke Menschen, ihre Erfahrungen und Erinnerungen nicht verloren gehen.[589] Denn folgt man Peter Pulheim und Christine Schaumberger, steht die Kirche als Erinnerungs- und Erzählgemeinschaft auf dem Spiel, wenn demenzkranke Menschen und ihre Erfahrungen in Gemeinden und theologischen Texten fehlen: „Menschen mit ‚Demenz' erinnern die christliche Erinnerungs- und Erzählgemeinschaft daran, wie schwer und wie bedroht das Erinnern, wie mühsam und zermürbend das Kämpfen gegen das Vergessen, wie gefährdet die Erinnerung an die Jesusbewegung, wie gefährlich das Suchen nach untergegangenen oder dem Vergessen preisgegebenen Erinnerungen ist. An und durch Menschen mit ‚Demenz' kann die Kirche lernen, als Erinnerungs- und Erzählgemeinschaft wirksam zu werden."[590] In ihrer Gedächtnis-Bezogenheit vollzieht sich die christliche Glaubenspraxis in einer Erinnerungsgemeinschaft, und diese Gemeinschaft bezieht von ihrer wesensmäßigen Verfasstheit Menschen mit eingeschränktem Gedächtnis und nicht mehr zur Reflexion fähigem Erinnerungsvermögen mit ein.

585 Assmann 2000 – Art. Gedächtnis I, 524.

586 Vgl. Assmann 1992 – Das kulturelle Gedächtnis, 50.56.

587 Vgl. Sutter, Rehmann 2003 – Ins Leben rufen, 32.

588 Reck 2003 – Sich erinnern, 294.

589 Vgl. Pulheim, Schaumberger 2011 – Bekehrung von Seelsorge und Theologie, 137 f.

590 Pulheim, Schaumberger 2011 – Bekehrung von Seelsorge und Theologie, 138.

In Bezug auf die wesensmäßige Verfasstheit des Christentums als Erinnerungsreligion muss also zwischen individueller und kollektiver Erinnerung unterschieden werden. In Bezug auf Alzheimer-Erkrankungen stellt David Keck gegen die Aufforderung, dass sich der Mensch selbst erinnert, den Bundesgedanken als Möglichkeit passiver Erinnerung und überführt die christliche Kategorie des Gedächtnisses in eine soteriologische und ethische Perspektive.[591] „But we are not simply what we remember. We are also what others remember of us, especially what God remembers. The Old Testament witness clearly identifies human existence with being remembered."[592] Nicht auf die theologische, sondern auf die anthropologische Stellvertretungsmöglichkeit des Erinnerns verweist Geertje-Froken Bolle und vertritt die These, dass Erinnern nicht dem individuellen Menschsein zugeordnet werden muss: „Die Gemeinschaft, vertraute Menschen [...] erinnern sich für den, der vergisst, – der Einzelne kann von dieser Erinnerung getragen werden, wenn das Erinnern für sie oder ihn nicht mehr möglich ist."[593] Andrea Fröchtling verweist darüber hinaus auch auf das Potential eines ekklesiologischen Ansatzes als Erinnerungsaufgabe der Kirche und eines soziozentrischen Ansatzes, der sich auf die soziale Obligation bezieht, die mit dem Gedächtnis derer korreliert, die selbst in der Fremde auf Hilfe angewiesen waren.[594] Die gebotene Erinnerungshandlung beinhaltet Fröchtling zufolge ein solidarisches Eingedenk-Sein dieser Menschen: „Als ›Witwen‹ und ›Waisen‹, als selbstverständlicher Teil des Leibes Christi und als subjekthafte ›Objekte‹ göttlichen Gedenkens sind und bleiben Menschen mit Demenz integraler Teil einer Erinnerungsreligion, die nicht nur aus dem *pro nobis*, sondern auch aus dem *extra me* heraus lebt, liebt, glaubt und hofft."[595] Auch wenn die menschliche Erinnerung bruchstückhaft geworden ist, bleiben Menschen Teil des Leibes Christi und sie bleiben leiblich verbunden mit der Erinnerungs-, Erzähl-, Glaubens-, Handlungs- und Lebensgemeinschaft Kirche.[596]

Diese differenzierten Lösungsansätze stellen übereinstimmend das passive Gedächtnis ins Zentrum theologischer Demenzreflexionen und

591 Vgl. Keck 1996 – Forgetting Whose We Are, 43 ff.70 ff.

592 Keck 1996 – Forgetting Whose We Are, 43.

593 Bolle 2006 – Vergessen und Erinnern, 15.

594 Vgl. Fröchtling 2008 – „Und dann habe ich auch noch den Kopf verloren...", 171. Fröchtling bezieht sich ihrerseits auf Eileen Shamy und Christof Hardmeier. Vgl. Shamy 2003 – A guide to the spiritual dimension of care; Hardmeier 1992 – Die Erinnerung an die Knechtschaft.

595 Fröchtling 2008 – „Und dann habe ich auch noch den Kopf verloren...", 172.

596 Vgl. Fröchtling 2008 – „Und dann habe ich auch noch den Kopf verloren...", 176.

erweisen sich gerade darin als ertragreich für die theologische Demenzdebatte. Über die primär anthropologische Kategorie des passiven Gedächtnisses hinausgehend, ist meines Erachtens des Weiteren auch in ekklesiologischer Perspektive zu überlegen, inwiefern Menschen mit Demenz nicht nur Objekte der kirchlichen Erinnerungspraxis werden können, sondern selbst Subjekte des religiösen Gedächtnisses sind und damit einen Beitrag für die Erinnerungsgemeinschaft leisten können. Ein Ansatz könnte diesbezüglich in einer leibphänomenologischen Begründung der Erinnerungsfähigkeit liegen. Wenn, wie Edmund Arens und Jan Assmann formulieren, die Reproduktion der religiösen Identität sowie die Weitergabe von identitätsstiftendem Wissen primär im Ritus und in den religiösen Festen erfolgen, kann am Beispiel Demenz überlegt werden, ob diese Formen des kollektiven Erinnern prinzipiell auch eine leibliche Ebene der Erinnerung beinhalten, also nicht grundsätzlich auf Sprache und Kognitionsvermögen beschränkt sein müssen. Beispielsweise umfasst die Feier von Gottesdiensten auch eine leibliche Ebene, an die gerade im Kontext von Demenz verstärkt angeknüpft werden kann. Sie wird ganz besonders im Abendmahl und beim Segen spürbar, aber auch beim Singen, Beten und sogar bei der Auslegung biblischer Texte spielen leibliche Dimensionen eine Rolle.[597] Auf leiblicher Ebene ist auch Menschen mit Demenz ein Bezug zu den erinnerten christlichen Identitätsmarkern möglich, und zugleich erweisen sie sich damit als Reproduzenten des christlichen Gedächtnisses, selbst wenn das aktive verbale Bekennen und Bezeugen nicht mehr möglich ist. Dann müssten in der kirchlichen Praxis demenzkranke Menschen nicht mehr nur noch als Objekte des passiven Gedächtnisses betrachtet werden, sondern vielmehr sind ihre Erfahrungen in die kirchliche Erinnerungs- und Erzählgemeinschaft einzubinden und Menschen mit Demenz als Subjekte der kirchlichen Glaubens-, Erinnerungs- und Auslegungspraxis ernst zu nehmen.[598] Es bleibt demnach die Aufgabe bestehen, Themenkomplexe wie Leiblichkeit, Passivität und Externität vor dem Hintergrund von Demenz im Rahmen von Theologie und Kirche neu zu diskutieren und in Bezug auf den wesensmäßigen Gedächtnisbezug des Christentums zu erörtern. Eine Leibphänomenologie

---

597 Vgl. Kapitel 6.1.1. Perspektive der Gottebenbildlichkeit – Gottesdienst feiern, Kapitel 6.1.3. Perspektive der Beziehung – Bibliolog, Kapitel 6.1.4. Perspektive der Leiblichkeit – leiblich-rituelle Seelsorge wiederentdecken.

598 Vgl. zum Verständnis des Menschen mit Demenz als Subjekt der Auslegung Kapitel 6.1.3. Perspektive der Beziehung – Bibliolog erleben.

hätte folglich im Kontext von Demenz nicht nur eine anthropologische Bedeutung, sondern auch eine ekklesiologische Relevanz.[599]

5.3. Zusammenfassung

Dieses Kapitel verfasste Perspektiven für die Konzeption eines theologischen Demenzparadigmas. Den Ausgangspunkt dafür bildete eine spezifisch christliche Anthropologie, die bereits in Kapitel 4. erarbeitet wurde. In Anlehnung daran wurde davon ausgegangen, dass sich das menschliche Sein aus christlicher Sicht in verschiedenen Perspektiven vollzieht, wobei im Folgenden die Gottebenbildlichkeit, die Fragmentarität, die relationale Verfasstheit, die Leiblichkeit und die abschiedliche Existenz als Grundkategorien angenommen wurden. Diese fünf Perspektiven stellten die Grundprinzipien für die Konzeption eines theologischen Demenzparadigmas dar. In Kapitel 5.1.1. wurde zunächst das Paradigma in Perspektive der Gottebenbildlichkeit thematisiert. Für diese Perspektive ist entscheidend, dass das Menschsein mit Demenz nicht durch bestimmte ontologische und kognitive Eigenschaften definiert ist, sondern durch die Gottesbeziehung, die sich in der Bestimmung jedes Menschen zu seinem Ebenbild erweist und das Leitbild für poimenische Beziehungsräume ist. Das Kapitel 5.1.2. strebte in der Perspektive der Fragmentarität ein theologisches Demenzparadigma an, das die prinzipielle Fragmentarität des Menschen anerkennt und demenzkranke Menschen in ihrem gebrochenen Sein als vollwertige Individuen betrachtet, ohne ihre Bruchstückhaftigkeit als zu behebenden Mangel zu therapieren. Das theologische Demenzparadigma wurde in Kapitel 5.1.3. durch die Perspektive der Beziehung ergänzt. Aus christlicher Sicht ist die relationale Bestimmung von Menschen mit Demenz nicht von der Fähigkeit abhängig, aktiv Beziehungen eingehen zu können, so dass davon ausgegangen wurde, dass ihre fortschreitende äußerliche Beziehungslosigkeit keine letztgültige Relevanz hat. Das Kapitel 5.1.4. deutete unter der Perspektive der Leiblichkeit die leibliche Existenz von Menschen mit Demenz als Grunddimension des menschlichen Daseins sowie als zentrales Erlebens-, Orientierungs- und Beziehungsorgan und als Möglichkeit des personalen Selbstvollzugs, da sich das leibliche Spüren als präreflexiv und unabhängig von kognitiven

599 Vgl. zur leibphänomenologisch orientierten Anthropologie im Kontext von Demenz Kapitel 4.2. Die Person als affektiv betroffenes Subjekt – Hermann Schmitz' leiborientierte Phänomenologie sowie Kapitel 5.1.4. Perspektive der Leiblichkeit.

Fähigkeiten erweist. Die Achtung vor dem Menschen als Leib mit seinen unterschiedlichen leiblichen Bedürfnissen wurde als eigenständiges Prinzip der Demenzbetrachtung ernannt. Abschließend wurde in Kapitel 5.1.5. die abschiedliche Perspektive als Grundkategorie eines theologischen Demenzparadigmas aufgezeigt. In diesem Zusammenhang bleibt festzuhalten, dass demenzkranke Menschen in einer abschiedlichen Existenz leben und in zunehmender Selbstentfremdung. Entgegen der Zukunftslosigkeit der verbreiteten Demenzparadigmen beinhaltet ein theologisches Demenzparadigma auch eine eschatologische Dimension, die im Vertrauen auf eine eschatologische Identität wurzelt, nach der die demenzielle Existenz keine letztgültige Bedeutung hat und die endgültige Seinsform von Menschen mit Demenz noch offen ist.

Das Potential des theologischen Demenzparadigmas liegt insgesamt darin, in Form einer nicht defizitorientierten Wahrnehmung von Personen mit Demenz ein Modell für den praktisch-theologischen Kontext zu konzipieren sowie den gesellschaftlich vorherrschenden Demenzparadigmen ein weiteres Beurteilungsmodell gegenüberzustellen und insofern einen interdisziplinären Demenzdiskurs zu fördern. Im Hinblick auf die praktischen Konsequenzen folgt aus den benannten Grundperspektiven des theologischen Paradigmas ein respektvoller Umgang mit der Demenzkrankheit in poimenischer und ethischer Perspektive. Ausgehend von den verschiedenen Perspektiven eines theologischen Demenzparadigmas können im Kapitel 6. Impulse für die poimenische Begleitung von Menschen mit Demenz formuliert werden.

Das zweite Themenfeld dieses fünften Kapitels stellte in Kapitel 5.2. die Reflexion des Demenzphänomens in Bezug auf die Relevanz und Grenzen der wesensmäßigen Verfasstheit des Christentums als Gedächtnisreligion dar. Es wurde festgehalten, dass das Gedächtnis wesentlicher Bestandteil der jüdisch-christlichen Tradition ist und die Anamnesis einen Grundbegriff des christlichen Glaubens bildet. Vor diesem Hintergrund wurde die These erörtert, nach der das Phänomen Demenz als exemplarische Anfrage an die Identität des Christentums als erinnerungs- und logosorientierte Religion bewertet wird. Es wurde festgehalten, dass die Kirche am Phänomen Demenz lernen kann, als kollektive Erinnerungs- und Erzählgemeinschaft wirksam zu werden. Hier wurde sowohl die Kategorie des passiven Gedächtnisses reflektiert als auch gefragt, inwiefern Menschen mit Demenz nicht nur Objekte der kirchlichen Erinnerungspraxis werden können, sondern selbst Subjekte des religiösen Gedächtnisses darstellen. Eine leibphänomenologische Begründung der Erinnerungsfähigkeit wurde diesbezüglich als ein möglicher Ansatzpunkt bewertet.

6. Poimenische Konsequenzen

Die Begleitung von Menschen mit Demenz stellt eine besondere Herausforderung für die seelsorgerliche Praxis und die poimenische Theoriebildung dar.[600] Urte Bejick fragt in diesem Zusammenhang: „Ist das eigentlich ‚Seelsorge' – mit einem dementen alten Menschen zwanzig Minuten auf dem Gang auf und ab gehen, alte Bilder betrachten, auf denen er – vielleicht? – eine alte Kirche erkennt, mit ihm alle Strophen von ‚Geh aus mein Herz' singen, obwohl er diese gar nicht mehr versteht?"[601] Die Frage, die sich mit diesem Beispiel stellt, ist nicht nur, ob wir es in diesem Fall mit Seelsorge zu tun haben, sondern wenn sie positiv beantwortet wird auch, ob es sich hier um eine der Demenz angemessene Form der Seelsorge handelt? Die Möglichkeit, mit Hilfe der Sprache zu kommunizieren sowie kognitiv-reflektierend das eigene Leben zu betrachten und in einen größeren Zusammenhang zu stellen, nimmt mit dem Fortschreiten der Demenzerkrankung immer stärker ab, so dass sich in Bezug auf die Seelsorgepraxis die Frage stellt, inwiefern sich Verständigungs- und Seelsorgeformen verändern können, damit eine Beziehung trotzdem möglich ist. Das Beispiel bringt pointiert zum Ausdruck, dass die seelsorgerliche Begleitung im Kontext von Demenz grundlegend auch nach dem Proprium der Seelsorge fragt. In diesem Zusammenhang ist am Phänomen Demenz auch die Gültigkeit und Reichweite der klassischen poimenischen Theoriebildung zu untersuchen.

Im ersten Teil dieses Kapitels werden in Kapitel 6.1. zunächst Grundperspektiven der Seelsorge im Kontext von Demenz aufgezeigt. Den Perspektiven des theologischen Demenzparadigmas, nämlich Gottebenbildlichkeit, Fragmentarität, Leiblichkeit, Beziehung und Abschied, werden exemplarische poimenische Handlungsfelder zugeordnet. Damit soll gezeigt werden, dass die gewählten Perspektiven unmittelbare praktische Konsequenzen beinhalten und positive Auswirkungen auf die Praxis des Umgangs mit demenzkranken Menschen haben. In Kapitel 6.1.1. wird in der Perspektive der Gottebenbildlichkeit die Feier des Gottesdienstes als

600 Vgl. Kapitel 1. Einleitung: Demenz – eine praktisch-theologische Herausforderung; Kapitel 2.7. Demenz in kybernetischer Perspektive.

601 Bejick 2005 – Seelsorge mit dementen Menschen, 118.

Seelsorgegeschehen thematisiert, insofern sie durch Wort und Sakrament Gottes Zuwendung zum Menschen als seinem Ebenbild darstellt. Kapitel 6.1.2. setzt sich in Perspektive der Fragmentarität mit den Möglichkeiten und Grenzen einer biographieorientierten Seelsorge mit Menschen mit Demenz auseinander und fragt nach demenzgerechten Formen einer lebensgeschichtlich orientierten Seelsorge. In der Perspektive der Beziehung wird in Kapitel 6.1.3. der Zugang des Bibliologs als seelsorgerliches Beziehungsgeschehen reflektiert sowie nach Rahmenbedingungen, Ressourcen und Vollzugsformen des Bibliologs im Kontext von Demenz gefragt. In Perspektive der Leiblichkeit werden in Kapitel 6.1.4. leiblich-rituelle Formen von Seelsorge ermittelt, die das Leibgedächtnis unmittelbar ansprechen und eine Seelsorgebeziehung auch jenseits von Sprache ermöglichen. Abschließend werden in Kapitel 6.1.5. in der Perspektive des Abschieds Formen der Begleitung Sterbender und ihrer Angehörigen diskutiert. Die verschiedenen praktisch-theologischen Überlegungen sind damit nicht als beliebige Methodensammlung zu verstehen, sondern es soll an ihnen exemplarisch gezeigt werden, dass die gewählten theoretischen Perspektiven eines theologischen Demenzparadigmas unmittelbare praktische Konsequenzen haben. Das heißt, sie haben positive Auswirkungen auf den Umgang mit demenzkranken Menschen. Seelsorge ist gerade auch ein Vermittlungsprozess. Sie wird durch meine Haltung als Seelsorgerin spezifiziert, das heißt, indem ich das ausgeführte Menschenbild für mich annehme und danach handle.

Kapitel 6.2. thematisiert die Relevanz und die Grenzen von kerygmatisch, therapeutisch und soziologisch orientierten Seelsorgekonzepten im Kontext von Demenz und untersucht in diesem Zusammenhang die Fragestellung, inwiefern klassische Seelsorgedefinitionen den Bedürfnissen von Menschen mit Demenz gerecht werden.

6.1. Grundperspektiven der Seelsorge im Kontext von Demenz

Das Ziel dieses Kapitels ist die Konzeption von seelsorgerlichen Beziehungsformen für Menschen mit Demenz auf der Grundlage der im vorhergehenden Kapitel formulierten Grundperspektiven eines theologischen Demenzparadigmas, das heißt es werden exemplarische Seelsorgeformen in der Perspektive Gottebenbildlichkeit, Fragmentarität, Beziehung, Leiblichkeit und Abschied aufgezeigt. Diese poimenischen Perspektiven sollen in diesem Kapitel an spezifischen Seelsorgeformen exemplarisiert werden. Die christlich-theologischen Beschreibungsdimensionen für demenzkranke Personen bieten den Bezugspunkt für ein theologisches Demenzparadigma und damit auch die Grundlage für die poimenische Praxis.[602] Hierbei handelt es sich freilich um ein Fokusmodell, in dem Seelsorgebeziehungen aus Systematisierungsgründen vorrangig einer theologischen Dimension zugeschrieben werden. Das hat zur Folge, dass sie theologisch dadurch immer auch verengt werden. Neben inhaltlichen Gründen sprechen auch darstellerische Aspekte für diese Vorgehensweise. Als alternative Gliederungsform wäre es auch möglich, die Seelsorge mit Menschen mit Demenz nach Demenzphasen zu ordnen, wobei auch hier die Übergänge fließend sind.[603] Auch eine Anordnung nach spezifischen Perspektivendominanzen gegenwärtiger Seelsorgekonzepte in primär biblische, therapeutische oder soziologische Ansätze erscheint zunächst möglich, allerdings kommen einseitig verkündigende, beratende oder gesellschaftlich-kontextuell ausgerichtete Konzepte im Kontext von Demenz überwiegend an ihre Grenzen, so dass diese Gliederungsebenen letztlich nicht überzeugen.

6.1.1. Perspektive der Gottebenbildlichkeit – Gottesdienst feiern

Die Perspektive der Gottebenbildlichkeit wirkt sich in entscheidendem Maße auf den Seelsorgekontext aus und erweist hier ihre besondere Relevanz. Die Seelsorge als Begegnung von Mensch zu Mensch ist dazu aufgefordert, dem demenzerkrankten Menschen in der Gewissheit zu begegnen, unter der Anrede Gottes zu stehen und auch als Hilfebedürftiger zu seinem Ebenbild geschaffen zu sein. Christliche Seelsorge verfügt über vielfältige Möglichkeiten und Rituale wie Segnung, Salbung, Gebet und die Feier des Gottesdienstes, die dem Menschen Gottes Zuwendung im Leben mit Demenz zusprechen und das Geschaffensein zu seinem Ebenbild spürbar machen. Grundsätzlich erweist sich das Imago-Dei-Konzept als Leitbild jeder poimenischen Beziehung. Exemplarisch für die Vielzahl von seelsorgerlichen Handlungsfeldern wird in diesem Kapitel der Gottesdienst als besonderer Zuspruch der Gottebenbildlichkeit thematisiert. In der Feier des Gottesdienstes im Kontext von Demenz erweist sich eine unmittelbare Relevanz und Bewährungsprobe dessen, was es heißt, als Imago Dei angesprochen und gewürdigt zu werden.

---

602 Vgl. Kapitel 4. Demenz in anthropologischer Perspektive; Kapitel 5. Perspektiven für die Konzeption eines theologischen Demenzparadigmas.

603 Vgl. Kapitel 2.4. Demenz in pflegerischer Perspektive; Kapitel 3.1.5. Demenzphasen; Kapitel 3.3.2. Phasen der Aufarbeitung.

Gott spricht im Gottesdienst Menschen mit und ohne Demenz sein rettendes und heilswirksames Wort zu. In diesem Zusammenhang muss die inhaltliche Bestimmung des Gottesdienstes durch das Evangelium von Jesus Christus auch für Gottesdienste mit Menschen mit Demenz Verwirklichung finden.[604] Dabei kommt es sehr darauf an, dass nicht ausschließlich der kognitive Inhalt des Evangeliums (fides quae) gebraucht wird, sondern dass im Gottesdienst das Evangelium selbst (fides qua) erfahrbar gemacht wird.[605] Der lutherische Gottesdienst ist primär Werk Gottes, das heißt der katabatische Aspekt dominiert und ermöglicht erst den anabatischen Vorgang. Der Gottesdienst ist demnach ein Wirken Gottes am Menschen, das auch dann Gültigkeit hat, wenn die aktive Beziehungs- und Antwortmöglichkeit abnimmt und sogar wenn das Menschsein auf reine Passivität reduziert ist. Menschen mit Demenz sind Teil der gottesdienstlichen Gemeinde – auch sie gehören zum Leib Christi.[606] Demenzkranke Menschen sind Ebenbilder Gottes, sie sind von Gott Angeredete, selbst dann wenn sie nicht mehr antworten könnten. Das gottesdienstliche Geschehen erweist sich in diesem Zusammenhang als theologische Bewährungsprobe der dogmatischen Aussage von der Ebenbildlichkeit jedes Menschen. Hier zeigt sich die Bedeutung und Tragfähigkeit des theologischen Demenzparadigmas in der Perspektive der Gottebenbildlichkeit mit der entscheidenden These, dass sich der Mensch in seiner Existenz von Gott her definiert. Das heißt, dass das Menschsein nicht an bestimmte ontologische Eigenschaften und kognitive Verstandesleistungen gebunden ist, sondern an Gottes Beziehung zum Menschen.[607] Das, was Hans-Martin Rieger im Fokus der Angewiesenheit als theologische Basiskategorie im Hinblick auf das Alter sagt, hat seine Gültigkeit insbesondere auch im Hinblick auf Demenz: Dement sein heißt, rechtfertigungstheologisch expliziert, dass sich im Vollzug des Lebens konkretisiert und auch radikalisiert, wozu sich der Glaube immer zu bekennen befleißigt: „auf Gott ganz und gar angewiesen zu sein. Im Lichte

604 Vgl. zum reformatorischen Gottesdienstverständnis u. a. Bieritz 2004 – Liturgik, 446–474; Grethlein 2001 – Grundfragen der Liturgik, 88–107; Arnold 2004 – Theologie des Gottesdienstes, 231–317.

605 Vgl. Ziemer 2008 – Seelsorgelehre, 111. Ziemers hier auf den Seelsorgekontext bezogene Unterscheidung des Gebrauchs des Evangeliums hat seine Relevanz insbesondere auch für den Gottesdienst.

606 Vgl. Depping 2008 – Altersverwirrte Menschen seelsorgerlich begleiten, 82.

607 Vgl. Kapitel 4.4. Der Mensch als Ebenbild Gottes – Wilfried Härles schöpfungstheologisch begründete Anthropologie und Kapitel 5.1.1. Perspektive der Gottebenbildlichkeit.

dieses Glaubens können Widerfahrnisse und Begrenzungen als Hinweis auf die heilsame Angewiesenheitsstruktur geschöpflichen Daseins verstanden werden."[608] Diese dem Menschen notwendige Gottesbeziehung erfährt der Mensch unter anderem bei der Feier des Gottesdienstes. Das gottesdienstliche Geschehen vermittelt durch Wort und Sakrament Gottes Zuwendung zum Menschen als seinem Ebenbild. Neben der Dimension der Gottebenbildlichkeit beinhaltet der Gottesdienst zugleich auch einzelne Elemente der Perspektiven der Leiblichkeit, der Beziehung, der Fragmentarität und des Abschieds.

- Der Gottesdienst ist Andreas Odenthal zufolge immer auch die Darstellung des gebrochenen Menschen und nicht die verharmlosende Inszenierung des Schönen. Die symbolische Erfahrung im Gottesdienst vollzieht sich in der Feier der Glaubenshoffnung, die eine Spannung aufbaut zwischen den Sinnerfahrungen und den negativen Kontrasterfahrungen des Lebens und der im Glauben gefeierten Hoffnung des Menschen.[609] Liturgie symbolisiert also auch die Bruchstückhaftigkeit des Menschen.
- Der Glaube und die gottesdienstliche Feier lassen sich nach Karl-Heinrich Bieritz in fundamentaler Weise als Beziehungsgeschehen verstehen und bestimmen. Der christliche Glaube gewinnt seine Gestalt und Wirklichkeit in einer neuen Beziehung zu Gott, zu den Mitmenschen, zur mitgeschaffenen Umwelt und zum eigenen Selbst.[610]
- Das rituelle und symbolische gottesdienstliche Handeln verweist neben der Gottebenbildlichkeit zugleich auch auf die Perspektive der Leiblichkeit. Nach 1 Kor 6,20 ist die Leiblichkeit der Ort der Gegenwart Gottes und seiner Verherrlichung. Gerade angesichts körperlicher und kognitiver Veränderungen und Verlusten ist die Frage nach dem leibhaften Vollzug des Gottesdienstes neu zu stellen.[611]
- Gottesdienste mit Menschen mit Demenz finden in einer abschiedlich-eschatologischen Dimension statt. Wort und Sakrament beinhalten auch einen eschatologischen Ausblick auf das Reich Gottes und damit eine heilende Dimension, sofern sie auf Gottes Zusage vertrauen, dass Krankheit und Tod nicht das letzte Wort haben.[612] Die Liturgie stellt

608 Rieger 2008 – Altern anerkennen und gestalten, 118.
609 Vgl. Odenthal 2003 – Liturgie als Ritual, 230–232.
610 Vgl. Bieritz 2004 – Liturgik, 251.
611 Vgl. Rieger 2008 – Altern anerkennen und gestalten, 129.
612 Vgl. Härle 2005 – Menschsein in Gesundheit und Krankheit, 428.

die gefährdete, kranke und gebrochene Identität von demenzkranken Menschen in den Horizont der Ostererfahrung.

6.1.1.1. Gottesdienst als Seelsorgegeschehen

Der Gottesdienst ist zugleich ein individuelles und kollektives Geschehen, denn der Einzelne kommt in seiner individuellen Lebenssituation sowohl als Mensch vor Gott in den Blick als auch als Teil einer Gemeinschaft.[613] Die gegenwärtige Lebenssituation wird im Gottesdienst in den Horizont des christlichen Glaubens gestellt. Menschen werden aus ihrer Isolation und Einsamkeit herausgelöst und in die Gemeinschaft und das Gottesdienstgeschehen mit eingebunden. Insofern erfüllt das Gottesdienstgeschehen auch seelsorgerliche Ansprüche.[614] Die Atmosphäre eines Gottesdienstes besitzt eine ganz eigene Qualität und kann bei Menschen mit Demenz ein Gefühl der Heimat, des Vertrauten und der Gemeinschaft hervorrufen, selbst wenn sie dem Geschehen auf kognitiver Ebene nicht mehr folgen können.[615] Menschen ab dem mittleren Demenzstadium haben wenig Energie und Konzentrationsvermögen für Einzelgespräche. Ein Gottesdienst kann für sie eine besonders geeignete Beziehungsform sein – in einer Gruppe schauen Menschen einander an, sitzen beieinander, kommen sich nahe; das Gefühl der Unsicherheit und des Alleinseins kann in den Hintergrund treten.[616] Ob nun allerdings der Gottesdienst mit seiner liturgischen Darstellung des Evangeliums für eine demenzkranke Person eine relevante lebensbegleitende Funktion und Form der Seelsorge darstellt, hängt schließlich davon ab, welche religiöse Sozialisation sie erfahren hat und in welcher Weise individuelle Brüche liturgisch jeweils adäquate Deutung erfahren haben.[617] Nicht für jeden Menschen mit Demenz ist der Gottesdienst eine sinnvolle Form der seelsorgerlichen Begleitung, und Pastorinnen und Seelsorger können sich nicht darauf verlassen, dass die gottesdienstliche Stimmung bei jedem Teilnehmer und jeder Teilnehmerin das Altgedächtnis auf eine positive Weise anspricht. Bei der gegenwärtigen Generation von demenzkranken Frauen und Männern ist eine konfessionelle Bindung nicht immer prägend gewesen. Es gibt eine große Anzahl alter Menschen, die kirchlich desozialisiert wurden, so dass

613 Vgl. Fröchtling 2008 – „Und dann habe ich auch noch den Kopf verloren…“, 434.

614 Vgl. Dinkel 2002 – Was nützt der Gottesdienst, 215.296 ff.

615 Vgl. Muntanjohl 2005 – Ich will euch tragen bis zum Alter hin, 14.

616 Vgl. Feil, de Klerk-Rubin 2005 – Validation, 103.

617 Vgl. dazu Thomas Klies liturgische Betrachtungen im Hinblick auf das Alter. Klie 2009 – Liturgik, 452 ff.

Kirche vielen fremd ist.[618] Zudem finden sich zunehmend Menschen mit Migrationshintergrund in der Gruppe der demenzkranken Personen mit wiederum heterogenen religiösen und kulturellen Prägungen.[619] Altenheimseelsorger, Pastoren und Angehörige haben allerdings die Beobachtung gemacht, dass auch bei säkularisierten demenzerkrankten Menschen die Ursprungsreligion wieder zu einem wichtigen Identitätsmerkmal werden kann oder sogar kirchlich nicht sozialisierte demenzkranke Menschen das Erleben im Gottesdienst schätzen.

Im Kontext von Demenz ist zu fragen, wie sich die Gestaltung des Gottesdienstes verändern muss, soll er nicht an den Zustand des Gesundseins, an kognitive Verstandesleistungen oder Sprach- und Selbstreflexionsfähigkeit gebunden sein. Oft zeigt sich die Sprachenvielfalt innerhalb der protestantischen Theologie und des protestantischen Gottesdienstes de facto sehr begrenzt, wie insbesondere Andrea Fröchtling darlegt: „Als Angehörige einer *Logos*-Religion suchen Verkündigende, LiturgInnen, TheologInnen und Seelsorgende nach Worten, die göttlichen Logos begreifen lassen."[620] Ein solcher Zugang, der vornehmlich das Wort in den Mittelpunkt des gottesdienstlichen Geschehens stellt, erschwert das gottesdienstliche Erleben für demenzkranke Menschen oder verhindert es sogar. Insofern führt das Phänomen Demenz auch zu der Frage, inwiefern protestantische Sprachformen vervielfältigt werden können.[621] Bei Gottesdiensten für Menschen mit Demenz ist in der Vorbereitung danach zu fragen, was für einen demenzkranken Gottesdienstbesucher wichtiger Bestandteil des Gottesdienstes ist. Die Liederauswahl, Tag und Uhrzeit des Gottesdienstes und der Rhythmus des Abendmahls spielen für sie eine besondere Rolle. Korreliert man nun das Lebensalter und die biographische Identität von Menschen mit Demenz und bestimmte soziale Milieus, dann bildet sich nach Thomas Klie das Alter und die damit zusammenhängende

---

618 Vgl. Failing 2006 – Altern und Alter in der Gemeinde, 15.

619 Vgl. u. a. Eglin, Huber et al. 2009 – Tragendes entdecken, 70–79. In der spirituellen Begleitung von Migrantinnen und Migranten ist ihre religiöse Sozialisation zu achten. Die Herkunftsprägung tritt bei demenzkranken Menschen wieder deutlich in den Vordergrund, so dass beispielsweise die Verständigung in der Muttersprache wieder wichtiger wird. Daneben kann die demenzielle Erkrankung das Gefühl von Fremdheit verstärken, so dass sich auch gut integrierte Personen wieder als Fremde fühlen können.

620 Fröchtling 2008 – „Und dann habe ich auch noch den Kopf verloren…", 176.

621 Vgl. Fröchtling 2008 – „Und dann habe ich auch noch den Kopf verloren…", 176. Fröchtling bezieht sich hier ihrerseits auf Eileen Shamy. Vgl. Shamy 2003 – A guide to the spiritual dimension of care, 94.

religiöse Sozialisation nicht nur auf der syntaktischen Ebene ab, sondern auch in semantischer und pragmatischer Hinsicht. Das, was Klie hinsichtlich des Alterns beschreibt, ist grundsätzlich auch für Menschen mit Demenz zutreffend. So neigt ein Gottesdienst für diese Zielgruppe nicht nur dazu, den traditionellen Ablauf fortzuschreiben, sondern er fordert auch bestimmte Themen und Grundorientierungen. Hier bezieht sich Klie auf die von David Plüss formulierte „Grundgeste des Bewahrens"[622], die unter anderem an die Bewahrung der narrativen Identität anknüpft, an memorierte Versikel und Responsorien oder dem Kanon bekannter Lieder.[623] Auf diese Weise treten im Gottesdienst biographische Erinnerungen in Kontakt mit einem performativ verfassten Deutungs- und Referenzrahmen und es kann zu einer Identifikation mit der erinnerten und gedeuteten Gottesgeschichte kommen: „In der liturgischen Feier wird Zeit als ästhetisches Artefakt vergegenwärtigt; inszeniert wird eine dramaturgische Abbreviatur vielfältiger Zeiterfahrungen. Das gemeinsame darstellende Handeln im Gottesdienst hält Zeitverläufe präsent, deutet sie im Blick auf die Geschichte Gottes wie auf den Lebenslauf des Menschen und verdichtet sie zur Option auf religiöse Gewissheit."[624] Insofern bietet der Gottesdienst Menschen mit Demenz eine besondere Möglichkeit der rituellen Heimat. Wolfgang Drechsel versteht den Gottesdienst als Schnittstelle von Gottesgeschichte, kirchlicher Überlieferungsgeschichte und persönlicher Lebensgeschichte.[625] Im Rahmen der gottesdienstlichen Liturgie „wird das glaubende Subjekt mit seiner eigenen Lebensgeschichte konfrontiert (z. B. im Confiteor) und begegnet der Gottesgeschichte in verschiedenen Formen – als in kirchlich-doxologische Sprache gefasste Gottesgeschichte in den Gebeten; als konkretem ‚Lehrtext' und als Erzählung in Epistel und Evangelium; als Vergegenwärtigte, Verkündigte und Zugesprochene in der Predigt, worauf es antwortet, indem es sich selbst und seine Lebensgeschichte im Credo in die umfassende Gottesgeschichte mit dem Menschen hineinstellt."[626] Im Gottesdienst wird der Mensch als Imago Dei in die Gottesgeschichte hineingenommen und die personale Identität erscheint im Horizont des Glaubens.

622 Plüss 2003 – Liturgie ist Stilsache, 275–286. Vgl. Klie 2009 – Liturgik, 454 (Anm. 15).
623 Vgl. Klie 2009 – Liturgik, 454.
624 Klie 2009 – Liturgik, 458.
625 Vgl. Drechsel 2002 – Lebensgeschichte und Lebens-Geschichten, 276.
626 Drechsel 2002 – Lebensgeschichte und Lebens-Geschichten, 276.

6.1.1.2. Gottesdienst feiern mit Menschen mit Demenz

Demenzkranke Menschen sind Teil der gottesdienstlichen Gemeinde und des Leibes Christi.[627] Es ist demnach eine zentrale, wenn auch nicht leichte Aufgabe, demenzkranke Menschen nicht auszuschließen, sondern sie am Gottesdienst und Gemeindeleben teilhaben zu lassen. Aufgrund ihrer abnehmenden Aufmerksamkeits- und Orientierungsfähigkeit, aber auch äußerer Bedingungen wie beispielsweise dem Aufenthalt in einem Pflegeheim nehmen sie jedoch am normalen Gemeindeleben selten teil. Seelsorgerliche Angebote werden deshalb überwiegend in Form von Altenheimgottesdiensten und -andachten oder Hausbesuchen durchgeführt. Dennoch sollte Menschen mit Demenz weiterhin die Teilnahme am gemeindlichen Gottesdienst ermöglicht werden. Demenzkranke Personen sind vor allem am Beginn noch sehr mobil und leiden selten unter körperlichen Beeinträchtigungen. Ein Hol- und Bringdienst der Gemeinde und eine ehrenamtliche Begleitung im Gottesdienst, beispielsweise durch Mitarbeiterinnen des Besuchsdienstkreises, könnte sie wieder vermehrt am gemeindlichen Gottesdienst teilhaben lassen. Auch bei einem zielgruppenorientierten Gottesdienst, sei es in einem Pflegeheim, seien es überregionale Gottesdienste für Menschen mit Demenz, ist zu berücksichtigen, dass der Gottesdienst seinem Wesen nach ein integrierendes Geschehen bleibt, in dem Menschen mit und ohne Demenz, Angehörige und Pflegepersonen zusammentreffen. Jeder Gottesdienst, ob mit der ganzen Gemeinde, als spezieller regionaler Gottesdienst für demenzkranke Menschen und ihre Angehörigen oder als seelsorgerliches Angebot in einem Alten- und Pflegeheim, ist dabei in seinem Kern ein gemeindlich und anamnetisch ausgerichtetes liturgisches Ereignis. Dieser Grundgedanke des Gottesdienstes bleibt grundsätzlich erhalten, wenn auch bei der Gestaltung der liturgischen Elemente die besonderen Bedürfnisse von Menschen mit Demenz Berücksichtigung finden müssen. Die veränderten kognitiven Fähigkeiten sollten nicht dazu führen, dass mit demenzkranken Menschen nur noch kleine liturgische Feiern in Form von Andachten begangen werden.[628] Verschiedene Aspekte können für die Feier eines Gottesdienstes mit Menschen mit Demenz gegenüber einer Andacht benannt werden. Nach Klaus Depping sprechen insbesondere folgende Punkte für den Gottesdienst: Der Gottesdienst ist a) altgedächtnis- und biographiefreundlich, da er Kontinuität in einem Dasein voller Diskontinuitäten

627 Vgl. Depping 2008 – Altersverwirrte Menschen seelsorgerlich begleiten, 82.
628 Vgl. Depping 2008 – Altersverwirrte Menschen seelsorgerlich begleiten, 83.

vermittelt, b) durch sein Ordinarium orientierungsfreundlich, c) durch die vertrauten Responsorien aktivierungsfreundlich, d) durch seine musikalisch-liturgischen Elemente führt er zu einer emotionalen Vertiefung und ist von daher emotionsfreundlich.[629] Gegen das Argument des reduzierten zeitlichen Konzentrationsvermögens von Menschen mit Demenz und der darauf bezogenen Empfehlung der Feier von Andachten ist anzuführen, dass nicht ausschließlich der Zeitfaktor zu berücksichtigen ist, sondern vor allem, was in dieser Zeit geschieht. Die gottesdienstliche Feier mit demenzkranken Teilnehmerinnen und Teilnehmern sollte nicht auf rudimentäre Elemente reduziert werden und kann in seinem vollen liturgischen Charakter durchaus auch in 30 Minuten gefeiert werden.[630]

Gottesdienste mit demenzkranken Menschen bedürfen einer sorgfältigen Vor- und Nachbereitung. Wichtig ist, dass die demenzkranken Gottesdienstteilnehmerinnen und -teilnehmer den Gottesdienst aktiv mitfeiern können. Demente Menschen formulieren ihre Wahrnehmungen oft sehr spontan und die Leiterin des Gottesdienstes ist aufgefordert, diese ernst zu nehmen, aufzugreifen und in den Gottesdienst zu integrieren.[631] Folgende Themenbereiche sollten bei der Vorbereitung Berücksichtigung finden:

a) **Raum:** Wo wird der Gottesdienst gefeiert – in der Kirche, einem Gemeinderaum oder in Räumlichkeiten von Alten- und Pflegeheimen wie Aufenthalts- oder Speiseräumen oder einer eigenen Kapelle? In jedem Gottesdienst ist die Pastorin ist auch Atmosphärengestalterin. Auch in normalen Räumen kann beispielsweise durch einen Altar mit Kreuz, Antependium in der liturgischen Farbe, Bibel, Kerzen und Blumen eine kirchliche Atmosphäre gestaltet werden.
b) **Zeit:** An welchem Wochentag, zu welcher Uhrzeit und zu welchem Zeitpunkt des Kirchenjahres wird der Gottesdienst gefeiert? Gottesdienste haben für viele alte, demenzkranke Menschen das Jahr und die Woche strukturiert und für die heutige Generation demenzkranker Menschen spielt insbesondere der Sonntag im Rhythmus der Woche eine besondere Rolle.[632] Auch im Stadium der Desorientiertheit

629 Vgl. Depping 2008 – Altersverwirrte Menschen seelsorgerlich begleiten, 84.
630 Vgl. u.a. Depping 2008 – Altersverwirrte Menschen seelsorgerlich begleiten, 84.
631 Vgl. Pagel 2007 – Jeder Tag hat seine Würde, 8.
632 Vgl. Schildknecht 2000 – Mit sprechenden Gesichtern, 13. Aus verschiedenen Gründen finden Altenheimgottesdienste meist unter der Woche statt. Der Bruch mit der Gottesdiensttradition früherer Jahre ist insofern problematisch, als nicht

können Gottesdienste weiterhin ein orientierendes und strukturierendes Element sein.

c) **Form:** Welche liturgische Form, Andacht oder Gottesdienst, mit welchen liturgischen Elementen und welchem Thema wird gewählt? In diesem Zusammenhang ist auch zu klären, ob es sich um einen normalen Gemeindegottesdienst oder einen speziellen Gottesdienst für Menschen mit Demenz handelt.

d) **Leitung:** Wer leitet den Gottesdienst? Demenzkranke Menschen sind Teil der örtlichen Kirchengemeinde und gehören zum parochial pastoralen Aufgabenfeld. In Alten- und Pflegeheimen arbeiten daneben teilweise spezielle Altenheimseelorgerinnen und -seelsorger, zu deren Tätigkeitsfeldern häufig auch das Feiern von Gottesdiensten zählt. Darüber hinaus können auch haupt- und ehrenamtliche Mitarbeiterinnen und Mitarbeiter in der Altenpflege gottesdienstliche Feiern gestalten oder etwa auch Gemeindediakone. Es ist hilfreich, wenn der Gottesdienst von einem Team geleitet wird, so dass beispielsweise bewegungsunruhige demenzkranke Menschen individuell betreut werden können und ihre verschiedenen Bedürfnisse Berücksichtigung finden.

e) **Teilnehmerinnen und Teilnehmer:** Wer nimmt am Gottesdienst teil? Grundsätzlich sollte der Gottesdienst ein integratives Geschehen sein, in dem Menschen mit und ohne Demenz, Angehörige, Pflegekräfte und Mitglieder der Kirchengemeinde zusammentreffen. Es ist hilfreich, wenn die Teilnehmerinnen und Teilnehmer persönlich bekannt sind.

6.1.1.3. Gestaltungsspielräume des Gottesdienstes

Die Gottesdienstfeier mit Menschen mit Demenz erweist sich nicht unterschieden von anderen evangelischen Gottesdiensten als katabatisch-anabatisches Geschehen. Demnach bleibt die gottesdienstliche Feier ein responsorisches Erlebnis als Wechsel von Reden und Hören, von Stille und Lobpreis, von Rezeptivität und Produktivität.[633] Der Gottesdienst als Dienst Gottes am Menschen durch Jesus Christus und den Heiligen Geist vollzieht sich auf katabatische, sakramentale beziehungsweise anamnetische Weise in Wortverkündigung, Taufe, Abendmahl, Absolution und

---

einmal mehr der Gottesdiensttag einem zeitlich verwirrten Menschen Orientierung geben kann.

633 Vgl. Arnold 2004 – Theologie des Gottesdienstes, 21.

Segen und eignet dem Menschen Befreiung, Sündenvergebung und ewiges Leben zu. Demgegenüber antwortet der Mensch in Gebet und Lobgesang. Dies ist die anabatische, sakrifizielle oder epikletische Seite des Gottesdienstes, die in ihrem Kern doxologisch ist, das heißt die vom Geist bewegte Gemeinde wird in Gebet und Lobpreis zum Spiegel der Herrlichkeit Gottes.[634] Auch Gottesdienste für demenzkranke Personen bleiben grundsätzlich dialogisch strukturiert. Teilweise führt ein Gottesdienst, der das menschliche Altgedächtnis anspricht, auch dazu, dass demenzkranke Menschen einzelne Sätze und Strophen mitsingen und mitbeten können, obwohl ihr Sprach- und Kognitionsvermögen ansonsten stark reduziert ist. Darüber hinaus ist es auch möglich, dass ein liturgisches Diakonat ausgeübt wird. Einer oder mehrere Menschen sind da, die singen, sprechen und handeln, wo es andere nicht können.[635]

Der Gottesdienst für Menschen mit Demenz folgt demnach grundsätzlich der katabatisch-anabatischen Struktur. In diesem wechselseitigen Geschehen wird ein symbolischer Zeitlauf performiert, in dem Nähe und Distanz, Annäherung und Vergegenwärtigung, religiöses Gefühl und theologische Reflexion Gestalt annehmen.[636] In diesem Zusammenhang weist der Gottesdienst einen anamnetischen Charakter auf. In Anknüpfung an Michael Meyer-Blanck und Olaf Richter erkennt auch Thomas Klie in allen liturgischen Elementen eine anamnetische Struktur: „Danach kann die gesamte Liturgie, Wort- und Sakramentsgottesdienst samt Eröffnung und Sendung als anamnetisches Geschehen verstanden werden. Denn in der symbolischen Konstruktion verschränken sich unter der gottesdienstlich gesetzten Wirklichkeit Erinnerung und Verheißung, Alltags- und Sonntagserfahrung, biographische und heilsgeschichtliche Anamnese. […] Die Liturgie kann gerade auch insofern für ältere Menschen therapeutische Qualität erlangen, als in ihr Vergangenes und Erinnertes durchgearbeitet wird.“[637] Menschen mit Demenz können sich auf diese Weise Gottes

634 Vgl. Arnold 2004 – Theologie des Gottesdienstes, 18–21. Vgl. dazu die klassische Formulierung Luthers in seiner Predigt zur Einweihung der Torgauer Schlosskirche am 05. 10. 1544, dass im Gottesdienst in dieser Kirche „nichts anders darin geschehe, denn das unser lieber Herr selbs mit uns rede durch sein heiliges Wort, und wir widerumb mit jm reden durch Gebet und Lobgesang“. Luther 1544 – WA 49, 588, 16–18.

635 Amt für Gemeindedienst in der Evangelisch-Lutherischen Kirche in Bayern (Hg.) – Impulsblatt 1, 6.

636 Vgl. Klie 2009 – Liturgik, 458.

637 Klie 2009 – Liturgik, 459. Vgl. Meyer-Blanck 1997 – Inszenierung des Evangeliums, 81 ff.; Richter 2005 – Anamnesis.

vertrauensvoller Beziehung erinnern und die Verheißung erfahren, dass sie zu seinem Ebenbild geschaffen sind. Einen anamnetischen Bezug bieten im Gottesdienst auch liturgische Farben und liturgische Gewänder. Sie ermöglichen neben dem auditiven und verbalen Zugang einen visuellen Anknüpfungspunkt und bieten hier insbesondere demenzkranken Gottesdienstteilnehmerinnen und -teilnehmern eine auf das Altgedächtnis ausgerichtete Orientierungsmöglichkeit. Einen durchaus positiven Bezugspunkt bietet hier die liturgische Untersuchung Jens Haverlands, insofern er liturgische Gewänder und Farben als sinnvolles ästhetisches Fundament des Gottesdienstes deutet: „Die gottesdienstliche Zeit ist eine besondere Zeit und gehört durch die verschiedenen Elemente als herausgehobene Zeit vom Alltag kenntlich gemacht. Eine ästhetische Sichtweise auf den Gottesdienst als Gesamtkunstwerk braucht sich nicht nur in der ausgefeilten Rhetorik einer Predigt und im Glanz der Kirchenmusik wieder zu spiegeln, sondern kann auch in besonderer Gottesdienstkleidung und einer erweiterten Aufnahme der entsprechenden liturgischen Tagesfarbe Ausdruck finden.“[638] Die Liturgie, der Gottesdienstraum mit der Gestaltung liturgischer Elemente und die Kleidung des Liturgen sollten daher insbesondere das Altgedächtnis ansprechen. Der Gottesdienstablauf sollte sich am gottesdienstlichen Ordinarium orientieren. Der für das reformatorische Gottesdienstverständnis grundlegende Christusbezug ermöglicht dabei prinzipiell eine große Freiheit für konkrete liturgische Gestaltung.[639] Ein exemplarischer Gottesdienstablauf mit Abendmahl für demenzkranke Teilnehmerinnen und Teilnehmer könnte folgende Gestalt haben:[640]

- Eingangsmusik
- Begrüßung
- Lied
- Psalm 23
- Gloria patri
- Kyrie
- Gloria in excelsis
- Gebet
- Lesung
- Glaubensbekenntnis*

638 Haverland 2007 – Liturgische Gewänder, 38.

639 Vgl. Grethlein 2001 – Grundfragen der Liturgik, 93.

640 Je nach Gruppe und Konzentrationsvermögen können die mit * gekennzeichneten Teile entfallen. Anstatt ganzer Lieder ist es auch möglich, nur einzelne Liedstrophen zu singen und diese öfter zu wiederholen.

- Lied*
- Ansprache*
- Lied
- Abendmahlsgebet
- Vaterunser
- Einsetzungsworte
- Agnus Dei
- Austeilung des Abendmahls
- Dank- und Fürbittengebet
- Segen
- Musik zum Ausgang

Einen besonderen Stellenwert beim Feiern des Gottesdienstes mit Menschen mit Demenz hat das Ordinarium als Wiederholung, die Orientierung bietet.[641] Deshalb ist bei speziellen Gottesdiensten für Menschen mit Demenz zu berücksichtigen, dass sie einem immer gleichen Ablauf folgen, mit festen Liedern und einem immer wiederkehrenden, vertrauten Psalm.[642] Die Liturgie knüpft an das Altgedächtnis an und hat daher eine wichtige Bedeutung und Funktion für Gottesdienste im Kontext von Demenz. Sie sollte deshalb nicht reduziert werden, wenngleich die Ansprache demgegenüber einen geringen Raum einnehmen kann oder sogar ganz wegfallen kann. Im Kontext von Demenz ist eine schlichte Abendmahlsfeier einem Predigtgottesdienst vorzuziehen.

Das Geschehen im Gottesdienst ist für demenzkranke Personen eine Erinnerung und Bestätigung, denn seiner eigenen Form nach ist er auf das Langzeitgedächtnis ausgerichtet. Das **Vaterunser** ist bei christlich sozialisierten demenzerkrankten Personen oft noch präsent wie auch ältere Lieder oder bekannte **Psalmen** und können meistens trotz stark reduzierter kognitiver Fähigkeiten mitgesprochen werden. Die Gestaltung der gottesdienstlichen Elemente ist insbesondere an den Bedürfnissen der demenzkranken Gottesdienstteilnehmerinnen und -teilnehmer zu messen.[643]

---

641 Vgl. Depping 2008 – Altersverwirrte Menschen seelsorgerlich begleiten, 84.

642 Vgl. Muntanjohl 2005 – Ich will euch tragen bis zum Alter hin, 62.

643 Konkrete Gottesdienstentwürfe für Menschen mit Demenz bieten u. a. Diakonie Rheinland-Westfalen-Lippe e.V. (Hg.) 2008 – Ich werde bleiben im Hause des Herrn immerdar; Depping 2008 – Altersverwirrte Menschen seelsorgerlich begleiten, 85–101; Amt für Gemeindedienst in der Evangelisch-Lutherischen Kirche in Bayern (Hg.) 2008 – Ich will euch tragen III; Pagel 2007 – Jeder Tag hat seine Würde; Eglin, Huber et al. 2008 – Das Leben heiligen, 63–72; Gauer 2009 – Du hältst deine Hand über mir; Plote, Tholen 2011 – Für den Augenblick; Lärm 2006 – Taizé-Gebetsstunde für Menschen mit einer schweren Demenz. Darüber hinaus

Als **Lieder** oder Liedstrophen eignen sich vertraute Kirchenlieder. Das Singen der Liedtexte ist dabei nicht nur Ausdruck eines rituellen Empfindens, sondern zugleich konstituieren sich Thomas Klie zufolge Menschen beim Singen im wahrsten Sinne des Wortes auch als Personen (latein. personare – durch etw./jmd. hindurch tönen, widerhallen).[644] Im Kontext von Demenz ist auch auf die besondere Funktion des **Kyrie** im Gottesdienst hinzuweisen. In dieser besonderen menschlichen Grenzsituation kann das Kyrie als ein sinnstiftendes Medium wahrgenommen werden: „Konstellationen, die durch ihre Ausweglosigkeit und Endgültigkeit gekennzeichnet sind und demzufolge einen starken Assimilationsgestus fordern, sind schon aus sich heraus offen für die Klage. Das Kyrie-Responsorium kultiviert diesen Affekt im Modus religiöser Kommunikation. Wenn unter Umständen das Ganze der Existenz betroffen ist, dann wirkt eine das personifizierte Erbarmen als Adressaten (Jes 55,7) voraussetzende Klage wie ein liturgisches Antidepressivum. In der Namensnennung artikuliert sich eine religiöse Gewissheit, die um das fürsorgliche Da-Sein Gottes weiß (Röm 8,26).“[645] Der bedrängten Situation von demenzkranken Menschen kann hier Ausdruck verliehen werden. Dazu tragen auch die **Gebete** bei, für die sich im Kontext von Demenz besonders auch vertraute Liedtexte mit Gebetscharakter eignen. Das **Fürbittengebet** hat für demenzerkrankte Frauen und Männer oft einen besonderen Wert, da ihnen trotz ihrer lebenspraktischen Einschränkungen hier die Möglichkeit eröffnet wird, für andere Menschen einzutreten wie beispielsweise für Familienmitglieder oder Pflegepersonen.[646]

Die gottesdienstlichen **Lesungen** sollten sich auf kurze, vertraute Texte in der Lutherübersetzung beziehen oder zumindest eine bekannte Thematik ansprechen. Grundlage für kurze **Ansprachen** können bekannte oder besonders bildhafte Bibelverse sein. Auch Symbole wie Wasser,

---

existieren vielfältige Entwürfe für Gottesdienste mit kranken Menschen, mit alten Menschen und in Altenheimen. Vgl. u. a. Maurer 2008 – Bleibe bei uns, Herr; Muntanjohl 2005 – Ich will euch tragen bis zum Alter hin; Muntanjohl 2009 – Du sammelst meine Tränen in deinen Krug; Peglau, Prey et al. 2006 – Gottesdienste im Altenheim; Peglau 2008 – Gottesdienste im Altenheim 2; Plieth 2008 – Gnade ist bunt; Sauter 2007 – Du zeigst mir den Weg zum Leben; Pechmann 2007 – Durch die Wintermonate des Lebens, 32–51; Schildknecht 2000 – Mit sprechenden Gesichtern; Gärtner 2006 – Menschen im Alter verstehen und begleiten, 123–137; Schwarz 2009 – Gottesdienste mit alten Menschen; Domay 2005 – Gottesdienste feiern mit Kranken.

644 Vgl. Klie 2009 – Liturgik, 462.

645 Klie 2009 – Liturgik, 464.

646 Vgl. Depping 2008 – Altersverwirrte Menschen seelsorgerlich begleiten, 86.

Blumen oder Licht können Ausdrücke für Gott, den Glauben und die Hoffnung werden. Vorrangig geht es in jeder Form der Ansprache weniger um theoretische Glaubenswahrheiten und intellektuelle Auseinandersetzungen, sondern darum, die verschiedenen Differenzerfahrungen durch die krankheitsbedingt veränderten Lebenserfahrungen aufzunehmen und einen konkreten Halt des Menschen durch den Glauben zu gewähren.[647] Diesbezüglich hat Wilhelm Gräbs Hermeneutik des Gottesdienstes und der Predigt als religiöse Lebensdeutung auch im Kontext von Demenz insofern eine liturgische und homiletische Relevanz, als sie nach Gräb beiderseits einen Raum eröffnen, der die Einzelnen in der Sinnvergewisserung ihres Lebens trägt und einen Raum stiftet für die religiöse Selbstthematisierung ihrer individuellen Subjektivität.[648] In Bezug auf die Predigt heißt das: „Wie da von Gott und der Geschichte, welche die Bibel von ihm erzählt, zu reden ist, so nämlich, daß unsere Einstellung zum Leben Festigkeit und Orientierung erfährt und unsere Vorstellung vom Leben trotz aller Gefährdungen und Selbstgefährdungen eine hoffnungsvolle Perspektive gewinnt, das hat die Predigt als religiöse Rede, in einer gegenwärtigen Hörern und Hörerinnen plausiblen Weise, zu artikulieren."[649] Es gilt demnach auch die Krisen des eigenen Daseins wahrzunehmen, zu verstehen und zu deuten vor dem Hintergrund des konkreten Lebenskontextes. Bezüglich der Form und des Inhalts muss sich die Ansprache dem demenziell bedingt veränderten Wahrnehmungs- und Verarbeitungsvermögen anpassen. In der Praxis hat es sich als hilfreich erwiesen, im gesamten Gottesdienst nur einen thematischen Fokus zu setzen. Beispielsweise ist es möglich, sich auf ein einzigen Symbol zu beziehen, das sich durch die Liturgie und eine kurze und darauf konzentrierte Ansprache gleichermaßen zieht, um auf diese Weise demenzkranke Menschen inhaltlich nicht zu überfordern. Grundsätzlich ist die Zusage Gottes kein ausschließlich verbaler Vorgang. Nicht nur vor dem Hintergrund von Demenz sind Symbol und Ritual als dem Wort gleichwertige gottesdienstliche Kommunikationsformen anzuerkennen. Denn die Wirklichkeit Gottes lässt sich grundsätzlich nur in Form von Symbolen darstellen und diese müssen erlebt werden. Das Gottesdienstgeschehen kann die Sinneswahrnehmung eines Menschen auf ganz verschiedene Weise ansprechen, durch Anfassen, Schmecken, Riechen und Berühren wird die Gegenwart Gottes auf unterschiedliche Weise spürbar.

647 Vgl. Schildknecht 2000 – Mit sprechenden Gesichtern, 15.
648 Vgl. Gräb 2000 – Lebensgeschichten, 148.
649 Gräb 2000 – Lebensgeschichten, 151.

Die gottesdienstliche Feier mit Menschen mit Demenz ist ein integratives Erleben, das zugleich leibliches, seelisches und geistiges Empfinden ermöglicht und verschiedene Möglichkeiten bietet, dem individuellen Glauben Ausdruck zu verleihen. Insbesondere Rituale vermitteln in einem Leben voller Diskontinuitäten geistige Heimat.

Das **Abendmahl** sollte deshalb ein Kernelement des Gottesdienstes im Kontext von Demenz darstellen. Von vielen demenzkranken Menschen kann es oftmals mit großer Konzentration und Ruhe empfangen werden.[650] Hilfreich ist, das Abendmahl in der von früher vertrauten Weise zu feiern. Überwiegend ist älteren demenzkranken Menschen das Abendmahl mit Wein und Oblaten bekannt. Auch die Liturgie sollte nicht verkürzt werden. Früher wurde das Abendmahl nur selten im Kirchenjahr begangen: Karfreitag und Buß- und Bettag sind traditionelle Festtage, an denen im Gottesdienst Abendmahl gefeiert wurde. Dennoch eignet sich das Abendmahl besonders bei Menschen mit Demenz als festes gottesdienstliches Element. In der Abendmahlsfeier im Kontext von Demenz kommt sowohl die diakonische als auch die eschatologische Dimension des Mahls besonders zum Ausdruck.[651] Denn das Abendmahl ist für demenzkranke Menschen eine im Moment leiblich erfahrbare Zuwendung und es öffnet eine Zukunft, in der die gegenwärtige Fragmentarität überwunden wird. Die Abendmahlsfeier rückt die Krankheit, das bruchstückhaft gewordene Leben und die bedrohte Existenz in die Perspektive des Gottesverhältnisses.[652] Jürgen Roloff zufolge bündeln sich im Abendmahl vor allem drei zentrale Motive und Impulse der Jesus-Überlieferung: „die *Betonung des Liebes- und Heilswillens Gottes* als Ausgangspunkt des gottesdienstlichen Geschehens, die *Zuwendung zum Menschen in seiner leib-seelischen Ganzheit* als dessen Ziel und das *dienende Dasein Jesu für die Menschen* als dessen tragende Kraft."[653] Christian Grethlein betont vor diesem Hintergrund,

650 Vgl. Gärtner 2006 – Menschen im Alter verstehen und begleiten, 74. Im Hinblick auf die Vorbereitung des Abendmahls sind verschiedene praktische Fragen zu klären, zum Beispiel, ob die am Abendmahl teilnehmenden Menschen in der Lage sind, Brot oder Hostie zu essen beziehungsweise Wein oder Traubensaft zu schlucken, ob aus einem Kelch oder Einzelkelchen getrunken wird oder in Form der Intinktio gefeiert wird und wie konfessionsverschiedene oder konfessionslose Gottesdienstteilnehmerinnen und -teilnehmer an der Abendmahlsfeier beteiligt werden.

651 Vgl. Roloff 1990 – Gottesdienst und Herrenmahl, 203–208; Grethlein 2001 – Grundfragen der Liturgik, 61.

652 Vgl. Klie 2009 – Liturgik, 461.

653 Roloff 1990 – Gottesdienst und Herrenmahl, 201.

dass gerade in der Situation physischer Not in der Abendmahlsfeier ein den Leib umfassender Zuspruch des Evangeliums in unersetzlicher Weise zum Ausdruck komme. Traditionell ist deshalb das liturgische Handeln an Kranken mit einer Abendmahlsfeier verbunden.[654] Das Abendmahl stellt vor diesem Hintergrund eine helfende und heilvolle Zuwendung Gottes zum Menschen dar. Dabei hat das Abendmahl grundsätzlich einen anamnetischen Charakter. Denn Gott erinnert sich unser im Abendmahl als schöpferische, versöhnende und bewahrende Kraft.[655] Im Mahl kommt die gemeinsame Verbindung mit der in Christus vollzogenen Gemeinschaft zum Ausdruck.[656] Nach Wilfried Härle ist das Abendmahl „die symbolische Anteilhabe an dem Menschen gewordenen und durchs Leiden hindurchgegangenen Christus, d. h. die Teilhabe am ‚Leib Christi'."[657] Das Abendmahl als Lebensangebot Gottes offenbart einem Menschen mit Demenz seine geschöpfliche Bestimmung, Ebenbild Gottes zu sein, und spricht ihm auf leiblich-rituelle Weise zu, im Gegenüber und in Beziehung zu Gott geschaffen zu sein. Daneben beinhaltet es einen eschatologischen Bezugspunkt, der einen Hoffnungsaspekt auf eine zukünftige, nicht durch Krankheit eingeschränkte Existenz beinhaltet.

Neben dem Abendmahl wird göttliche Kraft und Beziehung besonders auch im Akt der **Segnung** erfahren. Hier empfiehlt sich der den meisten Menschen vertraute Aaronitische Segen. Die Geste des Segens ermöglicht einen Kontakt mit Blicken und Händen. Blickkontakt und Berührung begleiten den Segen – bei kleinen Gruppen kann die Kraft des Segens durch

654 Vgl. Grethlein 2001 – Grundfragen der Liturgik, 320.

655 Vgl. Bieler, Schottroff 2007 – Das Abendmahl, 232. Die Anamnese wird hier als wechselseitige Erinnerung aufgefasst. Insbesondere die Vorstellung vom Erinnern als körperliche Aktivität hat auch für die Abendmahlsfeier im Kontext von Demenz seine Relevanz. Vgl. Bieler, Schottroff 2007 – Das Abendmahl, 239: „Erinnerndes Mitgefühl geschieht im Hören, im Beten, im Essen und Trinken. Es ist eine körperliche Aktivität, die nicht nur darin aufgeht, dass den Geschichten von Erlösung gelauscht wird; sie umfasst vielmehr alle Sinne. Wir versammeln uns mit unseren wirklichen Körpern, die eine Unzahl von Erinnerungen enthalten, um den Abendmahlstisch, an dem wir Wein trinken und Brot essen. Durch dieses Essen und Trinken dürfen wir bruchstückhaft schmecken, sehen und riechen, worum es bei der *basileia* geht: Um ein fröhliches Fest, das alle satt macht und bei dem wir die Geschichten unseres Lebens und unserer Körper nicht verstecken müssen." Vgl. zur Anamnese Kapitel 5.2. Demenz als Anfrage an das Wesen des Christentums als Gedächtnisreligion – Relevanz und Grenzen einer erinnerungsorientierten Religion.

656 Vgl. Grethlein 2001 – Grundfragen der Liturgik, 64.

657 Härle 2007 – Dogmatik, 558 f.

Handauflegen individuell spürbar werden. Segnende Seelsorge kann dann durchaus eine therapeutische Wirkung haben.[658] Beim Segen fließen die tragenden theologischen Elemente im Umgang mit Menschen mit Demenz zusammen: Der Mensch erfährt die Gewissheit, zum Ebenbild Gottes geschaffen zu sein, und durch die Beziehung erhält er Identität und Würde. Segen schafft in herausgehobener Weise Nähe und damit wird die Segnung zum grundlegenden seelsorgerlichen Geschehen in der Begleitung von Menschen mit Demenz.[659]

In Gottesdiensten ist immer wieder zu beobachten, dass Menschen, die scheinbar jeden Kontakt zur Welt, zu sich selbst und nahen Menschen verloren haben, sich vom gottesdienstlichen Geschehen anrühren lassen. Sie werden auf einer Ebene ihres Selbst angesprochen, die tiefer liegt als ihr Intellekt und etwas, das völlig verschüttet schien, kommt wieder zum Bewusstsein.[660] Der Gottesdienst kann bei Menschen mit Demenz ein Gefühl von Angenommensein, Beteiligtsein und Ernstgenommensein auslösen. Als darstellendes Handeln Gottes gewinnt er seine Gestalt und Wirklichkeit in der Beziehung Gottes zum Menschen und offenbart die geschöpfliche Bestimmung des Menschen als Imago Dei.

6.1.2. Perspektive der Fragmentarität – Lebensgeschichten begegnen

Mit der fortschreitenden Erkrankung intensiviert sich die Vergangenheitsorientierung von Menschen mit Demenz. Sie fühlen sich in bestimmte Ereignisse ihres Lebens unmittelbar hineinversetzt und sind emotional betroffen, ohne eine zeitliche Differenzierung zwischen Vergangenheit und Gegenwart vornehmen zu können. Diese lebensgeschichtlichen Erinnerungen sind im Kontext von Demenz selektiv und fragmentarisch. Demenzkranke Menschen nehmen ihre Existenz oft als gebrochen wahr – sie entfremden sich von dem ihnen vertrauten Leben. Andrea Fröchtling weist darauf hin, dass Menschen mit Demenz neben der örtlichen Entfremdung ihre Krankheit vermehrt als innere Exilsituation wahrnehmen, sie fühlen sich von sich selbst und ihrer Biographie entfremdet und ihre Heimat ist

658 Vgl. Schütte 2006 – Würde im Alter, 191.
659 Vgl. zur segnenden Seelsorge 6.1.4.2. Formen leiblicher Seelsorge im Kontext von Demenz.
660 Vgl. Gerber, Kratzsch et al. 2006 – Gottesdienst für Menschen mit Demenz, 114.

verloren gegangen.[661] Ihre Lebensgeschichten zeigen sich bruchstückhaft und auch die biographieorientierte Seelsorge mit demenzkranken Menschen erscheint bruchstückhaft. Vor diesem Hintergrund wird im Folgenden eine fragmentarisch orientierte lebensgeschichtliche Begleitung von Menschen mit Demenz vorgeschlagen, die dem Menschen ohne den Anspruch auf eine vollständige Integrität und eine autonome lebensgeschichtliche Rekonstruktion begegnet. Wenn die Identität des Menschen mit Henning Luther gesprochen im Hier und Jetzt immer Fragment bleibt, geht es in der lebensgeschichtlichen Seelsorge gerade darum, der Biographie des Menschen im Bruchstückhaften zu begegnen und sie in der Hoffnung auf die eschatologisch angekündigte Ganzheit und Vollkommenheit geborgen sein zu lassen. Die lebensgeschichtliche Begleitung von Menschen mit Demenz versteht dann eine in sich geschlossene und integere Ich-Identität nicht als Ziel biographieorientierter Seelsorge. Das führt zu einer empathischen und respektvollen Haltung gegenüber der Biographie eines Menschen mit seinen Brüchen, dem nicht Rekonstruierbaren, ja sogar dem nicht mehr Erinnerten.

6.1.2.1. Funktion und Ziel von lebensgeschichtlicher Begleitung im Kontext von Demenz

Seit Mitte der 1980er Jahre entwickelte sich die Lebensgeschichte zum eigenständigen Thema in der Seelsorge. Wurden die Diskussionen über die Bedeutung biographieorientierten Arbeitens zuvor zumeist innerhalb des Vertreterkreises therapeutischer beziehungsweise beratender Seelsorgepositionen geführt, machte Albrecht Grözinger auf die allgemeine lebensgeschichtliche Perspektive von Seelsorge aufmerksam. In der Seelsorge müsse es um „den Menschen in der ganzen Fülle seines Lebens“[662] gehen, da stets die individuelle Lebensgeschichte im Vordergrund stehe und nicht ausschließlich ein defizienter Modus von Leben.[663] Diese nun lebensgeschichtlich orientierten Seelsorgekonzeptionen rücken die differenzierten individuellen Erfahrungen stärker ins Blickfeld der Seelsorge und bestimmen die Biographiearbeit als einen Grundpfeiler seelsorgerlicher Be-

---

661 Vgl. Fröchtling 2008 – „Und dann habe ich auch noch den Kopf verloren…“, 205 ff.

662 Grözinger 1986 – Seelsorge als Rekonstruktion von Lebensgeschichte, 184.

663 Grözinger 1986 – Seelsorge als Rekonstruktion von Lebensgeschichte, 183: „Wird Seelsorge verstanden als Rekonstruktion von Lebensgeschichte, so ist das Leben als Ganzes Thema der Seelsorge und nicht lediglich ein defizienter Modus von Leben.“

ziehungen. Grözinger versteht in diesem Zusammenhang die Rekonstruktion von Lebensgeschichte als primäre Aufgabe der Seelsorge. Ganz ähnlich knüpft auch der Pastoralpsychologe John Patton am Bedürfnis des Menschen nach Erinnerung und Erinnert-Werden an und bestimmt in diesem Zusammenhang Seelsorge als Erinnerungsarbeit.[664]

In der Rezeption dieser Ansätze und biographieorientierter Seelsorgekonzeptionen liegt den unterschiedlichen Formen von lebensgeschichtlicher Begleitung zumeist ein Konzept zugrunde, das unter den Stichwörtern Rekonstruktion, Lebensbilanz oder Biographiearbeit die Integration der gesamten Lebensgeschichte als Ziel formuliert.[665] Im Hinblick auf Demenz bleibt diesbezüglich festzuhalten, dass eine Biographiearbeit im Sinne einer autonomen Rekonstruktion, in der die einzelnen Ereignisse des Lebens in Form einer Lebensbilanz durchdacht, geordnet und neu bewertet werden, wie unter anderem von Karl Heinz Bierlein und Dietrich Rössler vertreten,[666] weder möglich noch sinnvoll ist. Bei Menschen mit Demenz wird die Vergangenheit nicht mehr vergegenwärtigt, sondern selbst zur Gegenwart, was als „Demenzieller Anachronismus" bezeichnet wird. Erinnerte und reale Situationen verschmelzen miteinander. Demenzkranke Menschen sind in ständiger Beziehung zu ihrer eigenen Lebensgeschichte und sie wird zur bestimmenden Gegenwart.[667] Sie treten mit ihrer eigenen Biographie in Kontakt, indem sie einzelnen Ereignissen begegnen, die sie wiedererleben und teilweise neu betrachten. Dabei liegt der Sinn von lebensgeschichtlicher Begleitung, wie Wilhelm Gräb zu Recht richtigstellt, nicht vorrangig in der

664 Vgl. Patton 1992 – Auf der Grenze zur Vergangenheit.

665 In diesem Zusammenhang wird Grözingers Seelsorgekonzept als Rekonstruktion von Lebensgeschichte zuweilen insofern fehlinterpretiert, als Rekonstruktion als ein aktives Geschehen des Individuums verstanden wird. Grözinger selbst verankert allerdings die individuelle Lebensgeschichte stets in einer kollektiven Lebensgeschichte, die die individuelle Lebensgeschichte übersteige. Vgl. Grözinger 1986 – Seelsorge als Rekonstruktion von Lebensgeschichte, 184: „Christliche Seelsorge wird die Geschichte Gottes mit den Menschen in ihren Horizont einzubeziehen haben." Grözinger zufolge kommt es damit zu einer Horizontverschmelzung von der Geschichte Gottes und der individuellen Lebensgeschichte.

666 Vgl. Bierlein 1994 – Lebensbilanz, 72. Während Bierlein eine Biographiearbeit unter dem Stichwort der Lebensbilanz konzipierte, bezog sich Rössler auf den Rekonstruktionsbegriff. Rössler zufolge ist das Subjekt der Rekonstruktion der Betroffene selbst und das methodische und durchgebildete Gespräch die Weise, den Menschen dabei zu unterstützen. Vgl. Rössler 1973 – Rekonstruktion des Menschen, 400.

667 Vgl. Liedke 2006 – Beziehungsweise, 12.

gelungenen Integration dieser Ereignisse, denn Sinn drückt sich vor allem durch Beziehung und Verbundenheit aus.[668] Die Konstruktion von Sinn als Ganzes übersteigt die Bewältigungsmöglichkeiten von demenzkranken Menschen. In der lebensgeschichtlichen Begleitung von Menschen mit Demenz geht es weder um eine Rechenschaft und Bewertung des Lebens im Sinne einer Lebensbilanz, noch um eine autonome Konstruktion oder Rekonstruktion des Lebens oder Integration von unterschiedlichsten Ereignissen der individuellen Lebensgeschichte, sondern darum, einen Erzählraum zu öffnen.[669]

Sowohl der Rekonstruktions- als auch der Integrationsbegriff können die lebensgeschichtliche Begleitung von Menschen mit Demenz überfordern und biographische Unsicherheiten verstärken sowie in ihrem implizit zugrunde liegenden Anspruch Seelsorgesituationen im Kontext von Demenz überfrachten, wenn die erkrankte Person oder die Seelsorgerin zum Rekonstruktionssubjekt wird. Wenn auch Albrecht Grözinger selbst die Rekonstruktion von individueller Lebensgeschichte in den Horizont der Geschichte Gottes setzt, kann der Rekonstruktionsbegriff doch zu problematischen Rezeptionen führen, indem er auf autonome Selbstkonstruktion, Identitätskongruenz, Sinn oder Selbstvergewisserung ausgerichtet wird. Daneben impliziert die Forderung nach Rekonstruktion zumindest die Annahme der Möglichkeit einer in sich kohärenten und zu einem Ganzen zusammenfügbaren Lebensgeschichte, wobei unberücksichtigt bleibt, dass jede biographische Erinnerung fragmentarisch ist, in der Gegenwart entworfen wird und keine objektive Wahrheit darstellt.[670] Aus diesen Gründen ist meines Erachtens die Anwendung des Begriffes Rekonstruktion für die Seelsorge insgesamt zu überdenken.

Das christliche Anliegen in der biographieorientierten Seelsorge kommt vielmehr durch die Haltung zum Tragen, dass die Suche nach Kohärenz, Sinn und Einheit im eigenen Leben nicht vom Individuum selbst geleistet werden kann und muss. An der Art und Weise, wie Menschen mit Demenz ihrer Lebensgeschichte begegnen, wird exemplarisch deutlich, dass faktisch keine Lebensgeschichte zu einem kohärenten Ge-

---

668 Vgl. Gräb 2000 – Lebensgeschichten, 13.

669 Drechsel beschreibt in diesem Zusammenhang das Ziel der Seelsorge als eine „Eröffnung von Erzählraum". Vgl. Drechsel 2002 – Lebensgeschichte und Lebens-Geschichten, 343. Das Seelsorgegeschehen insgesamt fasst er als ein lebensgeschichtliches Erzählgeschehen auf.

670 Vgl. Trilling, Bruce et al. 2001 – Erinnerungen pflegen, 61: „Jede Geschichte wird mit jedem neuen Erzählen verändert. Vielleicht erfinden wir uns mit jedem Erzählen neu."

samtwerk rekonstruiert und vom Subjekt selbst zu Ende erzählt werden kann. Wolfang Drechsel hebt in diesem Zusammenhang hervor: „In der Frage nach der Lebensgeschichte wird so das Problem des Sich-nicht-selbst-setzen-Könnens des Menschen unter den Bedingungen der Notwendigkeit eigenen Seins und Handelns als selbstständiges Subjekt auf exemplarische und hervorragende Weise zum Thema."[671] Diesbezüglich ist Drechsel zuzustimmen, dass eine Lebensgeschichte im Sinne einer ontologischen Grundlegung nicht existiert: „Es gibt keine ‚Lebensgeschichte, die man hat' im Sinne eines festen Besitzes. Es gibt keine ›Rekonstruktion von Lebensgeschichte‹ durch ein autonomes Subjekt. Und es ist die Frage, ob nicht häufig fragmentarisch Lebensgeschichtliches, also Geschichten aus dem Leben, für die ›ganze Lebensgeschichte‹ stehen können – und umgekehrt."[672] Das Erzählen von lebensgeschichtlichen Ereignissen hat seine Relevanz insbesondere auch im Bruchstückhaften und Fragmentarischen. Eine lebensgeschichtliche Begleitung in der Perspektive der Fragmentarität bezieht sich hier auf Henning Luthers Identitätskonzeption, insofern Luther die lebensgeschichtliche Reflexion in eine religiöse Dimension stellte. Wie bereits umfassend in dieser Arbeit aufgezeigt wurde, formulierte Luther ein Subjektverständnis, das eine dauerhafte Ich-Integrität als erreichbares theologisches Ziel negiert, sondern stattdessen die Fragmentarität als Wesensmerkmal des Menschen benennt und dabei von der Gewissheit ausgeht, dass die eigene Lebensgeschichte durch den Glauben gedeckt ist, dass das individuelle Leben vor Gott nicht gleichgültig und sinnlos ist.[673] Wilhelm Gräb vertritt diesbezüglich die Überzeugung, dass der Mensch im Horizont Gottes zur Selbst- und Lebensgewissheit finden kann, „die auch dann nicht zerbrechen muß, wenn die Erfahrungen, die ich mit mir selbst mache, allen Boden unter den Füßen wegzuziehen drohen. Denn ich weiß dann, meine Identität, der, der ich in Wahrheit bin, resultiert weder aus den von mir selbst verfestigten noch aus den mir von anderen zugeschriebenen Selbstdeutungen. […] Wovon ich immer schon lebe, kommt vielmehr dem Wissen gleich, das nicht ich von mir habe, sondern das Gott von mir hat. An ihm gewinne ich somit teil, nicht indem ich unmittelbar meine Geschichte erzähle, sondern indem ich Gottes

671 Drechsel 2009 – Erinnerung, 208.

672 Drechsel 2002 – Lebensgeschichte und Lebens-Geschichten, 221.

673 Vgl. Luther 1992 – Identität und Fragment, 165; Luther 1992 – Theologie und Biographie, 43. Vgl. zur ausführlichen Darstellung und Auseinandersetzung mit Henning Luthers Identitätskonzeption Kapitel 4.5. Der Mensch als Fragment – Henning Luthers christologisch orientiertes Subjektverständnis und Kapitel 5.1.2. Perspektive der Fragmentarität.

Geschichte in mir erzähle.“[674] Eine solche Geschichte ist auch Gräb zufolge dem Menschen immer nur fragmentarisch zugängliche Lebensgeschichte.[675]

Die Perspektive der Fragmentarität erweist sich somit als Grunddimension der lebensgeschichtlichen Begleitung und seelsorgerlichen Haltung. Gerade weil der Mensch in christlich-theologischer Perspektive seinen Seinsgrund nicht in sich selbst hat, kann er sich nicht durch sich selbst zu einer kohärenten Einheit führen. Die selbstständige Rekonstruktion der Lebensgeschichte und die Überwindung der gebrochenen, fragmentarischen Identität bleiben dem Menschen im Hier und Jetzt versagt und können weder Anspruch noch Aufgabe von christlicher Biographiearbeit und Seelsorge sein. Die theologische Frage nach der Lebensgeschichte setzt unter Bezugnahme auf die Imago-Dei-Konzeption und der relationalen menschlichen Verfasstheit einen anderen Schwerpunkt. Denn die Geschichte eines Menschen steht immer auch in Beziehung zur Lebens- und Liebesgeschichte Gottes – die individuelle Lebensgeschichte geht nicht im Vorhandenen auf, sondern ist in die Geschichte Gottes einbezogen und hat damit einen neuen Bezugspunkt.[676] Aus dieser Beziehung, das heißt coram Deo, ist dem Menschen eine lebensgeschichtliche Kohärenz von außen zugesprochen. Rolf Schieder kommt in Bezug auf die Seelsorge insgesamt zu einem ähnlichen Ergebnis. Unter Bezugnahme auf Henning Luther, Michel Foucault und Søren Kierkegaard knüpft Schieder an der menschlichen Verzweiflung und dem Bedürfnis nach Selbstvergewisserung an und formuliert: „Die eigenen, inneren Möglichkeiten erzeugen Angst – das Sich-Gründen in Gott dagegen schafft einen angstfreien Möglichkeitsraum gerade dadurch, daß in ihm die Selbstbegrenzung mitgesetzt ist, wie umgekehrt erst in der Selbstbegrenzung neue Möglichkeiten eröffnet werden.“[677] Rolf Schieders Verständnis der Seelsorge in der Postmoderne als „Sorge um das Selbst-Sein-Können des Einzelnen“[678] erweist sich insbesondere auch für den Kontext von Demenz als tragend, insofern sich bei Demenz das postmoderne Lebensgefühl in Form einer ständigen Verän-

674 Gräb 2000 – Lebensgeschichten, 72 f.

675 Vgl. Gräb 2000 – Lebensgeschichten, 73.

676 Vgl. u. a. Grözinger 1989 – Erzählen und Handeln, 33: „Die Pointe der Trinitätslehre [...] besteht also darin, die Geschichte Gottes mit dem Menschen als eine jeweils aufs neue konkrete und aufs neue aktuelle Geschichte abseits aller metaphysischen Spekulation zu denken und darzustellen. Mensch und Gott kommen als in eine gemeinsame Geschichte verstrickt zur Sprache.“

677 Schieder 1994 – Seelsorge in der Postmoderne, 42.

678 Schieder 1994 – Seelsorge in der Postmoderne, 27.

derung des Beziehungsgefüges und Hervorbringung multipler Identitäten auf eine potenzierte existenzielle Weise ausdrückt. Das Ziel der Seelsorge ist dann, wie Schieder formuliert, den Einzelnen als Verzweifelten auszuhalten und dadurch den Weg von der Verzweiflung zum Sich-in-Gott-Gründen zu ebnen.[679]

Die Identität als kohärente Einheit ist dem Menschen von außen zugesagt und gewinnt durch das Sich-Gründen in Gott Realität. Die Poimenik muss sich dann auf die Frage beziehen, wie die zugesagte Einheit in der Begegnung von Lebensgeschichten wahrnehmbar, hörbar und wirksam werden kann.[680] Im Kontext von Demenz kann sich dieses theologische Anliegen zunächst in einer Aufmerksamkeit gegenüber der individuellen Lebensgeschichte äußern, das heißt, in einer spezifischen Haltung und einem kontinuierlichen Interesse am Leben eines Menschen vor dem Hintergrund der Lebensgeschichte Gottes, so dass eine narrative Interaktion entsteht.[681] Dieser hermeneutische Zugang zielt auf eine sensible Wahrnehmung und Akzeptanz der Vielgestalt konkreter biographischer Erzählungen. Im Kontext von Demenz kann die Seelsorge in lebensgeschichtlicher Perspektive als ein Beziehungsgeschehen betrachtet werden, wobei durch die gemeinschaftliche Begegnung mit der biographischen Gegenwart und Vergangenheit im Horizont der Gottesgeschichte sowie der kollektiven christlichen Lebensgeschichte eine Kongruenz zwischen erinnerter und gegenwärtiger Identität vermittelt wird. Die Seelsorge lebt in der Hoffnung, dass der Mensch seine letztgültige Seinsform in der gegenwärtigen Existenz noch nicht gefunden hat.

Im Hinblick auf Demenz sind die gängigen Konzepte zur Biographiearbeit insofern zu überdenken, als die Erhebung der ganzen Lebensgeschichte keine sinnvolle Voraussetzung oder Ziel einer seelsorgerlichen Begleitung ist, mit anderen Worten es nicht Aufgabe der Seelsorge ist, einzelne lebensgeschichtliche Ereignisse zu durchdenken, zu ordnen und neu zu bewerten und eine Lebensbilanz zu ziehen. Seelsorge in Form lebensgeschichtlicher Begleitung bedeutet vielmehr, in den Augenblick mitzureisen, in dem sich der andere Mensch gerade befindet, und auf diese Weise ohne ein festgelegtes Vorverständnis die Gefühlswelt als Wahrheit zu akzeptieren, die das Gegenüber in diesem Moment vorgibt. Die biographieorientierte Seelsorge begegnet dem Menschen an dem Ort seiner

679 Vgl. Schieder 1994 – Seelsorge in der Postmoderne, 43.
680 Vgl. Drechsel 2002 – Lebensgeschichte und Lebens-Geschichten, 229 f.
681 Vgl. dazu Heinz Streibs narratives Verständnis von Seelsorge als heilsames Erzählen. Streib 1996 – Heilsames Erzählen.

Biographie, den er selbst anbietet, und unterstützt ihn auf der Suche nach sich selbst. Eine lebensgeschichtliche Begleitung ermöglicht dann auch das Selbst-sein-Dürfen von Menschen mit Demenz in all ihrer Bruchstückhaftigkeit.

6.1.2.2. Formen und Ausdrucksmöglichkeiten der biographieorientierten Seelsorge

Bei Menschen mit Demenz erfolgt die Rückschau auf das eigene Leben nicht bewusst und gesteuert, sondern subjektiv und selektiv. Erinnerungen werden beispielsweise ausgelöst durch Bilder, Menschen, Gegenstände, Laute oder Gerüche.[682] Klaus Depping weist darauf hin, dass ein demenzkranker Mensch zwar stark vergesslich ist, sich aber mit Hilfestellungen noch erinnern kann: „Er erinnert sich weniger an das, was gestern und vorgestern war, wohl aber an das, was viele Jahre zurückliegt."[683] Während bei Demenz zunächst das Kurzzeitgedächtnis und später das Langzeitgedächtnis stark eingeschränkt ist, ist das Altgedächtnis erst spät von der Demenz betroffen, demzufolge sich die lebensgeschichtliche Erinnerung auf die früheren Lebensabschnitte wie Kindheit, Jugend und frühes Erwachsenenalter bezieht und zum vorrangigen Thema der seelsorgerlich biographischen Begleitung wird. Bei der lebensgeschichtlich orientierten Begleitung bilden Geschichten aus dieser Zeit einen Schwerpunkt. Themen, über die mit demenzkranken Menschen kommuniziert werden kann, sind vorrangig emotional und lebensgeschichtlich relevante Ereignisse wie beispielsweise Schulzeit, Elternhaus und Familie, Konfirmation beziehungsweise Erstkommunion und Firmung, Feiern von besonderen Festen wie Weihnachten oder Ostern, Hochzeit, Beruf, Urlaube oder eigene Kinder.

Die lebensgeschichtliche Begleitung im Kontext von Demenz besteht vor allem darin, einen Erzählraum für die je individuellen Lebensgeschichten zu öffnen und ihnen mit wertschätzender Aufmerksamkeit zu begegnen egal wie groß oder klein diese Geschichten sind. Wolfgang Drechsel fordert eben dieses narrative Verständnis von biographieorientierter Seelsorge: „Es geht um Lebensgeschichtliches um des Erzählers willen und darum, dass er so viel oder auch so wenig erzählen kann, wie er es in dieser konkreten Situation mit diesem Zuhörer möchte. Und dies beinhaltet: Aufmerksamkeit auf das Banale, Alltägliche, Harmlose –

682 Vgl. Bierlein 1994 – Lebensbilanz, 53.
683 Depping 2008 – Altersverwirrte Menschen seelsorgerlich begleiten, 33.

manchmal vielleicht auch Langweilige, das erzählt wird. Und die Wahrnehmung desselben als Selbstausdruck einer Person in Würde. Bis hin zu den immer wieder erzählten Geschichten bzw. den gebetsmühlenartig wiederholten Erzählfragmenten von Dementen."[684] Im Kontext von Demenz äußert sich biographieorientierte Seelsorge als Mitreise in die Vergangenheit eines Menschen; sie ist meist von kurzer Dauer geprägt und kann sich beliebig oft wiederholen. Sich darauf mit aufrichtigem Interesse einzulassen, ist bereits in sich seelsorgerliches Handeln. In Beziehung zu einem demenzkranken Menschen mit seinen individuellen biographischen Erlebnissen zu treten, erfordert eine biographieorientierte Kommunikation und eine beziehungsfördernde Grundhaltung, die sich auf die Bedürfnisse und Bedingungen demenzkranker Frauen und Männer einlässt. Die biographieorientierte Seelsorge fragt neben der Art der Kommunikation zugleich immer auch nach der seelsorgerlichen Grundhaltung des Zuhörers. Auf grundsätzlicher Ebene lässt sich in Anlehnung an Wolfgang Drechsel eine seelsorgerliche Haltung als eine Liebesrelation beschreiben: Wer sich im Glauben selbst als eine von Gott geliebte Person annimmt, wird die seelsorgerliche Beziehung zu seinen Mitmenschen entsprechend wahrnehmen und gestalten.[685] Hier stellt sich die Frage, in welchem Vorgehen und Verhalten eine solche Liebesrelation im Horizont des Glaubens zum Ausdruck kommt. Helga Lemke weist darauf hin, dass sich eine zugewandte Haltung wesentlich an den von Jesus verwirklichten Grundkriterien Echtheit, Akzeptanz und Einfühlsamkeit misst: „Je stärker der Seelsorger mit sich selbst, d.h. mit seinen Gefühlen und Verhaltensweisen, kongruent ist, je warmherziger er sich dem Ratsuchenden und seinem Erleben zuwendet und je mehr seine Akzeptanz dem Gesprächspartner gegenüber spürbar ist, desto mehr Vertrauen entwickelt sich in der seelsorgerlichen Beziehung."[686] Den Zusammenhang zwischen einer dem Menschen zugewandten Haltung und einer heilsamen Begegnung formulierte insbesondere die klientenzentrierte Gesprächspsychotherapie nach Carl R. Rogers, dessen Theorie in die deutsche Theologie vor allem durch das Pastoral Counseling Einzug erhielt. Grundelemente bei Rogers sind Wertschätzung, Empathie und Echtheit.[687] Im Blick auf Menschen

684 Drechsel 2009 – Erinnerung, 222.

685 Vgl. Drechsel 2009 – Erinnerung, 220.

686 Lemke 1992 – Seelsorgerliche Gesprächsführung, 35.

687 Rogers 1977 – Therapeut und Klient, 19 f. Diese Grundhaltungen sind mit Blick auf die Seelsorge u.a. dargestellt in Baumgartner 1997 – Pastoral-Psychologie, 446–461. Ein anderes hilfreiches Kommunikationsmodell ist daneben das von Friedemann Schulz von Thun. Es wird u.a. von Olivia Dibelius für das Verständnis

mit Demenz können sie in den Begriffen auf folgende Grundhaltungen modifiziert werden: Positive Wertschätzung und emotionale Wärme, Echtheit sowie einfühlendes Verstehen. Diese Haltung in Verbindung mit der von Rogers geprägten nondirektiven Gesprächsführung des sogenannten aktiven Zuhörens lässt Menschen mit Demenz Gesprächsinhalte wesentlich selbst bestimmen. Das lange Zeit praktizierte Realitätsorientierungstraining (ROT) in der Begleitung von demenzkranken Frauen und Männern ist mit einer solchen Grundhaltung unvereinbar, da es den Menschen mit der von der Seelsorgerin wahrgenommenen Realität konfrontiert, anstatt seine Erlebniswelt anzuerkennen.

In der Anfangszeit der Erkrankung ist eine am Gespräch orientierte biographische Seelsorge noch möglich und hilfreich, während die lebensgeschichtliche Erinnerung mit fortschreitender Demenz auf multisensorische Kommunikation angewiesen ist.

6.1.2.2.1. Verbales Erinnern von Lebensgeschichten

Das Erzählen von lebensgeschichtlichen Ereignissen ist ein Modus des Menschen, mit sich selbst in Beziehung zu treten und sich seiner Identität zu vergewissern. Das autobiographische Erzählen gehört zu den Grundformen menschlicher Kommunikation. Die Kernproblematik bei Demenz besteht darin, dass aufgrund von Funktionsverlusten in den Bereichen Denken, Gedächtnis und Sprache der Bezug zur Vergangenheit nicht mehr bewusst erfolgt und nicht mit einem reflektierenden Abstand aus der Gegenwart betrachtet werden kann.

Die verbal orientierte Biographiearbeit wird sich vorrangig auf die ersten Demenzphasen beziehen, da es bei Demenz in sprachlicher Hinsicht zu einer Komplexitätsverringerung bezüglich der Rezeption wie auch der Produktion von Sprache kommt bis hin zur reinen Lautproduktion.[688] Der Modus des syntaktischen Sprachgebrauchs muss sich schon zu Beginn der Kommunikation des demenzkranken Menschen anpassen. Aus diesem Grund sollen hier kurz die veränderten Kommunikationsformen im Kontext von Demenz thematisiert werden. Seelsorger müssen sich stets dessen bewusst sein, dass sich die Möglichkeiten des verbalen Ausdrucks dem Erkrankten nach und nach entziehen.[689] Klaus Depping formuliert für die Gesprächspraxis folgende Regeln:[690]

---

von Pflege als Beziehungsgestaltung dargestellt und reflektiert. Vgl. Dibelius, Uzarewicz 2006 – Pflege von Menschen höherer Lebensalter, 101–111.

688 Vgl. Depping 2009 – Demenz, 367.

689 Vgl. Wickel 2009 – Biografiearbeit mit dementiell erkrankten Menschen, 261.

- Die Fähigkeit zum Satzgefüge mit Haupt- und Nebensätzen geht schon im frühen Stadium der Demenz verloren. Die angemessene Syntax ist zunächst ein einfacher Hauptsatz und je weiter die Demenz fortschreitet, desto mehr reduziert sich das Kommunikationsvermögen vom Mehrwort-Satz über den Dreiwort-Satz zum Zweiwort-Satz bis zur satzwertigen Einwort-Kommunikation.
- Die Verarbeitungsprozesse von der Frage bis zur Antwort sind reduziert, so dass viel Zeit für das Antworten-Lassen eingeräumt werden muss.
- Nachfragen haben nur Sinn, wenn sie aus dem Altgedächtnis heraus beantwortet werden können und sich auf die frühen lebensgeschichtlichen Ereignisse beziehen.
- Es ist notwendig sich zu vergewissern, dass die Frage als aufbauende Suchhilfe empfunden wird und nicht der Eindruck entsteht, dass der Mensch ausgehorcht wird.

Grundsätzlich gilt für jede Verständigung mit Menschen mit Demenz, dass die vermittelte Botschaft auf allen drei Ebenen, das meint verbal, nonverbal, und paraverbal, eindeutig sein muss. Menschen mit Demenz reagieren sehr sensibel darauf, wenn das Gesagte und die Körpersprache nicht übereinstimmen. Doppelte Botschaften verunsichern sie. Darüber hinaus begünstigen bestimmte Gesprächsmethoden die Verständigung, da Aussagen oft ungeordnet und scheinbar zusammenhangslos wirken. Einfaches Nachfragen kann helfen, Äußerungen besser zu verstehen. Menschen mit Demenz verwenden diese Methode selbst oft, da die ständige Vergewisserung ihnen hilft, sich im eigenen Gefühlslabyrinth zurechtzufinden. Vor allem ist es wichtig, demenzkranke Personen überhaupt zu hören und Sprachformen wahrzunehmen, die primär gar nicht als Sprache beachtet werden, wie beispielsweise einzelne, wiederholte Laute, Seufzer, Stöhnen, Gemurmel, Schreien oder Wimmern.[691] In der Kommunikation ist es wichtig, demenzkranke Frauen und Männer als Subjekte wahrzunehmen und sie in ihrer Art der Kommunikation zu Wort kommen zu lassen.[692]

Die Aufgabe der lebensgeschichtlichen Begleitung in poimenischer Perspektive ist ein mitfragendes Verhalten, das eine wertschätzende und

---

690 Die nachfolgenden Kommunikationsregeln folgen Depping 2008 – Altersverwirrte Menschen seelsorgerlich begleiten, 37; Depping 2009 – Demenz, 369.

691 Vgl. Pulheim, Schaumberger 2011 – Bekehrung von Seelsorge und Theologie, 144.

692 Vgl. Pulheim, Schaumberger 2011 – Bekehrung von Seelsorge und Theologie, 139.

empathische Möglichkeit der Erinnerungshilfe bietet. Martina Kumlehn benennt in Anlehnung an Klara Obermüller als Aufgabe seelsorgerlichen Bemühens, die narrative Identität reziprok und dynamisch zu entwickeln: „Die besondere Herausforderung hinsichtlich eines narrativen Zugangs zum Phänomen Alzheimer besteht genau darin, die innere Welt zu imaginieren, in die die Demenzpatienten hineingleiten und aus der sie selbst nicht mehr berichten können, um so Deutungsmuster anzubieten, die das Unsagbare sagbar, Unsichtbares sichtbar machen."[693] Eine lebensgeschichtlich orientierte Seelsorge versucht auf diese Weise der narrativen Identität des Menschen zu begegnen und auch dem fragmentarischen und selektiven Erinnern Raum zu geben und wertschätzend zu unterstützen.

Während Wer-, Wie-, Wo-, Was-Fragen das autobiographische Erzählen durch bildhaftes Denken fördern, sind allerdings Warum-, Wozu- und Wieso-Fragen zu vermeiden, da sie eine Erklärung provozieren, die Menschen mit Demenz nicht geben können. Sie sind nicht mehr in der Lage, kausal, konditional, konzessiv, komparativ oder final zu denken und ihr Verhalten analytisch zu hinterfragen.[694] Vielmehr ermöglicht eine individuelle und emotional zugewandte Kommunikation, den emotionalen Gehalt einer Botschaft zu verstehen. Hilfreich ist es, die nonverbalen und verbalen Äußerungen des Gesprächspartners zu benennen.[695] Neben einem offenen mitfragenden kommunikativen Verhalten ist für ein Gespräch mit demenziell erkrankten Menschen über ihr Leben hilfreich, das Gesagte zu wiederholen, umzuformulieren und Verben der bevorzugten Sinneswahrnehmung des Gesprächspartners zu verwenden. Eine beziehungsfördernde Grundhaltung und ein Interesse an den individuell erzählten lebensgeschichtlichen Ereignissen und Themen, unterstützen einen Menschen mit Demenz trotz abnehmendem Sprach- und Kognitionsvermögen, das Gesprächsthema wesentlich selbst vorzugeben. Eine biographieorientierte Seelsorge versucht nach Traugott Roser diesbezüglich, zu erkennen welche Lebensbereiche für den Menschen besonders wichtig waren und sind, inwiefern diese Lebensbereiche durch den Krankheitsprozess beeinträchtigt sind, wie die aktuelle Situation gedeutet wird und welche spirituellen Ressourcen zur Bewältigung der aktuellen

693 Kumlehn 2009 – Vom Vergessen erzählen, 202.

694 Vgl. Depping 2008 – Altersverwirrte Menschen seelsorgerlich begleiten, 36.

695 Die Gesprächspsychotherapie nennt dieses Verfahren „Verbalisierung emotionaler Elemente" (VEE). Mit Jürgen Ziemer möchte ich den Ausdruck „spiegeln" in diesem Kontext vermeiden, weil er einen eher formal-technischen Interventionsstil suggeriert. Vgl. Ziemer 2008 – Seelsorgelehre, 157.

Lebenssituation vorhanden sind.[696] Ein Mensch am Beginn der Erkrankung hält sich vorrangig an seinen bisherigen Rollen fest und ein Gespräch verläuft häufig auf der Sachebene. Verbale Kommunikation kann eine gute Zugangsweise für diese Menschen sein, da ein Gespräch vielleicht die Nähe schaffen kann, die sie körperlich nicht zulassen können. Ein seelsorgerliches Gespräch kann helfen, mit der Angst, die Kontrolle über Körper und Gedächtnis zu verlieren und lebensgeschichtlich relevante Rollen nicht mehr zu erfüllen, umzugehen und ein Gefühl der Sicherheit vermitteln. Menschen im mittleren Demenzstadium reagieren dagegen am besten auf Themen, die sich auf Gefühle wie Liebe, Zusammengehörigkeit, Trennungsangst oder Ärger beziehen.[697] Häufig kommt es zu Affektäußerungen, da Aussagen nicht mehr bewusst gesteuert werden können. In diesen Stadien nimmt das Sprachvermögen stark ab und zugleich kommt es zu einer stärkeren Horizontverschmelzung zwischen Gegenwart und erinnerter Vergangenheit, so dass sich im Blick auf eine lebensgeschichtlich orientierte Seelsorge mit fortschreitender Demenz die Notwendigkeit einer multisensorischen Kommunikation zeigt.

In der lebensgeschichtlich orientierten Kommunikation ist es also entscheidend, sich auf die Bedingungen der demenziell erkrankten Gesprächspartnerinnen und Gesprächspartner einzustellen. Neben den individuellen Lebenskontexten sind bei der biographieorientierten Begleitung auch zeitgeschichtliche Bezüge über die gemeinsamen Erfahrungen einer Generation oder Kohorte häufig.[698] Aufgrund dieser teilweise ähnlichen zeitgeschichtlichen Lebenserfahrungen bietet sich neben dem seelsorgerlichen Einzelgespräch im Kontext von Demenz auch das biographische Arbeiten in Gruppen an. Diese, oftmals als Erzählcafé bezeichnete Methode, thematisiert gemeinsame lebensgeschichtliche Bezüge und bietet den einzelnen Teilnehmerinnen und Teilnehmern die Möglichkeit, an die Erfahrungen der Anderen anzuknüpfen.[699]

6.1.2.2.2. Multisensorisches Erinnern von Lebensgeschichten

Die lebensgeschichtliche Begleitung von Menschen mit Demenz bedarf zusätzlicher Hilfestellungen und Kommunikationsformen, wenn die

696 Vgl. Roser 2007 – «Ich habe mich selbst verloren!», 319.
697 Vgl. Feil, de Klerk-Rubin 2005 – Validation, 108.
698 Vgl. Wickel 2009 – Biografiearbeit mit dementiell erkrankten Menschen, 261–263.
699 Vgl. zum Erzählcafé u. a. Bierlein 1996 – Arbeit an der religiösen Biographie, 410; Gieschler 1999 – Leben erzählen, 229–300.301–340.

Sprache als Ausdrucksweise der eigenen Lebensgeschichte versagt. Insbesondere im Kontext von Demenz wird hier deutlich, dass in der biographieorientierten Erinnerung auch Formen multisensorischer und sogar nonverbaler Erinnerung der Lebensgeschichte möglich sind. Die lebensgeschichtliche Begleitung von Menschen mit Demenz zeigt, dass neben der Erzählung als primärem Zugang zur Biographie eines Menschen auch Medien wie Fotos, Musikstücke oder Briefe Möglichkeiten der Erinnerung bieten, und sogar Verhaltensweisen eröffnen Einblicke in das Leben eines Menschen. Jedes Gesicht erzählt seine eigene Lebensgeschichte, auch Stimmen, zarte oder abgearbeitete Hände, Mimik, Gestik oder Bewegungen veranschaulichen unterschiedliche Lebenserfahrungen.[700] Ein Mensch mit Demenz kann Walter Ullrich zufolge nicht nur aus seiner Biographie heraus verstanden werden, nicht erst wenn jedes lebensgeschichtliche Puzzleteil betrachtet und an einem festen Platz eingeordnet ist, sondern auch aus seinem gegenwärtigen Verhalten.[701] Die Lebensgeschichte eines Menschen kann auf vielfältige Weise erzählt werden. Wenn Menschen nicht mehr selbst kommunizieren können, kommt auch der stellvertretenden Erzählung der Lebensgeschichte beispielsweise durch Angehörige eine besondere Relevanz zu, wobei zu beachten ist, dass die erzählten Ereignisse der individuellen Wahrnehmung und Wertung unterliegen. Hier weitet sich die Seelsorge aus lebensgeschichtlicher Perspektive, die von Wolfgang Drechsel als Dreierbeziehung zwischen dem Seelsorger, seinem Gegenüber und dem Rahmen der Seelsorge beschrieben wird,[702] teilweise auf eine Viererbeziehung aus, die auch Bezugspersonen des demenzkranken Menschen in die Seelsorge einbindet und systemische Ansätze nutzt.

Angesichts des abnehmenden Sprachvermögens von Menschen mit Demenz können kreative Erzählweisen in den Vordergrund der lebensgeschichtlichen Kommunikation rücken. Als besonders wirksam für das Erinnern haben sich sogenannte „Trigger“ erwiesen. „Trigger sind Auslöser von mentalen Ereignissen aufgrund eines starken Reizes, der für den Betroffenen Bedeutung hat, zum Beispiel kann das Hören eines bestimmten Musikstücks schlagartig die Stimmung verändern und den Menschen durch Erinnerung in einen Gefühlszustand versetzen, in dem das Musikstück früher einmal in einer bestimmten emotionalisierenden Situation

700 Vgl. Blimlinger, Ertl et al. 1994 – Lebensgeschichten, 32.
701 Vgl. Ullrich 2005 – Sterbebegleitung, 229.
702 Vgl. Drechsel 2002 – Lebensgeschichte und Lebens-Geschichten, 38.

gehört wurde."[703] Medien, die als Trigger eingesetzt werden, sollten einen hohen Erinnerungswert haben. Sie bieten eine sensorische Stimulation unter Berücksichtigung verschiedener Sinneswahrnehmungen. Das können beispielsweise visuelle Erinnerungsstücke aus der persönlichen Lebensgeschichte eines Menschen sein wie Fotos oder auditive Medien wie bestimmte Lieder, Gedichte, Gebete und lebensgeschichtlich relevante Bibelsprüche – etwa der Konfirmationsspruch. Auch die kinästhetische Begegnung mit alten Gebrauchsgegenständen wie Münzen, Kleiderstoffen oder Materialien aus der früheren Arbeitswelt, olfaktorische Erinnerungsschlüssel wie beispielsweise Weihnachtsdüfte, Kaffee, Lavendel und Kernseife und gustatorische lebensgeschichtliche Erinnerungen wie das Schmecken von Lieblingsspeisen und Getränken können die Sinne anregen. Menschen mit Demenz sind in besonderer Weise auf unterschiedliche Erinnerungshilfen angewiesen. Dabei haben sich in der pflegerischen und seelsorgerlichen Begleitung verschiedene multisensorische Formen der Biographiearbeit entwickelt. Beispiele dafür sind die fotografische Kurzbiographie sowie sogenannte Lebensbücher und Erinnerungsboxen.

- Die vom Neurologen Stefan Lorenzl entwickelte Methode der **biographischen Kurzbiographie** versucht mittels Fotos aus verschiedenen Lebenszeiten ein inhaltlich und emotional differenziertes Bild des Menschen aufzuzeigen, das nicht allein auf die Krankheit reduziert ist, und strebt dadurch zugleich danach, die Kontaktaufnahme zu vereinfachen.[704]
- Im pflegerischen Kontext ist die Erstellung und Arbeit mit sogenannten **Lebensbüchern** verbreitet. Jennie Powell beschreibt ein Erinnerungsalbum als Hilfe zum Erinnern im Vergleich zu einem Spazierstock als Hilfe zum Laufen.[705] Es beinhaltet Bilder und schriftliche Kommentare aus wichtigen Momenten im Leben eines Menschen, von der Geburt bis zum gegenwärtigen Zeitpunkt in chronologischer Reihenfolge. Das Erinnerungsalbum hält auf diese Weise lebensgeschichtliche Schlüsselerlebnisse wach und bietet einen Anlass zum gemeinsamen Betrachten und Besprechen.
- Eine haptisch orientierte Begegnung mit der eigenen Lebensgeschichte bieten **Erinnerungsboxen.** Gegenstände von früher wie Kinderschuhe, Spielsachen, Küchengeräte, Schmuck, Werkzeuge, ein Stück des

703 Wickel 2009 – Biografiearbeit mit dementiell erkrankten Menschen, 263.
704 Vgl. Lorenzl 2006 – Fotographische Kurzbiographie.
705 Vgl. Powell 2000 – Care to Communicate, 38 ff.

Brautschleiers oder die Familienbibel können Assoziationen wecken.[706] Neben individuellen Erinnerungsboxen bietet sich auch die Arbeit mit themenspezifischen Symbolboxen an, zum Beispiel zu Kindheit, Schulzeit, Arbeitswelt, Haushalt, Mode, Ausflügen, Garten und Natur oder Festen.[707]

Die verschiedenen biographieorientierten Hilfestellungen unterstützen die lebensgeschichtliche Begleitung von Menschen mit Demenz und bieten ihnen eine Ausdrucksmöglichkeit bei abnehmendem Sprachvermögen. Bei der multisensorischen lebensgeschichtlichen Begleitung geht es nicht vorrangig darum, realitätsorientiertes Wissen um die eigene Biographie wiederherzustellen, sondern die emotionale Situation des autobiographischen Gedächtnisses zu verstehen und damit der Vergangenheit, Gegenwart und Zukunft des demenzkranken Menschen zu begegnen.

6.1.3. Perspektive der Beziehung – Bibliolog erleben

Der Bibliolog kann als ein mehrdimensionales Beziehungsgeschehen verstanden werden und orientiert sich in seiner methodischen Umsetzung konsequent am christlich-relationalen Menschenbild.[708] Der Ansatz des Bibliologs soll deshalb im Folgenden als eine exemplarische poimenische Gestaltungsform des theologischen Demenzparadigmas in der Perspektive der Beziehung aufgezeigt werden.

Die relationale Struktur des Bibliologs wird im Kontext von Demenz in verschiedenen Dimensionen deutlich und zeigt sich insbesondere als individuelle, kollektive und transzendente Beziehungsmöglichkeit. Primär treten Menschen mit Demenz vor dem Hintergrund eines biblischen Texts mit ihren persönlichen Erfahrungen und Gefühlen in Beziehung. Mittels ihrer individuellen Beobachtungen treten sie wiederum reziprok in ein Verhältnis zum Bibeltext und legen ihn dann vor dem Hintergrund ihrer persönlichen Lebensdeutung aus. In Verbindung mit der Textauslegung tritt der Mensch positiv zu sich selbst in Beziehung. Dabei bietet die wertschätzende Grundhaltung im Bibliolog in Verbindung mit der bestätigenden Wiederholung der individuellen Aussagen und dem einfühl-

706 Vgl. Eglin, Huber et al. 2008 – Das Leben heiligen, 52 f.

707 Vgl. Fröchtling 2008 – „Und dann habe ich auch noch den Kopf verloren…", 304 ff.; Shamy 2003 – A guide to the spiritual dimension of care, 150 ff.; Opitz 1998 – Biographie-Arbeit im Alter, 120–131.

708 Vgl. Kapitel 5.1.3. Perspektive der Beziehung.

samen Nachfragen Menschen mit eingeschränktem verbalen Ausdrucksvermögen eine Sprachhilfe und trägt dazu bei, dass sich demenzkranke Personen in ihren Wahrnehmungen, Gefühlen und Äußerungen ernstgenommen und bestätigt fühlen. Dass sie etwas beitragen können, was wichtig und wertvoll ist, gibt Menschen mit Demenz eine positive Lebensgewissheit sowie die Bestätigung, noch etwas Entscheidendes leisten zu können.

Darüber hinaus fördert die Methode des Bibliologs neben dem positiven Selbstbezug als eine zweite Beziehungsebene einen integrativen und egalitären Gruppenprozess, in dem Menschen mit und ohne Demenz als eine gleichwertige Auslegungsgemeinschaft des Bibeltextes in Kontakt treten. Die emotionale Kompetenz von demenzkranken Menschen und ihre Fähigkeit, biblische Geschichten vor dem Hintergrund ihrer eigenen Lebensgeschichte zu deuten, kann im Bibliolog dazu führen, dass das alltägliche Beziehungsgefälle zwischen Personen mit und ohne Demenz in den Hintergrund tritt. Der Bibliolog kann dazu beitragen, Gedanken und Äußerungen von demenzkranken Personen stärker wertzuschätzen und anzuerkennen, denn im Bibliolog zeigt sich exemplarisch, dass demenzkranke Teilnehmerinnen und Teilnehmer trotz ihrer krankheitsbedingten Defizite einen entscheidenden Beitrag leisten können und in ihrem personalen Sein ernst zu nehmen sind. Es ist dementsprechend insofern eine Rollenveränderung möglich, als dass Menschen mit Demenz nicht mehr nur Empfangende sind, sondern auch Gebende: Sie sind kompetente Auslegungssubjekte und können einen wichtigen Beitrag in der Gruppe leisten. Demenzkranke Frauen und Männer werden in diesem Prozess von den Anderen teilweise wieder als Personen wahrgenommen und geachtet. Bibliolog schafft eine Verbindung zwischen Menschen mit und ohne Demenz. Als eine dritte Beziehungsebene kann eine transzendente beziehungsweise spirituelle Dimension des Bibliologs benannt werden, in der sich sowohl der Selbst- als auch der Fremdbezug ereignen. Der Zugang des Bibliologs bezieht sich als hermeneutische Grundvoraussetzung auf die Annahme, dass Gott in der Begegnung zwischen Menschen und biblischen Texten anwesend ist und wirkt, und insofern öffnet jeder Bibliologprozess zugleich immer auch einen transzendent-spirituellen Raum.[709] Theologisch bedeutet dies für den Bibliolog im Kontext von Demenz, dass demenzkranke Menschen als theologische Subjekte ernst genommen werden – sie sind Teil eines spirituell-transzendenten und zwischenmenschlich-immanenten Bezugsraums und keine bezugslosen und gottentfernten

709 Vgl. Pohl-Patalong, Aigner 2009 – Bibliolog: Aufbauformen, 89.

Objekte. Grundsätzlich erweist sich der Bibliolog als ein dreifaches Beziehungsgeschehen zwischen Selbstbezug, Fremdbezug und Gottesbezug vor dem Hintergrund der biblischen Textauslegung.

Neben der Perspektive der Beziehung nimmt der Bibliolog auch auf andere Elemente des theologischen Demenzparadigmas Bezug, wie insbesondere auf die Perspektive der Gottebenbildlichkeit und die Perspektive der Leiblichkeit. Als Haltung erweist sich die Methode als konsequente Umsetzung der Imago-Dei-Vorstellung, denn die Gottebenbildlichkeit des Menschen bildet den hermeneutischen Ansatzpunkt für einen wertschätzenden und ressourcenorientierten Umgang mit den Teilnehmenden. Im Kontext von Demenz bezieht der Bibliolog zudem stärker leibliche Formen der Kommunikation in Form von Gestik, Mimik oder Körperhaltung mit ein und ermöglicht neben der verbal-kognitiven Deutung des Bibeltextes auch eine leibliche Bezugnahme und eine Auslegung durch nonverbale Äußerungen. Die Perspektive der Leiblichkeit gewinnt im Kontext von Demenz auch im Bibliolog an Bedeutung.

6.1.3.1. Der Bibliolog als praktisch-theologischer Zugang

Im Bibliolog steht die Begegnung zwischen Menschen der Gegenwart und dem Bibeltext im Mittelpunkt mit dem Ziel, biblische Texte zu verstehen und in einer Gruppe auszulegen. Die Teilnehmerinnen und Teilnehmer versetzen sich dabei in die biblischen Gestalten hinein und in diesen Rollen füllen sie die „Zwischenräume" der Texte mit ihren Gedanken und gewinnen dadurch einen lebendigen Zugang zu den biblischen Geschichten. Lebensgeschichte und biblische Geschichte treten miteinander in Beziehung und legen sich gegenseitig aus. Im Bibliolog tritt eine Gruppe in einen Dialog mit einem Bibeltext und begegnet diesem Text als einem Raum, in den die Teilnehmenden eintreten können, in dem sie sich bewegen dürfen und in dem sie auf diese Weise unterschiedliche Erfahrungen sammeln können: „Diese Auslegung geschieht als Entdeckung des Textes quasi von innen heraus, indem sie sich in eine Erzählwelt hineinbegeben und bestimmte Perspektiven in der geschilderten Handlung übernehmen. Gestalten aus der biblischen Erzählung werden als Rollenangebote verstanden, mit denen Menschen von heute sich identifizieren und in der Perspektive der Rolle einen biblischen Text erleben können."[710] Der Bibliolog selbst vollzieht sich als eine Abfolge von verschiedenen Szenen und Rollen auf der Grundlage eines biblischen Textes.

710 Pohl-Patalong 2009 – Bibliolog: Grundformen, 26.

Entwickelt wurde diese Methode von Peter Pitzele, einem nordamerikanischen, säkular aufgewachsenen Juden, vor dem Hintergrund seiner psychodramatischen und literaturwissenschaftlichen Ausbildung und Tätigkeit. Den Bibliolog versteht Pitzele als moderne Form der rabbinischen Auslegungsweise des Midrasch, der Fragen aufzeigt, die im Text implizit aufgeworfen, aber nicht beantwortet werden, und vielseitige Antworten erprobt und diese gleichberechtigt nebeneinander gelten lässt.[711] Die rabbinische Hermeneutik unterscheidet zwischen dem „schwarzen Feuer", dem Buchstabengehalt der biblischen Texte, und dem „weißen Feuer" als dem Raum zwischen den Worten.[712] Der Zugang des Bibliologs nimmt auf diese am jüdischen Midrasch orientierte Auslegung Bezug: „Im Bibliolog ist das ‚weiße Feuer' der Ort, am dem die persönliche Lebensgeschichte eingetragen wird und in Kontakt mit dem Text tritt. Die ‚Zwischenräume' zwischen dem ‚schwarzen Feuer' des Textes werden gefüllt aus dem Reservoir der Lebenserfahrungen, die Menschen mitbringen. Das ‚weiße Feuer' beginnt zu lodern. Dies ist aber nicht Selbstzweck, sondern dient dem Verstehen des ‚schwarzen Feuers'."[713] Unterschiedliche Äußerungen und Botschaften bleiben im Bibliolog nebeneinander stehen und werden nicht harmonisiert. Hermeneutisch kann der Bibliolog demnach Uta Pohl-Patalong zufolge „als methodische Radikalisierung des rezeptionsästhetischen Ansatzes"[714] verstanden werden. Die Rezeptionsästhetik lenkt die Aufmerksamkeit auf den deutenden Vorgang zwischen Text und Rezipienten und geht vor diesem Hintergrund davon aus, dass sich die Bedeutung und der Inhalt eines Textes erst im Rezeptionsprozess zeigen.[715] Auch biblische Texte haben demnach keinen feststehenden Skopus, sondern die Auslegung dieser Texte ist grundsätzlich mehrdeutig, jedoch aufgrund des feststehenden Textes nicht beliebig. Die sogenannten Leerstellen beziehungsweise Zwischenräume in einem Text ermöglichen den Hörerinnen

---

711 Vgl. Pohl-Patalong 2006 – Die Gemeinde als Subjekt der Verkündigung, 155. Pitzele selbst bezeichnet seine Methode als Bibliodrama. Da in Deutschland der Begriff „Bibliodrama" jedoch bereits mit einer bereits bestehenden Methode identifiziert wurde, wird Pitzeles Ansatz hier als Bibliolog bezeichnet. Mittlerweile hat sich diese Bezeichnung durch die von Deutschland ausgehende Verbreitung des Bibliologs durchgesetzt. Vgl. zur Gegenüberstellung von Bibliolog und Bibliodrama Pohl-Patalong 2009 – Bibliolog: Grundformen, 39–43; Pohl-Patalong 2008 – Gott im Bibliodrama – Gott im Bibliolog.

712 Vgl. Pitzele 1998 – Scripture windows, 23–28.

713 Pohl-Patalong 2009 – Bibliolog: Grundformen, 92.

714 Pohl-Patalong 2004 – Das schwarze Feuer achten, 358.

715 Vgl. zur Rezeptionsästhetik insbesondere Eco 1998 – Lector in fabula; Iser 1994 – Der Akt des Lesens.

und Hörern, ihre individuellen Erfahrungen in die Deutung und das Verständnis des Textes einzubringen – sie werden selbst zum Subjekt der Auslegung. Während Peter Pitzele mit seiner modernen Variante der rabbinischen Textauslegung als der Urheber des Bibliologs gilt, geht die eigentliche Konzeption als eine einheitliche praktizier- und lehrbare Methode im Kern auf Uta Pohl-Patalong zurück. Sie entwickelte ein homogenes Ausbildungskonzept mit festen person- und ortsunabhängigen methodischen Grundpfeilern und trug damit zur raschen Verbreitung der Methode bei. Insgesamt ist der Bibliolog noch ein recht junger Ansatz. Seit 2004 gibt es regelmäßig Bibliolog-Fortbildungen in deutscher Sprache. Seitdem hat sich der Bibliolog rasant über Länder- und Konfessionsgrenzen hinweg verbreitet.

Wenn auch der Bibliolog im Kontext von Demenz bisher wenig erprobt ist, bietet er von seinem hermeneutischen Grundverständnis und seiner methodischen Durchführung her nach meinen Erfahrungen für diese Zielgruppe eine grundsätzliche Möglichkeit der multiperspektivischen Beziehungsgestaltung. Persönliche Lebensgeschichte, Lebensgeschichten von Menschen aus der Bibel und Gottesgeschichte treten miteinander in Beziehung. Bezogen auf sein Handlungsfeld eignet sich der Bibliolog als eigenständige Gruppenarbeit, als Bibelauslegung mit der ganzen Gemeinde im Gottesdienst oder als eine Einheit innerhalb eines bestimmten thematischen Angebots.

6.1.3.2. Bibliologpraxis im Kontext von Demenz

Eine Demenzerkrankung ist symptomatisch mit einem reduzierten und verlangsamten Kognitions- und Auffassungsvermögen sowie einer verminderten Sprachkompetenz verbunden. Diesen krankheitsbedingten Veränderungen wird der Bibliolog gerecht, insofern im bibliologischen Erleben eine Entschleunigung und Verlangsamung der Wahrnehmung im Mittelpunkt steht. Deshalb kann der Bibliolog in seiner methodischen Umsetzung durchaus den Bedürfnissen von Menschen mit Demenz gerecht werden. Der Text wird schrittweise erkundet, im Detail wahrgenommen und aus unterschiedlichen Perspektiven begutachtet.[716] Die individuellen kulturellen, generationsprägenden und geschlechtsspezifischen Erfahrungen und Deutungsmuster dienen der differenzierten Textauslegung und hier haben auch demenzerkrankte Personen etwas beizutragen.

716 Vgl. Pohl-Patalong 2009 – Bibliolog: Grundformen, 26.

6.1.3.2.1. Rahmenbedingungen und Ressourcen des Bibliologs

Menschen mit Demenz leben in einem direkten Bezug zu ihrer persönlichen Lebensgeschichte und können die biblischen Rollen dadurch meist unmittelbar mit ihren Erfahrungen, Lebensdeutungen und Emotionen füllen. Demenzkranke Teilnehmerinnen und Teilnehmer sind auf der emotionalen Ebene präsent und können deshalb einen tiefgehenden und gleichberechtigten Beitrag im Bibliolog leisten und damit sowohl entscheidend den Auslegungs- und Gruppenprozess mitprägen als auch neue Einsichten erschließen. Sabrina Heinsdorff, Diakonin im Evangelischen Altenhilfezentrum Bodelschwingh-Haus in Borken Westfalen, teilt diese Erfahrung in ihrer Bibliologpraxis im Rahmen von Altenheimgottesdiensten: „Demenziell erkrankte Menschen sind auf der Gefühlsebene ganz präsent, und sie sind dicht bei ihren Gefühlen, auch wenn sie nicht mehr gut in der Realität, wie wir sie sehen, verankert sind. Sie empfinden sehr tief und differenziert, auch wenn sie ihre Gefühle nicht so vielschichtig versprachlichen können, wie sie sie erleben. Menschen mit Demenz filtern und werten in der Regel ihre Antworten nicht (fragen sich also nicht: ‚Was denken die anderen über mich, wenn ich das sage bzw. wenn ich das so sage?‘ oder: ‚Passt das, was ich sagen will, jetzt?‘); vielmehr antworten sie frei heraus.“[717] Im Bibliologgeschehen führt die unreflektierte Wahrnehmung von demenzerkrankten Frauen und Männern und ihre weniger kognitiv orientierte Deutung des Textes zu einer lebendigen und mehrdeutigen Auslegung, und insbesondere ihre hohe emotionale Kompetenz kann den Bibliolog auf eine besondere Art bereichern. Wichtig dafür ist es, den Bibliolog methodisch den speziellen Bedürfnissen anzupassen und Sprach- und Ausdruckshilfen anzubieten, wo das eigene Empfinden verbal schwer ausgedrückt werden kann, um dadurch Menschen mit Demenz bei ihrer Teilnahme zu unterstützen.

Prinzipiell ist der Bibliolog in seiner klassischen Struktur für Personen am Beginn der Krankheit und im mittleren Stadium geeignet, ohne dass grundsätzliche methodische Veränderungen notwendig sind, denn die Bibliologteilnehmerinnen und -teilnehmer begeben sich spielerisch in den biblischen Text hinein, anstatt das Erzählte von außen auf kognitiver Ebene zu reflektieren und zu verstehen. Bibliolog setzt voraus, dass sich in der Begegnung zwischen Menschen und biblischen Texten ein Verstehen ereignen kann, das nicht darauf beschränkt ist, den Inhalt kognitiv zu er-

717 Pohl-Patalong 2009 – Bibliolog: Grundformen, 125 f.

fassen.[718] Dieser Zugang wird den Bedürfnissen von demenzkranken Frauen und Männern gerecht. Im Gegensatz zu nicht demenzkranken Teilnehmenden spüren sie kaum eine Diskrepanz zwischen biblischer Rolle und sich selbst mit der Folge, dass sie leicht in den Bibliolog hineinkommen, die Distanz zum erzählten und erlebten Geschehen und den einzelnen Rollen ist für sie dagegen schwierig. Oft können Menschen mit Demenz nicht mehr vollständig dem Duktus der Geschichte folgen und für sie stehen eher einzelne Aussagen im Vordergrund. Sie sind stärker bei ihrem eigenen Empfinden, wogegen Äußerungen anderer Teilnehmerinnen und Teilnehmer nicht immer verstanden und in die eigene Wahrnehmung integriert werden können. Die gemeinschaftliche Textauslegung als vorrangiges Ziel des Bibliologs bleibt im Kontext von Demenz teilweise fragmentarisch, da die multiperspektivische Deutung einer biblischen Geschichte durch die Gruppe oft nicht mehr in die eigene Wahrnehmung integriert werden kann. Allerdings ist auch bei der Bibliologpraxis mit anderen Zielgruppen zu beobachten, dass das Verständnis des Textes individuell stark divergieren kann und die Teilnehmenden teilweise vorrangig auf ihre eigene Wahrnehmung fokussiert sind.

Im Bibliolog kann es zu einer intensiven spirituellen Begegnung zwischen dem Selbst und der biblischen Erzählung kommen und hier zeigt sich besonders die spirituelle und seelsorgerliche Funktion des Bibliologs: „Der eigenen Lebens- und Glaubensgeschichte wird so Bedeutung verliehen. Menschen erfahren darin eine Würdigung und Stärkung der eigenen Identität. Dem Bibliolog kommt so gesehen durchaus eine ‚identitätsstiftende Funktion' zu."[719] Menschen mit Demenz können im Bibliolog in der Verbindung von erzählter Geschichte und eigener Lebensgeschichte sich selbst in ihrer individuellen Lebenserfahrung und gegenwärtigen emotionalen Verfasstheit wahrnehmen – das persönliche Leben und die Geschichte Gottes treten in Beziehung und es entsteht eine wechselseitige Erinnerungsgemeinschaft. Diese Erfahrung ist einerseits individuell möglich, andererseits auch kollektiv, da die gesamte Gruppe im Bibliolog Subjekt der Auslegung ist und zur deutenden und erinnernden Gemeinschaft wird.[720] Auch wenn die menschliche Erinnerung bruchstückhaft geworden ist, bleiben Menschen dem Leib Christi zugeordnet und sie sind

718 Vgl. Pohl-Patalong 2009 – Bibliolog: Grundformen, 91.
719 Pohl-Patalong, Aigner 2009 – Bibliolog: Aufbauformen, 86.
720 Vgl. zur Bestimmung der Bibliologgemeinschaft als Erinnerungsgemeinschaft Pohl-Patalong, Aigner 2009 – Bibliolog: Aufbauformen, 94.

Teil der Erinnerungs- und Erzählgemeinschaft der Kirche.[721] Der bibliologische Zugang nimmt demenzkranke Frauen und Männer diesbezüglich nicht nur als Objekte des passiven Gedächtnisses wahr, sondern bindet ihre Erfahrungen in die kirchliche Erinnerungs- und Erzählgemeinschaft ein und nimmt sie als Subjekte der kirchlichen Glaubens-, Erinnerungs- und Auslegungspraxis ernst.[722]

6.1.3.2.2. Durchführung des Bibliologs

Für einen Bibliolog mit demenzkranken Teilnehmerinnen und Teilnehmern ist eine heterogene Gruppe von Menschen mit und ohne Demenz einer homogenen Gruppe vorzuziehen. In der praktischen Erfahrung hat sich gezeigt, dass ein Bibliolog mit einem zu hohen Anteil von demenzkranken Personen kaum durchführbar ist, da zumindest ein Teil der Menschen der Geschichte mit ihren einzelnen Szenen und Fragen folgen können sollte.[723] Demnach bleibt der Bibliolog in seiner methodischen Durchführung ein integrierendes Geschehen.

Die Methode des Bibliologs ist stark leitungsorientiert und im Ablauf mit mehreren fest aufeinanderfolgenden Elementen streng gegliedert. Auf diese Weise bietet er Menschen mit Demenz eine feste Struktur; außerdem kommt die formale Gestaltung ihrem Bedürfnis nach Sicherheit und Orientierung entgegen. In der Vorbereitung wählt die Leitung, auch Facilitator („Ermöglicher") genannt, den Text aus, erschließt ihn exegetisch und bereitet den Bibliolog als eine Abfolge von Szenen und Rollen vor. Am Beginn des Bibliologs erläutert die Leiterin im Prolog zunächst die Methode als eine Möglichkeit, dem Text gemeinsam zu begegnen und ihn auszulegen, führt anschließend in die biblische Geschichte ein und öffnet die Erzählung damit als einen lebendigen Erlebensraum. Dieser erste Teil ist im Kontext von Demenz besonders grundlegend, denn erst wenn sich die Teilnehmerinnen und Teilnehmer sicher fühlen und wissen, was sich ereignet, können sie sich aktiv auf den Prozess einlassen. Bei der Geschichte von Josef und seinen Brüdern in Gen 37,2–4 könnte ein Bibliolog in einer mit der Methode vertrauten und gemischten Gruppe beispielsweise mit folgenden Worten eingeführt werden: *„Liebe Bibliologteilnehmerinnen und -teilnehmer, Sie alle kennen schon, was jetzt kommt. Wir entdecken und deuten*

721 Vgl. Fröchtling 2008 – „Und dann habe ich auch noch den Kopf verloren...", 176.
722 Vgl. zur Kirche als Erinnerungs- und Erzählgemeinschaft Kapitel 5.2. Demenz als Anfrage an das Wesen des Christentums als Gedächtnisreligion – Relevanz und Grenzen einer erinnerungsorientierten Religion.
723 Vgl. Pohl-Patalong 2009 – Bibliolog: Grundformen, 124 f.

eine Geschichte aus der Bibel. Wie gewohnt werde ich einen Text aus der Bibel vorlesen. An manchen Stellen unterbreche ich die Geschichte. Dann bitte ich Sie, sich in eine Gestalt aus der Bibel hineinzuversetzen. Sie dürfen dann als diese Person sprechen. Das heißt, jede und jeder darf etwas sagen. Niemand muss etwas sagen. Und wenn Ihnen etwas auffällt, ein Gedanke kommt, dann trauen Sie sich ruhig etwas zu sagen. Es geht nicht um irgendwelches Wissen oder Nicht-Wissen, das wir haben oder gerade denken es nicht zu haben, sondern es geht um unsere eigenen Erfahrungen. Und da bin ich mir gewiss, dass jede und jeder von Ihnen etwas sagen kann." Anschließend wird beispielsweise wie folgt in die biblische Geschichte eingeführt: „*Heute geht es um die Geschichte von Josef und seinen Brüdern aus dem Alten Testament. Ihr Vater ist Jakob, der bekannte Stammvater Israels. Jakob bekommt im Laufe seines Lebens sehr viele Kinder und gründet einen großen Stamm. Gerade ist sein zweitjüngster Sohn, Josef, dabei erwachsen zu werden. Sein Vater beschäftigt ihn als Hirte für seine Schafe. Aber so hart arbeiten wie seine Brüder muss er nicht und oft bleibt er in der Nähe seiner Familie. Ein neuer Tag ist angebrochen. Josefs ältere Brüder sind schon früh aufgestanden und weiden wie jeden Tag das Vieh. Josef ist alleine zurückgeblieben. Gerade ist er auf dem Weg zu seinem Vater. In der Bibel fängt die Geschichte so an…*" An dieser Stelle wird die Bibel aufgeschlagen und der Text bis zur ersten gewählten Rolle gelesen.[724] Die Hinführung endet an der Schwelle zum Text und zum eigentlichen Bibliolog, der dann mit der ersten Rolle („*Sie sind…*") beginnt. Diese Identifikationen mit einer biblischen Gestalt ist das Hauptanliegen des Bibliologs. Dabei sind sowohl Haupt-, Neben- und Beobachterrollen möglich als auch nichtpersonale Rollen. In der Geschichte von Josef und seinen Brüdern in Gen 37,2–4 könnte eine Rolle beispielsweise folgendermaßen aussehen: „*Sie sind Josef. Josef, heute macht dir dein Vater ein besonderes Geschenk. Du bekommst von ihm einen bunten Rock geschenkt – ein prächtiges und wertvolles Kleidungsstück. Das ist ein sehr teures und besonderes Geschenk. Josef, wie ist das für dich, als du diese schöne Kleidungsstück nun in deinen Händen hältst?*" Eine wichtige Voraussetzung, um sich in eine Rolle einzufühlen, ist eine wertschätzende Grundhaltung, außerdem kann es im Hinblick auf die teilnehmenden Menschen mit Demenz notwendig sein, die Hauptaussagen der biblischen Passage in eigenen Worten noch einmal wiederzugeben. Wer möchte, äußert sich nacheinander in dieser Rolle und füllt sie mit seinen persönlichen Erfahrungen und Deutungen. In dieser

724 Als Bibelübersetzung eignet sich im Kontext von Demenz die Lutherbibel (1984), die bei der gegenwärtigen Generation demenzkranker Menschen mit christlichem Hintergrund überwiegend im Wortlaut vertraut ist.

Phase kommen die für den Bibliolog typischen Grundtechniken „Echoing“ und „Interviewing“ zum Tragen, denen im Kontext von Demenz eine besonders hervorgehobene Bedeutung zukommt. Nach jeder Äußerung gibt die Leiterin im Echoing das Kernanliegen der Person wieder und verbalisiert eventuelle emotionale Äußerungen, um einerseits das Gesagte wertzuschätzen und für alle hörbar zu machen und andererseits den Prozess zu verlangsamen und zu vertiefen.[725] Für demenzkranke Personen, die im Alltag oft von der verbalen Kommunikation ausgeschlossen sind, erweist sich diese Methode auch als Sprach- und Übersetzungshilfe und unterstützt sie, ihre Gedanken zu formulieren oder ermutigt sie sich mitzuteilen. Das Interviewing bietet dann die Möglichkeit, auch nachzufragen und einzelne Äußerungen zu vertiefen. „Ohne die Gottesdienstbesucherinnen und -besucher zu verunsichern oder zu bedrängen, gilt es, die oft sparsam zum Ausdruck gebrachten Reaktionen und Antworten auf die Fragen zu verstehen und die dahinter liegenden Gefühle und Gedanken in Worte zu fassen. Das kann durch behutsames, einfühlsames Nachfragen geschehen oder aber auch durch das Anbieten von sprachlich differenzierten, abgestuften Begriffen“[726], formuliert Sabrina Heinsdorff vor dem Hintergrund ihrer eigenen Erfahrungen. In der Rolle des Josefs in Gen 37,3 könnte eine Aussage zum Beispiel lauten: *„Ja, Geschenke sind schön und dann noch so ein teures. Ich bin ja auch immer ein liebes Kind.“* oder *„Ja genau, das ist ein besonderes Geschenk und Geschenke sind selten. Aber, was denken die Brüder jetzt wohl? Die haben ja keins bekommen.“* Oder eine demenzkranke Frau wiegt mit unsicherem Gesichtsausdruck den Kopf abwägend von einer auf die andere Seite. In diesem Fall könnte das Echoing hier anbieten: *„Das weiß ich noch nicht so recht, wie das für mich ist. Da muss ich noch genauer nachdenken. So viele Seiten spielen eine Rolle.“* oder *„Da sind ganz verschiedene und vielleicht auch gegenteilige Gedanken in meinem Kopf.“* Gerade bei der Verbalisierung von nonverbalen Äußerungen ist es wichtig, die Reaktion der Teilnehmerin auf das Echoing im Blick zu haben und sich auf diese Weise des Deutungsversuches rückzuversichern. Wird die Aussage durch eine Reaktion der Teilnehmerin bestätigt, könnte jetzt anders als bei nicht demenzkranken Menschen eine Deutung in Form einer geschlossenen Frage angeboten werden beispielsweise *„Josef, macht dich das besorgt?“*. Wenn die sprachlichen Ausdrucksformen eingeschränkt sind, können auch Gestik, Mimik und Körperhaltung über das Empfinden in

725 Vgl. zur Grundtechnik des Echoing Pohl-Patalong 2009 – Bibliolog: Grundformen, 64–69; Pitzele 1998 – Scripture windows, 41–48.

726 Pohl-Patalong 2009 – Bibliolog: Grundformen, 126.

der Rolle Ausdruck geben und im Echoing deutend verbalisiert werden. Die Rolle des Körpers wird im Bibliolog im Kontext von Demenz zunehmend zentral. Die Deutung einer biblischen Szene vor dem Hintergrund der eigenen lebensgeschichtlichen Erfahrung kann auch in physischer Dimension erfolgen und körperlich damit das ausgedrückt werden, was verbal nicht mehr gesagt werden kann.[727] Bibliolog kann bei Menschen tiefsitzende emotionale Erfahrungen hervorbringen. Deshalb ist es wichtig, sich dessen in der Vorbereitung und Auswahl der Rollen bewusst zu machen und während des Prozesses sensibel und achtsam darauf einzugehen. Diese besonderen Umstände der Bibliologpraxis im Kontext von Demenz erfordern neben der grundsätzlich notwendigen Bibliologausbildung auch Erfahrungen und Kompetenzen im Umgang mit demenziell erkrankten Menschen. Demenzkranke Bibliologteilnehmerinnen und -teilnehmer äußern sich manchmal spontan und assoziativ und warten nicht immer bis sie an der Reihe sind. Teilweise nehmen sie auch Bezug auf Äußerungen Anderer, indem sie diese bestätigen oder ablehnen. Die Bibliologleitung ist hier besonders gefordert, alle zu Wort kommen zu lassen und jeder Äußerung unvoreingenommen und wertschätzend zu begegnen. Der Bibliolog zeigt sich als eine Abfolge von verschiedenen Szenen und Rollen. In der Josefsgeschichte könnte als zweite Rolle beispielsweise Jakob befragt werden: *„Sie sind Jakob. Jakob, du schenkst deinem Sohn Josef ein besonderes Geschenk, einen bunten Rock. Du hast ihn besonders lieb. Jakob, was zeigst du ihm noch mit dem Geschenk? Gibt es etwas, das du dir für ihn wünschst?"* Ähnlich wie bei anderen Zielgruppen haben sich auch im Kontext von Demenz drei bis vier Rollen in der Grundform des Bibliologs als praxistauglich erwiesen.[728] Auffällig ist, dass Menschen mit Demenz gegenüber anderen Teilnehmenden meist weniger Schwierigkeiten haben, nichtpersonale Rollen einzunehmen wie beispielsweise den bunten Rock im Zusammenhang mit dieser Geschichte oder den Stern aus der Weihnachtsgeschichte, der den Weisen aus dem Morgenland den Weg weist. Während Menschen mit einem ausgeprägten abstrakten Denk- und Reflexionsvermögen teilweise schwer in nichtpersonale Rollen finden, ist für demenzkranke Menschen die Personalität offenbar keine Voraussetzung für eine

727 Vgl. zur Bedeutung des Körpers im Bibliolog Pohl-Patalong, Aigner 2009 – Bibliolog: Aufbauformen, 94–99.

728 Neben der Grundform gibt es weiterführende Formen von Bibliolog, die mit dem Bibliodrama vergleichbare Elemente beinhalten wie beispielsweise Standbilder, Dialoge, Inszenierungen und die Einbindung von Objekten. Vgl. Pohl-Patalong, Aigner 2009 – Bibliolog: Aufbauformen.

individuell lebensweltliche Analogie, und die Differenzierung zwischen personalen und nichtpersonalen Rollen erfolgt weniger stark. Die gesellschaftlich vorherrschenden Personalitätskriterien wie beispielsweise die Fähigkeit zu sprechen oder Handlungen kausal, konzessiv oder komparativ zu bedenken und das Verhalten einer Person analytisch zu hinterfragen, bildet für demenzkranke Bibilologteilnehmenden offenbar keinen hermeneutischen Bezug für die Besetzung der einzelnen Rollen und damit keine Grenze für nichtpersonale Rollen. Ihr Zugang ist eher emotional als kategorial oder kognitiv reflektierend. Verschiedene Teilnehmerinnen und Teilnehmer haben die Möglichkeit, diese Rollen zu füllen und tragen zu einer lebendigen und vielseitigen Textauslegung bei. Diese unterschiedlichen Deutungen und Erfahrungen bleiben als verschiedene Textinterpretationen nebeneinander stehen. Am Ende führt ein Epilog aus dem Bibliolog hinaus, die Teilnehmenden werden aus den Rollen und der biblischen Geschichte entlassen und hören als sie selbst noch einmal die ganze Geschichte. Im Kontext von Demenz kann es sinnvoll sein, an dieser Stelle noch einmal die verschiedenen Äußerungen zusammenzufassen. Ein Epilog für die Geschichte von Josef und seinen Brüdern könnte je nach Rollenwahl folgendermaßen aussehen: *„Vielen Dank Josef, Jakob und der Magd Bilha, dass ihr hier wart und erzählt habt, wie es sich anfühlt, Teil dieser Familie zu sein. Viele unterschiedliche Erfahrungen haben wir dabei gemacht und ganz unterschiedliche Deutungen nehmen wir aus dieser Familiengeschichte mit. Für heute kehrt ihr wieder zurück in eure Geschichte, bis wir euch vielleicht bei einer anderen Gelegenheit noch einmal begegnen. Vielen Dank Ihnen, liebe Teilnehmerinnen und Teilnehmer, dass Sie den verschiedenen Menschen ihre Stimme geliehen haben. Wir lassen Jakobs Familie und die Erlebnisse mit ihr nun hinter uns und kehren wieder in unsere Zeit und in unser ganz eigenes Leben zurück. Und als Sie selbst hören Sie noch einmal die ganze Geschichte.“* Ein Bibliolog mit demenzkranken und nicht demenzkranken Teilnehmerinnen und Teilnehmern kann sowohl als eigenständige Einheit stehen als auch im Gottesdienst anstelle der Predigt durchgeführt werden und bietet hier einen lebendigen und nicht ausschließlich kognitiv orientierten Zugang zum Text der Bibel. Als Texte und Themen eignen sich solche, die an die Erfahrung und Lebenswelt von demenzerkrankten Personen anknüpfen oder lebensgeschichtlich relevante und besonders emotional besetzte Ereignisse darstellen wie neben der bereits aufgezeigten Geschichte von Josef und seinen Brüdern in Gen 37,2–4 beispielsweise Gen 12,1–5a (Abrahams Berufung und Zug nach Kanaan), Ps 23 (Der gute Hirte), Lk 10,38–42 (Maria und Marta), Joh 2,1–10 (Hochzeit zu Kana) oder Joh 5,2–9a (Heilung eines Kranken am Teich Bethesda).

6.1.3.3. Bibliolog als Haltung gegenüber Menschen mit Demenz

Bibliolog erfordert eine wertschätzende und vorurteilsfreie Haltung gegenüber den Teilnehmerinnen und Teilnehmern und einen respektvollen Umgang mit biblischen Texten.[729] Methode und Haltung stehen beim Bibliolog in einer unmittelbaren Beziehung. Im Dreieck von Text, Leitung und Teilnehmenden sind die technisch-formale Durchführung und die Art und Weise, wie die Methode umgesetzt wird, eng miteinander verbunden.

Bibliolog, verstanden als Beziehungsgeschehen, bezieht sich hier unmittelbar auf die jüdisch-christliche Grundüberzeugung von der Gottebenbildlichkeit des Menschen. Bibliologteilnehmerinnen und -teilnehmer als Imago Dei zu verstehen, impliziert ein liebevolles, behutsames und ernsthaftes Aufmerksamsein gegenüber den Teilnehmern und eine grundsätzlich relationale Wahrnehmung von Menschen.[730] Der Bibliolog setzt im Kontext von Demenz konsequent die christlich-anthropologische Einsicht um, dass sich das personale Wesen des Menschen relational erschließt: Der Mensch ist grundsätzlich auf Andere bezogen und nur durch Beziehungen kommt er zu sich selbst. Der Bibliolog kann dazu beitragen, dass sich diese Haltung auf das Miteinander in der Gruppe überträgt: „Durch den Prozess des Bibliologs – durch seine methodischen Möglichkeiten und das ihm innewohnende hermeneutische Verständnis – wird eine diakonische Haltung bei allen Beteiligten unterstützt und gefördert."[731] Bibliolog fördert als Methode und mehr noch als Haltung eine wertschätzende und gleichwertige Gemeinschaft und eine Achtung der individuellen personalen Würde jedes Menschen. Michael Ellendorff macht darauf aufmerksam, dass der Zugang des Bibliologs prinzipiell keine Vorkenntnisse benötigt und unterschiedliche Ausdrucksfähigkeiten nicht egalisiert werden.[732] Auch demenzkranke Personen können mit methodischer Unterstützung autonom und konstruktiv Texte auslegen und erweisen sich als kompetente Auslegungssubjekte. Der Bibliolog kann grundsätzlich als methodische Umsetzung des „Priestertums aller Gläu-

729 Vgl. zum Bibliolog als Haltung Pohl-Patalong, Aigner 2009 – Bibliolog: Aufbauformen, 71–85.

730 Vgl. zum Verhältnis von Gottebenbildlichkeit und Relationalität Kapitel 4.4. Der Mensch als Ebenbild Gottes – Wilfried Härles schöpfungstheologisch begründete Anthropologie.

731 Pohl-Patalong, Aigner 2009 – Bibliolog: Aufbauformen, 75.

732 Vgl. Ellendorff 2002 – Alte Geschichten & junge Leute, 53.

bigen" verstanden werden.[733] „Zugleich ermöglichen Bibliologprozesse den Teilnehmenden Autonomie und Handlungsfreiheit. Sie erleben, dass die Auslegung des Wortes Gottes auch in ihre Hände gelegt ist und ihnen zugetraut wird, Gottes Heilszusage an die Menschen in Worten ‚begreifbarer' zu machen. Dabei erfahren sie sich als Subjekte des Glaubens, deren Beiträge wahr- und ernst genommen werden."[734] Bibliolog bietet als Methode und Haltung im Hinblick auf die Arbeit mit Gruppen eine Möglichkeit, das christlich-relationale Menschenbild im Kontext von Demenz zu würdigen und methodisch umzusetzen und darüber hinausgehend in Bezug auf den biblischen Auslegungsprozess eine Chance, Bibelauslegung nicht ausschließlich an kognitive Verstandesleistung zu binden.

6.1.4. Perspektive der Leiblichkeit – leiblich-rituelle Seelsorge wiederentdecken

Demenz konfrontiert die Seelsorge aufgrund der kontinuierlich abnehmenden Aufmerksamkeits-, Denk- und Sprachfähigkeit insbesondere mit der Frage nach leiblichen Formen der Begleitung. Während kognitive und sprachliche Fähigkeiten mit dem Fortschreiten der Erkrankung zunehmend reduziert werden, bieten leibliche Seelsorgeformen weiterhin eine Beziehungsmöglichkeit. Eine als Leibsorge verstandene Seelsorge nimmt hier die leibliche Existenz als elementare Dimension von demenzerkrankten Frauen und Männern ernst.[735] Das leibliche Sein ist das zentrale Erlebens- und Kommunikationsorgan von Menschen im fortgeschrittenen Demenzstadium und bietet eine wichtige Beziehungs- und Kommunikationsmöglichkeit, da das leibliche Spüren präreflexiv und unabhängig von kognitiven Fähigkeiten ist. Mittels verschiedener Arten der leiblich-ritu-

733 Vgl. Pohl-Patalong 2008 – Through the White Fire to the Black Fire, 232. In Bezug auf das Alter macht Jan Hermelink darauf aufmerksam, dass das allgemeine Priestertum sowohl das Recht als auch die Pflicht zur Verkündigung umfasst. Vgl. Hermelink 2009 – Kybernetik, 570 f.: „Auf diese Weise wird nicht nur eine religiöse Verantwortung der Älteren für die Weitergabe des Glaubens in Familie, Kirche und Gesellschaft akzentuiert, sondern zugleich ihr Potenzial, lebensgeschichtlich erworbene (Selbst)Deutungskompetenz auch in der Kirche zu nutzen [...] und dabei nicht allein Aktivität und Innovation, sondern ebenso Innehalten und Erinnerung stark zu machen."

734 Pohl-Patalong, Aigner 2009 – Bibliolog: Aufbauformen, 86.

735 Vgl. Kapitel 5.1.4. Perspektive der Leiblichkeit.

ellen Seelsorge können Menschen mit und ohne Demenz in eine Beziehung treten, die neben dem horizontal-menschlichen auch einen vertikal-transzendenten Bezug beinhalten kann. Vor diesem Hintergrund ist die Leiblichkeit als grundlegende poimenische Kategorie zu bewerten. Verschiedene Formen leiblicher Seelsorge wie Segen, Salbung, musikalische Begleitung, basale Stimulation oder die Atemgemeinschaft bieten die Möglichkeit, miteinander in Beziehung zu treten und öffnen zugleich einen spirituell-transzendenten Raum. Michael Klessmann formuliert in Bezug auf leibliche Konzeptionen: „Rituell-symbolisches Handeln in der Seelsorge (Gebet, Segen, Abendmahl, Salbung und neu entwickelte Formen) vollziehen einen Wechsel der Kommunikationsebenen: vom Gespräch zur direkten religiösen Kommunikation.“[736] Diese religiöse Kommunikation ist nicht an ein spezifisches Denk- und Orientierungsvermögen gebunden. Menschen mit Demenz können auf leiblicher Ebene unmittelbar spüren, was es heißt, als Gottes Ebenbild geschaffen zu sein. Insofern steht eine leibliche Seelsorge immer auch in der Perspektive der Gottebenbildlichkeit und der Beziehung und öfter auch in Perspektive der Abschiedlichkeit, wenn die Leibsorge zur Sterbebegleitung wird. Diese nonverbalen Seelsorgeformen eröffnen insbesondere im Kontext von Demenz neue poimenische Begleitungs- und Handlungsmöglichkeiten.

6.1.4.1. Seelsorge als Leibsorge

Im Kontext von Demenz tritt die Problematik der Leibvergessenheit in der Seelsorge deutlich hervor. Wenn sich auch in der Seelsorgepraxis zunehmend leibliche Zugänge und Begleitungsformen entwickeln, ist in der poimenischen Theoriebildung der Vergangenheit ein stark vermindertes Interesse an einer leiborientierten Seelsorge zu erkennen. Während in der alten Kirche Leib- und Seelsorge eng miteinander verbunden waren, beispielsweise wenn der Diakon die Kranken besucht und ihnen das im Gottesdienst konsekrierte Brot bringt oder wenn die Kirche etwa durch Armenspeisung für die Armen sorgt, zerbricht die Einheit von Leib- und Seelsorge zunehmend in der beginnenden Neuzeit.[737] Die abendländische Aufklärung hat den Glauben vermehrt auf einen geistigen Vorgang reduziert und somit wurde die leibhafte Heilsvermittlung entschieden zurückgedrängt. Auch im 20. Jahhundert spielte zunächst der Leib in den Entwürfen der kerygmatischen und der therapeutischen Seelsorge eine

736 Klessmann 2008 – Seelsorge, 160.
737 Vgl. Naurath 2000 – Seelsorge als Leibsorge, 28.

untergeordnete Rolle. Erst mit der zunehmenden Aufmerksamkeit auf die Gestalttherapie in den 1970er Jahren rückte die Leiblichkeit methodisch und dann auch theoretisch vermehrt in den Fokus der poimenischen Wahrnehmung.[738] Die Seelsorge in der Postmoderne misst seitdem körperorientierten Seelsorgeformen und leiblichen Perspektiven wieder ein stärkeres Gewicht zu und fördert insofern auch eine Theologie der Leiblichkeit. Neben der gestaltorientierten Seelsorge haben dazu auch Ansätze aus der feministischen Theologie, der Bioenergetik und der energetischen und mystagogischen Seelsorge beigetragen.

Insbesondere Elisabeth Naurath hat mit ihrer Dissertation „Seelsorge als Leibsorge" (2000) zur Wiederentdeckung des Leibes in der Seelsorge beigetragen. Naurath stellt zunächst fest, dass der Begriff der Seel-Sorge mit der dem abendländischen Denken zugrunde liegenden Differenzierung in Leib und Seele Leibsorge grundsätzlich ausklammert.[739] Ihre Untersuchung zeigt allerdings, dass diese dualistische Unterscheidung von Leib und Seele nicht auf biblische Befunde zurückzuführen ist, da der Begriff der menschlichen Seele keine immaterielle, vom Leib losgelöste Substanz bezeichne.[740] Deshalb müsse konsequenterweise eine Seelsorge, die sich auf biblische Grundlagen bezieht und den Bedürfnissen und Problemen der Menschen wirklich nahe kommt, auch Leibsorge sein: „Seelsorge muß von seiner biblischen Begründung und seiner am Menschen orientierten Zielrichtung Leibsorge einschließen. Pointierter kann man sagen: Seelsorge wird da konkret und für das Leben relevant, wo sie den Menschen nicht nur in seiner geistigen/geistlichen Dimension anspricht, sondern ihn als Leib-Seele-Einheit wahrnimmt, thematisiert und berührt."[741] Kern von Nauraths Arbeit ist es, die Leiblichkeit des Menschen in die theologische und seelsorgerliche Theorie und Praxis zu reintegrieren und damit einem reduktionistischen Menschenbild in der Poimenik zu widersprechen. Ebenso greifen auch Michael Klessmann und Irmhild Liebau in der Festschrift für Dietrich Stollberg mit dem Thema „'Leiblichkeit ist das Ende der Werke

738 Zuvor hatte in der Poimenik schon Christoph Blumhardt den Zusammenhang von Leib und Seele bekräftigt. Vgl. Scharfenberg 1959 – Johann Christoph Blumhardt, 51.83. Vgl. zur Gestalttherapie insbesondere Petzold (Hg.) 1991 – Die neuen Körpertherapien; Perls 1979 – Gestalt-Therapie in Aktion; Perls 2007 – Grundlagen der Gestalt-Therapie. Vgl. zur Aufnahme in die Poimenik u. a. Lückel 1990 – Begegnung mit Sterbenden.

739 Vgl. Naurath 2000 – Seelsorge als Leibsorge, 19; Naurath 1999 – Nonverbale Kommunikation in der Klinikseelsorge.

740 Vgl. Naurath 2000 – Seelsorge als Leibsorge, 22.

741 Naurath 2000 – Seelsorge als Leibsorge, 43.

Gottes‘. Körper – Leib – Praktische Theologie“ (1997) die Frage nach der Verleiblichung der Seelsorge auf.[742] Während bei Stolberg selbst die Neubewertung der Leiblichkeit eher poimenisches Postulat blieb,[743] wobei er in seinen späteren Schriften immerhin eine Korrelation von Liturgie und mystagogischer Seelsorge zog,[744] werden in diesem Band neben der Reflexion des Themas der Leiblichkeit in der Poimenik und der Praktischen Theologie insgesamt sowohl liturgisch-ästhetische als auch psychotherapeutisch-leibliche und körpertherapeutische Perspektiven aufgezeigt.

In der Poimenik wird mittlerweile anerkannt, dass die Leibsorge als eine elementare Form seelsorgerlicher Begegnung zu bewerten ist. Das gilt nicht nur für den oftmals aufgezeigten Bereich der Krankenhausseelsorge, vielmehr spielen leibliche Prozesse bei jedem Menschen eine grundlegende Rolle, wenn freilich auch der Körper in bestimmten Situationen und Kontexten eine besonders zentrale Bedeutung hat. Seelsorge verstanden als Leibsorge hat seine praktische Relevanz dann unmittelbar auch im Kontext von Demenz, wo der nonverbalen Kommunikation angesichts kognitiver und verbaler Einschränkungen und körperlichen Verlusterlebens eine existenzielle Bedeutung zukommt. Die Leibsorge kann seelsorgerliche Beziehungen auf vielfältige Weise gestalten. Ein leiblich orientiertes Seelsorgekonzept reduziert die Seelsorge dabei keineswegs auf ein rein diakonisches Handeln, wie von Mirjam und Ruben Zimmermann angefragt wird.[745] Vielmehr ist Seelsorge im Kontext von Demenz eine heilsame Beziehung, wenn sie nach altkirchlichem Vorbild Seelsorge und Leibsorge wieder enger miteinander verbindet und sich auf den Menschen als leibseelische Einheit bezieht.

Eine leiblich orientierte Seelsorge kann dann auch, wie Christoph Schneider-Harpprecht darlegt, eine einseitig rationale Sicht des Körpers schrittweise überwinden: „Das immer stärker zur Geltung kommende Bemühen der Seelsorge, durch Rituale, körperliche Gesten, Segenshandlungen, Handauflegung und Berührung mit dem Körper in Kontakt zu treten und leiblich erfahrbar zu werden, geschieht mit dem Anspruch, den Menschen ganzheitlich zu begegnen, sie als leib-seelische Ganzheit anzusprechen und damit die methodischen und kommunikativen Defizite eines

742 Vgl. Klessmann, Liebau et al. (Hg.) 1997 – Leiblichkeit ist das Ende der Werke Gottes.

743 Vgl. u. a. Stollberg 1982 – Die Wiederentdeckung des Leibes.

744 Vgl. Stollberg 1996 – Schweigen lernen, 370.

745 Vgl. Zimmermann, Zimmermann 1999 – Multidimensionalität und Identität, 406.

technisch verobjektivierenden Verhältnisses zum Körper zu überwinden oder zumindest auszugleichen."[746] Eine Seelsorge, die sich an den Menschen als leib-seelische Ganzheit richtet, muss demnach immer auch leibliche Aspekte einschließen und sich auf diese Weise auch wieder als Leibsorge erweisen.

6.1.4.2. Formen leiblicher Seelsorge im Kontext von Demenz

In der seelsorgerlichen Begleitung von Menschen mit Demenz nehmen leiblich orientierte Seelsorgeformen wie Segnung, Salbung, die Feier des Abendmahls oder musikalische Seelsorge eine herausragende Rolle ein. Sind in den Anfangsphasen der Demenz auch gesprächsorientierte Seelsorgeansätze möglich und sinnvoll, ist bei Menschen im demenziellen Endstadium die verbale Ausdrucksfähigkeit und Verstehensmöglichkeit stark eingeschränkt und andere Formen der Beziehung sind zunehmend gefordert. Die leibliche Seelsorge ist dabei nicht als eine Alternative zur gesprächsorientierten Seelsorge zu bewerten, die erst dann ihre Relevanz hat, wenn die verbale Kommunikation stark eingeschränkt ist. Vielmehr ist sie als nicht an der menschlichen Kognition ansetzende und damit leiblich erfahrbare Gottesbeziehung eine grundlegende Form der Seelsorge und auch für Menschen am Anfang der Demenz sowie Menschen ohne Demenz geeignet. Die christliche Seelsorge verfügt über verschiedene Formen leiblicher Begegnungsmöglichkeiten, die auf eine vom menschlichen Wort unabhängige Dimension zur Geltung kommen und selbst im letzten Stadium der Demenz ihre Wirkung nicht verlieren. Christoph Schneider-Harpprecht zeigt in diesem Zusammenhang auf, dass Seelsorge in Bezug auf ihre Überzeugung von der Einzigartigkeit dieses von Gott gewollten und geliebten Geschöpfs auch bei Menschen mit einer sehr fortgeschrittenen Demenzerkrankung ein Gefühl der Geborgenheit vermitteln kann: „Die Kranken liegen in einer Art Dämmerzustand, zeigen kaum Reaktionen und erkennen die Angehörigen nicht mehr. Aufgabe von Pflege und Seelsorge ist es, den sterbenskranken alten Menschen ein Gefühl von Geborgenheit zu vermitteln, in dem die Menschenwürde, der Sinn dafür, dass dieses Leben kostbar ist, erfahrbar wird durch Streicheln und angenehme Berührungen, durch Wärme, durch die Stimulation der Sinne, durch Riechen, Schmecken, das Hören von Musik usw."[747] Seelsorge kann Menschen spüren lassen, dass sie so wie sie sind, von Gott geliebt sind und

746 Schneider-Harpprecht 2005 – Leib-Sorge, 202.
747 Schneider-Harpprecht 2007 – Altenseelsorge im Kontext, 342.

insofern auch zugewandte Körper-Sorge sein.[748] Die leibliche Seelsorge steht dabei in Bezug zur Praxis Jesu, seiner Zuwendung zum Körper und der Manifestation der Leiblichkeit des Heils in den Heilungsgeschichten und der Integration von Menschen, die wegen körperlicher Defizite ausgeschlossen waren.[749] Jesu leibhaftige Seelsorge bezog sich vor allem auf das segnende und heilende Handauflegen (vgl. Mk 8,22 ff.; Lk 4,40; Lk 13,10 ff.).[750] Eine solche leibzugewandte Seelsorge äußert sich beispielsweise durch seelsorgerliche Berührungen, die sich in Bezugnahme auf den Geist Gottes vollziehen, und auf diese Weise spirituelle Erfahrungsräume öffnen.[751] Leibliche Seelsorge vollzieht sich dann auch, wie Doris Nauer aufzeigt, in einer gewissen mystagogisch-spirituellen Dimension: „Fokussieren wir auf die Geist-Dimension des Menschen und nehmen wir ernst, dass Gottes Geist in unserer (Alltags)Welt tatsächlich präsent ist, dann definiert sich Seelsorge als unaufdringliche, sensible Begleitung von Menschen und Menschengruppen […] auf ihrem spirituellen Weg. […] Seelsorge zielt somit immer auch auf spirituelle (Auf)Atem- und Glaubenshilfe ab."[752] In der evangelischen Poimenik hat vor allem Manfred Josuttis in seinem phänomenologischen Ansatz Seelsorge als ein pneumatisches Geschehen beschrieben, mit anderen Worten als Realisierung des Kraftfelds des Heiligen. Für eine leiborientierte Seelsorge ist insbesondere Josuttis' Einsicht anknüpfungsfähig, dass Seelsorge ein Handlungsgeschehen darstellt und nicht allein einen verbalen Prozess.[753] Die Geistgegenwart des Heiligen konkretisiert sich Josuttis zufolge in Handlungssequenzen, in denen Menschen ihre Alltagswelt verlassen und sich der Gegenwart des Göttlichen in Symbolen und Ritualen aussetzen: „Das religiöse Ritual führt also in Machtfelder ein, die dem Alltagsbewußtsein nicht zugänglich sind. Wie wirkmächtig diese Machtfelder sind, zeigt sich zunächst innerhalb des rituellen Vollzugs: Wirklichkeit wird erweitert, Menschen werden verändert. Weil Rituale diese Transformationsmacht enthalten, muß man sich sehr gezielt und intensiv auf ihren Vollzug vor-

748 Vgl. Nauer 2007 – Seelsorge, 195 f.
749 Vgl. Schneider-Harpprecht 2005 – Leib-Sorge, 215.
750 Vgl. Quincke 2010 – Handauflegen, 42.
751 Vgl. zum Begriff des spirituellen Raums in der Seelsorge Huber 2007 – Spirituelle Räume, 46–49.
752 Nauer 2007 – Seelsorge, 151.
753 Vgl. Josuttis 2002 – Segenskräfte, 103: „Die Vermittlung des Heiligen erfolgt nicht nur in Worten, sondern in einem ritualisierten Geschehen, dass alle Dimensionen menschlicher Existenz umfasst." Vgl. zur Seelsorge als handelnde Begleitung auch Depping 2008 – Altersverwirrte Menschen seelsorgerlich begleiten, 69 f.

bereiten, dann stellt sich auch die Erfahrung ein, daß die Wirkung dieses Rituals die Dauer seines Vollzugs weit übersteigen kann."[754] Wenn auch Josuttis' phänomenologischer Ansatz insbesondere im Hinblick auf seine Wirklichkeitskonstruktion mit der Absolutsetzung des Gefühls als überpersönliche, räumliche Atmosphäre sowie der Hypothese der morphogenetischen Felder nicht unumstritten ist,[755] hat er mit seinem energetischen Ansatz dazu beigetragen, in seelsorgerlichen Vollzügen wie den Ritualen von Segnung und Salbung sichtbare Zeichen der Heilsverkündigung zu erkennen und insofern den Zugang zu einer leiborientierten Seelsorge geöffnet. Josuttis betont: „Im gottesdienstlichen Ritual wird die Kraft mobilisiert, die durch Menschen hindurchfließt und heilvolle Wirkungen auslöst. Erst in diesem Akt kommt die Eigenart der segnenden Praxis zum Ziel."[756] In einer leiblich orientierten Seelsorge geht es also auch darum, Menschen die Möglichkeit zu bieten, die Kraft des Evangeliums leiblich zu erfahren, etwa durch Salbung, Segnung, Gebet, Abendmahl oder Musik.[757] Es handelt sich um spezifische Formen der christlichen Begleitung, die Seelsorge und Leibsorge zusammen sehen, Seelsorge explizit in einen kirchlichen beziehungsweise spirituellen Kontext stellen und damit das eigentliche Proprium der Seelsorge etwa gegenüber psychotherapeutischen Konzepten definieren. Im Folgenden werden Segnung, Salbung und musikalische Seelsorge als exemplarische leiborientierte Seelsorgeformen aufgezeigt.

6.1.4.2.1. Segnende Seelsorge

Eine herausragende Form der leiborientierten Seelsorge bietet insbesondere der Akt des Segens. In der Geste des Segens stellt sich die Zuwendung Gottes und ihre Vermittlung an die Gesegneten liturgisch dar.[758] Bei Menschen mit einer weit fortgeschrittenen Demenzerkrankung ist der Segen eine leiblich erfahrbare Möglichkeit der Beziehungskonstitution.

---

754 Josuttis 1998 – Von der psychotherapeutischen zur energetischen Seelsorge, 75.

755 Vgl. u. a. Schneider-Harpprecht 2005 – Leib-Sorge, 219: „Der phänomenologische Ansatz wie ihn Josuttis vertritt, ist archaisierend, setzt das überpersönliche Gefühl und die subjektive Betroffenheit absolut, klammert aber die soziale und politische Dimension im Bereich der Erkenntnis, im Verständnis des Körpers und der Seelsorge weitgehend aus. Josuttis verzichtet auf eine historische Sichtweise, universalisiert fragwürdige Konzepte wie das der morphischen Resonanz."

756 Josuttis 2002 – Segenskräfte, 232.

757 Vgl. darüber hinaus zu leiblichen Formen des Gebets auch Koll 2007 – Körper beten.

758 Vgl. Wagner-Rau 2008 – Segensraum, 166.

Ulrike Wagner-Rau hebt dabei hervor, dass sich beim Segensakt immer eine zweifache Beziehungsdimension ereignet: „Der Akt des Segens zielt darauf, Beziehung herzustellen, und zwar in einer doppelten Hinsicht. Einerseits entsteht im Segen eine Beziehung zwischen dem/der Segnenden und dem/der Gesegneten. Sie zielt aber andererseits darauf, eine andere Beziehung zu vermitteln, nämlich die zwischen Gott und Mensch, und erst das gibt dem Segensakt seine Bedeutsamkeit."[759] Im Vollzug des Segens tritt neben der leiblichen vor allem auch eine beziehungsorientierte Seelsorgedimension hervor. Menschen mit Demenz spüren menschlich-körperliche und göttlich-transzendente Nähe und erfahren Wertschätzung und Gottes Begleitung und Verheißung. Claus Westermann vertritt die These, dass Gottes segnendes Handeln ein stetiges Handeln darstellt, in dem das Mitsein und kontinuierliche Bleiben Gottes deutlich wird.[760] Im Segen werden demenzkranke Menschen direkt als Gegenüber Gottes gewürdigt und angesprochen und ihre einzelne und oft als fragmentarisch erfahrene Lebensgeschichte bleibt nicht auf sie selbst bezogen, sondern sie wird zum Teil einer umfassenden Geschichte Gottes mit den Menschen.[761] Im Segen wird zugesagt, dass das gegenwärtige und zukünftige Sein von Gott bewahrt ist. Dass menschliches Leben in seiner fragmentarischen Existenz bei Gott geborgen ist, dass die Verheißung des Segens auch gegen alle Erfahrung geglaubt werden kann, formuliert Ulrike Wagner-Rau folgendermaßen: „Nicht nur das Gelungene, Heile, Freudige, Liebevolle findet Raum in einer Lebensgeschichte, die gesegnet und im Licht der Verheißung des Segens gedeutet wird, sondern auch das Fragmentarische und Traumatische, das Gescheiterte und das Verlorene und mit ihnen die Wut, die Trauer und die Schuld."[762] Der Angewiesenheitsstruktur von Menschen im fortgeschrittenen Stadium der Demenz wird der Segensakt damit insbesondere gerecht, da der Segen ganz von Gott kommt als seine gnädige Zuwendung zum empfangenden Menschen. Insgesamt zielt der Segen darauf, den Menschen zu stärken und der Sehnsucht nach Heil und Ganzheit in der göttlichen Zuwendung eine Entsprechung zu geben. Dorothea Greiner zufolge wird der gesegnete Mensch durch den Segensakt in den Machtbereich des Göttlichen gesetzt, der das ersehnte Leben in Fülle

759 Wagner-Rau 2008 – Segensraum, 165.

760 Vgl. Westermann 1986 – Der Segen in der Bibel, 12. Westermann differenziert grundsätzlich zwischen dem segnenden und dem rettenden Handeln Gottes. Dem Segen als stetigem und schöpfungstheologisch begründetem Handeln steht die Rettung als punktuelles und augenblickliches Geschehen gegenüber.

761 Vgl. Wagner-Rau 2008 – Segensraum, 170.173.

762 Wagner-Rau 2008 – Segensraum, 180.

geben kann: „Der Segen ist eine religiöse Sprachgestalt, in der menschliches Sehnen Ausdruck finden und zur Sprache kommen kann, und in der der Mensch nicht alleine gelassen wird in seinem Sehnen, weil im Segen die Segnenden mit ihm sehnen. Segen und Sehnen gehören zusammen, denn Segen zielt auf die Fülle des Lebens in Liebe und Frieden und diese Fülle steht immer noch aus.“[763] Eine segnende Seelsorge zielt immer auf den ganzen Menschen, das meint auf den Menschen als leib-seelische Einheit.

Im Kontext von Demenz ist es sinnvoll, demenzkranken Frauen und Männern den Segen individuell und unter Handauflegung zuzusprechen. Auf diese Weise fühlen sie sich direkt angesprochen, individuell wertgeschätzt und leiblich-spirituell betroffen. Es erfordert eine große Sensibilität und Einfühlungsvermögen, bei demenzkranken Personen aufzuspüren, ob und wie der Segensakt erwünscht und zu vollziehen ist, damit sie Empfänger einer segnenden Seelsorge sind, die ihren Bedürfnissen als individuelle Person entspricht. Im praktischen Vollzug ist eine feste Liturgie für Personen mit Demenz sinnvoll, wenn auch die Segensformen und -formeln teilweise variieren können. Im III. Band der Agende für evangelisch-lutherische Kirchen und Gemeinden befinden sich in Teil 4 „Dienst am Kranken“ verschiedene Vorschläge für die Segnung von kranken Menschen, die auch im Kontext von Demenz umsetzbar sind.[764] Neben der Ordnung für eine Krankensalbung bei Kranken und Sterbenden findet sich hier auch ein Formular für den Gottesdienst mit Krankensegnung und -salbung. Darüber hinaus widmet sich ein Kapitel der Begleitung Sterbender. Sowohl bei einer Segnung im Kontext eines Gottesdienstes als auch bei einem individuellen Seelsorgebesuch ist ein fester liturgischer Segensritus hilfreich, da er für Menschen mit Demenz als eine vertraute rituelle Handlung spürbar wird und Gottes Wirken ins Zentrum stellt, aber auch einen Schutzraum für alle Beteiligten bietet.[765] Der Akt der Segnung selbst ist einerseits ein Moment besonderer Nähe zwischen segnender und gesegneter Person, andererseits nimmt sich die Segnende ganz zurück hinter die Beziehung Gottes zu dem zu segnenden Menschen. Deutlich wird auf diese Weise, dass dies die eigentlich heilsvolle Beziehung ist, in die der Segen sprachlich und leiblich hineinstellt.[766] „Ihr oberstes Ziel muss sein, dass die Menschen, die gesegnet werden, den Segen ungehindert emp-

763 Greiner 1999 – Segen und Segnen, 52.
764 Vgl. Kirchenleitung der Vereinigten Evangelisch-Lutherischen Kirche Deutschlands (Hg.) 1994 –Dienst an Kranken, 84–109.
765 Vgl. Greiner 1999 – Segen und Segnen, 364.
766 Vgl. Greiner 1999 – Segen und Segnen, 359.

fangen können. Deshalb die ‚Präsenz im Zurücktreten' und deshalb auch der Schutz durch eine klare Liturgie"[767], so formuliert Marion Rink. Entscheidend ist, dass es nicht die segnende Person ist, die den Segen bewirkt, sondern Gott ist es, der den Segen spendet. „Menschliches Segenshandeln *gründet* nicht nur im vorgängigen göttlichen Segenswirken. Es hat in diesem auch seinen *Maßstab*. Gott gewährt seinen Segen auf menschliche Segenszusagen hin, wenn diese den göttlichen Segensverheißungen *entsprechen*. Die Wirksamkeit menschlicher Segenspraxis steht und fällt damit, daß es ihr um den Segen im *Namen* und *Auftrag* Gottes geht"[768], formuliert Magdalene Frettlöh. Eine Segnung eines demenzkranken Menschen könnte im praktischen Vollzug folgenden liturgischen Rahmen aufweisen:

- Zunächst wird der Segen angeboten und das Vorhaben mit einfachen Worten erklärt und dadurch auch die Zustimmung des Gegenübers eingeholt, wobei bei Menschen mit sehr weit fortgeschrittener Demenz vor allem auf nonverbale Signale geachtet werden muss, allerdings in dem Wissen, dass sie immer der persönlichen Deutung unterliegen.
- Die segnende Person legt dem zu segnenden Menschen nun die Hände auf und spricht einen Segen. Vertraut ist Menschen mit Demenz meist der Aaronitische Segen: „Gott segne dich und behüte dich; Gott lasse sein Angesicht leuchten über dir und sei dir gnädig; Gott hebe sein Angesicht über dich und gebe dir Frieden." (Num 6,24–26). Auch wenn der genaue Wortlaut nicht mehr verstanden wird, geschieht es nicht selten, dass einzelne Begriffe oder der Sprechrhythmus Erinnerungen hervorrufen. Daneben eignen sich aber auch kurze Formen wie ein einfaches „Gott segne dich".[769] Dafür ist es notwendig, die Hände mit Ruhe und Bedacht aufzulegen, Zeit zu lassen, die Geste wirken zu lassen und das Segenswort langsam zu sprechen.
- Anschließend bleibt Zeit, den Segen individuell wirken zu lassen. Zum Abschluss des liturgischen Rahmens kann auch ein Entlassungswort gesprochen werden zum Beispiel: „Gottes Friede sei mit Dir", „Der Gott des Friedens mache dich heil und ganz und bewahre deine Seele, deinen Leib und deinen Geist unversehrt" oder ein bekanntes biblisches Wort.[770]

767 Rink 2010 – Segnungsgottesdienst, 35.
768 Frettlöh 2005 – Theologie des Segens, 378.
769 Vgl. Klessmann 2008 – Seelsorge, 158.
770 Vgl. Rink 2010 – Segnungsgottesdienst, 32.

Der Segensakt stellt einen Menschen auf eine elementar leiblich-liturgisch orientierte Weise in eine heilende und stärkende Gottesbeziehung, vermittelt durch die körperliche Nähe eines anderen Menschen.

6.1.4.2.2. Salbung als Seelsorgeritual

Weniger verbreitet als die Segnung ist im protestantischen Kontext das Ritual der Salbung. In ökumenischem Horizont hat die Salbung in Anlehnung an die Krankensalbung in der römisch-katholischen Kirche, die früher sogenannte letzte Ölung, mittlerweile auch Einzug in die protestantische Seelsorge- und Gottesdienstpraxis erhalten, beispielsweise in eigenen Salbungs- und Segnungsgottesdiensten.[771] Mittlerweile wurde die Krankensalbung in die Agenden aufgenommen, und in Bezugnahme darauf führt auch der Ergänzungsband zum Evangelischen Gottesdienstbuch unter dem Themenkomplex „Gottesdienstgestaltung in offener Form“ den Salbungsgottesdienst auf. Er bietet liturgische Entwürfe für die Krankensegnung und -salbung im Gemeindegottesdienst sowie in speziellen Salbungs- und Heilungsgottesdiensten.[772] Der Protestantismus bezieht damit vermehrt wieder leibliche Elemente in das gottesdienstliche und seelsorgerliche Geschehen ein und erschließt die biblischen und altkirchlichen Traditionen für die Gegenwart neu.

Den biblischen Bezugspunkt bietet neben Mk 6,12–13 („Und sie [die Zwölf] zogen aus und predigten, man solle Buße tun, und trieben viele böse Geister aus und salbten viele Kranke mit Öl und machten sie gesund.“) Jak 5,13–17 (V.14: „Ist jemand unter euch krank, der rufe zu sich die Ältesten der Gemeinde, dass sie über ihm beten und ihn salben mit Öl in dem Namen des Herrn.“). Der Jakobusbrief setzt die heilende Kraft des Gebets voraus und stellt diese in den Zusammenhang mit der Heilung. Demnach steht die Salbung im Zusammenhang mit der Fürbitte, die durch jene unterstützt wird.

---

771 Vgl. u. a. Schwarz (Hg.) 2010 – Segnung, Salbung, Heilung; Pisarski 2000 – Gott tut gut.

772 Vgl. Kirchenleitung der Vereinigten Evangelisch-Lutherischen Kirche Deutschlands und im Auftrag des Rates von der Kirchenkanzlei der Evangelischen Kirche der Union (Hg.) 2002 – Evangelisches Gottesdienstbuch: Ergänzungsband, 116–125. Die hier entwickelte Ordnung greift unter anderem zurück auf das Formular einer Krankensalbung der Agende III, Teil 4: Dienst an Kranken der VELKD. Vgl. Kirchenleitung der Vereinigten Evangelisch-Lutherischen Kirche Deutschlands (Hg.) 1994 – Dienst an Kranken.

Die Salbung ist eine sinnliche Vertiefung des Segens und hat für sich keine eigenständige Bedeutung: „Die Salbung ist ein Segen, der unter die Haut geht, eine intensive Form der Segnung.“[773] Gerade als intensiv leiblich erfahrbare Segensform ist das Ritual der Salbung im Kontext von Demenz besonders geeignet. Menschen mit Demenz spüren den Segen Gottes physisch und dadurch intensiver als beim bloßen Handauflegen.[774] Die Salbung fördert darüber hinaus zugleich auch eine körperliche Entspannung und eine intensive Beziehung zwischen der salbenden Person und dem Gesalbten. Folgt man Michael Klessmann, können folgende vier Bedeutungsebenen der Salbung unterschieden werden:[775]

- Auf natürlicher Ebene ist sie ein Zeichen der Heilung, weil Öl grundsätzlich als wohltuende, Entspannung fördernde Essenz beziehungsweise Arznei gilt.
- Die Salbung vermittelt den Segen Gottes in besonders sinnfälliger Form. Ein geeigneter Bezugstext ist beispielsweise Ps 23 („Du salbest mein Haupt mit Öl...“).
- Von der Tatsache ausgehend, dass im alten Israel Könige in ihr Amt gesalbt wurden, lässt sich die Salbung auch als eschatologische Vorwegnahme zum königlichen Priestertum in Gemeinschaft mit Christus verstehen (1 Petr 2,9).
- Salbung kann eine heilsame Wirkung haben, aber sie ist kein magisches Heilungsritual. Die Salbung sollte also nicht die Suggestion eines medizinisch-therapeutisch wirksamen Heilmittels vermitteln.

In der praktischen Durchführung ist mehr noch als beim Segen eine Ritualisierung des Salbungsgeschehens notwendig, da der Körperkontakt besonders intensiv und intim ist und Menschen ein unterschiedliches Bedürfnis nach Nähe und Distanz haben. Während für Personen am Anfang der Demenz auch ein spezieller Segnungs- und Salbungsgottesdienst angeboten werden kann, ist bei sehr fortgeschrittenen demenzkranken Menschen im letzten Stadium auch eine Einzelsalbung in ihrer

773 Kirchenleitung der Vereinigten Evangelisch-Lutherischen Kirche Deutschlands und im Auftrag des Rates von der Kirchenkanzlei der Evangelischen Kirche der Union (Hg.) 2002 – Evangelisches Gottesdienstbuch: Ergänzungsband, 116.

774 Vgl. Pechmann 2007 – Durch die Wintermonate des Lebens, 30: „Die Unruhe der Bewohnerinnen und Bewohner weicht einer friedvollen Atmosphäre. Etwas hat sich ausgebreitet, was kein Sedativum zur Ruhigstellung war. Hier ist an die Stelle der fast mit Händen zu greifenden krampfhaften und angestrengten Spannung ein Aufatmen, eine Gelöstheit und – vielleicht überraschend – sogar eine gewisse Heiterkeit getreten.“

775 Die nachfolgende Auflistung folgt Klessmann 2008 – Seelsorge, 159.

persönlichen Umgebung beziehungsweise auch im eigenen Bett sinnvoll. Der Vollzug der Salbung ist auf vielfältige Weise möglich. Mit Öl können Handrücken, Handflächen, Stirn und Schläfen entweder in Form eines Kreuzes oder mit kreisförmigen Bewegungen gesalbt werden. Dabei kann ein biblisches Votum oder ein Segensspruch gesprochen werden, zum Beispiel in trinitarischer Form: „N.N. ich segne und salbe dich im Namen des Vaters (*Kreuzzeichen auf die Stirn*) und des Sohnes (*Kreuzeichen in die linke Hand*) und des Heiligen Geistes (*Kreuzzeichen in die rechte Hand*)" oder „Nimm hin das Zeichen deines Erlösers, Jesus Christus, zum Zeichen, dass du gesegnet bist von deinem Gott. Fürchte dich nicht. Geh hin in seinem Frieden. Er ist mit dir." Zum Abschluss kann ein weiteres Segenswort folgen.[776] Vorsicht ist insofern geboten, als die Salbung auch Erinnerungen an das Ritual der letzten Ölung hervorrufen und als letzter Akt vor dem Sterben gedeutet werden kann.

Insgesamt bietet die Salbung demenzkranken Frauen und Männern die Möglichkeit, Gottes heilende Kraft mit ihrem ganzen Leib zu empfangen. „Die Krankensalbung ist eine eindrückliche Sinneserfahrung. Der Empfangende kann die Handlung visuell nachvollziehen; er hört die gesprochenen Worte, fühlt die Berührung auf der Haut und kann das Salböl riechen"[777], so formuliert Ute Meyer zu Lenzinghausen. Die Salbung schließt alle Dimensionen des Daseins ein. Demenzkranken Menschen wird zugesagt und zugleich leiblich vermittelt, mit ihrer Krankheit, in dieser und der zukünftigen Welt unter Gottes schützendem und stärkendem Segen zu stehen.

6.1.4.2.3. Musikalische Begleitung

Eine besondere Form der leibbezogenen Seelsorge ist die Musik. Die musikalische Seelsorge überschreitet das klassische Leibschema, insofern hier eine leibliche Beziehung nicht einen direkten körperlichen Kontakt voraussetzt. Nichtsdestotrotz ist der Leib durch Schwingungen und Atmosphären berührt und unmittelbar betroffen. Menschen können die musikalischen Atmosphären erfassen und werden leiblich betroffen. Erinnerungen der Vergangenheit werden in die Gegenwart transportiert und die Gegenwart wird leiblich erfasst. Dieser vitale Antrieb durchdringt nach

776 Vgl. zum Vollzug des Salbungsaktes auch Quincke, Quincke 2010 – Segnungs- und Salbungsgottesdienste, 53–56; Korthaus, Steffen-Elis 2010 – Eine Urform von Segen, 67–72.

777 Meyer zu Lenzinghausen 1999 – Krankensalbung in der evangelischen Klinikseelsorge, 46.

Hermann Schmitz' leibphänomenologischem Ansatz nicht nur den eigenen Leib, sondern schafft auch Gemeinschaft in leiblicher Kommunikation.[778]

Als leiborientierte und sinnlich wirkende Beziehungsform ist die musikalische Seelsorge auch im fortgeschrittenen Demenzstadium geeignet, da das musikalische Altgedächtnis bei Demenzerkrankungen wesentlich länger erhalten bleibt als beispielsweise das Sprachgedächtnis. „Menschen, die ihre Wünsche und Gefühle nicht mehr in eine für andere verständliche Sprache umsetzen können, drücken sich eventuell durch Musik oder durch Reaktionen auf eine bestimmte Musik aus"[779], so fasst Klaus Großjohann die Wirkung von Musik im Kontext von Demenz zusammen. Musik umfasst zugleich die emotionale, körperliche, geistige, kreative, spirituelle und transzendente Dimension.[780] Andrea Fröchtling nennt vor diesem Hintergrund folgende Einsatzmöglichkeiten von Musik in der Begleitung von Menschen mit Demenz:[781]

- **Improvisation:** Erinnerungen und gegenwärtige Stimmungen können durch Musik nach außen kommuniziert werden.
- **Erinnerungshilfe:** Musikstücke, die für eine bestimmte Lebenssituation stehen, können einen Bezug zur biographischen Erinnerung bieten.
- **Realitätsorientierung:** Beispielsweise können tages- oder jahreszeitenorientierte Lieder Orientierungshilfe bieten.[782]

778 Hermann Schmitz zufolge vermittelt sich das affektive Betroffensein als elementar leibliches Betroffensein. Vgl. zu Hermann Schmitz Kapitel 4.2. Die Person als affektiv betroffenes Subjekt – Hermann Schmitz' leiborientierte Phänomenologie.

779 Großjohann 2004 – Menschen mit Demenz erreichen, 12.

780 Vgl. Fröchtling 2008 – „Und dann habe ich auch noch den Kopf verloren...", 334. Vgl. zu Musik im Kontext von Demenz u. a. Wojnar 2007 – Die Welt der Demenzkranken, 160–165.

781 Die nachfolgende Auflistung folgt Fröchtling 2008 – „Und dann habe ich auch noch den Kopf verloren...", 343 f.

782 Auf diese ordnende Struktur von Musik verweist auch Dorothea Muthesius, geht aber davon aus, dass auch Musik die zeitliche Orientierung nicht wiederherstellen kann. Vgl. Muthesius 1999 – Musiktherapie in Medizin und Pflege, 120: „Musik hat ordnende, strukturierende Eigenschaften. Vor allem dem Rhythmus wird die ordnende Funktion in der Musik zugeschrieben. Er strukturiert die Zeit. Allerdings strukturiert er nicht die soziale Zeit, so daß der Rhythmus allein die Orientierungslosigkeit zur Zeit nicht lindern kann. Vielmehr ist es die Form des Musikstücks, das einen deutlichen Anfang und ein deutliches Ende hat, sowie die Melodie, deren Abfolge immer gleich ist. Beides trägt dazu bei, daß Musik sehr viel einfacher und klarer strukturiert als die Sprache, bei der man nie sicher sein kann,

- **Bewegungshilfe:** Musik wirkt leiblich stimulierend und kann körperliche Bewegung anregen.
- **Therapie:** Auch in Gottesdiensten und Andachten lassen sich musiktherapeutische Elemente einsetzen. Daneben bietet beispielsweise auch der Einsatz von Klangschalen eine musikorientierte Beziehungs- und Begleitungsform.
- **Verkündigung:** Das Evangelium kann auch musikalisch vermittelt werden und Musik kann das Reich Gottes anklingen lassen.
- **Trost:** Musik kann Menschen mit Demenz in ihrer fragmentarischen Existenz trösten und bietet damit auch eine Möglichkeit der Sterbebegleitung.

Michael Heymel hat insbesondere auf den tröstenden Aspekt in der musikalischen Seelsorge am Beispiel der Hiobgestalt verwiesen: „Musik kann ein Mittel heilsamen Austausches sein, der sich in der persönlichen Begegnung ereignet. In der Seelsorge kann sie ein vorzügliches Trostmittel für Leidende sein, sofern sie von Personen mit einer spirituellen Lebenshaltung ausgeübt wird, die sich von der bewegenden Kraft (*dynamis*) des Evangeliums ergreifen lassen."[783] Während in der Seelsorgetheorie eine explizite Musikseelsorge bis auf die Ansätze Heymels bisher wenig entfaltet wurde, weist die Musiktherapie eine größere Reflexion von Musik in der Pflege von Menschen mit Demenz auf.[784] Auch die Musiktherapie nutzt die emotionale Ausdrucksfähigkeit bei der Begleitung von demenzkranken Menschen. Die Wirkung der Musik hängt dabei nicht nur von ihrer rhythmischen, melodischen, klanglichen Beschaffenheit ab, sondern auch von ihrer lebensgeschichtlichen Bedeutung.[785] Die Rezeption biographisch relevanter Musik aktiviert das emotionale Erleben von demenzkranken Menschen in allen Stadien der Demenz. Dabei beinhaltet die biographisch relevante Musik der gegenwärtigen Generation von demenzkranken Frauen und Männern nicht ausschließlich Musik der 1920–1950er Jahre, vielmehr kommt Karsten Kiewitt in seiner Untersuchung zu dem Ergebnis, dass auch Musik aus der Zeit des mittleren und höheren Lebensalters re-

---

welche der vielen Wort- und Satzbildungsmöglichkeiten im nächsten Moment vom Gesprächspartner benutzt werden."

783 Heymel 2005 – Hiob und die Musik, 129. Vgl. auch Heymel 1999 – Trost für Hiob; Heymel 2005 – Seelsorge als Klanggeschehen.

784 Vgl. Linden 1997 – Gruppenmusiktherapie in der Geriatrie; Muthesius 1997 – Musiktherapeutische Beiträge; Grümme 1998 – Situation und Perspektiven der Musiktherapie; Aldridge (Hg.) 2000 – Music Therapy in Dementia Care.

785 Vgl. Rauhe 2004 – Musik zum Helfen und Heilen, 34.

levant sein kann.[786] Dazu zählen je nach individueller Prägung Kirchenlieder, Volksmusik, klassische Musik oder auch Schlager und Tanzmusik. Es ist möglich, Musik abzuspielen, selbst ein Instrument zu spielen und auch Lieder vorzusingen oder zu summen.[787] Bei kirchlich sozialisierten Menschen sind insbesondere auch Kirchenlieder im Altgedächtnis fest verankert, dazu zählen oftmals Lieder von Paul Gerhard, Gerhard Tersteegen, Friedrich von Spee, Johann Scheffler, Gottfried Arnold, Johann Rist und Nikolaus Ludwig von Zinzendorf oder Lieder zu besonderen Zeiten des Kirchenjahres.[788] Auch wenn demenzkranke Menschen nicht mehr sprechen können, können sie Liedtexte manchmal noch mitsingen oder -summen und auch das Melodiegedächtnis ist bis zu einem hohen Demenzstadium funktionsfähig. Oftmals ist ein gemeinsames Musizieren auf eine ganz eigene Art möglich, beispielsweise wenn der erkrankte Mensch ein Lied mit Klopfen oder Klatschen begleitet oder einzelne Wörter wiederholt. Der Seelsorger kann dann wiederum die Intensität des Singens etwa durch Tempo und Lautstärke der Reaktion anpassen. Die Validation nach Naomi Feil schlägt darüber hinaus vor, das Singen durch Berührungen zu unterstützen.[789]

Die gegenwärtige Generation von demenzkranken Frauen und Männern hat meist sehr bewusst Musik gehört und gemacht, so dass auch eine musikalische Begleitung nur gezielt eingesetzt und nicht zu einem dauerhaften Hintergrundgeräusch werden sollte.[790] Eine Seelsorgerin, die musikalisch orientiert arbeitet, muss in der Begleitung von Menschen mit Demenz die Fähigkeit aufweisen, psychologisches, soziologisches und kulturhistorisches Wissen zu integrieren, um sich damit für die individuellen biographischen Besonderheiten zu sensibilisieren.[791]

---

786 Vgl. Kiewitt 2005 – Musikbiografie und Alzheimer-Demenz, 51–88.

787 Vgl. Depping 2008 – Altersverwirrte Menschen seelsorgerlich begleiten, 74.

788 Vgl. für konkrete Liedvorschläge u. a. Depping 2008 – Altersverwirrte Menschen seelsorgerlich begleiten, 68 f.77 f.

789 Vgl. Feil, de Klerk-Rubin 2005 – Validation, 97. Für die Validation nach Feil ist es von besonderer Bedeutung, wo die Person berührt wird, da die Berührung ihrer Erkenntnis nach verschiedene emotionale biographische Erinnerungen aktiviert. Vgl. Feil, de Klerk-Rubin 2005 – Validation, 93.

790 Vgl. Muthesius 1999 – Musiktherapie in Medizin und Pflege, 127 f.: „Alte Menschen aber sind es gewohnt, nicht ununterbrochen Musik zur Verfügung zu haben. Sie mußten das Grammophon immer wieder aufziehen, mußten Strom sparen, hatten keine so große Schallplattensammlung, das Radio machte noch häufiger Sendepausen, usw. Das führte dazu, daß dem Musik hören, wenn denn schon einmal Musik zu hören war – mehr Aufmerksamkeit gewidmet wurde."

791 Vgl. Muthesius 1999 – Musiktherapie in Medizin und Pflege, 127.

Eine musikalisch orientierte Seelsorge kann dazu beitragen, Angst- oder Unruhezustände zu verringern, wobei beachtet werden muss, dass Musik nicht immer eindeutig mit positiven Erinnerungen verbunden ist. Die Musik erreicht die Emotionalität des Menschen unabhängig von seinem kognitiven Reflexionsvermögen. Musik kann dabei gezielt verschüttete Emotionen reaktivieren oder emotionale Situationen verstärken und vertiefen.[792] Vor diesem Hintergrund zielt Michael Heymels Entwurf darauf, Seelsorge phonetisch als Klanggeschehen zu verstehen, das sich auf die Urerlebnisse des Hörens zurückbezieht.[793] Klaus Depping weist in diesem Zusammenhang darauf hin, dass schon in alttestamentlicher Zeit Poesie wie beispielsweise der Psalter als Ausdrucksmittel religiösen Erlebens galt. Auch die Kirchenmusik ist ein Mittel der Darstellung von religiösem Erleben.[794]

Eine musikorientierte Seelsorge fördert nicht nur einen Bezug zur eigenen Identität, sondern ist auch gemeinschaftsstiftend. Sie eignet sich sowohl in Form von Einzel- als auch von Gruppenarbeit. Grundsätzlich ist die musikalisch orientierte Seelsorge eine besondere Form der emotionalen Begleitung, die auch Menschen im letzten Stadium der Demenz erreichen kann. Für diese Menschen wird in der Literatur häufig auch die Atemgemeinschaft als letzte Beziehungsmöglichkeit vorgeschlagen, auch hierbei handelt es sich um eine besondere Form der Seelsorge als Klanggeschehen.[795] Dieser Ansatz stammt von Winfried Mall, der diese Kommunikationsform in Zusammenarbeit mit schwer geistig Behinderten entwickelte.[796] Es geht darum, sich in den Atemrhythmus des anderen einzufühlen, dabei wird auch auf die Möglichkeit hingewiesen, den Atem beispielsweise durch Summen zu vertonen.[797] Die Atemgemeinschaft ist eine konsequente Umsetzung des Seelsorgeverständnisses als Atemhilfe,[798]

792 Vgl. Muthesius 1999 – Musiktherapie in Medizin und Pflege, 119 f.

793 Vgl. Heymel 2005 – Seelsorge als Klanggeschehen, 41.

794 Vgl. Depping 2008 – Altersverwirrte Menschen seelsorgerlich begleiten, 76–78.

795 Exemplarisch genannt seien Depping 2008 – Altersverwirrte Menschen seelsorgerlich begleiten, 64; Grond 2003 – Die Pflege verwirrter alter Menschen, 194.

796 Vgl. Mall 1984 – Basale Kommunikation. Vgl. zur Rezeption im Kontext von Demenz u.a. Fröchtling 2008 – „Und dann habe ich auch noch den Kopf verloren…", 354–359; Biedermann 2003 – Essen als basale Stimulation; Schaade 2002 – Ergotherapie bei Demenzerkrankungen, 41–43.

797 Vgl. Depping 2008 – Altersverwirrte Menschen seelsorgerlich begleiten, 64.

798 Dieser Ansatz einer Seelsorge als Atemhilfe kann theologisch auf das alttestamentliche Seelsorgeverständnis Bezug nehmen. Im Alten Testament ist Seelsorge Hilfe zum Klagen und Loben vor Gott, so heißt es in Ps 150,6: „Alles, was Odem hat, lobe den Herrn!" Atemhilfe meint in diesem Zusammenhang auch, den

jedoch ist es ein sehr intimer Vorgang, auf den man sich nur einlassen kann, wenn er der Situation angemessen erscheint.

Insgesamt bietet musikalische Seelsorge Menschen mit Demenz eine leiblich orientierte Wahrnehmungs- und Beziehungsmöglichkeit und zugleich eine körperliche Ausdrucksfähigkeit.

6.1.5. Perspektive des Abschieds – Sterbende und ihre Angehörigen begleiten

Menschen mit Demenz leben in einer abschiedlichen Existenz. Demenz bedeutet schon lange vor der eigentlichen Sterbephase für die betroffenen Menschen und ihre Angehörigen ein vielfaches Abschiednehmen von individuellen Erinnerungen, Fähigkeiten und Identitätsmarkern. Insofern vollzieht sich die seelsorgerliche Begleitung von Menschen mit Demenz immer auch in abschiedlicher Perspektive. Da Demenzerkrankungen nicht heilbar sind, ist Seelsorge im Kontext von Demenz stets auch eine Vorbereitung auf ihr Sterben und erweist sich am Ende des Demenzprozesses als Sterbebegleitung.[799]

Das Proprium der Seelsorge in der Perspektive des Abschieds liegt in der eschatologischen Hoffnung, dass die fragmentarische Existenz von Menschen mit Demenz keine letztgültige Relevanz hat, denn die christliche Anthropologie hält die Zuversicht und das Vertrauen auf eine Vollendung offen.[800] Darin liegt die Hoffnung der christlichen Lebens- und Sterbebegleitung. Die seelsorgerliche Begleitung Sterbender bezieht sich dann auf den Menschen, so wie er war und ist, im Vertrauen auf seine nicht-defizitäre eschatologische Identität. Die Sterbebegleitung von Menschen mit Demenz erweist sich demnach immer auch als theologische Bewährungsprobe für eschatologische Aussagen einer christlichen Dogmatik.[801] Eine Sterbebegleitung in abschiedlicher Perspektive reicht dann auch über den Tod hinaus und stellt Rituale zur Verfügung, die den verstorbenen Menschen mit Gottes Segen aus dieser Welt verabschieden und Angehörigen seelsorgerliche Trauerbegleitung bieten. Die Sterbebegleitung eines Menschen mit Demenz vollzieht sich vor diesem Hintergrund als Be-

---

Menschen dabei zu unterstützen, wieder zu seinem eigenen Atemrhythmus zurückzufinden.

799 Vgl. Zimmermann 1999 – Seelsorge bei altersverwirrten Menschen, 415.

800 Vgl. Kapitel 5.1.5. Perspektive des Abschieds.

801 Vgl. Härle 2007 – Dogmatik, 601.

gleitung des Sterbenden, als Achtung des Toten sowie als Beistand für die Angehörigen.

6.1.5.1. Sterbende begleiten

Zur seelsorgerlichen Begleitung von Menschen mit Demenz zählt auch die Sterbebegleitung, da Demenz eine Erkrankung ist, die bisher unheilbar ist und tödlich verläuft. Die Demenzerkrankung vollzieht sich meist über mehrere Jahre in unterschiedlichen Phasen und endet schließlich mit der Sterbephase. Es ist schwer zu erkennen, wann die eigentliche Sterbephase beginnt, weil sichere Indikatoren fehlen.[802] Fraglich ist, ob bereits der Ausbruch der Demenzerkrankung als beginnender Sterbeprozess zu bewerten ist, unabhängig davon ist aber jeder Sterbende als lebender Mensch wahrzunehmen und dementsprechend in seiner Würde zu achten.[803] Im Rahmen der Hospizbewegung ist die Sterbebegleitung von demenzkranken Personen bisher wenig berücksichtigt worden. Heike Dech bewertet Demenz als völlig neue Anforderung, die über den Rahmen der bisher praktizierten Sterbebegleitung hinausgeht, „da Demenzkranke ihre Autonomie und Selbstbestimmung erheblich früher einbüßen als Sterbende, die sich im normalen Prozess eines Sterbens aufgrund schwerer körperlicher Erkrankungen oder aus Altersschwäche befinden."[804]

Klassische Phasenmodelle des Sterbens, wie unter anderem von Elisabeth Kübler-Ross formuliert, treffen beim Sterbeprozess von demenzkranken Menschen nicht zu.[805] Beispielsweise setzt das Bedürfnis, Dinge zu

---

802 Jenny Abbey hat verschiede Symptome als Kennzeichen der terminalen Phase der Demenz benannt wie zum Beispiel progressive Verschlechterung des Gedächtnisses und Zunahme der Desorientierung, Verschlechterung der Fähigkeit verbal zu kommunizieren, Verhaltensänderungen, Verschlechterung der Fähigkeit sich selbstständig fortzubewegen bis hin zur Bettlägerigkeit, völlige Angewiesenheit auf Pflege, Verschlechterung der Fähigkeit der selbstständigen Nahrungsaufnahme oder die steigende Anfälligkeit für ein Delirium, Inkontinenz, wiederkehrende Infekte und Lungenentzündungen. Vgl. Abbey 2006 – Palliative Care and Dementia, 5. Diese Symptome sind allerdings klassische Krankheitszeichen einer fortschreitenden Demenz, die nicht eindeutig auf den beginnenden Sterbeprozess hindeuten.

803 Vgl. Plieth 2007 – Seelsorge im Kontext von Sterben, 453.

804 Dech 2010 – Hospizversorgung von Demenzkranken, 33. Die Bundesarbeitsgemeinschaft Hospiz hat 2004 ein Curriculum zur Begleitung von Menschen mit Demenz in ihrer letzten Lebensphase herausgegeben. Vgl. Bundesarbeitsgemeinschaft Hospiz (Hg.) 2004 – Mit-gefühlt.

805 Vgl. Kübler-Ross 2001 – Interviews mit Sterbenden. Kübler-Ross unterscheidet den Sterbeprozess in fünf Phasen: Ungewissheit/Leugnen, Auflehnung/Zorn,

Ende zu bringen und das eigene Leben im Sinne einer Lebensbilanz rückschauend zu betrachten, bestimmte kognitive Fähigkeiten und eine sichere zeitliche Orientierung voraus, über die demenzkranke Personen nicht mehr verfügen.[806] In der Forschung wird oft behauptet, dass demenzkranke Menschen mit fortschreitendem Krankheitsverlauf das Krankheitsgefühl verlieren und nicht im Bewusstsein ihres eigenen Sterbens sind.[807] Menschen mit Demenz setzen sich mit ihrem Sterbeprozess nicht auf kognitiv-reflektierende Weise auseinander, dennoch haben Erfahrungen und Studien gezeigt, dass sich auch Personen mit einer fortgeschrittenen Demenz zum eigenen Sterben äußern, beispielsweise in Form eines Bildes, eines Sterbewunsches oder auch einer Suizidäußerung.[808] Im Hinblick auf den Sterbeprozess im Kontext von Demenz bleibt insgesamt weiterhin eine Unsicherheit, wie das eigene Sterben erlebt wird. „In wiefern Demenzkranke sich selbst unter Umständen doch als sterbend erleben, ist schwer zu beurteilen. Es könnte sein, dass sie spüren, dass sich etwas verändert und dass sie verunsichert sind, weil sie dies nicht einordnen können."[809] Die verschiedenen Signale, die Menschen mit Demenz während der Zeit des Sterbens senden, gilt es deshalb sensibel wahrzunehmen und in der seelsorgerlichen Begleitung zu berücksichtigen.

Die Begleitung sterbender Menschen ist eine ganzheitliche Aufgabe, in der Michael Klessmann zufolge körperliche, seelische und geistig-geistliche Aspekte Berücksichtigung finden.[810] Im Vordergrund der Sterbebegleitung stehen die individuellen Bedürfnisse des sterbenden Menschen. Gerade bei demenzkranken Sterbenden, die kaum noch verbal kommunizieren können und sich oft in komatösen Dämmerzuständen befinden, ist es nicht einfach, ihre Bedürfnisse zu erkennen. Mit Jürgen Ziemer können verschiedene Grundbedürfnisse bei der Seelsorge sterbender Menschen zugrunde gelegt werden wie körperliche Bedürfnisse, soziale Bedürfnisse,

---

Verhandeln, Depression, Annahme. Daneben existieren in der Forschung ähnliche Modelle, die vielleicht besser als Phasen der Schicksalsverarbeitung bezeichnet werden, da sie nicht nur Sterbe- sondern auch Trauerprozesse zu beschreiben versuchen. Vgl. u. a. Spiegel 1995 – Der Prozeß des Trauerns; Worden 2011 – Beratung und Therapie in Trauerfällen; Kast 2010 – Trauern. Chantal Caron et al. gliedern dagegen den Krankheitsverlauf im Spätstadium einer Demenz in drei Phasen – die Kurativphase, die Phase der Unsicherheit und die Palliativphase. Vgl. Caron, Griffith et al. 2005 – End-of-life decision making in dementia.

806 Vgl. Pröllochs 2010 – Sterbebegleitung bei Demenzkranken, 62.

807 Vgl. Pröllochs 2010 – Sterbebegleitung bei Demenzkranken, 61.

808 Vgl. Eglin, Huber et al. 2009 – Tragendes entdecken, 111.

809 Pröllochs 2010 – Sterbebegleitung bei Demenzkranken, 61.

810 Vgl. Klessmann 2009 – Sterbebegleitung, 401.

personale Bedürfnisse und geistliche Bedürfnisse.[811] Es ist wichtig, grundsätzlich anzuerkennen, dass diese auch für Personen mit Demenz ihre Geltung haben. Christiane Pröllochs folgert deshalb: „Gerade bei Menschen, die sich in den späteren Krankheitsstadien mehr und mehr in sich zurückziehen, apathisch und passiv werden, wird oft unterstellt, dass sie ihre Umwelt nicht mehr wahrnehmen und der Zuwendung und Kommunikation seitens anderer Menschen nicht mehr zugänglich sind. [...] Psychosoziale und spirituelle Bedürfnisse werden leicht übersehen oder den Demenzkranken gar abgesprochen."[812] Die sozialen Bedürfnisse von Menschen mit Demenz bleiben auch in der Sterbezeit erhalten, sowie insbesondere das Bedürfnis nach intensiver Zuwendung. Christiane Pröllochs betont in diesem Zusammenhang, dass die Orientierungslosigkeit zu Angst und Unruhe führen kann und Menschen mit Demenz in ständiger Unsicherheit leben.[813] Eine empathische Kommunikation mit wertschätzenden Berührungen kann einem Menschen mit Demenz immer wieder Sicherheit und Vertrauen vermitteln. Es stellt eine große Herausforderung dar, die Bedürfnisse eines demenzkranken Sterbenden wahrzunehmen. Gesichtsausdruck, Bewegungen, Körperhaltungen, Ess- und Schlafverhalten oder Reaktionen auf Menschen und Handlungen können einen wichtigen Hinweis auf die physische und psychische Konstitution von demenzkranken Menschen bieten.[814] Insbesondere die Atmung liefert wichtige Signale darüber, wie sich ein Mensch gerade fühlt. Sterbende Menschen nehmen vermutlich mehr wahr, als üblicherweise vorgestellt wird; an ihren körperlichen Reaktionen ist erkennbar, was ihnen gut tut. Offenheit und Mut ist gefragt, den Sterbenden immer wieder neu zu sehen,[815] denn schnell kann es zu Projektionen der eigenen Gefühle auf den Sterbenden kommen. Die seelsorgerliche Professionalität erweist sich in der Balance zwischen Nähe und Distanz, indem die eigenen Gefühle und Grenzen berücksichtigt werden, um auf diese Weise in einem lebendigen Beziehungsprozess mit dem Sterbenden zu stehen.[816] Unter Bezugnahme der verschiedenen Demenzsymptomatiken wird eine abschiedliche Seelsorge weniger gesprächsorientierte Sterbebegleitung sein als ein leiborientiertes und nonverbales Beziehungsgeschehen, wenngleich das nicht

811 Vgl. Ziemer 2008 – Seelsorgelehre, 292 f.
812 Pröllochs 2010 – Sterbebegleitung bei Demenzkranken, 62.
813 Vgl. Pröllochs 2010 – Sterbebegleitung bei Demenzkranken, 63.
814 Vgl. Eglin, Huber et al. 2009 – Tragendes entdecken, 110.
815 Vgl. Babanek 2005 – Wenn Sterbende aufhören zu sprechen, 100.
816 Vgl. Aurnhammer 2005 – Gewollte Nähe und notwendiger Schutzraum, 33.

bedeutet, dass mit dem Sterbenden nicht mehr verbal kommuniziert werden soll. Es handelt sich jedoch nicht um ein Gespräch, in dem das Leben in seinen einzelnen Phasen in einem reflektierend-kognitiven Sinn durchgearbeitet und vor dem Sterben geordnet wird.

Die Begleitung sterbender Menschen vollzieht sich immer im Spannungsfeld von Ritualen, die einerseits Abschied ermöglichen, andererseits im Übergang aber auch Halt und Geborgenheit vermitteln.[817] Sterbende demenzkranke Menschen sind auch in der letzten Lebensphase empfänglich für leiborientierte Seelsorgeformen.[818] Die Formen der Begleitung, die während des bisherigen Demenzprozesses positiv aufgenommen wurden, sind auch in der Sterbephase sinnvoll, da das Leibgedächtnis weiterhin erhalten bleibt.[819] Berührungen, Klänge und sinnorientierte Zugänge können eine grundlegende Kommunikationsform bilden, die Beziehung und Sicherheit ausstrahlen. Hier bietet auch das aus der Pflegewissenschaft stammende Konzept der Basalen Stimulation eine leiborientierte Begleitungs- und Kommunikationsform.[820] Daneben können Rituale unabhängig von Sprache Nähe ausdrücken und gewinnen vor dem Hintergrund des Sterbens eine wertvolle Bedeutung. Die Seelsorge kann sich bei der Sterbebegleitung auf einen eigenen Kanon expliziter christlicher Frömmigkeitspraxis beziehen. Segnung, Salbung, das Sprechen von Gebeten, das Lesen biblischer Texte wie Psalmen, das Entzünden einer Kerze oder Singen und Hören geistlicher Lieder sind Dimensionen der Sterbebegleitung, die auch im Kontext von Demenz vollziehbar sind. Eine

817 Vgl. Fröchtling 2008 – „Und dann habe ich auch noch den Kopf verloren…“, 359.

818 Vgl. zu leiblichen Seelsorgekonzepten Kapitel 6.1.4. Perspektive der Leiblichkeit – leiblich-rituelle Seelsorge wiederentdecken.

819 Vgl. Depping 2008 – Altersverwirrte Menschen seelsorgerlich begleiten, 70.

820 Das Konzept wurde 1975 von Andreas Fröhlich im Umgang mit geistig und körperlich mehrfach behinderten Kindern entwickelt. Basale Stimulation will durch eine an die Persönlichkeit des betroffenen Menschen bezogene Ansprache in Form von Berührungen und Tätigkeiten Sicherheit und Vertrauen vermitteln. In den 1980er Jahren wurde dieses Konzept vor allem durch Christel Bienstein erfolgreich in die Erwachsenenpflege übertragen. Die sensorische Stimulation ermöglicht, Menschen mit Demenz zu erreichen, die auf verbale Ansprache nicht sichtbar reagieren. Menschen in Phase 3 gehen häufig auf Augenkontakt und Berührung ein und auch in Phase 4 ist ein Zugang über emotionelle und sinnliche Anregungen möglich. Die sensorische Stimulation bedarf umfassender Kenntnisse über den anderen und große Sensibilität in der Interaktion. Vgl. zur Basalen Stimulation u.a. Goßen 2001 – Basale Stimulation; Nydahl, Bartoszek 2000 – Basale Stimulation; Buchholz, Schürenberg 2003 – Lebensbegleitung alter Menschen.

Andacht am Sterbebett bietet die Möglichkeit, den Sterbenden in seinem Sterbeprozess zu begleiten: „Vertraute Bibelworte, Liedstrophen, das Glaubensbekenntnis, Gebete und der abschließende Sterbesegen, wenn möglich auch die Feier von Beichte und Abendmahl in verkürzter Form, helfen den Sterbenden auf dem Weg durch das dunkle Tal des Todes. Die gemeinsame Andacht kann die Verbundenheit mit der oder dem Sterbenden vertiefen und so zum Fundament der Trauerbewältigung in der kommenden Zeit werden.“[821] Ein Sterbesegen unter Handauflegung, an der sich auch die Angehörigen beteiligen können, stellt den sterbenden Menschen unter Gottes Schutz und kann dazu beitragen, Angst und Unruhe zu reduzieren. Die verschiedenen liturgischen Formen können Halt, Geborgenheit und Trost vermitteln, aber auch helfen Abschied aus diesem Leben zu nehmen. Felizitas Muntanjohl beschreibt deshalb Seelsorge als Wegbegleitung ins Unbekannte, die Mut und Hoffnung macht, den Abschied zu wagen: „Seelsorge ist Wegbegleitung, die mehr horchend und aushaltend ist als wegweisend – denn was wissen wir schon von diesem Weg, den der Sterbende uns voraus geht? Wir können zurückgreifen auf alte Lieder und Gebete, wir können die Not und Angst, die wir spüren, für den Sterbenden in Gebete fassen, wir können mit unserer Aufmerksamkeit und Ruhe dem Sterbenden Angenommensein und Sicherheit vermitteln.“[822] Die Sterbebegleitung kann diese Ungewissheit nicht negieren, sie aber rituell aufnehmen und sich dabei auch der christlichen Hoffnung auf ein Leben nach dem Tod als nicht mehr krankheitsbedingt defizitäre Seinsform erinnern. Jedes Ritual sollte als Angebot verstanden werden und in die jeweilige Situation hineinpassen. Letztlich geht es in der Begleitung weniger darum, bestimmte religiöse Rituale zu vollziehen, sondern Nähe einzugehen und Abschied zu ermöglichen.

Anemone Eglin et al. weisen neben bestimmten Formen von spiritueller Begleitung vor allem auf die Rolle und Einstellung des Seelsorgers hin: „Wenn Begleitende still und ruhig am Bett sitzen mit einer inneren Haltung des Wohlwollens, allenfalls die eigene Hand unter die Hand des Sterbenden schieben, kann eine Atmosphäre von Frieden entstehen, die für alle wohltuend ist und die es dem Sterbenden ermöglicht, seinen Tod zu sterben.“[823] Die spirituell seelsorgerliche Begleitung von Menschen mit Demenz hat auch am Ende ihres Lebens einen entscheidenden Wert, wenn auch eine große Sensibilität notwendig ist, um die individuellen geistlichen

821 Kirchenkanzlei der Evangelischen Kirche der Union (Hg.) 2004 – Bestattung, 50.
822 Muntanjohl 2007 – Der letzte Umzug, 305.
823 Eglin, Huber et al. 2009 – Tragendes entdecken, 115.

Bedürfnisse demenzkranker Sterbender wahrzunehmen, zu verstehen und zu beantworten.[824]

Die Sterbebegleitung ist keine isolierte Form der seelsorgerlichen Begleitung von Menschen mit Demenz, sondern sie steht in Beziehung zur vorangegangenen seelsorgerlichen Begleitung und kann gerade in einer personalen und inhaltlichen Kontinuität ihre Wirksamkeit entfalten und Beständigkeit bieten. Die seelsorgerliche Aufgabe in der Begleitung von Menschen mit Demenz verändert sich während der Zeit des Sterbens nicht – es geht auch hier darum, Nähe einzugehen und Beziehungen zu gestalten, indem die individuellen Bedürfnisse eines Menschen Berücksichtigung finden. Menschen haben oftmals besonders in der letzten Phase ihres Lebens das Bedürfnis nach Akzeptanz und Liebe. Fremde und ungewohnte Ereignisse verunsichern einen Menschen mit Demenz, er fühlt sich in einer vertrauten Umgebung wohl – gilt das schon für die vorhergehende Zeit, so erst recht während der Zeit des Sterbens. Ist das Sterben zu Hause nicht mehr möglich, helfen nahestehende Personen, bekannte Musik oder vertraute Gerüche diese Nähe trotzdem herzustellen. Auch äußere Faktoren spielen eine zentrale Rolle: Wichtig sind Helligkeit und Wärme. Der Sterbende muss nicht vom Alltag abgeschieden werden – die Tür kann auch öfter offen stehen bleiben.[825] Für sterbende Menschen mit Demenz ist es wichtig, Vertrautes zu bieten, dazu zählen vertraute Rituale und auch Personen, wie auch Walter Ulrich aufzeigt: „Es ist besonders wichtig, dass beim Sterben von dementen Menschen das ganze Team, die Angehörigen, die Pflege, die Ehrenamtlichen zusammenarbeiten und eine palliative (ummantelnde) Situation schaffen, damit sich der Sterbende wohl fühlen kann.“[826] Menschen mit Demenz sterben wie alle Menschen auf ganz individuelle Weise. Dabei wird in der Forschung häufig vernachlässigt, dass der Prozess des Sterbens auch die Trennung von diesem Leben und die Verabschiedung aus Beziehungen umfasst. Sterbende suchen nicht kontinuierlich Nähe, nicht jeder möchte an der Hand des anderen sterben. So wie ein Mensch gelebt hat – in Nähe oder Distanz zu seinen Mitmenschen, selbst bestimmt oder auf andere angewiesen – stirbt er oftmals auch. Die Bedürfnisse Sterbender sind individuell verschieden.

824 Vgl. Pröllochs 2010 – Sterbebegleitung bei Demenzkranken, 81.
825 Vgl. Ullrich 2005 – Sterbebegleitung, 234.
826 Ullrich 2005 – Sterbebegleitung, 235.

6.1.5.2. Tote achten

Die Seelsorge in der Perspektive des Abschieds endet nicht mit dem Tod – christliche Rituale, die über den Tod hinausgehen, wie zum Beispiel eine Aussegnung des Verstorbenen verabschieden einerseits den verstorbenen Menschen mit dem Segen Gottes und sind andererseits seelsorgerliche Trauerbegleitung für Angehörige, nahestehende Personen und Pflegekräfte. Martina Plieth bewertet vor diesem Hintergrund Aussegnungs- und Trauerfeiern als Übergangsrituale: „Sie markieren den Transitus von Menschen, deren Existenz im Hier und Jetzt ihr Ende gefunden hat, aber auch den damit verbundenen Wechsel im Leben derjenigen, die trauernd hinter diesem Ereignis und den davon direkt Betroffenen zurückbleiben."[827]

Die christliche Sterbebegleitung kann sich auf verschiedene Rituale beziehen, die in der Zeit des Sterbens und nach Eintritt des Todes ihre Relevanz haben. Die Agende für die Union Evangelischer Kirchen in der EKD bietet beispielsweise neben der eigentlichen Bestattung Formulare für eine Andacht am Sterbebett, eine Andacht zur Begleitung Trauernder nach Eintritt des Todes, eine Abschiedsandacht im Sterbezimmer und eine Andacht anlässlich der Abholung aus dem Sterbehaus.[828] Mit einer Aussegnungsfeier wird verstorbenen Menschen ein Abschiedssegen erteilt, bevor sie ihr zu Hause, das Pflegeheim oder Krankenhaus verlassen. In liturgisch gestalteter Form mit vertrauten Bibelworten, Liedern, Gebeten, Vaterunser, Segen für den Verstorbenen und Segen für die Hinterbliebenen und eventuell dem Glaubensbekenntnis und Abendmahl bietet die Aussegnung eine Hilfestellung, Abschied zu nehmen. Die Aussegnung kann, muss aber nicht von einer Pfarrerin oder einem Pfarrer geleitet werden und kann freie Elemente enthalten. Markus Luy und Urte Bejick beschreiben das Formular als ein Geländer, das zugleich genügend Freiheit zur eigenen Gestaltung lässt: „Bei der Aussegnung geht es nicht darum, Menschen mit ‚den richtigen Worten im Trauerfall' zu trösten, sondern um das Zulassen von Trauer und Hilflosigkeit. Wichtiger als ‚treffende' Worte sind daher die Atmosphäre im Raum, die Ruhe, die vermittelt wird. Bei der Gestaltung können Erinnerungen, Texte oder der Segen selbst im Mittelpunkt ste-

827 Plieth 2007 – Seelsorge im Kontext von Sterben, 459.

828 Vgl. Kirchenkanzlei der Evangelischen Kirche der Union (Hg.) 2004 – Bestattung, 49–70. Weitere liturgische Formulare bieten u. a. Nestele 1999 – Die Aussegnung Verstorbener; Lamp, Küpper-Popp 2009 – Abschied nehmen am Totenbett; Luy, Bejick 2005 – Aussegnungen und Abschiedsfeiern gestalten.

hen."[829] Die Intention der Aussegnung und Andacht zur Begleitung der Trauernden nach Eintritt des Todes ist neben dem eigentlichen Abschiedssegen vor allem den Gedanken und Gefühlen nach Eintritt des Todes Raum zu geben, der christlichen Hoffnung von der Auferstehung Ausdruck zu verleihen und in geprägter Sprachform helfen, Sprache wiederzufinden.[830] Oftmals ist hier die letzte Möglichkeit, mit dem verstorbenen Menschen leiblich in Kontakt zu treten und im Hinblick auf diese Person auf körperliche Weise Nähe und Distanz beiderseits zuzulassen. Nach der meist langen Zeit der Krankheit mit ihren teilweise wesensverändernden Symptomen bedeutet der Tod auch das Ende der Demenzerkrankung, und vor diesem Hintergrund ist es für nahestehende Menschen und Angehörige vielleicht zum ersten Mal wieder denkbar, sich diesen Menschen in seiner ganzen lebensgeschichtlichen Existenz, die nicht ausschließlich von Demenz geprägt war, in Erinnerung zu rufen. Insofern bietet die Aussegnungsfeier die Möglichkeit, die verschiedenen gewesenen und auch gehofften zukünftigen Seinszustände des Menschen auszudrücken. Aussegnungs- und Verabschiedungsfeiern bewegen sich im Spannungsfeld zwischen Vergangenem und Zukünftigem, denn sie erinnern an das Leben des verstorbenen Menschen mit seiner Krankheit und weisen zugleich nach vorne auf Gottes neue Gegenwart. Die Seelsorge im Kontext von Sterben, Trauer und Tod steht im Horizont des christlichen Hoffnungsmoments und in der Zuversicht, dass menschliches Leben nicht im Vorfindlichen aufgeht und das, was in unserer irdischen Existenz fragmentarisch war, in der eschatologischen Existenz überwunden und erneuert wird. Nach Martina Plieth ist dabei die Bezugnahme auf die vorausgesetzte Wirklichkeit und Wirkfähigkeit von besonderer Bedeutung, denn „mit ihrer Hilfe wird zielgerichtete Transzendenzoffenheit geschaffen, die dazu beiträgt, dass enge Horizonte geweitet und jeder einzelne Exitus als weiterführendes Übergangsphänomen (also als wirklicher Transitus) begriffen werden kann. Der Tod als Schlusspunkt menschlichen Lebens wandelt sich so zum Doppelpunkt, der darauf hinweist, dass noch etwas aussteht und zu erwarten ist."[831] Diese christliche Erwartung ist es, die der Seelsorge in der Perspektive des Abschieds zum Trost- und Hoffnungsmoment wird.

---

829 Luy, Bejick 2005 – Aussegnungen und Abschiedsfeiern gestalten, 241.
830 Vgl. Kirchenkanzlei der Evangelischen Kirche der Union (Hg.) 2004 – Bestattung, 57.
831 Plieth 2007 – Seelsorge im Kontext von Sterben, 463.

6.1.5.3. Angehörigen beistehen

Der Sterbeprozess ist nicht nur für den betroffenen Menschen eine Zeit des Abschiednehmens, sondern auch für die Angehörigen und Betreuungspersonen. Eine seelsorgerliche Begleitung in Perspektive des Abschieds vollzieht sich zugleich als Sterbe- und Lebensbegleitung und wendet sich neben dem Sterbenden auch den Angehörigen zu. Gilt das grundsätzlich für den gesamten Prozess der Demenz, so erst recht in der Sterbezeit. Nahestehende Personen bereiten sich eine lange Zeit auf den Tod dieses Menschen vor und die Zeit des Sterbens wird zur letzten Kommunikations- und Beziehungsmöglichkeit – das macht diese Zeit besonders wertvoll. In der Sterbephase eines Menschen mit Demenz kommt der lange Prozess des Abschiednehmens zu einem Ende. Im Gegensatz zu anderen Sterbeprozessen befinden sich Angehörige mit dem kontinuierlichen Fortschreiten der Erkrankung und der damit verbundenen Reduzierung von körperlichen und geistigen Fähigkeiten sowie einer wesensveränderten Persönlichkeit in einem kontinuierlichen Abschiedsprozess von dem ihnen vertrauten Menschen. „Angehörige von Menschen mit Demenz trauern während einer langen Zeit immer wieder von neuem: wenn sie erste Krankheitsanzeichen feststellen, wenn die Diagnose feststeht, wenn das kranke Familienmitglied sich nicht mehr für seine Nächsten interessiert, beim Umzug in ein Pflegeheim, wenn der kranke Mensch seine Nächsten nicht mehr erkennt, wenn es ans Sterben geht und auch nach seinem Tod. Es handelt sich in den meisten Fällen um einen langen und schmerzvollen Abschied"[832], betonen Anemone Eglin, Evelyn Huber et al.

Die Angehörigen haben bei der Begleitung sterbender demenzkranker Menschen eine besondere Bedeutung. Nimmt man mit Verena Wetzstein Demenz auch als ein Beziehungsgeschehen wahr, so betrifft die Demenzerkrankung neben dem erkrankten Menschen auch die Angehörigen.[833] Einerseits sind sie als unmittelbare Betroffene selbst Adressaten von Seelsorge und Menschen, die der Begleitung bedürfen, andererseits sind sie meist die Hauptbezugsperson für den demenzkranken Menschen und tragen eine große Verantwortung für die Pflege, Betreuung und medizinische Entscheidungen.[834] Der Angehörige hat in der Begleitung eines Menschen mit Demenz meist eine herausragende Rolle und steht unter einer besonderen Belastung, denn er vermittelt eine der wenigen Sicher-

832 Eglin, Huber et al. 2009 – Tragendes entdecken, 118.
833 Vgl. Wetzstein 2006 – Liebe deinen Nächsten wie dich selbst, 68.
834 Vgl. Pröllochs 2010 – Sterbebegleitung bei Demenzkranken, 73.

heiten in dem hereinbrechenden Chaos der Orientierungslosigkeit. Die Demenzerkrankung hat immer auch systemische Auswirkungen, denn eine „Demenz trifft zwar Einzelne, zugleich sind aber ganze Familiengefüge mitbetroffen“[835], so konstatiert Andrea Fröchtling. Christiane Pröllochs nennt insbesondere ethische Entscheidungen am Lebensende des Menschen mit Demenz als belastende Konfrontation der Angehörigen: „Fast immer sind es die Angehörigen, die schwerwiegende Entscheidungen – möglicherweise sogar über Leben und Tod – fällen müssen, da die Dementen aufgrund ihrer Erkrankung nicht mehr dazu in der Lage sind. Häufige Fragen, die einer Entscheidung zugeführt werden müssen, betreffen die Ernährung, insbesondere Sondenernährung, die Behandlung von Infektionen mit Antibiotika und den Umgang mit Akutsituationen.“[836] Die emotional und moralisch belastende Situation der Angehörigen ist in der Sterbephase besonders hoch und oftmals kommen Schuldgefühle zum Ausdruck, etwa im Hinblick auf die positive Gewissheit, dass die intensive und teilweise selbstaufopfernde Begleitung mit dem Sterben zu einem Ende kommt oder in Form von Zweifel, dass eventuell falsche medizinische Entscheidungen getroffen wurden. Die Frage nach Schuld und Vergebung sind Themen, die im Prozess der Sterbebegleitung eine besondere Bedeutung haben und auf die auch die seelsorgerliche Begleitung aufmerksam sein sollte.[837] Heike Dech nennt verschiedene Kriterien einer bedürfnisgerechten, flexiblen Unterstützung der Angehörigen:[838]

- Die Gesprächsperspektive in der Angehörigenbegleitung erfolgt möglichst kompetenz- und ressourcenorientiert.
- Die Zusammenarbeit der verschiedenen professionellen und ehrenamtlichen Angebote sollte mit den Angehörigen abgesprochen werden.
- In Krisensituationen sollten flexible Unterstützungs- und Gesprächsmöglichkeiten angeboten werden.
- Das jahrelang gewachsene Beziehungssystem zwischen der demenzerkrankten Person und ihren Angehörigen sollte wertgeschätzt und beachtet werden.

835 Fröchtling 2008 – „Und dann habe ich auch noch den Kopf verloren…“, 127. Vgl. auch Kapitel 2.5. Demenz in systemischer Perspektive.
836 Pröllochs 2010 – Sterbebegleitung bei Demenzkranken, 73–74.
837 Vgl. Fröchtling 2008 – „Und dann habe ich auch noch den Kopf verloren…“, 364.
838 Die nachfolgende Auflistung folgt Dech 2010 – Hospizversorgung von Demenzkranken, 56.

Die Relevanz von nahestehenden Personen im Sterbeprozess eines demenzerkrankten Menschen sollte für die Seelsorge nicht unterschätzt werden, aber auch nicht die psychische Belastung, die für Angehörige damit verbunden ist. Auch über den Tod hinaus benötigen Angehörige von demenzkranken Menschen oftmals eine seelsorgerliche Unterstützung. Angehörigen-Gruppen können helfen, das Erlebte auszutauschen, Schuldgefühle zu verarbeiten und das Leben wieder vermehrt nach den eigenen Bedürfnissen zu gestalten.

Die Sterbebegleitung reicht über den Tod hinaus, denn christliche Rituale bleiben beim Tod nicht stehen und umfassen immer auch die Dimension der Angehörigenseelsorge. Aussegnung, Verabschiedungsfeier, wenn ein Mensch in einem Hospiz oder Pflegeheim gestorben ist, und Jahres- und Gedenkgottesdienste bieten unterschiedliche Möglichkeiten des Begleitens und Erinnerns. Auf diese Weise wird Sterbebegleitung wieder zur Lebensbegleitung.

6.2. Demenz als Anfrage an die Seelsorgetheorie – Relevanz und Grenzen von klassischen Seelsorgekonzepten

In Bezug auf die seelsorgerliche Begleitung im Kontext von Demenz muss neben Vollzugsformen der Seelsorgepraxis auch nach dem theoretischen Fundament und der Relevanz von klassischen Seelsorgekonzepten gefragt werden. Die Seelsorgetheorien der Gegenwart sind deshalb exemplarisch am Phänomen Demenz auf ihre Kontextualität und Pluralitätskompetenz kritisch zu analysieren.

Die gegenwärtigen Seelsorgetheorien und -konzeptionen weisen eine enorme Pluralität an Zielsetzungen, Methoden, theologischen Bezugspunkten, anthropologischen Grundannahmen, Adressatenkreisen sowie Fertigkeiten und Anforderungsprofilen von Seelsorgerinnen und Seelsorgern auf. Während sich im 20. Jahrhundert zunächst die Positionen vor allem zwischen den beiden Polen der kerygmatischen Seelsorge und der therapeutischen Seelsorge bewegten, differenzieren sich die poimenischen Entwürfe mit dem Ende des 20. Jahrhunderts und dem Beginn des 21. Jahrhunderts immer weiter aus und es entwickeln sich stärker gesellschaftlich und systemisch orientierte Modelle. 1996 konstatierte Dietrich Stollberg: „Die gegenwärtige Seelsorge stellt sich in Theorie und Praxis äußerst vielfältig dar.“[839] Folgt man Doris Nauers systematischer Gesamtdarstellung, können die gegenwärtigen Seelsorgekonzeptionen drei Konzept-Typen mit unterschiedlicher Perspektivendominanz zugeordnet werden: Seelsorgekonzepte mit theologisch-biblischer Perspektivendominanz, Seelsorgekonzepte mit theologisch-psychologischer Perspektivendominanz und Seelsorgekonzepte mit theologisch-soziologischer Perspektivendominanz.[840] Das bedeutet, dass gegenwärtig nicht ein poimenisches Konzept von primärer Bedeutsamkeit ist, sondern eine Konzeptvielfalt vorherrscht, deren schwerpunktmäßige Ausrichtung jedoch weiterhin den bisher grundlegenden Dimensionen zugeordnet werden kann. Seelsorge versteht sich dementsprechend vorrangig als religiöse Glaubens- und Lebenshilfe, beratende therapeutische Lebensbegleitung oder Unterstützung von Individuen in ihren gesellschaftlichen Kontexten.[841]

Seelsorgekonzepte mit theologisch-biblischer Perspektivendominanz wie die Verkündigende Seelsorge, Biblische Seelsorge, Biblisch-Therapeutische Seelsorge oder Energetische Seelsorge verstehen sich überwiegend als religiöse Lebenshilfe und individuelle Glaubenshilfe mit einer transzendenten und teilweise spirituellen Blickrichtung.[842] Als Vertreter der Biblischen Seelsorge setzt Helmut Tackes Definition der „Lebenshilfe durch Glaubenshilfe“ voraus, dass der christliche Glaube eine seelsorgerliche Qualität hat, und zwar so, dass sich diese seelsorgerliche Qualität des Glaubens am Leben und im Leben bewährt.[843] Gegenüber dem vorhergehenden kerygmatischen Verständnis der Seelsorge als Verkündigung und in Rekurs auf nuthetisch-parakletische Elemente erfolgt hier das Seelsorgegespräch nicht in homiletisch-verkündigender Perspektive, steht aber in

839 Stollberg 1996 – Art. Seelsorge, 181.

840 Vgl. Nauer 2001 – Seelsorgekonzepte im Widerstreit, 17. Der folgende Überblick über die relevanten Perspektiven gegenwärtiger Seelsorgekonzepte orientiert sich an Nauers systematischer Gesamtdarstellung. Michael Klessmann unterscheidet dagegen beispielsweise in kerygmatische, therapeutische, rituelle, politisch-gesellschaftliche, philosophisch-lehrhafte und ethische Dimensionen der Seelsorge. Vgl. Klessmann 2008 – Seelsorge.

841 Während Doris Nauer gegenwärtig eine Konzeptvielfalt ohne eine primäre Dominanz eines Seelsorgeparadigmas feststellt, konstatiert Sibylle Rolf eine Wende vom psychoanalytischen zum systemischen Paradigma. Vgl. Rolf 2003 – Vom Sinn zum Trost, 53. Das heißt, Rolf geht grundlegend davon aus, dass das psychoanalytische Paradigma vom systemischen Paradigma abgelöst wurde.

842 Vgl. Nauer 2001 – Seelsorgekonzepte im Widerstreit, 21–126.389–392.401.

843 Vgl. Tacke 1979 – Lebenshilfe durch Glaubenshilfe, 179.

einer explizit biblischen Fundierung.[844] Tacke definiert deshalb Seelsorge als „praxisbezogene Vermittlung des Evangeliums in Form eines freien Gesprächs, in dem die Seelsorge Gottes zur Sprache kommt."[845] In explizit biblisch-theologischer Perspektive, wenn auch mit anderer theologischer Fundierung, stehen zudem energetisch und mystagogisch orientierte Seelsorgekonzepte. Sie verweisen auf die energetisch-pneumatologischen Potentiale des christlichen Glaubens als real erfahrbare Kraft des Heiligen.[846] Wenn auch innerhalb der theologisch-biblischen Seelsorge gegenwärtig unterschiedliche Strömungen mit differenzierter Ausrichtung erkennbar sind, beziehen sich die Konzeptionen in unterschiedlicher Weise auf eine seelsorgerliche Verkündigung des Wortes Gottes und eine Erfahrung und Begegnung der Frohen Botschaft sowie teilweise als Anleitung oder Ermahnung zur christlichen Lebensführung oder darüber hinausgehend als Befreiung des Menschen von bösen Mächten und sündhafter Existenz.

Seelsorgekonzepte in theologisch-psychologischer Perspektivendominanz wie die Therapeutische Seelsorge, Tiefenpsychologisch orientierte Seelsorge oder Gesprächspsychotherapeutische Seelsorge zeigen sich Nauer zufolge vorrangig als individuelle Konflikt- und Krisenhilfe mit intrapsychischer und interpersoneller Blickrichtung. Sie verstehen sich als Lebens-Beratung teilweise mit therapeutischen Elementen, als Rekonstruktion und Verarbeitung krisenhafter lebensgeschichtlicher Ereignisse und körperlich-seelische Heilung.[847] Dietrich Rössler beschreibt Seelsorge als methodisches und durchgebildetes Gespräch, dessen Ziel die Rekonstruktion des Menschen ist, das heißt als „Hilfe zur Selbsthilfe, Subjekt der Rekonstruktion ist also im Grunde der Betroffene selbst, und das Gespräch ist die Weise, ihn bei dieser Rekonstruktion zu unterstützen."[848] Insgesamt weisen therapeutische Konzepte eine starke Orientierung am Individuum auf und benennen das Beziehungsgeschehen zwischen der Seelsorgerin und dem Klienten sowie das zwischenmenschliche Gespräch als Zentrum der

844 Vgl. zur klassischen kerygmatischen Seelsorge insbesondere Thurneysen 1985 – Rechtfertigung und Seelsorge; Thurneysen 1994 – Die Lehre von der Seelsorge; Asmussen 1933 – Die Seelsorge.

845 Tacke 1975 – Glaubenshilfe als Lebenshilfe, 32.

846 Vgl. u.a. Josuttis 2002 – Segenskräfte.

847 Vgl. Nauer 2001 – Seelsorgekonzepte im Widerstreit, 127–261.393–397.401.

848 Rössler 1973 – Rekonstruktion des Menschen, 400. Ich folge hier nicht der Systematisierung Doris Nauers, die Rössler als Vertreter der Diakonischen Seelsorge der theologisch-soziologischen Dimension zuordnet, sondern ordne ihn primär der theologisch-psychologischen Perspektivendominanz zu.

helfenden und heilenden Begegnung. Die beratende Seelsorge folgt dem Vorbild der Gesprächs-Psychotherapie als Hilfe zur Selbsthilfe.

Die poimenischen Konzeptionen mit theologisch-soziologischer Perspektivendominanz grenzen sich stark von der individuumszentrierten Vorstellung von Heilung ab und weisen neben individuellen vorrangig kollektive und vor allem kontextuelle Blickrichtungen auf. Insbesondere feministische, interkulturelle und politische Ansätze zielen auf die Dekonstruktion von Geschlechterrollen, die Anerkennung und solidarische Unterstützung von Anderem und Fremden und die Erzeugung eines politischen und ökologischen Bewusstseins.[849] Die Diakonische Seelsorge fordert darüber hinaus auch in Auseinandersetzung mit dem Ideal der Ganzheit und Heilung, das der therapeutischen Seelsorge zugrunde liegt, eine solidarisch-helfende Zuwendung zum Leiden an den Rändern des Lebens, die Fragmentarität in die Seelsorge integriert und nicht grundsätzlich auf ihre Überwindung zielt. Insofern definiert Henning Luther Diakonische Seelsorge als „solidarisch-helfende Zuwendung zum je individuellen einzelnen in befreiender Absicht zugunsten des einzelnen unter konstruktiver Berücksichtigung seines sozialen und gesellschaftlichen Kontextes."[850] Der systemische Zusammenhang bildet in soziologischen Seelsorgekonzepten einen stärkeren Referenzrahmen und das Bild von einer seelsorgerlichen Kirche gewinnt hier eine zunehmende Bedeutung.

Werden die gegenwärtig differenziert ausgebildeten Poimenikkonzeptionen mit ihrer Systematisierung in theologisch-biblische, theologisch-psychologische und theologisch-soziologische Ansätze exemplarisch auf ihre Bedeutung für den Kontext von Demenz reflektiert, müssen sie auf ihre inhaltliche und methodische Relevanz im Hinblick auf die besonderen Herausforderungen der poimenischen Praxis im Kontext von Demenz untersucht werden. Es handelt sich hier um ein phänomenologisches Vorgehen, denn realiter ist in Bezug auf Demenzerkrankungen die poimenische Praxis der theologisch-theoretischen Reflexion vorgeordnet gewesen.[851] In Bezug auf den praktischen Seelsorgevollzug wird in der vorliegenden Arbeit erkannt, dass sich die Begleitung demenzkranker Menschen entscheidend ihrer veränderten Wahrnehmung, Lebenswelt und Kommunikationsfähigkeit anpassen muss. Eine abnehmende Aufmerksamkeits-, Denk- und Sprachfähigkeit sind zentrale Erscheinungsformen von Demenz und die Desorientierung prägt in zunehmendem Maße das

849 Vgl. Nauer 2001 – Seelsorgekonzepte im Widerstreit, 226–375.397–399.401.
850 Luther 1988 – Diakonische Seelsorge, 476.
851 Vgl. Kapitel 1.1.3. Demenz in praktisch-theologischer Verortung.

Lebensgefühl. Demenzkranke Personen fühlen sich in der Gegenwart oft fremd – sie leben in einer intensiven Vergangenheitsorientierung, wobei die lebensgeschichtlichen Erinnerungen selektiv und fragmentarisch sind und nicht mehr in einen größeren Zusammenhang gestellt werden können. Menschen mit Demenz sind aufgrund ihrer körperlichen und kognitiven Einschränkungen besonders auf andere Menschen und Beziehungen angewiesen. In diesen Beziehungen muss die Sprache als Kommunikationsmedium mit zunehmender Erkrankung durch andere Formen der Kommunikation ergänzt und ersetzt werden. Vor allem die leibliche Existenz bietet ein wichtiges Erlebens- und Kommunikationsorgan mit der Folge, dass die leibliche Seelsorge eine zunehmende Bedeutung einnimmt.[852]

Vor diesem Hintergrund zeigt sich, dass die verbreiteten biblisch-kerygmatischen, therapeutisch-beratenden und teilweise auch theologisch-soziologischen Seelsorgeansätze aufgrund ihrer inhaltlichen Bestimmungen und Methoden nur bedingt auf die Poimenik im Kontext von Demenz übertragen werden können. Unter der Bezugnahme der spezifischen Perspektivendominanz der gegenwärtigen Seelsorgetheorie lassen sich folgende Möglichkeiten und Grenzen der klassischen Seelsorgekonzepte erkennen. Theologisch-biblische Seelsorgekonzepte beziehen in ihre Methodenwahl auch symbolisch-rituelle Seelsorgeformen ein und verbinden oftmals Seelsorge und Kasualpraxis. Ihre transzendente Blickrichtung befreit aus der kognitiven Engführung: Sie wertet die Heilskraft des Heiligen Geistes auf und bietet grundsätzlich auch Möglichkeiten der Begleitung, die nicht einseitig am Denk- und Sprachvermögen ansetzen. Wird Seelsorge allerdings in Anlehnung an Eduard Thurneysens Beschreibung als „Verkündigung des Wortes Gottes"[853] im Sinne einer moralischen Glaubensunterweisung verstanden oder wie bei Jay Adams als Zurechtweisung und Kampf gegen böse Mächte und Dämonen unter Zugrundelegung eines dualistischen Weltbildes,[854] so wird sie dem Anspruch einer empathischen und wertschätzenden Begleitung, die sich an den individuellen Wahrnehmungen und Fähigkeiten orientiert, selten gerecht und muss auch dann entschieden abgelehnt werden, wenn die Demenzerkrankung beispielsweise auf einen dämonischen Ursprung zurückgeführt oder als Strafe Gottes gedeutet wird. Die Seelsorge im Kontext

852 Vgl. Kapitel 6.1. Grundperspektiven der Seelsorge im Kontext von Demenz.
853 Thurneysen 1985 – Rechtfertigung und Seelsorge, 86.
854 Vgl. Adams 1976 – Handbuch für die Seelsorge, 85. Hier heißt es „Seelsorge ist Kampf" gegen „Satan und seine Kumpane".

von Demenz ist weder Kampfgeschehen im dualen Ringen um Gut und Böse noch soll sie zur Erkenntnis der Sünde führen. „Obwohl im energetischen Seelsorgekonzept das Bemühen erkennbar ist, diesbezüglich eine Entmythologisierung vorzunehmen, indem nicht vom Kampf mit Dämonen, sondern mit Atmosphären die Rede ist, kann trotz der Originalität des Gedankengutes auch in dieser Variante diesbezüglich keine zukunftsweisende Leitlinie für Seelsorge erkannt werden“[855], folgert Doris Nauer. Insbesondere charismatische und energetische Seelsorgekonzepte haben zwar eine einseitig rationale Orientierung negiert und ermöglichen aufgrund ihrer spirituellen Praxisformen eine demenzgerechte Methodenwahl, vernachlässigen aber das interpersonelle Beziehungsgeschehen und eine diakonisch orientierte Lebensbegleitung. Problematisch ist das theologisch-biblische Rollenprofil dann, wenn die Seelsorgepraxis ausschließlich an das geistliche Amt gebunden und eine Laienseelsorge letztlich ausgeschlossen ist.

Im Hinblick auf theologisch-psychologische Seelsorgekonzeptionen ist primär festzuhalten, dass sie überwiegend am zwischenmenschlichen Gespräch als vorrangiges Verständigungsmittel ausgerichtet sind und die leiblichen, nonverbalen und transpersonalen Dimensionen einer seelsorgerlichen Begleitung kaum in den Blick nehmen. Klaus Winklers Bestimmung des Gesprächs als grundlegendes Mittel der Seelsorge ist im Kontext von Demenz grundsätzlich in Frage zu stellen. In Bezug auf die seelsorgerliche Aufgabe der Gegenwart hält er daran fest, dass das Gespräch quer durch alle poimenischen Richtungen und Parteien unstrittige Form ist: „Das *Gespräch* zwischen Seelsorger/Seelsorgerin und ratsuchenden Menschen in einem Gegenüber zum einzelnen oder auch zu einer Gruppe gilt heute als zentrales und unverzichtbares Mittel seelsorgerlichen Handelns.“[856] Winkler steht damit in der Tradition Joachim Scharfenbergs, der schon mit dem Titel seiner Abhandlung „Seelsorge als Gespräch“ (1972) auf die exponierte Bedeutung des Gespräches verwies. Scharfenberg versteht Seelsorge vorrangig als Sprachgeschehen sowie therapeutisches Gespräch und formuliert unter Bezugnahme auf Lorenzer: „Der therapeutische Effekt der Sprache liegt ja keineswegs im Aussprechen von bewußtgewordenen Verfehlungen, sondern in der sprachlichen Rekonstruktion unbewußt gewordener, also verdrängter, traumatischer Szenen.“[857] Die starke Orientierung am Gespräch ist neben dem therapeu-

855 Nauer 2001 – Seelsorgekonzepte im Widerstreit, 390.
856 Winkler 1997 – Seelsorge, 247.
857 Scharfenberg 1980 – Seelsorge als Gespräch, 22.

tischen Anspruch im Kontext von Demenz als das entscheidende Defizit von Seelsorgekonzepten mit theologisch-psychologischer Perspektivendominanz zu bewerten. Insofern schlussfolgert auch Wolfgang Drechsel: „Zugleich beinhaltet die therapeutisch orientierte Seelsorge, die ihre Identität in der Abgrenzung zu einer Theologie des Wortes aufgebaut hat, immer auch das Erbe solcher Wort-Orientierung: In der Konzentration auf das Gespräch, auf Zuhören und Reden. Spätestens in den Bereichen der Altenseelsorge, wo solche Gesprächsorientierung nicht mehr möglich ist (z. B. im Bereich von Demenz), erscheint es dringend notwendig, sich neu auf eine andere Dimension des ‹Wortes› (in theologischer Perspektive) zu besinnen.“[858] Abgesehen von den theologisch-psychologischen Konzeptionen verweisen auch theologisch-biblische Ansätze überwiegend auf eine explizite Verbalisierung des christlichen Glaubens.[859] Neben Eduard Thurneysen beschreibt dann auch Helmut Tacke die Notwendigkeit des seelsorgerlichen Gesprächs. Auch Martin Nicols Entwurf „Gespräch als Seelsorge“ (1990) steht in dieser Tradition. Sein Ansatz kann zwar als Gegenentwurf zu Joachim Scharfenbergs Konzeption gelesen werden und grenzt sich darüber hinaus auch von Helmut Tacke ab,[860] jedoch bindet Nicol die Seelsorge methodisch weiterhin an das Gespräch, das nun allerdings im Deutehorizont des christlichen Glaubens steht.[861] Auch theologisch-soziologische Ansätze wie beispielsweise der Entwurf der Alltagsseelsorge nach Eberhard Hauschildt setzen am Sprachgeschehen an, hier am alltäglichen Gespräch, gehen jedoch wie in der Kommunikativen Seelsorge teilweise auch über den reinen Sprechakt hinaus.[862] Ist die Gesprächsorientierung als ein Kernelement zwischenmenschlicher Beziehungen und religiöser Kommunikation in den meisten Seelsorgekontexten positiv zu bewerten, kommt sie dagegen im Kontext von Demenz verstärkt an ihre Grenzen. Menschen mit Demenz bedienen sich einer Symbol-

---

858 Drechsel 2007 – Altenseelsorge als eine Anfrage an Seelsorgetheorie und Theologie, 203.

859 Vgl. Nauer 2001 – Seelsorgekonzepte im Widerstreit, 399.

860 Vgl. Winkler 1997 – Seelsorge, 254–260.

861 Vgl. Nicol 1990 – Gespräch als Seelsorge, 162. Nicol bestimmt hier die Gestalt der Seelsorge folgendermaßen: „Gespräch in der Seelsorge ist weder Verkündigung noch Therapie, sondern existentielles Gespräch im Deutehorizont des christlichen Glaubens.“

862 Vgl. Hauschildt 1996 – Alltagsseelsorge; Henke 1994 – Seelsorge und Lebenswelt; Streib 1996 – Heilsames Erzählen.

sprache, die auf der emotionalen Ebene liegt.[863] Die Möglichkeit, mit Hilfe von Sprache zu kommunizieren, nimmt mit dem Fortschreiten der Demenz immer stärker ab, so dass sich die Frage stellt, inwiefern seelsorgerliche Angebote auch jenseits von Sprache möglich sind. Ebenso schlussfolgert auch Verena Wetzstein: „Vermehrt wäre gerade in der Seelsorge eine Abkehr vom sprach- und kognitionsfixierten Paradigma wünschenswert: Seelsorge darf gerade bei Demenz nicht nur sprachorientiert stattfinden."[864] In Bezug auf die einseitige Orientierung am Gespräch sind die theologisch-psychologischen Konzepte für die Begleitung von Menschen mit Demenz hier defizitär. Die Konzeption der Seelsorge als Leibsorge von Elisabeth Naurath bietet hier im Rahmen einer leiborientierten Krankenhausseelsorge erste darüber hinausgehende Überlegungen.[865] Einen positiven methodischen Ansatzpunkt für den Demenzkontext innerhalb der therapeutischen Konzeptionen bietet auch die gesprächspsychotherapeutisch orientierte Seelsorge in Bezug auf den klientenzentrierten Ansatz Rogers. Die wertschätzende, empathische und echte Haltung und die klientenzentrierte, nondirektive Gesprächsmethodik sind Grundelemente, die in jeder Seelsorgebegegnung zum Tragen kommen müssen.[866] Der einzelne Mensch mit seinen individuellen Bedürfnissen steht hier im Vordergrund und der Beziehungsebene kommt eine besondere Aufmerksamkeit zu.

Im Hinblick auf ihre Zielsetzungen und inhaltlichen Beschreibungen werden therapeutische Ansätze den Möglichkeiten und Bedürfnissen von demenzkranken Personen dagegen wenig gerecht. Das Verständnis des seelsorgerlichen Gesprächs als Therapie, Krisen- und Konflikthilfe und die Gestaltung der seelsorgerlichen Beziehung nach therapeutischem Muster widersprechen der Bedeutung der Seelsorge im Kontext von Demenz, denn die Seelsorge erweist sich hier gerade nicht im Sinne Dietrich Rösslers als

863 Vgl. Zimmermann, Zimmermann 1999 – Multidimensionalität und Identität, 412 f.

864 Wetzstein 2005 – Diagnose Alzheimer, 198. Vgl. ebenso auch Klessmann 2008 – Seelsorge, 432: „Seelsorge kommt mit ihrer Grundannahme, dass es sich vorrangig um die Gestaltung von Begegnungen mit entscheidungs- und dialogfähigen Subjekten geht, an ihre Grenzen. Gespräche sind oft nicht mehr möglich, manchmal scheinen alle Kommunikationsmöglichkeiten abgebrochen. Gerade dann zählt die leibliche Anwesenheit anderer sowie der Rückgriff auf altvertraute Lebensformen."

865 Vgl. Naurath 2000 – Seelsorge als Leibsorge.

866 Vgl. dazu ausführlicher Kapitel 6.1.2.2. Formen und Ausdrucksmöglichkeiten der biographieorientierten Seelsorge.

therapeutische Rekonstruktion des Lebens und Heilung der gebrochenen Identität.[867] Seelsorge ist im Zusammenhang von Demenz weder therapeutische Heilung, noch eine kognitiv-reflektierende Bewältigung von Lebenskonflikten, wie Klaus Winkler beschrieben hat: „Allgemein ist Seelsorge zu verstehen als Freisetzung eines christlichen Verhaltens zur Lebensbewältigung. Im besonderen ist Seelsorge zu verstehen als die Bearbeitung von Konflikten unter einer spezifischen Voraussetzung."[868] Wolfgang Drechsel schlussfolgert diesbezüglich folgerichtig: „Spätestens dort, wo ein Verhalten zur Lebensbewältigung schlicht nicht mehr freigesetzt werden kann und erst recht keine Konflikte mehr bearbeitet werden können, ist eine entsprechende Seelsorge qua Definition am Ende. [...] In dieser Hinsicht beinhaltet das Alter qua Grenzziehung immer auch eine Kränkung aller primär auf Problem- und Konfliktlösung ausgerichteten Konzeptionen."[869] Die klassischen therapeutisch orientierten Seelsorgekonzepte werden aufgrund ihrer inhaltlichen Zielsetzung und methodischen Umsetzung der Situation von Menschen mit Demenz nicht gerecht. Solche Konzeptionen setzen einen Subjektbegriff voraus, der auf Autonomie, Sprachfähigkeit und Selbstreflexion ausgerichtet ist, das heißt „es geht um das autonome Subjekt der Neuzeit, das im Noch-Nicht des ‚Ausgangs aus der selbstverschuldeten Unmündigkeit' (Kant) zu sich selbst kommen soll, das durch die Seelsorge einen Anstoß bekommt, aktiv seine Autonomie zu entfalten."[870] Es ist zu fragen, inwiefern sich poimenische Konzeptionen verändern müssen, wenn dieses Verständnis vom Subjekt nicht mehr zutreffend ist. Neben das Problem der Verbalisierung, Horizontalisierung und Psychologisierung tritt in der theologisch-psychologischen Seelsorge die einseitige Orientierung an Personen mit der Fähigkeit zu abstraktem Denken.

Theologisch-soziologische Seelsorgeansätze konzipieren ihre Zielsetzungen stärker aus der Perspektive der Notleidenden beziehungsweise einer konkreten Zielgruppe heraus und stellen den individualistischen Heilungsbegriff in einen gesellschaftlich-systemischen Kontext. Die kontextuelle Betrachtung von Individuen und Gruppen ermöglicht sowohl eine differenzierte Begleitung von Menschen mit Demenz in ihrem jeweiligen Beziehungsgefüge als primär solidarische Unterstützung der Betroffenen

867 Vgl. Kapitel 6.1.2.1. Funktion und Ziel von lebensgeschichtlicher Begleitung im Kontext von Demenz.
868 Winkler 1997 – Seelsorge, 3.
869 Drechsel 2005 – Das Schweigen der Hirten, 52.
870 Drechsel 2005 – Das Schweigen der Hirten, 56.

als auch die Begründung eines gesellschaftlichen Bewusstseins für die Demenzproblematik. In kontextuellem und gesellschaftlichem Bezug richtet sich Henning Luthers diakonisch-solidarischer Ansatz gegen die Differenzierung der Seelsorge in Glaubenshilfe und Lebenshilfe und äußert vor allem Kritik am Defizitmodell des Helfens. Gehe es bei dem herkömmlichen Verständnis von Seelsorge um die Wiederherstellung von Alltäglichkeit und Normalität und darum, die Entfremdung des Anderen aufzugeben, beschreibt Luther Seelsorge dagegen als Begegnung mit den von Grenzsituationen betroffenen Menschen sowie als kritisches Potential, das unsere normale Alltagspraxis transzendiert.[871] „Seelsorge ist immer *kritische* Seelsorge, kritisch gegen Konventionen des Alltags, gegen vorgegebene soziale und religiöse Normen und Rollen – im Interesse eines ›eigentlichen‹ (oder religiös ausgedrückt: ewigen) Lebens."[872] Die von Luther geforderte Abkehr von der Defizitperspektive, welche die Adressaten der Seelsorge prinzipiell mit einem Mangel behaftet sieht, während die Anderen dagegen defizitfrei sind, ist für den Seelsorgekontext mit demenzkranken Menschen von besonderer Bedeutung. Dann führt die poimenische Praxis zu einer tatsächlich solidarischen Begegnung: „Seelsorge, die Krisen- und Grenzsituationen in einer Perspektive wahrnimmt, die zugleich zu einer kritischen Revision der Normal- und Alltagssituation führt, kennt nur Betroffene."[873] Die Seelsorge muss bereit sein, von den demenzerkrankten Menschen zu lernen, sie nicht als defizitär zu betrachten und kann so auf eine möglichst symmetrische Beziehung hinwirken. Eine diakonisch-solidarische Seelsorge wird dem Kontext von Demenz gerecht, indem sie das Ideal von Ganzheit und lebensgeschichtlicher Integrität negiert. Sie ist nach Luther eine solidarisch-helfende Zuwendung zugunsten eines Einzelnen in befreiender Absicht unter konstruktiver Berücksichtigung seines sozialen und gesellschaftlichen Kontextes.[874]

Die Bedeutung der verschiedenen theologisch-soziologisch orientierten Seelsorgekonzeptionen liegt darin, dass der Mensch in seinen lebensrelevanten systemischen Kontexten wahrgenommen wird und nicht ausschließlich in seiner religiösen Existenz oder in Bezug auf seine lebensgeschichtlichen Krisen.[875] Die Zuweisung des seelsorgerlichen Rollenprofils als Fürsprecherin der Armen oder solidarischer Anwalt für

871 Vgl. Luther 1992 – Alltagsseelsorge und Seelsorge, 232 f.
872 Luther 1992 – Alltagsseelsorge und Seelsorge, 231.
873 Luther 1992 – Alltagsseelsorge und Seelsorge, 234.
874 Vgl. Luther 1988 – Diakonische Seelsorge, 476.
875 Vgl. Nauer 2001 – Seelsorgekonzepte im Widerstreit, 398.

Notleidende nimmt allerdings jene Defizitperspektive ein, die auch dem biomedizinischen Paradigma zugrundeliegt und in der demenzkranke Menschen als einseitig Empfangende und Angewiesene bewertet werden. Daneben beinhaltet das Rollenbild die Gefahr, sich nicht mehr vorrangig auf die interpersonale Seelsorgebeziehung zwischen dem Seelsorger und dem demenzerkrankten Menschen und seinen Angehörigen zu fokussieren, sondern der gesellschaftlichen Aufklärung und Einrichtung demenzgerechter Infrastrukturen einen einseitigen Vorrang zu gewähren. Einen besonderen Schwerpunkt der theologisch-soziologischen Seelsorge bildet die Rekonstruktion von Lebensgeschichten, wie sie Albrecht Grözinger formulierte. Positiv ist zu bewerten, dass Grözinger unter dem Begriff weniger die tiefenpsychologisch orientierte Aufarbeitung lebensgeschichtlicher Krisen versteht als die Verankerung in der kollektiven Lebensgeschichte und der Geschichte Gottes mit den Menschen. Im Horizont Gottes gewinnt die eigene Geschichte einen neuen Bezugsrahmen. Allerdings bleibt grundsätzlich die anamnetische und narrative Form erhalten, denn ein „wesentliches Moment dieser Gestaltung ist der *narrative Nachvollzug* des Zusammenhangs von individueller Lebensgeschichte und dem weiten Horizont ihrer geschichtlichen Abkunft."[876] Insgesamt bieten soziologisch orientierte Ansätze neue Möglichkeiten eines ästhetischen, systemischen, alltäglichen oder gesellschaftspolitischen Bezugs und eine multiperspektivische Ziel- und Methodenwahl. Sie bilden keine einheitliche Konzeption, sondern wenden sich den individuellen Kontextstrukturen zu und nehmen die Gesellschaft in ihrer Pluralität wahr.

Grundsätzlich zeigt sich, dass die klassischen Seelsorgekonzepte im Kontext von Demenz wegen ihrer zugrundliegenden Menschenbilder, ihrer inhaltlichen Bestimmung oder methodischen Umsetzung überwiegend an ihre Grenzen kommen. Die seelsorgerliche Begleitung von demenzkranken Menschen stellt somit eine besondere Herausforderung für einseitig theologisch-biblisch, theologisch-psychologisch oder theologisch-soziologisch orientierte Seelsorgekonzepte dar. Die Poimenik im Kontext von Demenz ist vielmehr auf eine Pluralitätskompetenz und einen mehrdimensionalen methodischen Vollzug grundlegend angewiesen, das heißt sie ist in der praktischen Umsetzung nicht auf ein Konzept oder eine seelsorgerliche Perspektivendominanz festgelegt, sondern vollzieht sich in unterschiedlichen Dimensionen, die demenzkranke Frauen und Männer in ihrem individuellen Kontext und sozialen Bezügen wahrnehmen. Seelsorge mit Menschen mit Demenz kann dann sowohl individuumszentrierte als

876 Grözinger 1986 – Seelsorge als Rekonstruktion von Lebensgeschichte, 181.

auch systemische Dimensionen verfolgen, sowohl biblische und verkündigende Elemente beinhalten, als auch konkrete Lebens- und Alltagshilfe sein und auch über die konkrete Begleitung im genuinen Demenzkontext hinaus auf öffentlich-gesellschaftlicher Ebene als Aufklärungshilfe oder überregionale Netzwerkarbeit wirken.

Das in dieser Arbeit vorgeschlagene Modell bewertet deshalb nicht eine klassische Perspektivendominanz der Seelsorge als primär entscheidende Seelsorgeform im Kontext von Demenz. Anstatt einer Ausrichtung an traditionellen poimenischen Konzeptionen orientiert sich die Arbeit an anthropologischen Perspektiven und bietet damit eine andere perspektivische Betrachtung der Seelsorgepraxis, die im Kontext von Demenz geeigneter erscheint. Demnach bilden die Perspektive der Gottebenbildlichkeit, der Fragmentarität, der Beziehung, der Leiblichkeit und des Abschieds zentrale Grundperspektiven der Seelsorge mit Menschen mit Demenz.[877] Diese Perspektiven erheben dabei nicht den Anspruch auf Abgeschlossenheit, sondern sind als poimenische Blickrichtungen zu verstehen – sie verfolgen vor diesem Hintergrund einen multiperspektivischen Ansatz und fordern eine methodische Pluralität.

Schon Mirjam und Ruben Zimmermann entwickelten ein multidimensionales Seelsorgekonzept für den Kontext von Demenz.[878] Diesbezüglich zeigen sie Leitlinien auf, die verbal-kognitive, ganzheitlich-leibliche, relational-soziale, ethische, thanatologisch-eschatologische, gemeindliche, diakonisch-strukturelle und spirituell-liturgische Formen der Begleitung umfassen.[879] Das Proprium der Seelsorge sehen Mirjam und Ruben Zimmermann in der spirituell-geistlichen Seelsorgedimension: „Durch die Entbehrung der üblichen zwischenmenschlichen Kommunikationsformen wird vielmehr der Blick auf die eigentliche, nämlich spirituell-geistliche Dimension der Seelsorge wieder neu freigelegt. Die Grenzen der Kommunikationsmöglichkeit und die Fremdheit des alten Menschen stellen den Seelsorger auf die gleiche Ebene der Bedürftigkeit vor Gott und können somit Solidarität erwirken. Statt vollmundiger Evangeliumsverkündigung geht es dann vielmehr um die Einsicht eigener Begrenzung, ein Aushalten der Verzweiflung des anderen und vor allem um

877 Vgl. Kapitel 5. Perspektiven für die Konzeption eines theologischen Demenzparadigmas und Kapitel 6.1. Grundperspektiven der Seelsorge im Kontext von Demenz.

878 Vgl. Zimmermann, Zimmermann 1999 – Multidimensionalität und Identität.

879 Vgl. Zimmermann, Zimmermann 1999 – Multidimensionalität und Identität, 412–419.

ein erwartungsvolles Ausrichten auf den, der zugesagt hat, den Menschen in ihrer Endlichkeit und Not entgegenzukommen (Ps 73,26).“[880]

Wolfgang Drechsel lehnt in Bezug auf das Alter insgesamt eine Seelsorgekonzeption ab, die primär auf Problemlösung und Integration ausgelegt ist, einen therapeutischen Anspruch auf Heilung erhebt sowie primär an Sprache, Sprachfähigkeit und Bewusstheit orientiert ist.[881] Er macht darauf aufmerksam, dass die Lebenswelten und Lebenssituationen unzureichend wahrgenommen werden und kommt zu folgendem Fazit: „Umgekehrt zeigt sich dann aber auch aus Altenperspektive, dass es einer Seelsorge bedarf, die noch ganz andere Dimensionen einschließt als die der Sprache und in der auch das Religiöse in seinem substanziellen Charakter noch einmal ganz neu an Bedeutung gewinnen kann.“[882] Fest steht, dass die symbolischen und rituellen Dimensionen der Seelsorge in den gegenwärtig vorherrschenden Seelsorgekonzeptionen vielfach vernachlässigt werden, wie auch die Frage nach dem Subjekt der Seelsorge in seinen verschiedenen Existenzformen und Lebenskontexten. Seelsorge vollzieht sich im Kontext von Demenz weder einseitig in theologisch-biblischer Perspektive als Glaubenshilfe noch in theologisch-psychologischer Perspektive als therapeutische Bewältigung und Aufarbeitung lebensgeschichtlicher Krisen, auch nicht in theologisch-soziologischer Perspektive als Interessenvertretung der demenzkranken Menschen in Kirche und Gesellschaft oder als Hervorbringung eines solidarischen Bewusstseins.

Wird nun nach dem Proprium der Seelsorge im Kontext von Demenz gefragt, das eine inhaltliche Definition der Seelsorge erlaubt, ohne ihre mehrdimensionale Zielsetzung und methodische Pluralität zu negieren, kann Seelsorge hier im Kern als Beziehungsarbeit verstanden werden: Seelsorge als Beziehungsarbeit unterstützt und fördert in einem multidimensionalen Prozess einen Selbst-, Fremd- und Gottesbezug dort, wo Menschen beziehungslos erscheinen. Die seelsorgerliche Begleitung von Menschen mit Demenz scheint auf den ersten Blick von einem schlichten Seelsorgeverständnis auszugehen, denn primär geht es in der Seelsorge mit demenzkranken Menschen und ihren Angehörigen darum, Nähe einzugehen und Beziehungen zu gestalten.[883] Im praktischen Vollzug erweist sich

880 Zimmermann, Zimmermann 1999 – Multidimensionalität und Identität, 418.

881 Vgl. Drechsel 2005 – Das Schweigen der Hirten, 52 ff.

882 Drechsel 2005 – Das Schweigen der Hirten, 56.

883 Ebenso formuliert im Hinblick auf Demenz unter anderem auch Traugott Roser Seelsorge als Beziehungsgeschehen, das sowohl die anthropologische als auch die geistlich-theologische Seite des seelsorgerlichen Beziehungsgeschehens wahrnimmt. Vgl. Roser 2007 – «Ich habe mich selbst verloren!», 322 f.

diese Zielsetzung oftmals als ein komplexer Vorgang, der eine umfassende seelsorgerliche Kompetenz erfordert. Diesbezüglich setzt Seelsorge an den individuellen Bedürfnissen und Lebensbezügen des erkrankten Menschen an sowie an den sozialen und kontextuellen Rahmenbedingungen und kann sich dann sowohl als spirituelle Erfahrung äußern als auch als Begegnung mit lebensgeschichtlichen Erinnerungen oder als solidarisch-diakonische Hilfe. Der in dieser Arbeit konzipierte Seelsorgeentwurf bezieht sich in seiner anthropologischen Begründung auf eine schöpfungstheologische Beschreibung des Menschen als Ebenbild Gottes sowie auf eine christologisch fundierte fragmentarische Subjektkonzeption.[884] Dieses Menschenbild wird als Fundament der seelsorgerlichen Beziehung benannt, weil es zu einer ganzheitlichen und nichtreduktionistischen Wahrnehmung von Menschen mit Demenz beiträgt und eine solidarisch-respektvolle Haltung fördert sowie die poimenische Ziel- und Methodenwahl entscheidend beeinflusst. Das Menschenbild ist der entscheidende Bezugspunkt jeglicher poimenischer Reflexion. Betrachtet man den Menschen mit Demenz als vollwertiges Ebenbild Gottes, erfolgt Seelsorge nicht als Hilfe zur Subjektwerdung vor Gott aus der Defizitperspektive heraus, sondern sie nimmt die individuelle Lebenssituation bereits coram Deo in den Blick. Darüber hinaus weist eine Seelsorge, die sich am Begriff des Fragments als anthropologische Basiskategorie orientiert, jede auf lebensgeschichtliche Integrität ausgerichtete Seelsorgeform zurück und lehnt deshalb eine inhaltliche Beschreibung der Seelsorge als autonome Rekonstruktion von Lebensgeschichte oder therapeutische Konfliktbearbeitung ab. Seelsorge ist in diesem Zusammenhang keine „Psychotherapie im kirchlichen Kontext“[885]. Vielmehr ist sie überhaupt keine Therapie und ereignet sich häufig auch gar nicht durch verbale Kommunikation. Im Kontext von Demenz ist der hermeneutische Bezugspunkt der Seelsorgerin zentral. Hier zeigt sich, was es heißt, einem Menschen als Ebenbild Gottes zu begegnen. „Die Haltung des Seelsorgers ändert sich auf fundamentale Weise, wenn er nicht davon ausgeht, dass er selbst – als ‹Fachmann fürs Religiöse› – Gott repräsentiert im Seelsorgegeschehen, ihn quasi mitbringt zu einem hilfesuchenden alten Menschen, sondern wenn er davon ausgeht, dass ihm in seinem Gegenüber, in diesem konkreten alten Menschen, auf welche Weise auch immer Gott begegnet – der Gott, der in Jesus Christus Mensch geworden ist, der sich in, mit und unter der durch ihn zugesprochenen Würde in diesem konkreten gegenüber (Imago Dei als Imago

884 Vgl. Kapitel 4. Demenz in anthropologischer Perspektive.
885 Stollberg 1978 – Wahrnehmen und Annehmen, 29.

Christi) inkarniert."[886] Das Rollenprofil von Seelsorgerinnen und Seelsorgern muss auf eine multidimensionale Beziehungskompetenz ausgerichtet sein, jedoch nicht notwendigerweise über psychotherapeutisches Fachwissen oder pfarramtliche Amtsvollmachten verfügen. Die Seelsorgebegleitung vollzieht sich in einem multidimensionalen Team von Angehörigen, Pflegekräften, Ehrenamtlichen, Seelsorgern und Pfarrerinnen und ist nicht primär an ein spezielles Amt gebunden, sondern jeder Mensch, der Menschen mit Demenz begleitet, ist durch das Priestertum aller Gläubigen befähigt und aufgefordert, seelsorgerlich zu handeln.[887] Bezüglich der poimenischen Methodik überwindet die seelsorgerliche Begleitung von Menschen mit Demenz das lange Zeit einseitig verbal-kognitiv ausgerichtete Seelsorgeparadigma und bezieht sich neben dem Gespräch auch auf leiblich-spirituelle Beziehungsformen. Die Möglichkeiten der seelsorgerlichen Kommunikation gehen über ein alltägliches Gespräch von Mensch zu Mensch hinaus. Neben die horizontale Ebene des Alltags kann eine vertikale Ebene hinzutreten und die Kommunikation durch eine religiöse Dimension erweitern.[888] Das heißt, die seelsorgerliche Begleitung von Menschen mit Demenz ist inhaltlich und methodisch auf eine plurale Kompetenz angewiesen und nicht auf ein bestimmtes methodisches Vorgehen festgelegt, um auf diese Weise den individuellen Lebenskontexten und Bedürfnissen gerecht zu werden. Insofern kann die Eingangsfrage Urte Bejicks positiv beantwortet werden – ja, es ist Seelsorge, mit einem demenzerkrankten Menschen zwanzig Minuten auf dem Gang auf und ab zu gehen, alte Bilder zu betrachten und alle Strophen von „Geh aus mein Herz" zu singen.[889] Es ist Seelsorge und dann auch eine durchaus angemessene Form der Seelsorge, wenn diese Zuwendung aus einer seelsorgerlichen Grundhaltung heraus erfolgt und daraus eine Beziehung erwächst, die den demenzerkrankten Menschen seinen Wert und seine Würde erfahren lässt.

Wie exemplarisch an der Seelsorge im Kontext von Demenz deutlich geworden ist, gibt es Seelsorgevollzüge und -konzeptionen realiter nur im Plural beziehungsweise in multiperspektivischer Betrachtung. Das bedeutet, Seelsorge muss sich den jeweiligen Kontexten und Lebensformen

886 Drechsel 2007 – Altenseelsorge als eine Anfrage an Seelsorgetheorie und Theologie, 214 f.

887 Vgl. zur ehrenamtlichen Seelsorge insbesondere Hauschildt 2010 – Auf dem Weg zu einer Praktischen Theologie der Ehrenamtlichen Seelsorge.

888 Vgl. Naurath 1999 – Nonverbale Kommunikation in der Klinikseelsorge, 150.

889 Vgl. Bejick 2005 – Seelsorge mit dementen Menschen, 118.

immer wieder neu stellen und ihr Proprium und ihre methodische Orientierung daran überprüfen.[890] Die Herausbildung von neuen Seelsorgekontexten fordert die Poimenik auf, ihre klassischen Konzepte zu reflektieren und gegebenenfalls zu modifizieren. Mit Doris Nauer lässt sich somit schlussfolgern: „Multiperspektivische Seelsorge macht es erforderlich, zwischen der dargelegten Vielfalt der zu unterscheidenden und unterschiedlich bleibenden (Gesprächs)Inhalte und Ziele von Seelsorge nicht nur radikal verantwortete transversale Übergänge herzustellen, sondern diese auch alltagspraktisch im Modus des Widerstreits zu realisieren."[891] Die gegenwärtig existierenden Seelsorgeansätze müssen insofern immer auf den jeweiligen Kontext hin diskutiert werden und die Relevanz von einzelnen Elementen biblisch, psychologisch und soziologisch orientierter Konzeptionen überprüft und in ein neues Verhältnis gesetzt werden. In der Seelsorge der Postmoderne wird dabei überwiegend Abstand von den klassischen Seelsorgekonzepten mit einseitiger Perspektivendominanz genommen. Doris Nauer fordert folglich für die Seelsorge der Gegenwart eine multiperspektivische Seelsorge, um der Komplexität der Glaubens-, Lebens- und Erfahrungswelt der Menschen auf vielfältige Weise zu begegnen. Die gegenwärtig dominanten Seelsorgekonzepte sollen gerade nicht zugunsten eines einheitlichen Meta-Konsens-Konzepts eingeebnet werden, sondern sinnvolle Übergänge formulieren und sowohl eine mystagogisch-spirituelle, als auch patoralpsychologisch-ethische und diakonisch-prophetische Dimension umfassen.[892] Mit Nauer lässt sich ein Seelsorgekonzept als „ein dynamisches Konstrukt verstehen, das angesichts individueller, kirchlicher und gesellschaftlicher Wandlungsprozesse nicht nur von denen, die es konzipiert haben, sondern auch von denen, die es für sich rezipieren, immer wieder aktualisiert werden muss."[893]

Rolf Schieder stellte bereits 1994 fest, dass die Seelsorge aufgrund der Individualisierungs- und Pluralisierungszwänge vor neuen Herausforderungen steht, denn die „Pluralisierung bewirkt am Ort des Individuums

890 Vgl. Nauer 2001 – Seelsorgekonzepte im Widerstreit, 387; Nauer 2007 – Seelsorge, 224–227; Pohl-Patalong 1996 – Seelsorge zwischen Individuum und Gesellschaft, 280. Einen multidimensionalen Seelsorgeansatz vertreten u. a. auch Ziemer 2008 – Seelsorgelehre; Eschmann 2002 – Theologie der Seelsorge; Schneider-Harpprecht 2001 – Interkulturelle Seelsorge.

891 Nauer 2001 – Seelsorgekonzepte im Widerstreit, 400.

892 Vgl. Nauer 2001 – Seelsorgekonzepte im Widerstreit, 437; Nauer 2007 – Seelsorge, 225.

893 Nauer 2001 – Seelsorgekonzepte im Widerstreit, 13.

dessen Entpathologisierung."[894] Deshalb habe das psychotherapeutische Paradigma im postmodernen Lebenskontext an Plausibilität verloren und die Praktische Theologie sei auf der Suche nach einem neuen Seelsorgeverständnis.[895] Während Schieder im Gegensatz zu anderen postmodernen poimenischen Theorien selbst inhaltliche Ansätze für dieses neue Verständnis bietet, indem er als Ziel der Seelsorge die Sorge um das Selbst-Sein-Können des Einzelnen bestimmt, legt er sich jedoch ebenso wie andere postmoderne Seelsorgekonzepte nicht auf eine konkrete Methode fest und unterstreicht: „Christliche Seelsorge in diesem Sinn hängt weder am Gebrauch christlicher Vokabeln noch am Einsatz psychotherapeutischer Techniken. Sie hängt allein daran, daß der Seelsorger imstande ist, den anderen Einzelnen als verzweifelten auszuhalten [...]."[896]

Auch die Untersuchungen von Uta Pohl-Patalong und Isolde Karle stellen eine Ausdifferenzierung der Gesellschaft und eine Pluralisierung beziehungsweise Differenzierung der poimenischen Theoriebildung in der Gegenwart fest.[897] Uta Pohl-Patalong zufolge kann Seelsorge in der von ihr als individualisiert und postmodern gedeuteten Gesellschaft nur plural erfolgen.[898] „Für eine von postmodernen Einsichten geprägte Seelsorgetheorie wird der Zentralbegriff der Pluralisierung auf allen Ebenen relevant. [...] Das Interesse liegt dabei nicht auf abgrenzender Eindeutigkeit, sondern auf der Erweiterung der Möglichkeitsspielräume und der Berücksichtigung situativer Erfordernisse. Seelsorge kann auf diese Weise unbefangener in die Nähe anderer Disziplinen rücken, ohne sich von der Angst um ein abgegrenztes Profil blockieren zu lassen."[899] Deshalb biete die Pluralisierung der poimenischen Praxis die Möglichkeit, das seelsorgerliche Vorgehen pragmatisch und situationsgebunden zu gestalten, so dass Einzelpersonen und Gruppen sensibler in ihren spezifischen Bedürfnissen wahrgenommen werden, ohne auf eine bestimmte Vorgehensweise oder inhaltliche Bestimmung festgelegt zu sein.[900] Entgegen Schieder gibt Pohl-Patalong nicht einer bestimmten inhaltlichen Beschreibung der Seelsorge den Vorrang, sondern leitet aus postmoderner Perspektive neben der methodischen Kontextbezogenheit auch die Notwendigkeit einer inhalt-

894 Schieder 1994 – Seelsorge in der Postmoderne, 36.
895 Vgl. Schieder 1994 – Seelsorge in der Postmoderne, 27.
896 Schieder 1994 – Seelsorge in der Postmoderne, 43.
897 Vgl. Pohl-Patalong 1996 – Seelsorge zwischen Individuum und Gesellschaft; Karle 1996 – Seelsorge in der Moderne.
898 Vgl. Pohl-Patalong 1996 – Seelsorge zwischen Individuum und Gesellschaft, 280.
899 Pohl-Patalong 1996 – Seelsorge zwischen Individuum und Gesellschaft, 247.
900 Vgl. Pohl-Patalong 1996 – Seelsorge zwischen Individuum und Gesellschaft, 248.

lichen Pluralität ab. Sie formuliert unter Bezugnahme postmoderner philosophischer Ansätze und in Auseinandersetzung mit kerygmatischen, therapeutischen und pastoralpsychologischen Seelsorgetheorien eine pluralisierte Seelsorge, die sowohl das Individuum als auch die Gesellschaft in den Blick nimmt. Isolde Karle gibt bei ihrer Betrachtung der Seelsorge in der Moderne allerdings zu bedenken, dass die Pluralisierungstendenz in der Poimenik nicht dazu führen dürfe, dass sich die Seelsorgelehre von ihrem explizit christlichen Fundament löse: „Die evangelische Seelsorgelehre, die mit der Moderne entstand, ist dem gesellschaftlichen Trend zur Ausdifferenzierung überwiegend blind gefolgt. Sie hat sich vom kirchlichen Kontext gelöst und nicht selten ihr spezifisch christliches Profil verloren."[901] Dagegen fordert Karle, die Seelsorge stärker in der Gemeinde zu profilieren und sich auf ihr spezifisches Wirklichkeitsverständnis zu beziehen. Modern und anschlussfähig könne Seelsorge nur dann sein, wenn sie sich als religiöse Kommunikation versteht, das heißt als Kommunikation des Evangeliums, die gerade nicht weltanschaulich neutral sei.[902]

In der gegenwärtigen differenzierten Gesellschaft mit ihren heterogenen Lebenskontexten ist eine plurale Betrachtungsweise notwendig und damit eine spezifische Seelsorge, die sich dem Menschen in seinen verschiedenen Dimensionen widmet. Einen Menschen oder eine Gruppe von Menschen seelsorgerlich zu begleiten heißt, sich auf die jeweilige spezifische Wirklichkeit einzulassen. Seelsorge ist nach diesem Verständnis keine spezifische Methode, sondern bezieht sich mit ihrer bestimmten theologischen Fundierung und Hermeneutik sowie ihrem charakteristischen Menschenbild auf eine anthropologische Grundhaltung, die dann heterogene und kontextbezogene Seelsorgevollzüge ermöglicht. Ein Seelsorgekonzept, das sich primär an den Bedürfnissen des Einzelnen orientiert, fordert den Umgang mit unterschiedlichen Methoden und eine Spezialisierung der Seelsorge. Es kann kein einheitliches seelsorgerliches Konzept für eine inhomogene Gesellschaft geben, das jedem Individuum in seiner spezifischen Lebenswelt und seinem systemischen Beziehungsfeld gleichermaßen gerecht wird. Allgemeine Seelsorgetheorien müssen auf ihre jeweilige Kontextgebundenheit hin befragt werden und an konkreten Phänomenen ihre Relevanz beweisen, wenn sie kein abstraktes Modell bleiben wollen. Das Phänomen Demenz macht in exemplarischer Weise auf die Grenzen von Seelsorgekonzepten mit einem einseitig theologisch-biblisch, theologisch-psychologisch oder theologisch-soziologisch orien-

901 Karle 1996 – Seelsorge in der Moderne, 244.
902 Vgl. Karle 1996 – Seelsorge in der Moderne, 216.

tierten Ansatz aufmerksam. Insofern nimmt die Seelsorge im Kontext von Demenz die Kritik der postmodernen Poimenik auf und versteht sich vor diesem Hintergrund als exemplarische Konkretion einer multiperspektivisch beziehungsweise plural verstandenen Seelsorgelehre. Am Beispiel der Demenz wird deutlich, dass neben einer Pluralisierung der Seelsorgetheorie auch eine Mehrdimensionalität in der Seelsorgepraxis notwendig ist.

6.3. Zusammenfassung

Dieses Kapitel bearbeitete das Thema Demenz in poimenischer Perspektive und stellte in Kapitel 6.1. Grundperspektiven der Seelsorge im Kontext von Demenz dar. Unter Bezugnahme auf die in Kapitel 5. formulierten Demenzperspektiven Gottebenbildlichkeit, Fragmentarität, Beziehung, Leiblichkeit und Abschied wurden exemplarische Seelsorgekonzeptionen für die Begleitung von demenzkranken Frauen und Männern aufgezeigt. In Kapitel 6.1.1. wurde unter dem Aspekt der Gottebenbildlichkeit der Gottesdienst als Seelsorgegeschehen erschlossen. In der Feier des Gottesdienstes im Kontext von Demenz erweist sich unmittelbare Relevanz und Bewährungsprobe dessen, was es heißt, als Imago Dei angesprochen und gewürdigt zu werden. Der Gottesdienst bleibt dabei auch im Kontext von Demenz ein katabatisch-anabatisches Wechselgeschehen, bei dem die liturgische Gestaltung den besonderen Bedürfnissen von demenziell erkrankten Menschen angepasst werden muss, so dass in der Feier des Gottesdienstes auch Formen von Nähe, Aktivität, Wiederholungen und symbolhafter Rede und Darstellung integriert werden können. In Kapitel 6.1.2. wurden in der Perspektive der Fragmentarität Inhalte und Formen biographieorientierter Begleitung von Menschen mit Demenz erörtert und eine fragmentarisch orientierte Biographieseelsorge vorgeschlagen. Die lebensgeschichtliche Begleitung im Kontext von Demenz wurde als Begegnung mit dem Bruchstückhaften definiert und von der Konstruktions-, Rekonstruktions- und Integritätsforderung der gängigen Biographiearbeit abgegrenzt. Im Kontext von Demenz äußert sich biographieorientierte Seelsorge als Mitreise in die Vergangenheit eines Menschen, die meist von kurzer Dauer ist und sich beliebig oft wiederholen kann. Kapitel 6.1.3. erläuterte den Zugang des Bibliologs als Seelsorge in der Perspektive Beziehung, die Menschen mit und ohne Demenz in Beziehung zu einem biblischen Text treten lässt. Menschen mit Demenz sind auf der emotionalen Ebene präsent, werten ihre Antworten in der Regel nicht und fördern im Bibliolog ein lebendiges Beziehungsgeschehen, das neben dem

Selbst- und Fremdbezug auch eine transzendent-spirituelle Ebene beinhaltet. Das Kapitel 6.1.4. hat in der Perspektive der Leiblichkeit leiblich-rituelle Seelsorgeformen entworfen, die auch dann eine Beziehungsmöglichkeit bieten, wenn kognitive und sprachliche Fähigkeiten mit dem Fortschreiten der Demenzerkrankung zunehmend reduziert werden. Die exemplarisch aufgezeigten Seelsorgeformen Segnung, Salbung und musikalische Seelsorge beinhalten neben dem horizontal-menschlichen auch einen vertikal-transzendenten Bezug. Kapitel 6.1.5. reflektierte die besonderen Bedingungen und Möglichkeiten sowohl der Sterbebegleitung von Menschen mit Demenz als auch der Trauerbegleitung der Angehörigen in der Perspektive des Abschieds. Seelsorge am Ende des Lebens ist insbesondere im Kontext von Demenz eine ganzheitliche Aufgabe, in der körperliche, seelische und geistig-geistliche Aspekte Berücksichtigung finden und Rituale vollzogen werden, die einerseits Halt und Geborgenheit vermitteln und andererseits Abschied ermöglichen.

Über die konkrete Seelsorgepraxis hinausgehend wurde in Kapitel 6.2. die poimenische Theoriebildung in Bezug auf Demenz reflektiert. Im Kontext von Demenz stellt sich die Frage nach dem grundlegenden Proprium der Seelsorge, und inwiefern klassische Seelsorgedefinitionen den Bedürfnissen von Menschen mit Demenz gerecht werden können. Die Reflexion der gegenwärtigen Poimenikansätze mit ihrer Ausdifferenzierung in theologisch-biblische, theologisch-psychologische und theologisch-soziologische Konzeptionen hat gezeigt, dass sie aufgrund ihrer inhaltlichen Bestimmung und methodischen Umsetzung sowie des zugrunde liegenden Menschenbildes im Kontext von Demenz jeweils für sich genommen an ihre Grenzen kommen. Insbesondere die einseitige Orientierung am Gespräch in den theologisch-psychologischen Konzepten, aber teilweise auch in den vorrangig biblisch oder soziologisch ausgerichteten Seelsorgeentwürfen erscheint in Bezug auf die seelsorgerliche Begleitung von Menschen mit Demenz als entscheidendes Defizit der klassischen Seelsorgelehre. Insgesamt wurde geschlussfolgert, dass die Seelsorge der Gegenwart nicht nur im Kontext von Demenz auf Pluralitätskompetenzen und mehrdimensionale methodische Vollzüge grundlegend angewiesen ist.

7. Fazit: Demenz – theologisches Paradigma und poimenische Konsequenzen

Demenzkranke Menschen stellen sowohl in Bezug auf die Seelsorge als auch im Hinblick auf die anthropologische Debatte um Personalität und Identität eine Herausforderung für die Theologie sowie für die kirchliche Praxis und ihre praktisch-theologische Reflexion dar. Die Demenzerkrankung ist nach den Kriterien des internationalen medizinischen Klassifikationsschemas ICD-10 eine Gedächtnisstörung, die insbesondere mit Einschränkungen des Denk-, Orientierungs-, Auffassungs- und Urteilsvermögen verbunden ist und als Folge meist chronischer oder fortschreitender Krankheiten des Gehirns auftreten kann. Der Anstieg von Menschen mit Demenzerkrankungen mit ihren spezifischen Krankheitssymptomen fordert in besonderer Weise Handlungskonzeptionen und demenzgerechte Beziehungs- und Kommunikationsformen vonseiten der Seelsorgetheorie und -praxis, die der veränderten Wahrnehmung sowie dem reduzierten Denk-, Sprech- und Ausdrucksvermögen von demenzkranken Menschen gerecht werden (Kapitel 1.).

In Bezug auf diese Herausforderungen entwickelt die vorliegende praktisch-theologische Untersuchung anthropologische und poimenische Antworten. Der Fokus der Arbeit liegt in der Konzeption von Perspektiven für ein theologisches Demenzparadigma, das heißt eines theologischen Konzeptes zur Beschreibung von Menschen mit Demenz, sowie in der Formulierung exemplarischer Konkretionen dieses Modells für die Poimenik.

Gegenwärtige Demenzdiskurse

Die Konzeption von Perspektiven für ein theologisches Demenzparadigma und die Reflexion der poimenischen Konsequenzen verlangt eine Einordnung in die aktuellen Demenzdiskurse (Kapitel 2.). Grundlegend kann von drei gegenwärtig bestehenden und gesellschaftlich relevanten Demenzparadigmen ausgegangen werden: 1. biomedizinisches Paradigma, 2. psychosoziales Paradigma, 3. Demenzparadigma der Validation (Kapitel 3.). Diese differenzierten Sichtweisen auf Demenz basieren auf bestimmten Konzepten von Krankheit und Gesundheit, auf entwicklungstheoretischen Grundannahmen sowie auf spezifischen anthropologischen Grundüberzeugungen und haben vor diesem Hintergrund verschiedene Konzeptionen für die Praxis hervorgebracht.

- *Biomedizinisches Paradigma*
  In der klinisch-wissenschaftlichen Medizin wird Demenz auf Grundlage der internationalen medizinischen Klassifikationsschemata (gegenwärtig ICD-10 und DSM-IV) als eine Erkrankung mit einer pathologischen Ursache bewertet und nicht als eine natürliche oder zwangsläufige Erscheinung des Alters (Kapitel 3.1.). Das biomedizinische Demenzparadigma richtet sich primär auf den Krankheitsprozess mit der Folge, dass die im Binnendiskurs der Medizin methodisch durchaus notwendige Reduktion des Menschen auf seinen Krankheitszustand im gesellschaftlich-öffentlichen Diskurs zu einer ontologisch reduzierten Anthropologie im Hinblick auf demenzkranke Menschen führen kann.

- *Psychosoziales Paradigma*
  Als Gegenmodell erscheint das sogenannte psychosoziale Paradigma von Tom Kitwood, in dem das Auftreten von Demenzen nicht ausschließlich mit neuropathologischen Veränderungen des Gehirns erklärt wird, sondern auch auf die emotionale und soziale Biographie des Menschen zurückgeführt wird sowie auf das Verhalten der Mitmenschen (Kapitel 3.2.). Problematisch erweist sich auch hier der zugrunde gelegte Personbegriff. Grundsätzlich wird Personalität als intersubjektive Zuschreibung verstanden, das heißt als ein Stand oder Status, der dem einzelnen Menschen ausschließlich im Kontext von Beziehungen und sozialem Sein von anderen verliehen wird. Dem psychosozialen Paradigma liegt ein dialektischer Prozess des Demenzverlaufs zugrunde, dem zufolge die neurologischen Beeinträchtigungen durch eine personzentrierte Pflege ausgeglichen werden können und die individuelle Wesenheit und die Personalität erhalten bleiben.

- *Demenzparadigma der Validation*
  Das Konzept der Validation nach Naomi Feil vertritt einen Ansatz, der die Desorientiertheit im Alter auf eine misslungene Bewältigung individueller lebensgeschichtlicher Ereignisse zurückführt und nicht auf eine organische Krankheit (Kapitel 3.3.). Grundsätzlich grenzt sich die Validation zwar vom biomedizinischen Demenzparadigma ab und entwickelt demgegenüber einen empathiebasierten Pflege- und

Kommunikationsansatz, bleibt allerdings ebenso an einer reduktionistischen Anthropologie orientiert, insofern Demenz als Konsequenz einer nicht gelungenen Ich-Identität bewertet wird.

Diese gegenwärtig vorherrschenden Demenzparadigmen haben verschiedene Formen der Diagnostik, Therapie, Pflege, Begleitung und Fürsorge bereitgestellt und eine differenzierte Betrachtung des Demenzphänomens hervorgebracht. Sie haben ihre Relevanz in ihren jeweiligen medizinischen, pflegerischen und psychosozialen Kontexten, wenngleich bisher das biomedizinische Paradigma – auch über den biomedizinischen Bereich hinausgehend – am stärksten den gesellschaftlich-öffentlichen Demenzdiskurs geprägt hat. In gegenwärtiger gesellschaftlicher Perspektive erscheint Demenz dann überwiegend als ein Bruch mit dem modernen und idealtypischen Menschenbild. Demenzkranke Menschen widersprechen dem gesellschaftlich anerkannten Bild vom autonomen und selbstreflektierten Menschen. Das Demenzparadigma der Validation und das psychosoziale Paradigma haben keinen grundsätzlichen Paradigmenwechsel im öffentlichen Diskurs bewirkt, weisen aber einen großen Einfluss auf personorientierte Begleitungs- und Betreuungskonzepte im professionellen Pflegesektor auf und haben einen würdevollen und bedürfnisorientierten Pflegeansatz im Kontext von Demenz begründet. Problematisch bleiben allerdings in diesen beiden Paradigmen ebenso wie in der biomedizinischen Demenzbetrachtung die zugrunde gelegten anthropologischen Konzeptionen sowie insbesondere die entwicklungstheoretischen Grundannahmen des Demenzparadigmas der Validation. Die gegenwärtig bestehenden Demenzparadigmen weisen, wenn auch in differenzierter Ausprägung, ein reduktionistisches Menschenbild auf. Die Folge ist die Gefahr einer Entpersonalisierung von Menschen mit Demenz.

Theologisches Demenzparadigma und poimenische Konsequenzen

Ein theologisches Demenzparadigma versteht sich als spezifisch christliche Deutung, die neben anthropologischen Beschreibungshorizonten auch Konsequenzen für die Seelsorgepraxis im Kontext von Demenz aufzeigt. Die Entwicklung von Perspektiven zur Konzeption eines theologischen Demenzparadigma soll dabei nicht grundsätzlich zur Negation der gegenwärtigen Demenzparadigmen führen oder zu ihrer vollständigen Ablösung. Primär gilt es, Perspektiven für eine christlich-theologische Wahrnehmung von demenzkranken Menschen aufzuzeigen und damit sowohl eine Grundlage für die kirchliche Praxis und ihre praktisch-theologische Reflexion zu bieten als auch darüber hinaus einen Beitrag für den interdisziplinären sowie gesellschaftlich-öffentlichen Diskurs zu leisten.

Das anthropologische Fundament eines theologischen Demenzparadigmas bilden einzelne Aspekte eines christlichen Menschenbildes, wobei der Fokus auf einer inklusiven und nichtreduktionistischen anthropologischen Betrachtungsweise liegt (Kapitel 4.). Die vorliegende Untersuchung grenzt sich diesbezüglich von dem von Norbert Hoerster vertretenen interessensorientierten Personbegriff ab, für den der menschliche Verstand und das personalitätskonstituierende Ich-Bewusstsein zentrale Personalitätskriterien darstellen und damit der Personstatus von Menschen mit einer fortgeschrittenen Demenz zumindest fragwürdig wird (Kapitel 4.1.). Die anthropologischen Grundlagen eines theologischen Demenzparadigmas bilden in der vorliegenden Arbeit demgegenüber Hermann Schmitz' leiborientierte Phänomenologie (Kapitel 4.2.), Søren Kierkegaards Beschreibung des Menschen als Synthese (Kapitel 4.3.), Wilfried Härles schöpfungstheologisch begründetes Verständnis des Menschen als Ebenbild Gottes (Kapitel 4.4.) und Henning Luthers fragmentarisch orientiertes Subjektverständnis (Kapitel 4.5.). Der Personstatus von Menschen mit Demenz ist aus theologischer Sicht nicht von kognitiven Verstandesleistungen oder Identitätskriterien wie Ich-Integrität, Autonomie oder Ich-Bewusstsein abhängig – vielmehr erschließt sich die menschliche Personalität nicht kategorial, sondern relational coram Deo.

Auf Basis der christlichen Einsicht, dass sich das menschliche Sein als grundsätzlich relational verfasstes in verschiedenen Dimensionen vollzieht, werden in der vorliegenden Arbeit als zentrale Aspekte christlicher Anthropologie die Gottebenbildlichkeit, die Fragmentarität, die relationale Verfasstheit, die Leiblichkeit und die abschiedliche Existenz als Grundkategorien für eine theologische Demenzbetrachtung angenommen (Kapitel 5.). Es handelt sich um ein Fokusmodell, das Demenz aus verschiedenen Perspektiven betrachtet – sie erheben dabei keinen Anspruch auf Exklusivität oder Vollständigkeit, sondern stellen einzelne, sich teilweise ergänzende und nicht immer klar abgrenzbare Aspekte im Hinblick auf den Demenzprozess dar.

Diese Perspektiven zur Konzeption eines theologischen Demenzparadigmas ermöglichen ein hermeneutisches Grundmodell für eine multiperspektivische und methodisch mehrdimensionale Seelsorge im Kontext von Demenz. Ihnen werden folgende exemplarische poimenische Handlungsfelder zugeordnet: Perspektive der Gottebenbildlichkeit – Gottesdienst feiern, Perspektive der Fragmentarität – Lebensgeschichten begegnen, Perspektive der Beziehung – Bibliolog erleben, Perspektive der

Leiblichkeit – leiblich-rituelle Seelsorge wiederentdecken und Perspektive des Abschieds – Sterbende und ihre Angehörigen begleiten (Kapitel 6.). Diese Perspektiven zur Konzeption eines theologischen Demenzparadigmas und ihre poimenischen Konsequenzen werden im folgenden Überblick in Grundzügen dargestellt.

- *Perspektive der Gottebenbildlichkeit – Gottesdienst feiern*
  Die eingeschränkten geistigen Fähigkeiten von demenzkranken Menschen führen vielfach zu reduktionistischen anthropologischen Schlussfolgerungen. Ein theologisches Demenzparadigma in Perspektive der Gottebenbildlichkeit definiert den Menschen primär in seiner Existenz von Gott her (Kapitel 5.1.1.). Schöpfungstheologisch sind demenzkranke Menschen demnach wie alle Menschen als Imago Dei zu verstehen, denn die Vorstellung von der Gottebenbildlichkeit ist ein anthropologisches Kernparadigma der theologischen Grundbestimmung des Menschen. Fragt man nach dem inhaltlichen Bestimmungsgrund der Gottebenbildlichkeit, wird in der vorliegenden Arbeit in Anlehnung an Wilfried Härle die These vertreten, dass sich der Ebenbildgedanke nicht auf eine bestimmte Fähigkeit oder Eigenschaft bezieht – es ist nicht etwas am Menschen, das ihn zum Bilde Gottes macht, sondern gemeint ist die Existenz im Gegenüber und in Beziehung zu Gott. Das relationale menschliche Sein ist das entscheidende Kriterium der Gottebenbildlichkeit, das unabhängig davon Bestand hat, ob ein Mensch von sich aus Beziehungen gestaltet.
  Diese Grundannahme hat insbesondere Konsequenzen für die poimenische Praxis im Kontext von Demenz. Denn die theologische Rede vom Menschen als Ebenbild Gottes ist auf Vermittlungsprozesse angewiesen, indem ich dieses Menschenbild annehme und danach handle. Mit der Bestimmung des Menschen zum Ebenbild Gottes ist deshalb auch die Implikation verbunden, dass dem Menschen Beziehungen zur verantwortlichen Gestaltung aufgegeben sind. Die Perspektive der Gottebenbildlichkeit stellt sowohl eine grundsätzliche poimenische Haltung dar, als auch einen hermeneutischen Zugang für konkrete Seelsorgevollzüge (Kapitel 6.1.1.). Die christliche Seelsorge verfügt über vielfältige poimenische Handlungsfelder wie die Feier des Gottesdienstes, Segnung, Salbung und Gebet, die dem Menschen Gottes Zuwendung im Leben mit Demenz zusprechen, das Geschaffensein zu Gottes Ebenbild spürbar machen und ernst nehmen. In der Feier des Gottesdienstes mit demenzkranken Teilnehmerinnen und Teilnehmern erweist sich eine unmittelbare Relevanz und Bewäh-

rungsprobe dessen, was es heißt, als Imago Dei angesprochen und gewürdigt zu werden. Der Gottesdienst ist demnach ein Wirken Gottes am Menschen, das auch dann Gültigkeit hat, wenn die aktive Beziehungs- und Antwortmöglichkeit abnimmt und sogar wenn das Menschsein auf reine Passivität reduziert ist.

- *Perspektive der Fragmentarität – Lebensgeschichten begegnen*
  Bei Demenzerkrankungen tritt die Fragmentarität des menschlichen Seins offensichtlich hervor. Die Bruchstückhaftigkeit des Subjekts ist bei Menschen mit Demenz von außen sichtbar und dadurch stellen sie oftmals eine Bedrohung des vorherrschenden, auf eine integere Ich-Identität angelegten Subjektverständnisses dar. Ein theologisches Demenzparadigma setzt dagegen mit Henning Luther das Fragmentsein als grundlegendes anthropologisches Prinzip (Kapitel 5.1.2.). Gegen die verbreiteten Anthropologien formuliert Henning Luther ein Identitätsverständnis, das eine in sich geschlossene und dauerhafte Ich-Integrität ablehnt. In Bezug auf Demenz heißt das, demenzkranke Menschen in ihrem gebrochenen Sein als vollwertige Individuen zu betrachten, ohne ihre Bruchstückhaftigkeit als zu behebenden Mangel zu therapieren.
  Die Seelsorge mit Menschen mit Demenz ist deshalb als Begegnung mit dem Bruchstückhaften zu charakterisieren und grenzt sich insofern von der gängigen Rekonstruktions- und Integrationsforderung in der Seelsorge ab (Kapitel 6.1.2.).
  Seelsorge in Perspektive der Fragmentarität führt zu einer empathischen und respektvollen Haltung gegenüber der Biographie eines Menschen mit seinen Brüchen, dem nicht Rekonstruierbaren, ja sogar gegenüber dem nicht mehr Erinnerten, und hat nicht das Ziel, eine in sich geschlossene Ich-Integrität des Menschen herzustellen. Bei demenzkranken Menschen erfolgt der Bezug zu biographischen Ereignissen nicht bewusst und gesteuert und mit einem reflektierenden Abstand aus der Gegenwart, sondern sie fühlen sich in bestimmte Ereignisse ihres Lebens unmittelbar hineinversetzt. Erinnerungen werden beispielsweise ausgelöst durch Bilder, Menschen, Gegenstände, Laute oder Gerüche. Im Kontext von Demenz äußert sich Seelsorge entsprechend als punktuelle und beliebig oft wiederholbare Mitreise in die Vergangenheit und damit bewusst als eine fragmentarisch orientierte Biographiearbeit.

- *Perspektive der Beziehung – Bibliolog erleben*
  Die aktive Beziehungsfähigkeit ist mit fortschreitender Demenzerkrankung zunehmend reduziert und vermehrt werden demenzkranke Personen als beziehungslos wahrgenommen. Ein theologisches Demenzparadigma in Perspektive der Beziehung bewertet einen Menschen, auch mit Demenz, grundsätzlich als Beziehungswesen (Kapitel 5.1.3.). Selbst Passivität, Krankheit und Tod widersprechen nicht der relationalen Bestimmung, denn der Mensch wird von seinem Beziehungsgefüge coram Deo her definiert, in das hinein er empfangen und geboren wird und dem er bis zum Ende seines Daseins angehört. Eine beziehungsorientierte Seelsorge erweist sich als ein dreifaches Beziehungsgeschehen zwischen Selbstbezug, Fremdbezug und Gottesbezug (Kapitel 6.1.3.). Eine seelsorgerliche Begleitung ist entsprechend auf der Suche nach Formen, die demenzkranke Menschen, die scheinbar beziehungslos erscheinen, auch sichtbar wieder in Beziehung setzen und bezieht sich in diesem Zusammenhang auf den Menschen in seinem systemischen Bezugskontext. Verschiedene Formen sind hier in der Seelsorgepraxis denkbar – als exemplarischer Ansatz erweist sich der Zugang des Bibliologs, der im Kontext von Demenz ein mehrdimensionales Beziehungsgeschehen fördert und sich in seiner methodischen Umsetzung konsequent am christlich-relationalen Menschenbild orientiert. Die emotionale Kompetenz von demenzkranken Menschen und ihre Fähigkeit, biblische Geschichten vor dem Hintergrund ihrer eigenen Lebensgeschichte zu deuten, kann im Bibliolog dazu führen, dass das alltägliche Beziehungsgefälle zwischen Personen mit und ohne Demenz in den Hintergrund tritt.

- *Perspektive der Leiblichkeit – leiblich-rituelle Seelsorge wiederentdecken*
  Die unterschiedlichen Verlusterfahrungen bedrohen Menschen mit Demenz zunehmend in ihrer leiblichen Existenz. Während körperliche und kognitive Fähigkeiten im fortgeschrittenen Demenzstadium zunehmend reduziert sind, bleibt das leibliche Sein das zentrale Erlebens- und Orientierungsorgan und bietet eine Beziehungs- und Kommunikationsform sowie eine Möglichkeit des personalen Selbstvollzugs, da das leibliche Spüren präreflexiv ist und unabhängig von kognitiven Fähigkeiten besteht (Kapitel 5.1.4.). Ein theologisches Demenzparadigma in der Perspektive der Leiblichkeit knüpft hier an die Leibphänomeologie Hermann Schmitz‘ an und erkennt den Leib als eine Dimension der personalen Existenz des Menschen.
  Die Seelsorge im Kontext von Demenz zeigt sich dann insbesondere

auch als Leibsorge (Kapitel 6.1.4.). Mittels der verschiedenen Arten leiblicher Kommunikation können Menschen mit und ohne Demenz mit ihrer Umwelt in Beziehung treten und umgekehrt kann auf diese Weise auch die umgebende Welt leiblich wahrgenommen werden. Verschiedene Formen leiblicher Seelsorge bieten die Möglichkeit, miteinander in Beziehung zu treten und eröffnen zugleich einen spirituell-transzendenten Raum. Dazu gehören beispielsweise die Feier des Abendmahls, Segen, Salbung, basale Stimulation oder musikalische Seelsorge. Ein leiborientiertes Seelsorgekonzept reduziert die Seelsorge dabei keineswegs auf ein rein diakonisches Handeln. Vielmehr ist die Seelsorge im Kontext von Demenz dann eine heilsame Beziehung, wenn sie nach altkirchlichem Vorbild Seelsorge und Leibsorge wieder enger miteinander verbindet und den Menschen als leib-seelische Einheit erfasst.

- *Perspektive des Abschieds – Sterbende und ihre Angehörigen begleiten*
  Demenz bedeutet für den erkrankten Menschen und seine Angehörigen ein kontinuierliches Abschiednehmen. Die eigene Identität wird nicht mehr erinnert, die individuellen Fähigkeiten nehmen ab und Menschen und Beziehungen sind nicht mehr vertraut. Aus theologischer Perspektive gehört die Endlichkeit und Abschiedlichkeit zum Kern des Menschseins und prägt auch die Seelsorge. In diesem Zusammenhang beinhaltet ein theologisches Demenzparadigma auch eine eschatologische Dimension – eschatologische Aussagen können im Blick auf Demenzerkrankungen eine Hoffnung zum Ausdruck bringen, die getragen ist vom Vertrauen auf Gottes Zusage, dass Krankheit und Tod nicht das letzte Wort haben (Kapitel 5.1.5.). Eine solche eschatologische Identität bleibt allerdings immer auch eine gefährdete Identität, weil sie vom gegenwärtigen Sein in den Schatten gestellt wird.
  In der poimenischen Praxis zeigt sich diese abschiedliche Perspektive während des gesamten Prozesses der Demenzerkrankung und letztlich in der Sterbebegleitung von demenzkranken Menschen und der Trauerbegleitung der Angehörigen und Bezugspersonen. Seelsorge am Ende des Lebens ist insbesondere im Kontext von Demenz als eine ganzheitliche Aufgabe zu verstehen, in der körperliche, seelische und geistig-geistliche Aspekte Berücksichtigung finden (Kapitel 6.1.5.). Es gilt Rituale zur Verfügung zu stellen, die einerseits Halt und Geborgenheit vermitteln und andererseits Abschied ermöglichen.

Grundsätzlich wird in dieser Arbeit Demenz als eine Krankheit verstanden, die mit umfangreichen kognitiven und körperlichen Defiziten verbunden ist. Demenz ist diesbezüglich nicht als eine natürliche, zwangsläufige Erscheinung des Alters zu verstehen, sondern als eine Erkrankung mit einer pathologischen Ursache, die schwerwiegende Symptome aufweist. Kernanliegen ist es dabei, diese Einschränkungen nicht auch mit einer reduktionistischen Anthropologie zu verbinden, die dann zu einem generell ontologisch defizitären Status des demenzkranken Menschen führt. Insgesamt ermöglicht eine theologische Sichtweise auf Demenz eine nicht ausschließlich auf die Krankheit reduzierte anthropologische Betrachtungsweise von demenzkranken Menschen und negiert dennoch nicht ihre zunehmende Abhängigkeit und Angewiesenheit.

Ein theologisches Demenzparadigma hat entscheidende Konsequenzen für die poimenische Praxis und ihre praktisch-theologische Reflexion. In der Seelsorge gilt es, Menschen mit Demenz in ihrer grundsätzlich relationalen Verfasstheit wahrzunehmen und als theologische Subjekte ernst zu nehmen. Es wird davon ausgegangen, dass die seelsorgerliche Begleitung von demenzkranken Menschen inhaltlich und methodisch auf eine plurale Konzeption angewiesen ist, um auf diese Weise den individuellen Lebenskontexten und Bedürfnissen gerecht zu werden. Wird vor diesem Hintergrund nach dem poimenischen Proprium der Seelsorge im Kontext von Demenz gefragt, das eine inhaltliche Definition der Seelsorge erlaubt, ohne ihre mehrdimensionale Zielsetzung und methodische Pluralität zu negieren, wird in dieser Arbeit die Poimenik im Kontext von Demenz als Beziehungsarbeit definiert, die einen Selbst-, Fremd- und Gottesbezug dort unterstützt und fördert, wo Menschen beziehungslos erscheinen. Eine demenzkranke Person seelsorgerlich zu begleiten heißt, sich auf ihre Wirklichkeit einzulassen und in Beziehung zu treten. In der praktischen Umsetzung ist die Seelsorge im Kontext von Demenz dann nicht auf ein einheitliches Konzept festgelegt, sondern vollzieht sich in unterschiedlichen Perspektiven, die demenzkranke Frauen und Männer in ihrem individuellen Kontext und sozialen Bezügen wahrnehmen. Seelsorge mit demenzkranken Menschen kann sowohl individuumszentrierte als auch systemische Dimensionen verfolgen, sowohl biblische und verkündigende Elemente beinhalten als auch konkrete Lebens- und Alltagshilfe sein und über die spezifische Begleitung im genuinen Demenzkontext hinaus auf gesellschaftlicher Ebene als Aufklärungshilfe oder überregionale Netzwerkarbeit wirken. Seelsorge eröffnet damit sowohl immanent-zwischenmenschliche als auch transzendent-spirituelle Erfahrungen.

Relevanz und Konsequenzen eines theologischen Demenzparadigmas
Die vorliegende Arbeit macht deutlich, dass das Phänomen Demenz nicht nur eine demographische, medizinische, pflegerische, gesundheitsökonomische und sozialpsychologische Herausforderung darstellt, sondern hinsichtlich des Person- und Identitätsverständnisses sowie in Bezug auf die gängigen Formen der seelsorgerlichen Beziehungsgestaltung auch praktisch-theologische Fragen berührt. Die Perspektiven für die Konzeption eines theologischen Demenzparadigmas und die spezifischen poimenischen Konsequenzen verweisen dabei neben anthropologischen und poimenisch-praktischen Deutungs- und Bezugsmöglichkeiten auch auf die Relevanz und Grenzen sowohl von klassischen Seelsorgekonzeptionen als auch von erinnerungsorientierten Religionen wie dem Christentum.

- *Demenz verweist auf die Relevanz und die Grenzen einer erinnerungsorientierten Religion.*
  Mit der theologischen Betrachtung von Demenzkrankheiten stellt sich auch die Frage, welche Rolle dem Gedächtnis und der Erinnerung in der christlichen Tradition zukommt und inwiefern die Identität des Christentums gefährdet ist, wenn die individuelle Erinnerungsfähigkeit stark reduziert ist. (Kapitel 5.2.) Das Gedächtnis ist wesentlicher Bestandteil der jüdischen und christlichen Tradition – Erinnern und Erinnerung sind zugleich eine fundamentaltheologische Angelegenheit und eine elementare Handlung des Glaubens. Werden demenzkranke Menschen als aktiver Teil der christlichen Erinnerungsgemeinschaft ausgeschlossen, erscheint Demenz dann auch als theologische Krankheit eines wesensmäßig gedächtnisbezogenen Christentums. Diesbezüglich gilt es, demenzkranke Menschen nicht ausschließlich als Objekte des passiven Gedächtnisses zu betrachten, sondern vielmehr sind ihre Erfahrungen in die kirchliche Erinnerungs- und Erzählgemeinschaft einzubinden und Menschen mit Demenz als Subjekte der kirchlichen Glaubens-, Erinnerungs- und Auslegungspraxis ernst zu nehmen.

- *Demenz zeigt die Grenzen der klassischen Seelsorgekonzeptionen auf.*
  Demenz fragt die klassischen poimenischen Konzeptionen der Praktischen Theologie kritisch an. Die Reflexion der gegenwärtig existierenden Seelsorgekonzepte mit theologisch-biblischer, theologisch-psychologischer und theologisch-soziologischer Perspektivendominanz lässt erkennen, dass die klassischen Entwürfe aufgrund ihrer in-

haltlichen Bestimmung und methodischen Umsetzung sowie des zugrunde liegenden Menschenbildes der Situation von Menschen mit Demenz selten gerecht werden. (Kapitel 6.2.). Sie setzen vornehmlich einen Subjektbegriff voraus, der auf Autonomie, Sprachfähigkeit und Selbstreflexion ausgerichtet ist und beziehen sich daneben oft einseitig auf das Gespräch als Medium der Beziehungsgestaltung – hierzu haben insbesondere die therapeutisch orientierten Seelsorgeansätze beigetragen. Demenz fordert demnach auch zur Reflexion der Seelsorgetheorie auf, und zwar sowohl im Hinblick auf ihren zugrunde gelegten Subjektbegriff als auch auf ihre Kontextualität und Pluralitätskompetenz.

Die vorliegende Arbeit versteht sich insgesamt als praktisch-theologischer Beitrag zur Demenzthematik. Diesbezüglich werden Perspektiven für die Konzeption eines theologischen Demenzparadigmas auf der Grundlage eines inklusiven, nicht defizitorientierten Menschenbildes entwickelt und ihre Konsequenzen für die Seelsorge im Kontext von Demenz anhand exemplarischer poimenischer Handlungsfelder reflektiert. Über diese Spezifizierung hinausgehend werden anthropologische und poimenische Grundlinien formuliert, die neben der Demenzthematik gegebenenfalls auch für andere Seelsorgekontexte beansprucht werden können. Für welche Lebenssituationen und poimenischen Praxiskontexte dieses Modell eine hermeneutische Grundlage bieten kann, wird jeweils spezifisch zu prüfen sein, insbesondere im Hinblick auf die Frage, inwiefern sich charakteristische Spezifizierungen für die konkrete Seelsorgepraxis ableiten lassen. Über den genuin kirchlichen Seelsorgekontext und die praktisch-theologische Theoriebildung hinausgehend ordnet sich ein theologisches Demenzparadigma auch in die außertheologischen Demenzdiskurse ein. Die christlich-relationale Bestimmung von Personalität, die entgegen einer autonomen Begründung des Selbst die menschliche Identität von Gott her definiert, beinhaltet das Potential, die gesellschaftlich vorherrschenden Demenzparadigmen durch ein weiteres Beurteilungsmodell zu ergänzen und damit ein inklusives Demenzverständnis zu prägen. Die wechselseitige Vernetzung der verschiedenen Demenzdiskurse kann dann dazu beitragen, die Begleitung demenzkranker Frauen und Männer und ihrer Angehörigen als eine gesamtgesellschaftliche Aufgabe zu verstehen mit dem Ziel, demenzgerechte Begleitungsmöglichkeiten und Versorgungsstrukturen zu schaffen, Solidaritätsaufgaben zu übernehmen und Netzwerke aufzubauen.

Literaturverzeichnis

Die verwendeten Abkürzungen erfolgten nach: Schwertner, Siegfried M. (1992): IATG². Internationales Abkürzungsverzeichnis für Theologie und Grenzgebiete. Zeitschriften, Serien, Lexika, Quellenwerke mit bibliographischen Angaben. 2. Aufl. Berlin, New York: De Gruyter.

Abbey, Jenny (2006): Palliative Care and Dementia. In: Alzheimer's Australia, 1–24.

Adams, Jay E. (1976): Handbuch für die Seelsorge. Praxis der biblischen Lebensberatung. Gießen: Brunnen Verlag.

Ahmann, Martina (2001): Was bleibt vom menschlichen Leben unantastbar?. Kritische Analyse der Rezeption des praktisch-ethischen Entwurfs von Peter Singer aus praktisch-theologischer Perspektive. Münster: LIT (Theologie und Praxis, Bd. 11).

Aldridge, David (Hg.) (2000): Music Therapy in Dementia Care. London, Philadelphia: Jessica Kingsley Publishers.

Allen, Shelley J. (2007): Alzheimer's disease: a hundred years of investigation. In: Dawbarn, David; Allen, Shelley J. (Hg.): Neurobiology of Alzheimer's disease. 3. Aufl. Oxford: Oxford University Press (Molecular and cellular neurobiology series), 1–35.

Alzheimer, Alois (1906): Über einen eigenartigen, schweren Erkrankungsprozeß der Hirnrinde. In: Neurologisches Zentralblatt, Jg. 25, 1134.

Alzheimer, Alois (1911): Über eigenartige Krankheitsfälle des späteren Alters. In: Zeitschrift für die gesamte Neurologie und Psychiatrie, Jg. 4, 356–385.

Alzheimer's Disease Society (1996): Opening the Mind. New Frontiers in Alzheimer's Research. London: Alzheimer's Disease Society.

American Psychiatric Association (1980): Diagnostic and Statistical Manual of Mental Disorders. DSM-III. 3. Aufl. Washington DC: American Psychiatric Association.

American Psychiatric Association (1994): Diagnostic and Statistical Manual of Mental Disorders. DSM-IV. 4. Aufl. Washington DC: American Psychiatric Association.

Amt für Gemeindedienst in der Evangelisch-Lutherischen Kirche in Bayern (Hg.): Impulsblatt 1. Kommt her, ihr seid eingeladen. Impulse zum Gottesdienst mit Abendmahl im Altenpflegeheim. Nürnberg: Amt für Gemeindedienst. http://www.afg-elkb.de/fileadmin/user_upload/03_Lebensphasen-Formen/Dateien_Altenheimseelsorge/Texte_Word_PDF_/Impulsblatt01.pdf, zuletzt abgerufen am 04.06.2011.

Amt für Gemeindedienst in der Evangelisch-Lutherischen Kirche in Bayern (Hg.) (2008): Ich will euch tragen III. Gottesdienst feiern mit demenzkranken

Bewohnerinnen und Bewohnern in Altenpflegeheimen. Nürnberg: Amt für Gemeindedienst.
Arens, Edmund (2003): Anamnetische Praxis. Erinnern als elementare Handlung des Glaubens. In: Petzel, Paul; Reck, Norbert (Hg.): Erinnern. Erkundungen zu einer theologischen Basiskategorie. Darmstadt: Wissenschaftliche Buchgesellschaft, 41–55.
Arnold, Jochen (2004): Theologie des Gottesdienstes. Eine Verhältnisbestimmung von Liturgie und Dogmatik. Göttingen: Vandenhoeck & Ruprecht (Veröffentlichungen zur Liturgik, Hymnologie und theologischen Kirchenmusikforschung, Bd. 39).
Asmussen, Hans (1933): Die Seelsorge. Ein praktisches Handbuch über die Seelsorge und Seelenführung. München: Kaiser.
Assmann, Jan (2000): Art. Gedächtnis I. In: RGG^4, Bd. 3, 523–525.
Assmann, Jan (1992): Das kulturelle Gedächtnis. Schrift, Erinnerung und politische Identität in frühen Hochkulturen. München: C. H. Beck.
Aurnhammer, Klaus (2005): Gewollte Nähe und notwendiger Schutzraum. In: Böke, Hubert; Schwikart, Georg; Spohr, Michael (Hg.): Wenn Sterbebegleitung an ihre Grenzen kommt. Motivationen, Schutzräume, Problemfelder. 2. Aufl. Gütersloh: Gütersloher Verlagshaus, 22–33.
Aus der Au, Christina (2009): Leiblichkeit: Die rezeptive Dimension des Selbst. Von der Alzheimer-Krankheit zur conditio humana. In: Klie, Thomas; Kumlehn, Martina; Kunz, Ralph (Hg.): Praktische Theologie des Alterns. Berlin: De Gruyter (Praktische Theologie im Wissenschaftsdiskurs, Bd. 4), 133–153.
Babanek, Angela (2005): Wenn Sterbende aufhören zu sprechen. In: Böke, Hubert; Schwikart, Georg; Spohr, Michael (Hg.): Wenn Sterbebegleitung an ihre Grenzen kommt. Motivationen, Schutzräume, Problemfelder. 2. Aufl. Gütersloh: Gütersloher Verlagshaus, 95–108.
Bach, Ulrich (1986): Boden unter den Füßen hat keiner. Plädoyer für eine solidarische Diakonie. 2. Aufl. Göttingen: Vandenhoeck & Ruprecht.
Bach, Ulrich (1986): Dem Traum entsagen, mehr als ein Mensch zu sein. Auf dem Weg zu einer diakonischen Kirche. Neukirchen-Vluyn: Neukirchener Verlag.
Bach, Ulrich (1994): „Gesunde" und „Behinderte". Gegen das Apartheitsdenken in Kirche und Gesellschaft. Gütersloh: Gütersloher Verlagshaus.
Bach, Ulrich (2006): Ohne die Schwächsten ist die Kirche nicht ganz. Bausteine einer Theologie nach Hadamar. Neukirchen-Vluyn: Neukirchener Verlag.
Barham, Peter; Hayward, Robert (1995): Relocating Madness. From the Mental Patient to the Person. London: Free Association Books.
Baumgartner, Isidor (1997): Pastoral-Psychologie. Einführung in die Praxis heilender Seelsorge. 2. Aufl. Düsseldorf: Patmos.
Bayley, John; Rojahn-Deyk, Barbara (2002): Elegie für Iris. 2. Aufl. München: dtv.
Becker, Dominik A. (2010): Sein in der Begegnung. Menschen mit (Alzheimer-) Demenz als Herausforderung theologischer Anthropologie und Ethik. Überarbeitet und herausgegeben von Georg Plasger. Berlin: LIT (Ethik im theologischen Diskurs, Bd. 19).
Becker, Stefanie; Kaspar, Roman; Kruse, Anderas (2010): H.I.L.D.E. Heidelberer Instrument zur Erfassung der Lebensqualität demenzkranker Menschen. Bern: Huber.

Bejick, Urte (2005): Seelsorge mit dementen Menschen als gemeinsamer spiritueller Weg. In: Kobler-von Komorowski, Susanne; Schmidt, Heinz (Hg.): Seelsorge im Alter. Herausforderung für den Pflegealltag. Heidelberg: Winter (VDWI, Bd. 24), 118–122.

Bentham, Jeremy (1789): An introduction to the principles of morals and legislation. Oxford: Clarendon Press.

Beyreuther, Konrad (1999): Aktueller Stand und Zukunftsperspektiven der Erforschung und Behandlung der Alzheimer-Krankheit. In: Diakonisches Werk Württemberg (Hg.): Demenz – Eine Herausforderung für Einrichtungen der Altenhilfe. Dokumentation einer Fachtagung im April 1999. Stuttgart: Diakonisches Werk Württemberg, 8–16.

Bickel, Horst (1999): Epidemiologie der Demenzen. In: Förstl, Hans; Bickel, Horst; Kurz, Alexander (Hg.): Alzheimer Demenz. Grundlagen, Klinik und Therapie. Berlin, Heidelberg, New York: Springer Verlag, 9–32.

Bickel, Horst (2002): Epidemiologie der Demenz. In: Beyreuther, Konrad; Einhäupl, Karl M.; Förstl, Hans et al. (Hg.): Demenzen. Grundlagen und Klinik. Stuttgart: Thieme, 15–36.

Bickel, Horst (2002): Stand der Epidemiologie. In: Hallauer, Johannes F.; Kurz, Alexander (Hg.): Weißbuch Demenz. Versorgungssituation relevanter Demenzerkrankungen in Deutschland. Stuttgart: Thieme, 10–14.

Bickel, Horst (2005): Epidemiologie und Gesundheitsökonomie. In: Wallesch, Klaus-Werner; Förstl, Hans (Hg.): Demenzen. Stuttgart: Thieme, 1–15.

Biedermann, Markus (2003): Essen als basale Stimulation. Finger Food, Eat by walking etc. Hannover: Vincentz.

Bieler, Andrea; Schottroff, Luise (2007): Das Abendmahl. Essen, um zu leben. Gütersloh: Gütersloher Verlagshaus.

Bieritz, Karl-Heinrich (2004): Liturgik. Berlin: De Gruyter.

Bierlein, Karl H. (1994): Lebensbilanz. Krisen des Älterwerdens meistern – kreativ auf das Leben zurückblicken – Zukunftspotentiale ausschöpfen. München: Claudius-Verlag.

Bierlein, Karl H. (1996): Arbeit an der religiösen Biographie. In: WzM, Jg. 48, 400–410.

Blimlinger, Eva; Ertl, Angelika; Koch-Straube, Ursula et al. (1994): Lebensgeschichten. Biographiearbeit mit alten Menschen. Hannover: Vincentz.

Blume, Anna (2003): Scham und Selbstbewusstsein. Zur Phänomenologie konkreter Subjektivität bei Hermann Schmitz. Freiburg, München: Verlag Karl Alber.

Boethius, Anicius M. T. S. (513–519): Tractatus V. Contra Eutychen et Nestorium. In: Elsässer, Martin (Hg.) (1988): Boethius. Die Theologischen Traktate. Hamburg: Felix Meiner Verlag (PhB, Bd. 397).

Bolle, Geertje-Froken (Hg.) (2006): Komm mal mit... Demenz als theologische und kirchliche Herausforderung. Wittingen: Erev-Rav.

Bolle, Geertje-Froken (2006): Komm mal mit. Gemeinsames Leben – seelsorgerliche Begleitung. In: Bolle, Geertje-Froken (Hg.): Komm mal mit... Demenz als theologische und kirchliche Herausforderung. Wittingen: Erev-Rav, 85–91.

Bolle, Geertje-Froken (2006): Vergessen und Erinnern. In: Bolle, Geertje-Froken (Hg.): Komm mal mit... Demenz als theologische und kirchliche Herausforderung. Wittingen: Erev-Rav, 13–16.

Braam, Stella (2008): «Ich habe Alzheimer». Wie die Krankheit sich anfühlt. 3. Aufl. Weinheim: Beltz.

Bradford Dementia Group (2008): Pflege von Menschen mit Demenz evaluieren. Die DCM-Methode. 8. Aufl. Witten: Privat Universität Witten/Herdecke.

Breitenwischer, Dennis (2010): Demenz – Ende oder Neuanfang religiöser Bildung? In: ZPT, Jg. 62, H. 4, 363–374.

Brooker, Dawn (2007): Person-centred dementia care. Making services better. London, Philadelphia: Jessica Kingsley Publishers.

Brucker, Uwe (2007): Pflegebedürftig mit Demenz und das SGB XI. In: Robert Bosch Stiftung (Hg.): Ethik und Recht. Bern: Huber (Gemeinsam für ein besseres Leben mit Demenz, Bd. 7), 41–62.

Buber, Martin (2004): Ich und Du. Nachwort von Bernhard Casper. Stuttgart: Reclam (Universal-Bibliothek, Bd. 9342).

Buchholz, Thomas; Schürenberg, Ansgar (2003): Lebensbegleitung alter Menschen. Basale Stimulation in der Pflege alter Menschen. Unter wissenschaftlicher Begleitung von Prof. Dr. Andreas Fröhlich und Christel Bienstein. Bern: Huber.

Buijssen, Huub; Grambow, Eva (2005): Demenz und Alzheimer verstehen – mit Betroffenen leben. Ein praktischer Ratgeber. 3. Aufl. Weinheim: Beltz (Beltz Taschenbuch, Bd. 870).

Bundesarbeitsgemeinschaft Hospiz (Hg.) (2004): Mit-gefühlt. Curriculum zur Begleitung Demenzkranker in ihrer letzten Lebensphase. Wuppertal: Hospiz-Verlag.

Bundesministerium für Soziales, Familie und Jugend (Hg.) (2002): Vierter Bericht zur Lage der älteren Generation in der Bundesrepublik Deutschland: Risiken, Lebensqualität und Versorgung Hochaltriger – unter besonderer Berücksichtigung demenzieller Erkrankungen. Bonn: Bundesanzeiger Verlagsgesellschaft.

Caron, Chantal D.; Griffith, Jennifer; Arcand Marcel (2005): End-of-life decision making in dementia. In: Dementia, Jg. 41, 113–136.

Castillo, Richard J. (1997): Culture and Mental Illness. A Client-Centered Approach. Pacific Grove: Wadsworth Publishing.

Christen, Markus; Osman, Corinna; Baumann-Hölzle, Ruth (Hg.) (2010): Herausforderung Demenz. Spannungsfelder und Dilemmata in der Betreuung demenzkranker Menschen. Bern: Peter Lang (Interdisziplinärer Dialog – Ethik im Gesundheitswesen, Bd. 9).

Cole, Martin G.; Dastoor, Dolly P. (1987): A new hierarchic approach to the measurement of dementia. In: Psychosomatics, Jg. 28, 298–304.

Collaud, Thierry (2003): Le statut de la personne démente. Eléments d'une anthropologie théologique de l'homme malade à partir de la maladie d'Alzheimer. Fribourg: Academic Press Fribourg (Etudes d'éthique chrétienne, Bd. 1).

Dabrock, Peter (2008): Patientenverfügung und Demenz. Theologisch-ethische Reflexionen zwischen Menschenbildern und Rechtgestaltung. In: Kirchenamt der EKD (Hg.): Leben mit Demenz. Beiträge aus medizinisch-pflegerischer, theologischer und lebenspraktischer Sicht. Ein Bericht von einer Tagung der Evangelischen Kirche in Deutschland. Hannover: Kirchenamt der EKD (EKD-Texte, Nr. 98), 81–98.

Dabrock, Peter; Klinnert, Lars; Schardien, Stefanie (2004): Menschenwürde und Lebensschutz. Herausforderungen theologischer Bioethik. Gütersloh: Gütersloher Verlagshaus.

Dalferth, Ingolf U. (1984): Existenz Gottes und christlicher Glaube. Skizzen zu einer eschatologischen Ontologie. München: Kaiser (BhEvTh, Bd. 93).

Dalferth, Ingolf U.; Jüngel, Eberhard (1981): Person und Gottebenbildlichkeit. In: Böckle, Franz; Kaufmann, Franz-Xaver; Rahner, Karl et al. (Hg.): Christlicher Glaube in moderner Gesellschaft. Freiburg i.Br.: Herder (Enzyklopädische Bibliothek, Bd. 24), 57–99.

Dech, Heike (2010): Hospizversorgung von Demenzkranken und unterstützende Angehörigenarbeit. In: Burbach, Christiane (Hg.): ... bis an die Grenze. Hospizarbeit und Palliative Care. Göttingen: Vandenhoeck & Ruprecht, 33–58.

Depping, Klaus (1993): Altersverwirrte Menschen seelsorgerlich begleiten. Bd. 1: Hintergründe, Zugänge, Begegnungsebenen. Hannover: Lutherisches Verlagshaus.

Depping, Klaus (2008): Altersverwirrte Menschen seelsorgerlich begleiten. Bd. 1: Hintergründe, Zugänge, Begegnungsebenen. 3. Aufl. Hannover: Lutherisches Verlagshaus.

Depping, Klaus (2009): Demenz: Seelsorgerliche Kommunikation bei Rationalitätsverlust. In: Klie, Thomas; Kumlehn, Martina; Kunz, Ralph (Hg.): Praktische Theologie des Alterns. Berlin: De Gruyter (Praktische Theologie im Wissenschaftsdiskurs, Bd. 4), 365–384.

Deutsches Institut für Medizinische Dokumentation und Information (DIMDI) (1999): ICD-10-SGBV. Internationale statistische Klassifikation der Krankheiten und verwandter Gesundheitsprobleme. 10. Revision. Köln: Deutscher Ärzteverlag.

Diakonie Rheinland-Westfalen-Lippe e.V. (Hg.) (2008): Ich werde bleiben im Hause des Herrn immerdar. Menschen mit Demenz feiern Gottesdienste. Münster: Buschmann.

Dibelius, Olivia; Uzarewicz, Charlotte (2006), Pflege von Menschen höheren Lebensalter. Stuttgart: Kohlhammer.

Dinkel, Christoph (2002): Was nützt der Gottesdienst? Eine funktionale Theorie des evangelischen Gottesdienstes. 2. Aufl. Gütersloh: Kaiser, Gütersloher Verlagshaus (PThK, Bd. 2).

Domay, Erhard (2005): Gottesdienste feiern mit Kranken. Gottesdienstmodelle, Andachten, Predigten, litugische Texte. Gütersloh: Gütersloher Verlagshaus (GottesdienstPraxis Serie B).

Drechsel, Wolfgang (2002): Lebensgeschichte und Lebens-Geschichten. Zugänge zur Seelsorge aus biographischer Perspektive. Gütersloh: Kaiser, Gütersloher Verlagshaus (PThK, Bd. 7).

Drechsel, Wolfgang (2005): Das Schweigen der Hirten?. Altenseelsorge als (kein) Thema poimenischer Theoriebildung. In: Kobler-von Komorowski, Susanne; Schmidt, Heinz (Hg.): Seelsorge im Alter. Herausforderung für den Pflegealltag. Heidelberg: Winter (VDWI, Bd. 24), 45–63.

Drechsel, Wolfgang (2007): «Wenn ich mich auf deine Welt einlasse...». Altenseelsorge als eine Anfrage an Seelsorgetheorie und Theologie. In: Kunz, Ralph (Hg.): Religiöse Begleitung im Alter. Religion als Thema der Gerontologie. Zürich: TVZ, 187–216.

Drechsel, Wolfgang (2009): Erinnerung: Lebensgeschichte im Alter. In: Klie, Thomas; Kumlehn, Martina; Kunz, Ralph (Hg.): Praktische Theologie des Alterns. Berlin: De Gruyter (Praktische Theologie im Wissenschaftsdiskurs, Bd. 4), 207–233.

Ebeling, Gerhard (1987): Dogmatik des christlichen Glaubens. Bd. 1: Der Glaube an Gott, den Schöpfer der Welt. 3. Aufl. Tübingen: Mohr Siebeck.

Ebly, Erika M.; Parhad, Irma M.; Hogan, David B. et al. (1994): Prevalence and types of dementia in the very old. Results from the Canadian Study of Health and Aging. In: Neurology, Jg. 44, 1593–1600.

Eco, Umberto (1998): Lector in fabula. Die Mitarbeit der Interpretation in erzählenden Texten. Übersetzt von Heinz-Georg Held. 3. Aufl. München: dtv (dtv Wissenschaft, Bd. 4531).

Eglin, Anemone; Huber, Evelyn; Kunz, Ralph et al. (2008): Das Leben heiligen. Spirituelle Begleitung von Menschen mit Demenz. Ein Leitfaden. 3. Aufl. Zürich: TVZ.

Eglin, Anemone; Huber, Evelyn; Rüegg, Annette et al. (2009): Tragendes entdecken. Spiritualität im Alltag von Menschen mit Demenz. Reflexionen und Anregungen. Zürich: TVZ.

Eisenmenger, Matthias; Pötzsch, Olga; Sommer, Bettina (2006): Bevölkerung Deutschland bis 2050. 11. koordinierte Bevölkerungsvorausberechnung. Wiesbaden: Statistisches Bundesamt – Pressestelle.

Ellendorff, Michael (2002): Alte Geschichten & junge Leute. Bibliolog im Konfirmandenunterricht. In: Lernort Gemeinde, Jg. 20, H. 2, 49–53.

Engel, Rolf R.; Satzger, Wolfgang (2003): Psychometrische Untersuchungen. In: Hampel, Harald; Padberg, Frank; Möller, Hans-Jürgen (Hg.): Alzheimer-Demenz. Klinische Verläufe, diagnostische Möglichkeiten, moderne Therapiestrategien. Stuttgart: Wissenschaftliche Verlagsgesellschaft, 134–148.

Erikson, Erik H. (1998): Identität und Lebenszyklus. Drei Aufsätze. 17. Aufl. Frankfurt a.M.: Suhrkamp (Suhrkamp-Taschenbuch Wissenschaft, Bd. 16).

Erikson, Erik H. (2002): Der vollständige Lebenszyklus. 5. Aufl. Frankfurt a.M.: Suhrkamp (Suhrkamp-Taschenbuch Wissenschaft, Bd. 737).

Ernst, Richard L.; Hay, Joel W.; Fenn, Catherine et al. (1997): Cognitive function and the costs of Alzheimer's Disease. An exploratory study. In: Archives of Neurology, Jg. 54, 687–693.

Eschmann, Holger (2002): Theologie der Seelsorge. Grundlagen – Konkretionen – Perspektiven. 2. Aufl. Neukirchen-Vluyn: Neukirchener Verlag.

Failing, Wolf-Eckart (2006): Altern und Alter in der Gemeinde. Didaktische Leitperspektiven. In: Praxis Gemeindepädagogik, Jg. 59, 14–16.

Falk, Juliane (2004): Basiswissen Demenz. Lern- und Arbeitsbuch für berufliche Kompetenz und Versorgungsqualität. Weinheim, München: Juventa.

Fechtner, Kristian (1992): Mikrologischer Blick und empathische Praxis. Hinweise zu Henning Luthers Praktischer Theologie des Subjekts. In: ThPr, Jg. 27, 184–193.

Feil, Naomi (1993): Ausbruch in die Menschenwürde. Wien: Altern & Kultur.

Feil, Naomi (2004): Validation in Anwendung und Beispielen. Der Umgang mit verwirrten alten Menschen. 4. Aufl. München: Ernst Reinhardt Verlag (Reinhardts gerontologische Reihe, Bd. 17).

Feil, Naomi; de Klerk-Rubin, Vicki (2005): Validation. Ein Weg zum Verständnis verwirrter alter Menschen. 8. Aufl. München: Ernst Reinhardt Verlag (Reinhardts gerontologische Reihe, Bd. 16).

Fichter, Manfred M.; Meller, Ingeborg; Schröppel, Hildegard et al. (1995): Dementia and cognitive impairment in the oldest old in the community. Prevalence and comorbidity. In: British Journal of Psychiatry, Jg. 166, 621–629.

Fischer, Gisela C. (2005): Diagnostisches Denken in der Medizin. In: Schmoll, Dirk; Kuhlmann, Andreas (Hg.): Symptom und Phänomen. Phänomenologische Zugänge zum kranken Menschen. Freiburg, München: Verlag Karl Alber (Neue Phänomenologie, Bd. 3), 29–54.

Folstein, Marshal F.; Folstein, Susan E.; Mc Hugh, Paul R. (1975): „Mini-mental-state". A practical method for grading the cognitive state of patients for the clinican. In: Journal of Psychiatric Research, Jg. 12, 189–198.

Forschungsgruppe Weltanschauungen in Deutschland (fowid) (2005): Evangelische Kirchenmitglieder. Altersaufbau 1980–2000. Befragte ab 18 Jahren. Online verfügbar unter: http://fowid.de/fileadmin/datenarchiv/Evangelische_Kirchenmitglieder_ Altersaufbau%2C%201980–2000.pdf, zuletzt geprüft am 04.06.2011.

Förstl, Hans; Kurz, Alexander; Calabrese, Pasquale et al. (2001): Alzheimer-Demenz. In: Förstl, Hans (Hg.): Demenzen in Theorie und Praxis. Berlin, Heidelberg, New York: Springer Verlag, 43–61.

Förstl, Hans; Schweiger, Hans-Dieter (Hg.) (2007): Demenz. Grundlagen, Diagnostik, Formen. Vorträge und Arbeitsunterlagen der Fortbildungsveranstaltungen im Frühjahr 2007 in Bayreuth, Deggendorf, Kempten, München, Nürnberg, Regensburg, Rosenheim und Würzburg. Eschborn: GOVI-Verlag (Schriftenreihe der Bayrischen Landesapothekerkammer, Bd. 74).

Frettlöh, Magdalene L. (2005): Theologie des Segens. Biblische und dogmatische Wahrnehmungen. 5. Aufl. Gütersloh: Gütersloher Verlagshaus.

Frevel, Christian (2009): Gottesbildlichkeit und Menschenwürde. Freiheit, Geschöpflichkeit und Würde des Menschen nach dem Alten Testament. In: Wagner, Andreas (Hg.): Anthropologische Aufbrüche. Alttestamentliche und interdisziplinäre Zugänge zur historischen Anthropologie. Göttingen: Vandenhoeck & Ruprecht (FRLANT, Bd. 232), 255–274.

Fröchtling, Andrea (2008): „Und dann habe ich auch noch den Kopf verloren…". Menschen mit Demenz in Theologie, Seelsorge und Gottesdienst wahrnehmen. Leipzig: Evangelische Verlagsanstalt (APrTh, Bd. 38).

Fröhlich, Lutz; Pieschl, Dietfried; Maurer, Konrad (1997): Die historische Entwicklung des Krankheitskonzeptes Demenz vom Alzheimer Typ. In: Nervenheilkunde, Jg. 16, 19–24.

Fuchs, Thomas (2000): Leib, Raum, Person. Entwurf einer phänomenologischen Anthropologie. Stuttgart: Klett-Cotta.

Fuhrmann, Manfred (1989): Art. Person I. Von der Antike bis zum Mittelalter. In: HWP, Bd. 7, 269–283.

Funke, Alex (1998): Mit einer Alzheimer-Kranken leben. Ein Erfahrungsbericht. Bielefeld: Luther-Verlag.

Ganß, Michael (2009): Demenz-Kunst und Kunsttherapie. Künstlerisches Gestalten zwischen Genius und Defizit. Frankfurt a.M.: Mabuse-Verlag.

Gärtner, Heiderose (2006): Menschen im Alter verstehen und begleiten. Gütersloh: Gütersloher Verlagshaus.

Gauer, Jürgen (2009): Du hältst deine Hand über mir. Gottesdienste mit Demenzkranken. Düsseldorf: Patmos.

Gerber, Simon; Kratzsch, Ulrich; Wißmann, Peter (2006): Gottesdienst für Menschen mit Demenz. In: Bolle, Geertje-Froken (Hg.): Komm mal mit… Demenz als theologische und kirchliche Herausforderung. Wittingen: Erev-Rav, 113–114.

Gerkin, Charles V. (1984): The living human document. Re-visioning pastoral counseling in a hermeneutical mode. Nashville: Abingdon Press.

Gieschler, Sabine (1999): Leben erzählen. Von der Wiederbelebung einer Kulturtätigkeit in postmoderner Zeit. Münster: Waxmann (Internationale Hochschulschriften, Bd. 317).

Goodall, Margareth (2009): How to See the Wood for the Trees. A Multi-Disciplinary Approach. In: Baker, Christopher R.; Reader, John (Hg.): Entering the new theological space. Blurred encounters of faith, politics and community. Farnham, Burlington: Ashgate (Explorations in practical, pastoral and empirical theology), 85–100.

Goßen, Michael (2001): Basale Stimulation. In: Dürrmann, Peter (Hg.): Besondere stationäre Dementenbetreuung. Hannover: Vincentz, 64–66.

Gräb, Wilhelm (2000): Lebensgeschichten, Lebensentwürfe, Sinndeutungen. Eine praktische Theologie gelebter Religion. 2. Aufl. Gütersloh: Kaiser, Gütersloher Verlagshaus.

Gräb, Wilhelm; Charbonnier, Lars (2009): Medienwirklichkeit: Altersbilder. In: Klie, Thomas; Kumlehn, Martina; Kunz, Ralph (Hg.): Praktische Theologie des Alterns. Berlin: De Gruyter (Praktische Theologie im Wissenschaftsdiskurs, Bd. 4), 311–345.

Graves, Amy B.; Larson, Eric; Edland, Steven D. et al. (1996): Prevalence of dementia and its subtypes in the Japanese American Population of King County, Washington State. In: American Journal of Epidemiology, Jg. 144, 760–771.

Greiner, Dorothea (1999): Segen und Segnen. Eine systematisch-theologische Grundlegung. 2. Aufl. Stuttgart: Kohlhammer.

Grethlein, Christian (2001): Grundfragen der Liturgik. Ein Studienbuch zur zeitgemäßen Gottesdienstgestaltung. Gütersloh: Kaiser, Gütersloher Verlagshaus.

Grøn, Arne (2002): Ethics of Vision. In: Dalferth, Ingolf (Hg.): Ethik der Liebe. Studien zu Kierkegaards „Taten der Liebe“. Tübingen: Mohr Siebeck (Religion in Philosophy and Theology, Bd. 4), 111–122.

Grøn, Arne (2006): Phänomenologie der Subjektivität. Überlegungen zu Kierkegaards Abhandlung über die menschliche Freiheit. In: Linde, Gesche; Purkarthofer, Richard; Schulz, Heiko et al. (Hg.): Theologie zwischen Pragmatismus und Existenzdenken. Festschrift für Hermann Deuser zum 60. Geburtstag. Marburg: N. G. Elwert, 487–498.

Grond, Erich (1997): Altenpflege als Beziehungspflege. Ein interaktionelles Pflegekonzept. Hagen: Kunz Verlag.

Grond, Erich (2003): Die Pflege verwirrter alter Menschen. Psychisch Alterskranke und ihre Helfer im menschlichen Miteinander. 9. Aufl. Freiburg i.Br.: Lambertus Verlag.
Grond, Erich (2009): Pflege Demenzkranker. 4. Aufl. Hannover: Schlüter.
Groß, Walter (1993): Die Gottebenbildlichkeit des Menschen nach Gen 1,26.27 in der Diskussion des letzten Jahrzehnts. In: BN, Jg. 68, 35–48.
Großjohann, Klaus (2004): Einführung in das Thema. In: Kuratorium Deutsche Altershilfe (Hg.): Menschen mit Demenz erreichen – Hilfen zur Kommunikation. KDA-Fachtagung am 24. November 2003 in Köln. Köln: Kuratorium Deutsche Altershilfe, 11–14.
Grözinger, Albrecht (1986): Seelsorge als Rekonstruktion von Lebensgeschichte. In: WzM, Jg. 38, 178–188.
Grözinger, Albrecht (1989): Erzählen und Handeln. Studien zu einer trinitarischen Grundlegung der praktischen Theologie. München: Kaiser.
Grümme, Ruth (1998): Situation und Perspektiven der Musiktherapie mit dementiell Erkrankten. Regensburg: Transfer Verlag.
Gutzmann, Hans (1998): Nichtmedikamentöse Behandlung dementer Patienten. In: Evangelische Impulse, Jg. 20, H. 1, 17–18.
Gutzmann, Hans; Zank, Susanne (2005): Dementielle Erkrankungen. Medizinische und psychosoziale Interventionen. Stuttgart: Kohlhammer (Grundriss Gerontologie, Bd. 17).
Haastert, Frank (2005): Pflegeversicherung und Demenz – wohin entwickelt sich die Pflegeversicherung? In: PrInterNet, Jg. 7, H. 10, 542–548.
Haberl, Roman L.; Schreiber, Angela K. (2001): Binswanger und andere vaskuläre Demenzen. In: Förstl, Hans (Hg.): Demenzen in Theorie und Praxis. Berlin, Heidelberg, New York: Springer Verlag, 63–82.
Habermas, Jürgen (1988): Nachmetaphysisches Denken. Philosophische Aufsätze. 2. Aufl. Frankfurt a.M.: Suhrkamp.
Habermas, Jürgen (1995): Theorie des kommunikativen Handelns. Frankfurt a.M.: Suhrkamp (Suhrkamp-Taschenbuch Wissenschaft, Bd. 1175).
Hallauer, Johannes F. (2002): Epidemiologie für Deutschland mit Prognose. In: Hallauer, Johannes F.; Kurz, Alexander (Hg.): Weißbuch Demenz. Versorgungssituation relevanter Demenzerkrankungen in Deutschland. Stuttgart: Thieme, 15–17.
Hallauer, Johannes F.; Berger, Karin; Ruckdäschel, Stephan (2002): Nationale und internationale Untersuchungsergebnisse. In: Hallauer, Johannes F.; Kurz, Alexander (Hg.): Weißbuch Demenz. Versorgungssituation relevanter Demenzerkrankungen in Deutschland. Stuttgart: Thieme, 20–23.
Hanselmann, Johannes (1992): Dem Leben Zeit geben – der Zeit Leben geben. In: Bierlein, Karl H. (Hg.): Alt werden ohne Angst. Anregungen für ein gelingendes Miteinander der Generationen. München: Claudius-Verlag, 15–23.
Hardmeier, Christof (1992): Die Erinnerung an die Knechtschaft in Ägypten. Sozialanthropologische Aspekte des Erinnerns in der hebräischen Bibel. In: Crüsemann, Frank; Hardmeier, Christof; Kessler, Rainer (Hg.): Was ist der Mensch...?. Beiträge zur Anthropologie des Alten Testaments. München: Kaiser, 133–152.

Härle, Wilfried (2005): Autonomie – ein vielversprechender Begriff. In: Härle, Wilfried (Hg.): Menschsein in Beziehungen. Studien zur Rechtfertigungslehre und Anthropologie. Tübingen: Mohr Siebeck, 213–241.

Härle, Wilfried (2005): Der Mensch Gottes. In: Härle, Wilfried (Hg.): Menschsein in Beziehungen. Studien zur Rechtfertigungslehre und Anthropologie. Tübingen: Mohr Siebeck, 363–378.

Härle, Wilfried (2005): Menschenwürde – konkret und grundsätzlich. In: Härle, Wilfried (Hg.): Menschsein in Beziehungen. Studien zur Rechtfertigungslehre und Anthropologie. Tübingen: Mohr Siebeck, 379–410.

Härle, Wilfried (2005): Menschsein im Horizont von Zeit und Ewigkeit. Theologische Überlegungen zu einem angemesseneren Verständnis und Gebrauch der Zeit. In: Härle, Wilfried (Hg.): Menschsein in Beziehungen. Studien zur Rechtfertigungslehre und Anthropologie. Tübingen: Mohr Siebeck, 449–479.

Härle, Wilfried (2005): Menschsein in Gesundheit und Krankheit. In: Härle, Wilfried (Hg.): Menschsein in Beziehungen. Studien zur Rechtfertigungslehre und Anthropologie. Tübingen: Mohr Siebeck, 425–432.

Härle, Wilfried (2005): Überlegungen zum Menschenbild in Auseinandersetzung mit Peter Singer. In: Härle, Wilfried (Hg.): Menschsein in Beziehungen. Studien zur Rechtfertigungslehre und Anthropologie. Tübingen: Mohr Siebeck, 307–333.

Härle, Wilfried (2007): Die Bedeutung des christlichen Menschenbildes für Ethik und Politik. In: Härle, Wilfried: Christlicher Glaube in unserer Lebenswelt. Studien zur Ekklesiologie und Ethik. Leipzig: Evangangelische Verlagsanstalt, 257–264.

Härle, Wilfried (2007): Dogmatik. 3. Aufl. Berlin: De Gruyter.

Härle, Wilfried; Herms, Eilert (1979): Rechtfertigung. Das Wirklichkeitsverständnis des christlichen Glaubens. Göttingen: Vandenhoeck & Ruprecht.

Hauschildt, Eberhard (1996): Alltagsseelsorge. Eine sozio-linguistische Analyse des pastoralen Geburtstagsbesuches. Göttingen: Vandenhoeck & Ruprecht (APTh, Bd. 29).

Hauschildt, Eberhard (2010): Auf dem Weg zu einer Praktischen Theologie der Ehrenamtlichen Seelsorge. Eine Skizze. In: PTh, Jg. 99, 116–127.

Haverland, Jens D. (2007): „Schatz, was soll ich bloß anziehen?". Liturgische Gewänder im protestantischen Gottesdienst. Norderstedt: GRIN Verlag.

Helmchen, Hanfried; Baltes, Margret M.; Geiselmann, Bernhard et al. (1996): Psychische Erkrankungen im Alter. In: Mayer, Karl U.; Baltes, Paul B. (Hg.): Die Berliner Altersstudie. Ein Projekt der Berlin-Brandenburgischen Akademie der Wissenschaften. Berlin: Akademie-Verlag (Forschungsberichte der Interdisziplinäre Arbeitsgruppen der Berlin-Brandenburgische Akademie der Wissenschaften, Bd. 3), 185–219.

Henke, Thomas (1994): Seelsorge und Lebenswelt. Auf dem Weg zu einer Seelsorgetheorie in Auseinandersetzung mit soziologischen und sozialphilosophischen Lebensweltkonzeptionen. Würzburg: Echter (STPS, Bd. 14).

Hermelink, Jan (2009): Kybernetik: Alternde Kirche – Kirche der Alten. In: Klie, Thomas; Kumlehn, Martina; Kunz, Ralph (Hg.): Praktische Theologie des Alterns. Berlin: De Gruyter (Praktische Theologie im Wissenschaftsdiskurs, Bd. 4), 543–573.

Herms, Eilert (2007): Mensch. Selbsterschlossenheit / Geschöpf / Personsein / Leib. In: Gräb, Wilhelm; Weyel, Birgit (Hg.): Handbuch Praktische Theologie. Gütersloh: Gütersloher Verlagshaus, 162–173.

Heuft, Gereon; Kruse, Andreas; Radebold, Hartmut (2006): Lehrbuch der Gerontopsychosomatik und Alterspsychotherapie. 2. Aufl. München: Reinhardt (UTB, Bd. 8201).

Heun, Reinhard; Kölsch, Heike (2005): Neurobiologie und Molekulargenetik der Demenzen. In: Wallesch, Klaus-Werner; Förstl, Hans (Hg.): Demenzen. Stuttgart: Thieme, 16–27.

Heymel, Michael (1999): Trost für Hiob. Musikalische Seelsorge. München: Strube Verlag.

Heymel, Michael (2005): Hiob und die Musik. Zur Bedeutung der Hiobgestalt für eine musikalische Seelsorge. In: Barton, John; Exum, Cheryl J.; Oeming, Manfred (Hg.): Das Alte Testament und die Kunst. Beiträge des Symposiums „Das Alte Testament und die Kultur der Moderne“ anlässlich des 100. Geburtstags Gerhard von Rads (1901–1971), Heidelberg, 18.–21. Oktober 2001. Münster: LIT (Altes Testament und Moderne, Bd. 15), 129–165.

Heymel, Michael (2005): Seelsorge als Klanggeschehen. In: WzM, Jg. 57, H. 1, 29–42.

Hoch, Paul M.; Zubin, Joseph (Hg.) (1961): Psychopathology of Aging. New York, London: Grune & Stratton.

Hoerster, Norbert (1977): Utilitaristische Ethik und Verallgemeinerung. 2. Aufl. Freiburg i. Br.: Verlag Karl Alber (Alber-Broschur Philosophie).

Hoerster, Norbert (1991): Abtreibung im säkularen Staat. Argumente gegen den § 218. Frankfurt a.M.: Suhrkamp (Suhrkamp-Taschenbuch Wissenschaft, Bd. 929).

Hoerster, Norbert (1995): Neugeborene und das Recht auf Leben. Frankfurt a.M.: Suhrkamp (Suhrkamp-Taschenbuch Wissenschaft, Bd. 1215).

Hoerster, Norbert (1998): Sterbehilfe im säkularen Staat. Frankfurt a.M.: Suhrkamp (Suhrkamp-Taschenbuch Wissenschaft, Bd. 1377).

Hoerster, Norbert (2002): Ethik des Embryonenschutzes. Ein rechtsphilosophischer Essay. Stuttgart: Reclam (Reclams Universal-Bibliothek, Bd. 18186).

Hoerster, Norbert (2003): Ethik und Interesse. Stuttgart: Reclam (Reclams Universal-Bibliothek, Bd. 18278).

Hoerster, Norbert (2004): Haben Tiere eine Würde?. Grundfragen der Tierethik. München: Beck (Beck'sche Reihe, Bd. 1583).

Hoerster, Norbert (2008): Was ist Moral?. Eine philosophische Einführung. Stuttgart: Reclam (Reclams Universal-Bibliothek, Bd. 18575).

Höffe, Otfried (2008): Einführung in die utilitaristische Ethik. Klassische und zeitgenössische Texte. 4. Auf. Stuttgart: UTB.

Hoffmeister-Höfener, Thomas (1993): Die vergessene Klage. Über die Erzählung vom gottverlassenen Schrei Jesu (Mk 15,22 ff.). In: Peters, Tiemo R.; Pröpper, Thomas; Steinkamp, Hermann (Hg.): Erinnern und Erkennen. Denkanstöße aus der Theologie von Johann Baptist Metz. Düsseldorf: Patmos, 26–37.

Hofman, Albert; Rocca, Walter A.; Brayne, Carol et al. (1991): The prevalence of dementia in Europe. A collaborative study of 1980–1990 findings. In: International Journal of Epidemiology, Jg. 20, 736–758.

Holl, Jann (1972): Kierkegaards Konzeption des Selbst. Eine Untersuchung über die Voraussetzungen und Formen seines Denkens. Meisheim am Glan: Verlag Anton Hain (MPF, Bd. 81).

Holmes, Jeremy; Pugner, Klaus; Phillips, Richard (1998): Managing Alzheimer's Disease. The cost of care per patient. In: British Journal of Health Care Management, Jg. 4, 332–337.

Honnefelder, Ludger (1993): Der Streit um die Person in der Ethik. In: Philosophisches Jahrbuch, Jg. 100, 246–265.

Huber, Stefan (2007): Spirituelle Räume. Ein Beitrag zur Phänomenologie des religiösen Erlebens im Alter. In: Kunz, Ralph (Hg.): Religiöse Begleitung im Alter. Religion als Thema der Gerontologie. Zürich: TVZ, 45–71.

Huber, Wolfgang (1992): Art. Menschenrechte/Menschenwürde. In: TRE, Bd. 22, 577–602.

Huber, Wolfgang (2008): Einführung. In: Kirchenamt der EKD (Hg.): Leben mit Demenz. Beiträge aus medizinisch-pflegerischer, theologischer und lebenspraktischer Sicht. Ein Bericht von einer Tagung der Evangelischen Kirche in Deutschland. Hannover: Kirchenamt der EKD (EKD-Texte, Nr. 98), 9–12.

Hügli, Anton; Han, Byung-Chui (2001): Art. Utilitarismus. In: HWP, Bd. 11, 503–510.

Hux, Margaret J.; O'Brien, Bernie J.; Iskedjian, Michael et al. (1998): Relation between severity of Alzheimer's disease and costs of caring. In: Canadian Medical Association Journal, Jg. 159, H. 5, 457–465.

Innes, Anthea (2003): Dementia care mapping. Applications across cultures. Baltimore: Health Professions Press.

Iser, Wolfgang (1994): Der Akt des Lesens. Theorie ästhetischer Wirkung. 4. Aufl. München: Fink (UTB für Wissenschaft Uni-Taschenbücher, Bd. 636).

Janowski, Bernd (1993): Herrschaft über die Tiere. Gen 1,26–28 und die Semantik von רדה. In: Braulik, Georg; Gross, Walter; McEvenue, Sean (Hg.): Biblische Theologie und gesellschaftlicher Wandel. Festschrift für Norbert Lohfink. Freiburg: Herder, 183–198.

Janowski, Bernd (2004): Die lebendige Statue Gottes. Zur Anthropologie der priesterlichen Urgeschichte. In: Witte, Markus (Hg.): Gott und Mensch im Dialog. Festschrift für Otto Kaiser. Berlin, New York: De Gruyter (BZAW, Bd. 345), 183–214.

Jens, Tilman (2009): Demenz. Abschied von meinem Vater. 2. Aufl. Gütersloh: Gütersloher Verlagshaus.

Jens, Walter; Küng, Hans (2009): Menschenwürdig sterben. Ein Plädoyer für Selbstverantwortung. Mit einem Text von Inge Jens. München: Piper.

Jervell, Jacob (1980): Art. Bild Gottes I. In: TRE, Bd. 6, 491–498.

Jewett, Robert (2002): Art. Leib/Leiblichkeit I. In: RGG^4, Bd. 5, 215–218.

Josuttis, Manfred (1998): Von der psychotherapeutischen zur energetischen Seelsorge. In: WzM, Jg. 50, 71–84.

Josuttis, Manfred (2002): Segenskräfte. Potentiale einer energetischen Seelsorge. 2. Aufl. Gütersloh: Gütersloher Verlagshaus.

Josuttis, Manfred (2004): Heiligung des Lebens. Zur Wirkungslogik religiöser Erfahrung. Gütersloh: Gütersloher Verlagshaus.

Jüngel, Eberhard (1986): Der alte Mensch – als Kriterium der Lebensqualität. Bemerkungen zur Menschenwürde der leistungsunfähigen Person. In: Jüngel,

Eberhard: Entsprechungen: Gott – Wahrheit – Mensch. Theologische Erörterungen. 2. Aufl. München: Kaiser (BhEvTh, Bd. 88), 318–321.
Jüngel, Eberhard (1986): Der Gott entsprechende Mensch. Bemerkungen zur Gottebenbildlichkeit des Menschen als Grundfigur theologischer Anthropologie. In: Jüngel, Eberhard (1975): Entsprechungen: Gott – Wahrheit – Mensch. Theologische Erörterungen. 2. Aufl. München: Kaiser (BhEvTh, Bd. 88), 290–317.
Jüngel, Eberhard (1997): Ganzheitsbegriffe – in theologischer Perspektive. In: Drehsen, Volker; Henke, Dieter; Schmidt-Rost, Reinhard et al. (Hg.): Der „ganze Mensch". Perspektiven lebensgeschichtlicher Individualität. Festschrift für Dietrich Rössler zum siebzigsten Geburtstag. Berlin: De Gruyter (APrTh, Bd. 10), 353–368.
Jüngel, Eberhard (2003): Ganzheitsbegriffe in theologischer Perspektive. In: Jüngel, Eberhard (Hg.): Ganz werden. Theologische Erörterungen V. Tübingen: Mohr Siebeck, 40–53.
Karenberg, Axel; Förstl, Hans (2003): Geschichte der Demenzen und der Antidementiva. In: Förstl, Hans (Hg.): Antidementiva. München: Urban & Fischer, 5–52.
Karle, Isolde (1996): Seelsorge in der Moderne. Eine Kritik der psychoanalytisch orientierten Seelsorgelehre. Neukirchen-Vluyn: Neukirchener Verlag.
Kast, Verena (2010): Trauern. Phasen und Chancen des psychischen Prozesses. 32. Aufl. Stuttgart: Kreuz Verlag.
Keck, David (1996): Forgetting Whose We Are. Alzheimer's Disease and the Love of God. Nashville: Abingdon Press.
Keetmann, Regine; Bejick, Urte (2005): Verwirrte alte Menschen seelsorgerlich begleiten. In: Kobler-von Komorowski, Susanne; Schmidt, Heinz (Hg.): Seelsorge im Alter. Herausforderung für den Pflegealltag. Heidelberg: Winter (VDWI, Bd. 24), 124–141.
Kertesz, Andrew; Davidson, Wilda; Munoz, David G. (1999): Clinical and pathological overlap between frontotemporal dementia, primary progressive aphasia and cortocobasal degeneration: The Pick Complex. In: Dementia and Geriatric Cognitive Disorders, Jg. 10, 46–49.
Kierkegaard, Søren (1844): Der Begriff Angst. Eine schlichte psychologisch-andeutende Überlegung in Richtung auf das dogmatische Problem der Erbsünde. In: Hirsch, Emanuel; Gerdes, Hayo; Junghans, Hans M. (Hg.) (2003): Sören Kierkegaard. Gesammelte Werke und Tagebücher. 11./12. Abt. Simmerath: Grevenberg Verlag.
Kierkegaard, Søren (1846): Abschließende unwissenschaftliche Nachschrift zu den Philosophischen Brocken. Erster Teil. In: Hirsch, Emanuel; Gerdes, Hayo; Junghans, Hans M. (Hg.) (2003): Sören Kierkegaard. Gesammelte Werke und Tagebücher. 16/I. Abt. Simmerath: Grevenberg Verlag.
Kierkegaard, Søren (1846): Abschließende unwissenschaftliche Nachschrift zu den Philosophischen Brocken. Zweiter Teil. In: Hirsch, Emanuel; Gerdes, Hayo; Junghans, Hans M. (Hg.) (2003): Sören Kierkegaard. Gesammelte Werke und Tagebücher. 16/II. Abt. Simmerath: Grevenberg Verlag.
Kierkegaard, Søren (1847): Der Liebe Tun. Etliche christliche Erwägungen in Form von Reden. In: Hirsch, Emanuel; Gerdes, Hayo; Junghans, Hans M.

(Hg.) (2003): Sören Kierkegaard. Gesammelte Werke und Tagebücher. 19. Abt. Simmerath: Grevenberg Verlag.

Kierkegaard, Søren (1849): Die Krankheit zum Tode. Der Hohepriester – der Zöllner – die Sünderin. In: Hirsch, Emanuel; Gerdes, Hayo; Junghans, Hans M. (Hg.) (2004): Sören Kierkegaard. Gesammelte Werke und Tagebücher. 24./25. Abt. Simmerath: Grevenberg Verlag.

Kierkegaard, Søren (1850–1855): Die Tagebücher. Fünfter Band. In: Hirsch, Emanuel; Gerdes, Hayo; Junghans, Hans M. (Hg.) (2003): Sören Kierkegaard. Gesammelte Werke und Tagebücher. 38/V. Abt. Simmerath: Grevenberg Verlag.

Kiewitt, Karsten (2005): Musikbiografie und Alzheimer-Demenz. Zur Wirkung der Rezeption biografisch relevanter Musik auf das emotionale Erleben von Alzheimer-Betroffenen. Hamburg: Verlag Dr. Kovac (Studien zur Gerontologie, Bd. 11).

Kirchenamt der EKD (Hg.) (2008): Leben mit Demenz. Beiträge aus medizinisch-pflegerischer, theologischer und lebenspraktischer Sicht. Ein Bericht von einer Tagung der Evangelischen Kirche in Deutschland. Hannover: Kirchenamt der EKD (EKD-Texte, Nr. 98).

Kirchenamt der EKD (Hg.) (2009): Evangelische Kirche in Deutschland. Zahlen und Fakten zum kirchlichen Leben 2009. Hannover: Pressestelle der EKD.

Kirchenamt der EKD (Hg.) (2009): Im Alter neu werden können. Evangelische Perspektiven für Individuum, Gesellschaft und Kirche. Eine Orientierungshilfe des Rates der Evangelischen Kirche in Deutschland (EKD). Gütersloh: Gütersloher Verlagshaus.

Kirchenkanzlei der Evangelischen Kirche der Union (Hg.) (2004): Agende für die Evangelische Kirche der Union. Band 5: Bestattung. Bielefeld: Luther-Verlag.

Kirchenleitung der Vereinigten Evangelisch-Lutherischen Kirche Deutschlands (Hg.) (1994): Agende für evangelisch-lutherische Kirchen und Gemeinden. Band III: Amtshandlungen. Teil 4: Dienst an Kranken. Hannover: Lutherisches Verlagshaus.

Kirchenleitung der Vereinigten Evangelisch-Lutherischen Kirche Deutschlands und im Auftrag des Rates von der Kirchenkanzlei der Evangelischen Kirche der Union (Hg.) (2002): Evangelisches Gottesdienstbuch: Ergänzungsband. Berlin: Verlagsgemeinschaft „Evangelisches Gottesdienstbuch".

Kitwood, Tom (1987): Explaning senile dementia. The limits of neuropathological research. In: Free Associations, Jg. 10, 117–140.

Kitwood, Tom (1990): Understanding senile dementia. A psychobiographical approach. In: Free Associations, Jg. 19, 60–75.

Kitwood, Tom (1993): Towards a theory of dementia care. The interpersonal process. In: Ageing and Society, Jg. 13, 51–67.

Kitwood, Tom (1994): Discover the person, not the disease. In: Journal of Dementia Care, Jg. 1, H. 1, 16–17.

Kitwood, Tom (Hg.) (1997): Evaluating Dementia Care. The DCM Method. 7. Aufl. Bradford: Bradford Dementia Group.

Kitwood, Tom (2008): Demenz. Der person-zentrierte Ansatz im Umgang mit verwirrten Menschen. 5. Aufl. Bern: Huber.

Kitwood, Tom; Brendin, Kathleen (1992): A new approach to the evaluation of dementia care. In: Journal of Advances in Health and Nursing Care, Jg. 1, H. 5, 41–60.

Kitwood, Tom; Brendin, Kathleen (1992): Person to Person. A Guide to the Care of Those with Failing Mental Powers. Loughton: Gale Centre Publications.

Kitwood, Tom; Brendin, Kathleen (1992): Towards a theory of dementia care. Personhood and well-being. In: Ageing and Society, Jg. 12, 269–287.

Klessmann, Michael (2008): Seelsorge: Begleitung, Begegnung, Lebensdeutung im Horizont des christlichen Glaubens. Ein Lehrbuch. Neukirchen-Vluyn: Neukirchener Verlag.

Klessmann, Michael (2009): Sterbebegleitung: Christliche Perspektiven und Aufgaben. In: Klie, Thomas; Kumlehn, Martina; Kunz, Ralph (Hg.): Praktische Theologie des Alterns. Berlin: De Gruyter (Praktische Theologie im Wissenschaftsdiskurs, Bd. 4), 385–407.

Klessmann, Michael; Liebau, Irmhild (Hg.) (1997): „Leiblichkeit ist das Ende der Werke Gottes". Körper – Leib – Praktische Theologie. Göttingen: Vandenhoeck & Ruprecht.

Klessmann, Michael; Liebau, Irmhild (1997): Seelsorge als „Verleiblichung der Theologie". Pastoralpsychologische Akzente bei Dietrich Stollberg. In: Klessmann, Michael; Liebau, Irmhild (Hg.): „Leiblichkeit ist das Ende der Werke Gottes". Körper – Leib – Praktische Theologie. Göttingen: Vandenhoeck & Ruprecht, 11–21.

Klie, Thomas (2002): Ethik und Demenz. In: Klie, Thomas (Hg.): Wohngruppen für Menschen mit Demenz. Hannover: Vincentz, 63–69.

Klie, Thomas (2006): Altersdemenz als Herausforderung für die Gesellschaft. In: Nationaler Ethikrat (Hg.): Tagungsdokumentation: Altersdemenz und Morbus Alzheimer. Medizinische, gesellschaftliche und ethische Herausforderungen. Vorträge der Jahrestagung des Nationalen Ethikrates 2005. Berlin: Nationaler Ethikrat, 65–81.

Klie, Thomas (2009): Liturgik: Alte im Gottesdienst – Gottesdienst für Alte. In: Klie, Thomas; Kumlehn, Martina; Kunz, Ralph (Hg.): Praktische Theologie des Alterns. Berlin: De Gruyter (Praktische Theologie im Wissenschaftsdiskurs, Bd. 4), 449–470.

Kobler-von Komorowski, Susanne; Schmidt, Heinz (Hg.) (2005): Seelsorge im Alter. Herausforderung für den Pflegealltag. Heidelberg: Winter (VDWI, Bd. 24).

Koch, Klaus (2001): Perspektiven biblischen Menschenverständnisses im Zeitalter der Technologie. In: Herms, Eilert (Hg.): Menschenbild und Menschenwürde. Gütersloh: Kaiser, Gütersloher Verlagshaus (VDWI, Bd. 17), 48–70.

Kojer, Marina (2011): Verletzung und Heil-Werden. Am Beispiel Demenz. In: PrTh, Jg. 46, H. 1, 33–35.

Koll, Julia (2007): Körper beten. Religiöse Praxis und Körpererleben. Stuttgart: Kohlhammer (Praktische Theologie heute, Bd. 85).

Korthaus, Estella; Steffen-Elis, Martina (2010): Eine Urform von Segen. In: Schwarz, Christian (Hg.): Segnung, Salbung, Heilung. Gottesdienstentwürfe, Predigten und liturgische Texte. Gütersloh: Gütersloher Verlagshaus (GottesdienstPraxis Serie B), 64–72.

Körtner, Ulrich H. J. (2001): Freiheit und Verantwortung. Studien zur Grundlegung theologischer Ethik. Freiburg i.Ue., Freiburg i. Br.: Herder (Studien zur theologischen Ethik, Bd. 90).

Körtner, Ulrich H. J. (2010): Leib und Leben. Bioethische Erkundungen zur Leiblichkeit des Menschen. Göttingen: Vandenhoeck & Ruprecht (Arbeiten zur Pastoraltheologie, Liturgik und Hymnologie, Bd. 61).

Kötter, Hans-Ulrich; Hampel, Harald (2003): Mythos Alzheimer-Demenz – ein Krankheitsbegriff im Wandel. Paradigmenbildung und Wirklichkeit einer tabuisierten und stigmatisierten Erkrankung. In: Hampel, Harald; Padberg, Frank; Möller, Hans-Jürgen (Hg.): Alzheimer-Demenz. Klinische Verläufe, diagnostische Möglichkeiten, moderne Therapiestrategien. Stuttgart: Wissenschaftliche Verlagsgesellschaft, 14–27.

Kraepelin, Emil (1919): Psychiatrie: Ein Lehrbuch für Studierende und Ärzte. Leipzig: Barth.

Kreß, Hartmut (2009): Medizinische Ethik. Gesundheitsschutz, Selbstbestimmungsrechte, heutige Wertkonflikte. 2. Aufl. Stuttgart: Kohlhammer (Ethik – Grundlagen und Handlungsfelder, Bd. 2).

Krieg, Matthias (1983): Leiblichkeit im Alten Testament. In: Krieg, Matthias; Weder, Hans (Hg.): Leiblichkeit. Zürich: TVZ (ThSt, 128), 7–29.

Krieg, Matthias; Weder, Hans (Hg.) (1983): Leiblichkeit. Zürich: TVZ (ThSt, Bd. 128).

Krüger, Thomas (2001): «Wie der Wind verfliegt meine Würde […]» (Hiob 30, 15). Elend und Würde des Menschen aus alttestamentlicher Sicht. In: Herms, Eilert (Hg.): Menschenbild und Menschenwürde. Gütersloh: Kaiser, Gütersloher Verlagshaus (Veröffentlichungen der Wissenschaftlichen Gesellschaft für Theologie, Bd. 17), 271–287.

Kruhöffer, Gerald (1999): Der Mensch – das Bild Gottes. Göttingen: Vandenhoeck & Ruprecht (Biblisch-theologische Schwerpunkte, Bd. 16).

Kübler-Ross, Elisabeth (2001): Interviews mit Sterbenden. München: Droemer Knaur.

Kumlehn, Martina (2009): Religionspädagogik: Altern antizipieren?. Herausforderungen für religiöse Bildungsprozesse im Religionsunterricht. In: Klie, Thomas; Kumlehn, Martina; Kunz, Ralph (Hg.): Praktische Theologie des Alterns. Berlin: De Gruyter (Praktische Theologie im Wissenschaftsdiskurs, Bd. 4), 497–518.

Kumlehn, Martina (2009): Vom Vergessen erzählen. Demenz und Narrative Identität als Herausforderungen für Seelsorge und theologische Reflextion. In: Kumlehn, Martina; Klie, Thomas (Hg.): Aging – Anti-Aging – Pro-Aging. Altersdiskurse in theologischer Deutung. Stuttgart: Kohlhammer, 201–212.

Kurz, Alexander (2002): Demenzerkrankungen – Ursachen, Symptome und Verlauf. In: Hallauer, Johannes F.; Kurz, Alexander (Hg.): Weißbuch Demenz. Versorgungssituation relevanter Demenzerkrankungen in Deutschland. Stuttgart: Thieme, 3–8.

Lämmermann, Godwin (1992): Wider „die gesellschaftliche Verdrängung von Schwäche“. Zu Henning Luthers Verständnis von Seelsorge und Diakonie. In: ThPr, Jg. 27, 218–231.

Lamp, Ida; Küpper-Popp, Karolin (2009): Abschied nehmen am Totenbett. Rituale und Hilfen für die Praxis. 2. Aufl. Gütersloh: Gütersloher Verlagshaus.

Lampenscherf, Stephan (2002): Art. Utilitarismus. In: TRE, Bd. 34, 460–463.

Lärm, Mechthild (2006): Taizé-Gebetsstunde für Menschen mit einer schweren Demenz. In: Bolle, Geertje-Froken (Hg.): Komm mal mit... Demenz als theologische und kirchliche Herausforderung. Wittingen: Erev-Rav, 115–118.

Lemke, Helga (1992): Seelsorgerliche Gesprächsführung. Gespräche über Glauben, Schuld und Leiden. Stuttgart: Kohlhammer.

Letenneur, Luc; Gilleron, Véronique; Commenges, Daniel et al. (1999): Are sex and educational level independent predictors of dementia and Alzheimer's disease?. Incidence data from the PAQUID project. In: Journal of Neurology, Neurosurgery and Psychiatrie, Jg. 66, 177–183.

Liedke, Ulf (2006): Beziehungsweise. Theologische Anmerkungen zu einer Anthropologie des Alters. In: Praxis Gemeindepädagogik, Jg. 59, 11–13.

Liedke, Ulf (2009): Beziehungsreiches Leben. Studien zu einer inklusiven theologischen Anthropologie für Menschen mit und ohne Behinderung. Göttingen: Vandenhoeck & Ruprecht.

Lincoln, Ulrich (2002): Christliche Ethik als expressive Theorie humaner Praxis. Zur Methode in Kierkegaards „Die Taten der Liebe". In: Dalferth, Ingolf (Hg.): Ethik der Liebe. Studien zu Kierkegaards „Taten der Liebe". Tübingen: Mohr Siebeck (Religion in Philosophy and Theology, Bd. 4), 1–18.

Linden, Ulrike (1997): „...den Jahren Leben geben". Ein Praxisbericht zur Gruppenmusiktherapie in der Geriatrie. In: Musiktherapeutische Umschau, Jg. 18, H. 2, 139–149.

Lindsay, Joan; Laurin, Danielle; Verreault, René et al. (2002): Risc factors for Alzheimer's disease: a prospective analysis from the Canadian Study of Health and Aging. In: American Journal of Epidemiology, Jg. 156, 445–453.

Link, Christian (1991): Schöpfung. Schöpfungstheologie in reformatorischer Tradition. Gütersloh: Gütersloher Verlagshaus (HST, Bd. 7/1).

Lobo, Antonio; Launer, Lenore J.; Fratiglioni, Laura (2000): Prevalence of dementia and major subtypes in Europe. A collaborative study of population based cohorts. Neurologic Diseases in the Eldery Research Group. In: Neurology, Jg. 54, 4–9.

Lorenzl, Stefan (2006): Fotographische Kurzbiographie. Expression erlebter Emotionen. In: Aldebert, Heiner (Hg.): Demenz verändert. Hintergründe erfassen, Deutungen finden, Leben gestalten. Schenefeld: EB-Verlag, 79–88.

Lott, Jürgen (1992): „Religion und Alltag". Henning Luthers „Bausteine zu einer Praktischen Theologie des Subjekts". In: ThPr, Jg. 27, 231–239.

Lückel, Kurt (1990): Begegnung mit Sterbenden. „Gestaltseelsorge" in der Begleitung sterbender Menschen. 3. Aufl. München: Kaiser (Kaiser Taschenbücher, Bd. 82).

Ludewig, Christel (2004): Seelsorgerliche Begleitung demenziell erkrankter Menschen. Grundlagen zur Entwicklung eines Konzeptes und Beispiele aus der Praxis. Hamburg: Diakonisches Werk Hamburg.

Lüssi, Walter (2007): Ohne Arme, ohne Beine, ohne Kopf – Plädoyer für eine «Seelsorge-Spitex». In: Kunz, Ralph (Hg.): Religiöse Begleitung im Alter. Religion als Thema der Gerontologie. Zürich: TVZ, 253–270.

Luther, Henning (1988): Diakonische Seelsorge. In: WzM, Jg. 40, 475–483.

Luther, Henning (1988): Wahrnehmen und Ausgrenzen oder die doppelte Verdrängung. Zur Tradition des seelsorgerlich-diakonischen Blicks. In: ThPr, Jg. 23, 250–266.

Luther, Henning (1991): Leben als Fragment. Der Mythos von der Ganzheit. In: WzM, Jg. 43, 262–273.

Luther, Henning (1992): Alltagsseelsorge und Seelsorge. Zur Kritik am Defizitmodell des Helfens. In: Luther, Henning: Religion und Alltag. Bausteine zu einer praktischen Theologie des Subjekts. Stuttgart: Radius-Verlag, 224–230.

Luther, Henning (1992): Einleitung. Praktische Theologie des Subjekts. In: Luther, Henning: Religion und Alltag. Bausteine zu einer praktischen Theologie des Subjekts. Stuttgart: Radius-Verlag, 9–20.

Luther, Henning (1992): „Ich ist ein Anderer". Zur Subjektfrage der Praktischen Theologie. In: Luther, Henning: Religion und Alltag. Bausteine zu einer praktischen Theologie des Subjekts. Stuttgart: Radius-Verlag, 62–87.

Luther, Henning (1992): Identität und Fragment. Praktisch-theologische Überlegungen zur Unabschließbarkeit von Bildungsprozessen. In: Luther, Henning: Religion und Alltag. Bausteine zu einer praktischen Theologie des Subjekts. Stuttgart: Radius-Verlag, 160–182.

Luther, Henning (1992): Religion und Subjekt. In: Luther, Henning: Religion und Alltag. Bausteine zu einer praktischen Theologie des Subjekts. Stuttgart: Radius-Verlag, 30–36.

Luther, Henning (1992): Theologie und Biographie. In: Luther, Henning: Religion und Alltag. Bausteine zu einer praktischen Theologie des Subjekts. Stuttgart: Radius-Verlag, 37–44.

Luther, Henning (1992): Umstrittene Identität. Zum Leitbild der Bildung. In: Luther, Henning: Religion und Alltag. Bausteine zu einer praktischen Theologie des Subjekts. Stuttgart: Radius-Verlag, 150–159.

Luther, Martin (1544): Predigt am 17. Sonntag nach Trinitatis. Bei der Einweihung der Schloßkirche zu Torgau gehalten. (WA 49), 588–615.

Luy, Markus; Bejick, Urte (2005): Aussegnungen und Abschiedsfeiern gestalten. In: Kobler-von Komorowski, Susanne; Schmidt, Heinz (Hg.): Seelsorge im Alter. Herausforderung für den Pflegealltag. Heidelberg: Winter (VDWI, Bd. 24), 238–249.

Mall, Winfried (1984): Basale Kommunikation – ein Weg zum anderen. In: Geistige Behinderung, Jg. 23, H. 1, 1–16.

Maslow, Abraham H. (1943): A Theory of Human Motivation. In: Psychological Review, Jg. 50, 370–396.

Maslow, Abraham H. (2008): Motivation und Persönlichkeit. 11. Aufl. Reinbek: Rowohlt Verlag.

Maurer, Alfons (2008): Bleibe bei uns, Herr. Gottesdienste und Rituale in Einrichtungen der Altenpflege. Ostfildern: Schwabenverlag.

Maurer, Konrad; Maurer, Ulrike (1999): Alzheimer. Das Leben eines Arztes und die Karriere einer Krankheit. 2. Aufl. München: Piper.

May, Hazel; Edwards, Paul (2009): Enriched care planning for people with dementia. A good practice guide for delivering person-centred care. London, Philadelphia: Jessica Kingsley Publishers.

McKeith, Ian G.; Galasko, Douglas; Kosaka, Kenji et al. (1996): Consensus guidelines for the clinical and pathologic diagnosis of dementia with Lewy

bodies (DLB): report of the consortium on DLB international workshop. In: Neurology, Jg. 47, 1113–1124.
Mead, George H. (1970): Mind, self, and society. From the standpoint of a social behaviorist. 17. Aufl. Chicago: University of Chicago Press.
Mead, George H. (1998): Geist, Identität und Gesellschaft. Aus der Sicht des Sozialbehaviorismus. 11. Aufl. Frankfurt a.M.: Suhrkamp (Suhrkamp-Taschenbuch Wissenschaft, Bd. 28).
Metz, Johann Baptist (1977): Glaube in Geschichte und Gesellschaft. Studien zu einer praktischen Fundamentaltheologie. Mainz: Grünewald.
Meyer, Bernd (2009): Philosophische Grundlagen in Konzepten zur Begleitung demenziell erkrankter Menschen in der stationären und ambulanten Altenhilfe. München: GRIN Verlag.
Meyer Lenzinghausen, Ute zu (1999): Krankensalbung in der evangelischen Klinikseelsorge – ein Ritual wird neu entdeckt. Münster: LIT (Schriftenreihe der Evangelischen Fachhochschule Freiburg, Bd. 7).
Meyer-Blanck, Michael (1997): Inszenierung des Evangeliums. Ein kurzer Gang durch den Sonntagsgottesdienst nach der Erneuerten Agende. Göttingen: Vandenhoeck & Ruprecht.
Mill, John S. (1863): Utilitarianism. London: Parker, Son, and Bourn.
Möller, Hans-Jürgen (2003): Therapie. Grundlagen und Entwicklung der Demenztherapie. In: Hampel, Harald; Padberg, Frank; Möller, Hans-Jürgen (Hg.): Alzheimer-Demenz. Klinische Verläufe, diagnostische Möglichkeiten, moderne Therapiestrategien. Stuttgart: Wissenschaftliche Verlagsgesellschaft, 319–337.
Müller, Walter E.; Förstl, Hans (1999): Pharmakologische und nichtmedikamentöse Behandlungsansätze der Demenz. In: Helmchen, Hanfried; Henn, Fritz; Lauter, Hans et al. (Hg.): Psychische Störungen bei somatischen Krankheiten. Mit 15 Tabellen. 4. Aufl. Berlin: Springer Verlag (Psychiatrie der Gegenwart, Bd. 4), 53–70.
Müller, Wolfgang E. (2003): Argumentationsmodelle der Ethik. Positionen philosophischer, katholischer und evangelischer Ethik. Stuttgart: Kohlhammer (Ethik – Grundlagen und Handlungsfelder, Bd. 1).
Müller-Hergl, Christian (1998): De-mens und Re-mens: Positive Personarbeit und Dementia Care Mapping. In: Geriatrie Praxis, Jg. 10, 18–23.
Müller-Hergl, Christian (2003): Dementia Care Mapping. In: Schindler, Ulrich (Hg.): Die Pflege demenziell Erkrankter neu erleben. Mäeutik im Praxisalltag. Hannover: Vincentz, 83–94.
Müller-Hergl, Christian (2005): Positive Personenarbeit und DCM. In: Dürrmann, Peter (Hg.): Besondere stationäre Dementenbetreuung II. Hannover: Vincentz, 250–263.
Muntanjohl, Felizitas (2005): Ich will euch tragen bis zum Alter hin. Gottesdienste, Rituale und Besuche in Pflegeheimen. Gütersloh: Gütersloher Verlagshaus.
Muntanjohl, Felizitas (2007): Der letzte Umzug. Seelsorge bei Menschen in Pflegeheimen. In: Kunz, Ralph (Hg.): Religiöse Begleitung im Alter. Religion als Thema der Gerontologie. Zürich: TVZ, 295–306.

Muntanjohl, Felizitas (2009): Du sammelst meine Tränen in deinen Krug. Symbol-Gottesdienste in einfacher Sprache. Gütersloh: Gütersloher Verlagshaus.

Muthesius, Dorothea (1997): Musiktherapeutische Beiträge zu einem veränderten psychosozialen Versorgungsbedarf alter, erkrankter Menschen. Aktueller Stand und Entwicklungsperspektiven. In: Musiktherapeutische Umschau, Jg. 18, H. 2, 77–93.

Muthesius, Dorothea (1999): Musiktherapie in Medizin und Pflege. Musiktherapie mit altersdementen Patienten. In: Neander, Klaus-Dieter (Hg.): Musik und Pflege. München: Urban & Fischer, 117–128.

Nauer, Doris (2001): Seelsorgekonzepte im Widerstreit. Ein Kompendium. Stuttgart, Berlin, Köln: Kohlhammer (Praktische Theologie heute, Bd. 55).

Nauer, Doris (2007): Seelsorge. Sorge um die Seele. Stuttgart: Kohlhammer.

Naurath, Elisabeth (1999): Nonverbale Kommunikation in der Klinikseelsorge. In: Pohl-Patalong, Uta; Muchlinsky, Frank (Hg.): Seelsorge im Plural. Perspektiven für ein neues Jahrhundert. Hamburg: EB-Verlag, 140–152.

Naurath, Elisabeth (2000): Seelsorge als Leibsorge. Perspektiven einer leiborientierten Krankenhausseelsorge. Stuttgart: Kohlhammer.

Nestele, Ernst (1999): Die Aussegnung Verstorbener. Liturgische Feier unter seelsorgerlichem Aspekt. Stuttgart: Calwer.

Neuhaus, Peter (2001): „Erinnerung" als Brückenkategorie. Anstöße zur Vermittlung zwischen der politischen Theologie von Johann Baptist Metz und der tiefenpsychologischen Theologie Eugen Drewermanns. Münster, Hamburg: LIT (Forum Theologie und Psychologie, Bd. 2).

Neundörfer, Gabriele; Hippius, Hanns (2003): Historischer Hintergrund der Alzheimer-Demenz. Alois Alzheimer – sein Name im Kontext der Erkrankung. In: Hampel, Harald; Padberg, Frank; Möller, Hans-Jürgen (Hg.): Alzheimer-Demenz. Klinische Verläufe, diagnostische Möglichkeiten, moderne Therapiestrategien. Stuttgart: Wissenschaftliche Verlagsgesellschaft, 1–13.

Nicol, Martin (1990): Gespräch als Seelsorge. Theologische Fragmente zu einer Kultur des Gesprächs. Göttingen: Vandenhoeck & Ruprecht.

Nydahl, Peter; Bartoszek, Gabriele (2000): Basale Stimulation. Neue Wege in der Intensivpflege. 3. Aufl. München: Urban & Fischer.

Odenthal, Andreas (2003): Liturgie als Ritual. Theologische und psychoanalytische Überlegungen zu einer praktisch-theologischen Theorie des Gottesdienstes als Symbolgeschehen. Stuttgart: Kohlhammer (Praktische Theologie heute, Bd. 60).

Opitz, Hanne (1998): Biographie-Arbeit im Alter. Würzburg: Ergon-Verlag (Erziehung, Schule, Gesellschaft, Bd. 19).

Ott, Alewjin; Breteler, Monique M.; van Harskamp, Frans et al. (1995): Prevalence of Alzheimer's disease and vascular dementia: association with education. The Rotterdam study. In: British Medical Journal, Jg. 310, 970–973.

Padberg, Frank; Hampel, Harald (2003): Therapie. Pharmakotherapie I: Behandlung mit Antidementiva. In: Hampel, Harald; Padberg, Frank; Möller, Hans-Jürgen (Hg.): Alzheimer-Demenz. Klinische Verläufe, diagnostische Möglichkeiten, moderne Therapiestrategien. Stuttgart: Wissenschaftliche Verlagsgesellschaft, 338–376.

Padberg, Frank; Karger, André; Hampel, Harald et al. (2003): Therapie. Pharmakotherapie II: Behandlung nicht kognitiver Symptome. In: Hampel, Harald; Padberg, Frank; Möller, Hans-Jürgen (Hg.): Alzheimer-Demenz. Klinische Verläufe, diagnostische Möglichkeiten, moderne Therapiestrategien. Stuttgart: Wissenschaftliche Verlagsgesellschaft, 377–399.

Pagel, Maria (2007): Jeder Tag hat seine Würde. Gottesdienste mit dementen Menschen in Alten- und Pflegeheimen. Regensburg: Verlag Friedrich Pustet.

Pangritz, Andreas (2003): „Solches tut zu meinem Gedächtnis". Eine Kritik der Domestizierung von Erinnerung in der kirchlichen Abendmahlslehre. In: Petzel, Paul; Reck, Norbert (Hg.): Erinnern. Erkundungen zu einer theologischen Basiskategorie. Darmstadt: Wissenschaftliche Buchgesellschaft, 228–249.

Pannenberg, Wolfhart (1968): Systematische Theologie. Bd. 1. Göttingen: Vanden-hoeck & Ruprecht.

Patton, John (1992): Auf der Grenze zur Vergangenheit. Seelsorge als Erinnerungsarbeit. In: WzM, Jg. 44, 321–332.

Pechmann, Burkhard (2007): Durch die Wintermonate des Lebens. Seelsorge für alte Menschen. Gütersloh: Gütersloher Verlagshaus.

Peglau, Dorothee (2008): Gottesdienste im Altenheim 2. Arbeitshilfen für die Praxis. Bielefeld: Luther-Verlag.

Peglau, Dorothee; Prey, Kirsten; Prey, Norbert (2006): Gottesdienste im Altenheim. Arbeitshilfen für die Praxis. 3. Aufl. Bielefeld: Luther-Verlag.

Perls, Frederick S. (1979): Gestalt-Therapie in Aktion. 3. Aufl. Stuttgart: Klett-Cotta.

Perls, Fritz (2007): Grundlagen der Gestalt-Therapie. Einführung und Sitzungsprotokolle. 12. Aufl. Stuttgart: Klett-Cotta (Reihe Leben lernen, Bd. 20).

Peters, Albrecht (1980): Art. Bild Gottes IV. In: TRE, Bd. 6, 506–515.

Petzold, Hilarion (Hg.) (1991): Die neuen Körpertherapien. 6. Aufl. Paderborn: Junfermann (Innovative Psychotherapie und Humanwissenschaften, Bd. 3).

Pfeiffer, Ursula (2007): Kontinuität und Kontingenz. Zeitlichkeit als Horizont systematischer Überlegungen in der Erziehungswissenschaft. Bad Heilbrunn: Klinkhardt.

Pisarski, Waldemar (2000): Gott tut gut. Salbungsgottesdienste. Grundlagen und Modelle. München: Claudius.

Pitzele, Peter A. (1998): Scripture windows. Towards a practice of bibliodrama. Los Angeles: Alef Design Group.

Plieth, Martina (2007): Seelsorge im Kontext von Sterben, Tod und Trauer. In: Engemann, Wilfried (Hg.): Handbuch der Seelsorge. Grundlagen und Profile. Leipzig: Evangelische Verlagsanstalt, 446–463.

Plieth, Martina (2008): Gnade ist bunt. Gottesdienste im Altenheim. 2. Aufl. Neukirchen-Vluyn: Neukirchener Verlagshaus.

Plote, Ursula; Tholen, Ivonne (2011): Für den Augenblick. Gottesdienste mit Demenzkranken und ihren Angehörigen. Göttingen: Vandenhoeck & Ruprecht.

Plüss, David (2003): Liturgie ist Stilsache. In: PrTh, Jg. 38, H. 4, 275–286.

Pohl-Patalong, Uta (1996): Seelsorge zwischen Individuum und Gesellschaft. Elemente zu einer Neukonzeption der Seelsorgetheorie. Stuttgart, Berlin: Kohlhammer (Praktische Theologie heute, Bd. 27).

Pohl-Patalong, Uta (2004): Das schwarze Feuer achten, das weiße Feuer schüren. Inspirationen und Reflexionen zu einem Predigen mit der ganzen Gemeinde. In: Krug, Michael; Lödel, Ruth; Rehm, Johannes (Hg.): Beim Wort nehmen. Die Schrift als Zentrum für kirchliches Reden und Gestalten. Festschrift für Friedrich Mildenberger. Stuttgart: Kohlhammer, 354–364.

Pohl-Patalong, Uta (2006): Die Gemeinde als Subjekt der Verkündigung. Bibliolog. In: Mildenberger, Irene; Ratzmann, Wolfgang (Hg.): Beteiligung? Der Gottesdienst als Sache der Gemeinde. Leipzig: Evangelische Verlagsanstalt (Beiträge zu Liturgie und Spiritualität, Bd. 15), 153–161.

Pohl-Patalong, Uta (2008): Gott im Bibliodrama – Gott im Bibliolog. In: Text-Raum, Jg. 15, 15–17.

Pohl-Patalong, Uta (2008): Through the White Fire to the Black Fire. The Bibliolog as a Path for the Bible Interpretation in Judaism and Christianity. In: Deeg, Alexander; Homolka, Walter; Schöttler, Heinz-Günther (Hg.): Preaching in Judaism and Christianity. Encounters and Developments from Biblical Times to Modernity. Berlin, New York: De Gruyter (SJ, Bd. 41), 221–233.

Pohl-Patalong, Uta (2009): Bibliolog. Impulse für Gottesdienst, Gemeinde und Schule. Bd. 1: Grundformen. Stuttgart: Kohlhammer.

Pohl-Patalong, Uta; Aigner, Maria E. (2009): Bibliolog. Impulse für Gottesdienst, Gemeinde und Schule. Bd. 2: Aufbauformen. Stuttgart: Kohlhammer.

Post, Stephen G. (2000): The Moral Challenge of Alzheimer Disease. Ethical Issues from Diagnosis to Dying. 2. Aufl. Baltimore: Johns Hopkins University Press.

Pott, Gerhard (2007): Ethik am Lebensende. Intuitive Ethik, Sorge um einen guten Tod, Patientenautonomie, Sterbehilfen. Stuttgart: Schattauer.

Powell, Jennie (2000): Care to Communicate. Helping the Older Person with Dementia. A Practical Guide for Careworkers. London: Hawker Publications Ltd.

Pröllochs, Christiane (2010): Sterbebegleitung bei Demenzkranken. Marburg: Tectum Verlag.

Pulheim, Peter; Schaumberger, Christine (2011): Bekehrung von Seelsorge und Theologie zu Menschen mit „Demenz". In: ThPQ, Jg. 159, H. 2, 137–145.

Quincke, Andreas; Quincke, Christiane (2010): Segnungs- und Salbungsgottesdienste in unserer Gemeinde. In: Schwarz, Christian (Hg.): Segnung, Salbung, Heilung. Gottesdienstentwürfe, Predigten und liturgische Texte. Gütersloh: Gütersloher Verlagshaus (GottesdienstPraxis Serie B), 53–56.

Quincke, Christiane (2010): Handauflegen – leibhaftige Seelsorge und gottesdienstliches Handeln. In: Schwarz, Christian (Hg.): Segnung, Salbung, Heilung. Gottesdienstentwürfe, Predigten und liturgische Texte. Gütersloh: Gütersloher Verlagshaus (GottesdienstPraxis Serie B), 41–47.

Quinton, Anthony (1973): The Nature of Things. London: Routledge.

Rauhe, Hermann (2004): Musik zum Helfen und Heilen. In: Kuratorium Deutsche Altershilfe (Hg.): Menschen mit Demenz erreichen – Hilfen zur Kommunikation. KDA-Fachtagung am 24. November 2003 in Köln. Köln: Kuratorium Deutsche Altershilfe, 31–38.

Reck, Norbert (2003): Sich erinnern. Beobachtungen zu objektivierenden und reflexiven Formen der Erinnerung. In: Petzel, Paul; Reck, Norbert (Hg.):

Erinnern. Erkundungen zu einer theologischen Basiskategorie. Darmstadt: Wissenschaftliche Buchgesellschaft, 282–300.
Reisberg, Barry; Ferris, Steven H.; de Leon, Mony J. et al. (1982): The Global Deterioration Scale (GDS) for assessment of primary degenerative dementia. In: American Journal of Psychiatry, Jg. 139, 1136–1139.
Reisberg, Barry; Schneck, Michael K.; Ferris, Steven H. et al. (1983): The Brief Cognitive Rating Scale (BCRS). Findings in primary degenerative dementia (PDD). In: Psychopharmacology Bulletin, Jg. 19, 47–56.
Richard, Nicole (1994): Mit Validation finden wir die Lichtung im Nebel der Verwirrtheit. In: Pflegezeitschrift, Jg. 47, H. 4, 232–235.
Richard, Nicole (2001): Wertschätzende Begegnungen. Integrative Validation (IVA). In: Dürrmann, Peter (Hg.): Besondere stationäre Dementenbetreuung. Hannover: Vincentz, 56–61.
Richard, Nicole (2006): Das Puzzle des Lebens: integrative Validation. In: Altenpflege, Jg. 31, H. 6, 42–43.
Richard, Nicole (2008): Demenz, Kommunikation und Körpersprache. Die Integrative Validation. In: Tackenberg, Peter; Abt-Zegelin, Angelika (Hg.): Demenz und Pflege. Eine interdisziplinäre Betrachtung. 5. Aufl. Frankfurt a.M.: Mabuse-Verlag, 142–148.
Richter, Olaf (2005): Anamnesis – Mimesis – Epiklesis. Der Gottesdienst als Ort religiöser Bildung. Leipzig: Evangelische Verlagsanstalt (APrTh, Bd. 28).
Riederer, Peter; Hoyer, Siegfried (2005): Störungen der Neurotransmission bei Demenzen. In: Wallesch, Klaus-Werner; Förstl, Hans (Hg.): Demenzen. Stuttgart: Thieme, 27–43.
Rieger, Hans-Martin (2008): Altern anerkennen und gestalten. Ein Beitrag zu einer gerontologischen Ethik. Leipzig: Evangelische Verlagsanstalt (Forum Theologische Literaturzeitung, Bd. 22).
Ringleben, Joachim (1995): Die Krankheit zum Tode von Sören Kierkegaard. Erklärung und Kommentar. Göttingen: Vandenhoeck & Ruprecht.
Rink, Marion (2010): Einen Segnungsgottesdienst einführen. In: Schwarz, Christian (Hg.): Segnung, Salbung, Heilung. Gottesdienstentwürfe, Predigten und liturgische Texte. Gütersloh: Gütersloher Verlagshaus (GottesdienstPraxis Serie B), 26–41.
Rogers, Carl R. (1977): Therapeut und Klient. Grundlagen der Gesprächspsychotherapie. Mit Beiträgen von Madge K. Lewis, John M. Shlien, John K. Wood. Herausgegeben und mit einem Vorwort versehen von Wolfgang M. Pfeiffer. München: Kindler Verlag.
Rolf, Sibylle (2003): Vom Sinn zum Trost. Überlegungen zur Seelsorge im Horizont einer relationalen Ontologie. Münster, Hamburg: LIT (Heidelberger Studien zur praktischen Theologie, Bd. 6).
Roloff, Jürgen (1990): Zur diakonischen Dimension und Bedeutung von Gottesdienst und Herrenmahl. In: Roloff, Jürgen (Hg.): Exegetische Verantwortung in der Kirche. Aufsätze. Göttingen: Vandenhoeck & Ruprecht, 201–217.
Román, Gruia-Catalin; Tatemichi, Thomas K.; Erkinjuntti, Timo et al. (1993): Vascular dementia: diagnostic criteria for research studies. Report of the NINDS-AIREN International Workshop. In: Neurology, Jg. 43, 250–260.

Rosenau, Hartmut (2009): „Was ist der Mensch? Umrisse einer theologischen Anthropologie in Zeiten der Gottesferne". In: Schart, Aaron (Hg.): Wagnis und Vertrauen. Festschrift für Horst-Martin Barnikol zum 75. Geburtstag am 25. 03. 2009. Online verfügbar unter: http://duepublico.uni-duisburg-essen.de/servlets/Derivate Servlet/Derivate-21709/rosenau-anthropologie.pdf, zuletzt abgerufen am 04. 06. 2011.

Roser, Traugott (2007): «Ich habe mich selbst verloren!». Demenzerkrankungen als Problem evangelischer Seelsorge. In: Kunz, Ralph (Hg.): Religiöse Begleitung im Alter. Religion als Thema der Gerontologie. Zürich: TVZ, 307–319.

Roser, Traugott (2007): Spiritual care. Ethische, organisationale und spirituelle Aspekte der Krankenhausseelsorge. Ein praktisch-theologischer Zugang. Stuttgart: Kohlhammer (Münchner Reihe Palliative Care, Bd. 3).

Rössler, Dietrich (1973): Rekonstruktion des Menschen. Ziele und Aufgaben der Seelsorge in der Gegenwart. In: Läpple, Volker; Scharfenberg, Joachim (Hg.) (1977): Psychotherapie und Seelsorge. Darmstadt: Wissenschaftliche Buchgesellschaft (WdF, Bd. 454), 389–412.

Rüegger, Heinz (2004): Sterben in Würde?. Nachdenken über ein differenziertes Würdeverständnis. 2. Aufl. Zürich: TVZ.

Rüegger, Heinz (2007): Würde im Alter. Eine kritische Besinnung auf das Verständnis menschlicher Würde. In: WzM, Jg. 59, 137–151.

Rüegger, Heinz (2009): Alter(n) als Herausforderung. Gerontologisch-ethische Perspektiven. Zürich: TVZ.

Ruffing, Reiner (2006): Philosophie. Paderborn: Fink (UTB basics, Bd. 2824).

Sauter, Hanns (2007): Du zeigst mir den Weg zum Leben. Neue Seniorengottesdienste. Regensburg: Verlag Friedrich Pustet.

Schaade, Gudrun (2002): Ergotherapie bei Demenzerkrankungen. Ein Förderprogramm. 2. Aufl. Berlin: Springer Verlag.

Schaade, Gudrun (2009): Demenz. Therapeutische Behandlungsansätze für alle Stadien der Erkrankung. Heidelberg: Springer Verlag.

Scharfenberg, Joachim (1959): Johann Christoph Blumhardt und die kirchliche Seelsorge heute. Göttingen: Vandenhoeck & Ruprecht.

Scharfenberg, Joachim (1980): Seelsorge als Gespräch. Zur Theorie und Praxis der seelsorgerlichen Gesprächsführung. 3. Aufl. Göttingen: Vandenhoeck & Ruprecht.

Schäufele, Martina; Köhler, Leonore; Teufel, Sandra et al. (2008): Demenzielle Erkrankungen bei älteren Menschen in Privathaushalten. Potenziale und Grenzen. In: Schneekloth, Ulrich; Wahl, Hans-Werner (Hg.): Selbständigkeit und Hilfebedarf bei älteren Menschen in Privathaushalten. Pflegearrangements, Demenz, Versorgungsangebote. 2. Aufl. Stuttgart: Kohlhammer, 103–145.

Scherlein, Rainer (2001): Älter werden lernen. Pastoral in der dritten Lebensphase. Mainz: Matthias-Grünewald-Verlag.

Scheuer, Angelika (2008): Gesellschaftliche Integration und Partizipation. In: Statistisches Bundesamt (Destatis); Gesellschaft Sozialwissenschaftlicher Infrastruktureinrichtungen (GESIS-ZUMA); Wissenschaftszentrum Berlin für Sozialforschung (WZB) (Hg.): Datenreport 2008. Ein Sozialbericht für die

Bundesrepublik Deutschland. Bonn: Bundeszentrale für politische Bildung, 376–382.
Schieder, Rolf (1994): Seelsorge in der Postmoderne. In: WzM, Jg. 46, 26–43.
Schieder, Rolf (2007): Seelsorge und Lebenskunst. In: Engemann, Wilfried (Hg.): Handbuch der Seelsorge. Grundlagen und Profile. Leipzig: Evangelische Verlagsanstalt, 377–389.
Schildknecht, Susanne (2000): Mit sprechenden Gesichtern. Gottesdienste in Altenheimen. 2. Aufl. Gütersloh: Gütersloher Verlagshaus.
Schlapkohl, Corinna (1999): Persona est naturae rationabilis individua substantia. Boethius und die Debatte über den Personbegriff. Marburg: Elwert (MThSt, Bd. 56).
Schmidt, Heinz (2007): Helfen – mit welchem Ziel?. Zum diakonischen und gerontologischen Menschenbild. In: Brunn, Frank M.; Dietz, Alexander; Polke, Christian et al. (Hg.): Menschenbild und Theologie. Beiträge zum interdisziplinären Gespräch. Leipzig: Evangelische Verlagsanstalt (MThSt, Bd. 100), 71–78.
Schmitz, Hermann (1964): System der Philosophie. Bd. I: Die Gegenwart. Bonn: Bouvier Verlag.
Schmitz, Hermann (1992): Leib und Gefühl. Materialien zu einer philosophischen Therapeutik. 2. Aufl. Paderborn: Junfermann-Verlag (Reihe Innovative Psychotherapie und Humanwissenschaften, Bd. 48).
Schmitz, Hermann (1996): Husserl und Heidegger. Bonn: Bouvier Verlag.
Schmitz, Hermann (1997): Höhlengänge. Über die gegenwärtige Aufgabe der Philosophie. Berlin: Akademie-Verlag.
Schmitz, Hermann (1998): Der Leib, der Raum und die Gefühle. Ostfildern vor Stuttgart: Edition Tertium.
Schmitz, Hermann (1998): System der Philosophie. Bd. II: 1. Teil: Der Leib. 3. Aufl. Bonn: Bouvier Verlag.
Schmitz, Hermann (1998): System der Philosophie. Bd. III: Der Raum. 2. Teil: Der Gefühlsraum. 3. Aufl. Bonn: Bouvier Verlag.
Schmitz, Hermann (2007): Der unerschöpfliche Gegenstand. Grundzüge der Philosophie. 3. Aufl. Bonn: Bouvier Verlag.
Schmitz, Hermann (2007): Die Liebe. 2. Aufl. Bonn: Bouvier Verlag.
Schmitz, Hermann (2010): Kurze Einführung in die Neue Phänomenologie. 2. Aufl. Freiburg: Verlag Karl Alber.
Schneider-Harpprecht, Christoph (2001): Interkulturelle Seelsorge. Göttingen: Vandenhoeck & Ruprecht (APTh, Bd. 40).
Schneider-Harpprecht, Christoph (2005): Leib-Sorge?. Die Wiederentdeckung des Leibes in der Seelsorge. In: Schneider-Harpprecht, Christoph; Allwinn, Sabine (Hg.): Psychosoziale Dienste und Seelsorge im Krankenhaus. Eine neue Perspektive der Alltagsethik. Göttingen: Vandenhoeck & Ruprecht, 202–222.
Schneider-Harpprecht, Christoph (2007): Altenseelsorge im Kontext – Lebenswelt, Lebensraum und soziale Beziehungssysteme in der Seelsorgearbeit mit alten Menschen. In: Kunz, Ralph (Hg.): Religiöse Begleitung im Alter. Religion als Thema der Gerontologie. Zürich: TVZ, 321–363.

Schraub, Rainer T.; Freyberger, Harald J. (2005): Diagnostik und Klassifikation von Demenzen. In: Wallesch, Klaus-Werner; Förstl, Hans (Hg.): Demenzen. Stuttgart: Thieme, 59–81.

Schrey, Heinz-Horst (1990): Art. Leib/Leiblichkeit. In: TRE, Bd. 20, 638–643.

Schröter, Jens (2000): Art. Gedächtnis II. In: RGG[4], Bd. 3, 525.

Schulin, Bertram (Hg.) (2010): SGB XI. Soziale Pflegeversicherung. 10. Aufl. München: dtv-Beck.

Schütte, Anne (2006): Würde im Alter im Horizont von Seelsorge und Pflege. Der Beitrag eines integrativen dialogischen Seelsorgekonzepts in der Palliativen Betreuung pflegebedürftiger Menschen in Altenpflegeheimen. Würzburg: Echter (STPS, Bd. 64).

Schwarz, Christian (2009): Gottesdienste mit alten Menschen. Gestaltungsvorschläge zum Jahreskreis, zu Themen und zu besonderen Anlässen, liturgische Bausteine. Gütersloh: Gütersloher Verlagshaus (GottesdienstPraxis Serie B).

Schwarz, Christian (Hg.) (2010): Segnung, Salbung, Heilung. Gottesdienstentwürfe, Predigten und liturgische Texte. Gütersloh: Gütersloher Verlagshaus (GottesdienstPraxis Serie B).

Schwier, Helmut (2009): Homiletik: Predigen (nicht nur) für alte Menschen. In: Klie, Thomas; Kumlehn, Martina; Kunz, Ralph (Hg.): Praktische Theologie des Alterns. Berlin: De Gruyter (Praktische Theologie im Wissenschaftsdiskurs, Bd. 4), 431–447.

Schwöbel, Christoph (2002): Menschsein als Sein-in-Beziehung. Zwölf Thesen für eine christliche Anthropologie. In: Schwöbel, Christoph (Hg.): Gott in Beziehung. Studien zur Dogmatik. Tübingen: Mohr Siebeck, 193–226.

Schwöbel, Christoph (2005): Menschenwürde als Leitfunktion der Altersseelsorge. In: Kobler-von Komorowski, Susanne; Schmidt, Heinz (Hg.): Seelsorge im Alter. Herausforderung für den Pflegealltag. Heidelberg: Winter (VDWI, Bd. 24), 16–19.

Scornaienchi, Lorenzo (2008): Sarx und Soma bei Paulus. Der Mensch zwischen Destruktivität und Konstruktivität. Göttingen: Vandenhoeck & Ruprecht (NTOA/StUNT, Bd. 67).

Shamy, Eileen (2003): A guide to the spiritual dimension of care for people with Alzheimer's disease and related dementias. More than body, brain and breath. London, Philadelphia: Jessica Kingsley Publishers.

Singer, Peter (1993): Practical ethics. 2. Aufl. Cambridge: Cambridge University Press.

Singer, Peter (2008): Praktische Ethik. 2. Aufl. Stuttgart: Reclam (Universal-Bibliothek, Bd. 8033).

Soentgen, Jens (1998): Die verdeckte Wirklichkeit. Einführung in die neue Phänomenologie von Hermann Schmitz. Bonn: Bouvier Verlag.

Søltoft, Pia (2002): Den Nächsten kennen heißt der Nächste werden. Über Ethik, Intersubjektivität und Gegenseitigkeit in „Taten der Liebe". In: Dalferth, Ingolf (Hg.): Ethik der Liebe. Studien zu Kierkegaards „Taten der Liebe". Tübingen: Mohr Siebeck (Religion in Philosophy and Theology, Bd. 4).

Soricelli, Rhonda (2006): Medicine and the arts. In: Academic Medicine, Jg. 81, H. 11, 997.

Spaemann, Robert (2006): Personen. Versuche über den Unterschied zwischen „etwas" und „jemand". 3. Aufl. Stuttgart: Klett-Cotta.

Spiegel, Yorick (1995): Der Prozeß des Trauerns. Analyse und Beratung. 8. Aufl. Gütersloh: Kaiser, Gütersloher Verlagshaus (Kaiser-Taschenbücher, Bd. 60).
Statistisches Bundesamt (2008): Gesundheit. Krankheitskosten 2002, 2004 und 2006. Wiesbaden: Statistisches Bundesamt.
Stollberg, Dietrich (1996): Art. Seelsorge. In: EKL³, Bd. 4, 173–188.
Stollberg, Dietrich (1978): Wahrnehmen und Annehmen. Seelsorge in Theorie und Praxis. Gütersloh: Mohn.
Stollberg, Dietrich (1982): Die Wiederentdeckung des Leibes. Literatur zur Seelsorge. In: PTh, Jg. 71, 335–345.
Stollberg, Dietrich (1996): Schweigen lernen. Zu Seelsorge und Ethik. In: Bizer, Christoph; Cornelius-Bundschuh, Jochen; Gutmann, Hans-Martin (Hg.): Theologisches geschenkt. Festschrift für Manfred Josuttis. Bovenden: Foedus, 366–373.
Stoppe, Gabriela (2006): Demenz. Diagnostik, Beratung, Therapie. München: Reinhardt (UTB Psychologie, Medizin, Gesundheitswissenschaften, Bd. 2651).
Strasser, Peter (1997): Ist das menschliche Leben ein Mittel zum Zweck? In: Strasser, Peter (Hg.): Personsein aus bioethischer Sicht. Tagung der Österreichischen Sektion der IVR in Graz, 29. und 30. November 1996. Stuttgart: Steiner (Archiv für Rechts- und Sozialphilosophie, Beiheft NF 73), 71–80.
Streib, Heinz (1996): Heilsames Erzählen. Pastoraltheologische und pastoralpsychologische Perspektiven zur Begründung und Gestaltung der Seelsorge. In: WzM, Jg. 48, 339–359.
Sunderland, Trey; Alterman, Ina S.; Yount, Donna et al. (1988): A new scale for the assessment of depressed mood in demented patients. In: American Journal of Psychiatry, Jg. 145, H. 8, 955–959.
Suter, Martin (1997): Small world. Zürich: Diogenes.
Sutter Rehmann, Luzia (2003): Ins Leben rufen. Ein Beitrag zur Hermeneutik des Erinnerns. In: Petzel, Paul; Reck, Norbert (Hg.): Erinnern. Erkundungen zu einer theologischen Basiskategorie. Darmstadt: Wissenschaftliche Buchgesellschaft, 26–40.
Tacke, Helmut (1975): Glaubenshilfe als Lebenshilfe. Probleme und Chancen heutiger Seelsorge. Neukirchen-Vluyn: Neukirchener Verlag.
Tacke, Helmut (1979): Lebenshilfe durch Glaubenshilfe. In: Reller, Horst; Sperl, Adolf (Hg.): Seelsorge im Spannungsfeld. Bibelorientierung – Gruppendynamik? Hamburg: Lutherisches Verlagshaus, 133–150.
Thalmann, Beat; Spiegel, Réne; Stählin, Hannes B. et al. (2002): Dementia screening in general practice: Optimised scoring for the Clock Drawing Test. In: Brain Aging, Jg. 2, H. 2, 36–43.
Theunissen, Michael (1993): Der Begriff Verzweiflung. Korrekturen an Kierkegaard. Frankfurt a.M.: Suhrkamp.
Thurneysen, Eduard (1985): Rechtfertigung und Seelsorge. In: Wintzer, Friedrich (Hg.): Seelsorge. Texte zum gewandelten Verständnis und zur Praxis der Seelsorge in der Neuzeit. 2. Aufl. München: Kaiser, 73–94.
Thurneysen, Eduard (1994): Die Lehre von der Seelsorge. 7. Aufl. Zürich: TVZ.
Tobin, Sheldon S. (1991): Personhood in Advanced Old Age. Implications for Practice. New York: Springer Verlag.

Tomlinson, Bernhard E.; Blessed, Garry; Roth, Martin (1979): Observations on the brains of demented old people. In: Journal of Neurological Sciences, Jg. 11, 205–242.

Tooley, Michael (1983): Abortion and infanticide. Oxford: Clarendon Press.

Trilling, Angelika; Bruce, Errollyn; Hodgson, Sarah et al. (2001): Erinnerungen pflegen. Unterstützung und Entlastung für Pflegende und Menschen mit Demenz. Hannover: Vincentz.

Ullrich, Walter (2005): Sterbebegleitung bei dementen Menschen. In: Kobler-von Komorowski, Susanne; Schmidt, Heinz (Hg.): Seelsorge im Alter. Herausforderung für den Pflegealltag. Heidelberg: Winter (VDWI, Bd. 24), 226–237.

Unger, Felix (2007): Paradigma der Medizin im 21. Jahrhundert. Berlin, Heidelberg: Springer Verlag.

Waap, Thorsten (2008): Gottebenbildlichkeit und Identität. Zum Verhältnis von theologischer Anthropologie und Humanwissenschaft bei Karl Barth und Wolfhart Pannenberg. Göttingen: Vandenhoeck & Ruprecht (FSÖTh, Bd. 121).

Wagner-Rau, Ulrike (2008): Segensraum. Kasualpraxis in der modernen Gesellschaft. 2. Aufl. Stuttgart: Kohlhammer.

Weidert, Sabine (2007): Leiblichkeit in der Pflege von Menschen mit Demenz. Zum Umgang mit anspruchsvollen Pflegesituationen im Klinikalltag. Frankfurt a.M.: Mabuse-Verlag.

Wesche, Tilo (2003): Kierkegaard. Eine philosophische Einführung. Stuttgart: Reclam (Universal-Bibliothek, Bd. 18260).

Westermann, Claus (1983): Genesis. Teilband 1. Genesis 1–11. 3. Aufl. Neukirchen-Vluyn: Neukirchener Verlag (BK, Bd. I/1).

Westermann, Claus (1986): Der Segen in der Bibel und im Handeln der Kirche. Gütersloh: Gütersloher Verlagshaus.

Wetzstein, Verena (2005): Alzheimer-Demenz. Perspektiven einer integrativen Demenz-Ethik. In: Zeitschrift für medizinische Ethik, Jg. 51, 27–40.

Wetzstein, Verena (2005): Diagnose Alzheimer. Grundlagen einer Ethik der Demenz. Frankfurt a.M.: Campus Verlag (Kultur der Medizin. Geschichte – Theorie – Ethik, Bd. 16).

Wetzstein, Verena (2006): Alzheimer-Demenz. Entstehung eines Krankheitsbegriffs. In: Nationaler Ethikrat (Hg.): Tagungsdokumentation: Altersdemenz und Morbus Alzheimer. Medizinische, gesellschaftliche und ethische Herausforderungen. Vorträge der Jahrestagung des Nationalen Ethikrates 2005. Berlin: Nationaler Ethikrat, 37–48.

Wetzstein, Verena (2006): Liebe deinen Nächsten wie dich selbst!. Pflegende Angehörige und demente Menschen. In: Bolle, Geertje-Froken (Hg.): Komm mal mit… Demenz als theologische und kirchliche Herausforderung. Wittingen: Erev-Rav, 64–69.

Weyerer, Siegfried (2007): Altersdemenz. Berlin: Robert Koch-Institut, Statistisches Bundesamt (Gesundheitsberichterstattung des Bundes, Bd. 28).

Weyerer, Siegfried; Bickel, Horst (2007): Epidemiologie psychischer Erkrankungen im höheren Lebensalter. Stuttgart: Kohlhammer.

Wickel, Hans H. (2009): Biografiearbeit mit dementiell erkrankten Menschen. In: Hölzle, Christina; Jansen, Irma (Hg.): Ressourcenorientierte Biografiearbeit.

Grundlagen – Zielgruppen – Kreative Methoden. Wiesbaden: VS Verlag für Sozialwissenschaften, 254–269.

Winkler, Klaus (1997): Seelsorge. Berlin: De Gruyter.

Winkler, Klaus (2000): Seelsorge. 2. Aufl. Berlin: De Gruyter

Wißmann, Peter; Gronemeyer, Reimer (2008): Demenz und Zivilgesellschaft – eine Streitschrift. Mit einem Vorwort von Peter J. Whitehouse u. a. und einem Interview mit Thomas Klie. Frankfurt a.M.: Mabuse-Verlag.

Wohlschläger, Jeremias; Weis, Serge (1997): Epidemiologischer Überblick. In: Weis, Serge; Weber, Germain (Hg.): Handbuch Morbus Alzheimer. Neurobiologie, Diagnose, Therapie: Beltz Psychologie Verlags Union, 37–71.

Wojnar, Jan (2007): Die Welt der Demenzkranken. Leben im Augenblick. Hannover: Vincentz.

Worden, William J. (2011): Beratung und Therapie in Trauerfällen. Ein Handbuch. 4. Aufl. Bern: Huber.

Ziemer, Jürgen (2008): Seelsorgelehre. Eine Einführung für Studium und Praxis. 3. Aufl. Göttingen: Vandenhoeck & Ruprecht (UTB Theologie, Bd. 2147).

Zimmermann, Mirjam; Zimmermann, Ruben (1999): Multidimensionalität und Identität in der Seelsorge. Eine poimenische Herausforderung durch altersverwirrte Menschen. In: PTh, Jg. 88, 404–421.

Zimmermann, Ruben (1999): Seelsorge bei altersverwirrten Menschen. In: Berliner Hefte für Evangelische Krankenhausseelsorge, Jg. 66, 7–34.

Sachregister

Kolibri 360 GmbH
Ferdinand-Jühlke-Straße 7
99095 Erfurt, Deutschland
produktsicherheit@kolibri360.de